肿瘤专科护士培训教材

ZHONGLIU ZHUANKE HUSHI
PEIXUN JIAOCAI

邱玉梅　罗占林　◎主编

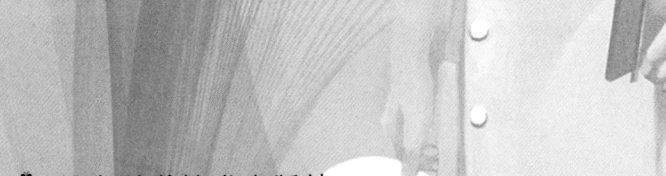

图书在版编目（CIP）数据

肿瘤专科护士培训教材 / 邱玉梅，罗占林主编．－－
兰州：甘肃科学技术出版社，2022.8
ISBN 978-7-5424-2958-2

Ⅰ．①肿… Ⅱ．①邱… ②罗… Ⅲ．①肿瘤－护理－
技术培训－教材 Ⅳ．①R473.73

中国版本图书馆CIP数据核字(2022)第145883号

肿瘤专科护士培训教材
邱玉梅　罗占林　主编

责任编辑　陈学祥
封面设计　麦朵设计

出　　版	甘肃科学技术出版社
社　　址	兰州市城关区曹家巷1号　　730030
网　　址	www.gskejipress.com
电　　话	0931-2131572（编辑部）　0931-8773237（发行部）
发　　行	甘肃科学技术出版社　　印　刷　兰州银声印务有限公司
开　　本	787毫米×1092毫米 1/16　印张 25　插页 2　字数 527千
版　　次	2022年9月第1版
印　　次	2022年9月第1次印刷
印　　数	1~1000
书　　号	ISBN 978-7-5424-2958-2　　定　价　68.00元

图书若有破损、缺页可随时与本社联系：0931-8773237
本书所有内容经作者同意授权，并许可使用
未经同意，不得以任何形式复制转载

编委会

主　审	齐海燕	甘肃省人民医院	主任护师
主　编	邱玉梅	甘肃省肿瘤医院	主任护师
	罗占林	甘肃省人民医院	副主任护师
副主编	魏孔萍	兰州大学第二医院	副主任护师
	张　燕	兰州重离子医院	主管护师
	安奕苇	甘肃省人民医院	主管护师
	王小妮	甘肃省肿瘤医院	主管护师
编　委	邱玉梅　周江红　罗占林　王晓靖　李　玮		
	魏孔萍　张　燕　安奕苇　王小妮		

前　言

在新形势下，肿瘤护理被赋予为促进人类健康、预防、教育、康复的指导和照护，最大限度地提高肿瘤患者的生存质量和延长生存时间的长期任务。因此，肿瘤护理当仁不让地成为一门独立的和集肿瘤预防、护理、康复为一体的肿瘤专科护理学科。肿瘤护理的历史和发展是伴随着肿瘤学、生理学、病理学、药理学、预防学等医学学科和心理学、社会学、伦理学边缘学科以及与肿瘤护理密切相关的营养学、康复学的发展而发展起来的。由于现代医学科学的迅速发展，伴随肿瘤疾病的诊断和治疗水平的日新月异，为肿瘤患者的治愈和带癌生存提供了良好的机遇。为了提高肿瘤专科护理人员的业务水平，甘肃省逐步建立了肿瘤专科护士的培养体系，使肿瘤专科护士在技术性较强的护理岗位上发挥重要作用，逐步建立和完善肿瘤专科护士的培养和管理制度。

人才培养，教育是关键，教材是武器。2014年3月，根据甘肃省护理学会第十二届理事长会议研究决定，由甘肃省护理学会肿瘤护理专业委员会组织，参照国家《专科护理领域护士培训大纲》要求编著了《甘肃省肿瘤专科护士培训教材》。该教材正式出版发行并已经使用了8年，大部分内容已经不适应当前肿瘤专科护理工作发展需要，内容陈旧。鉴于此，2020年7月，甘肃省护理学会第十三届理事长会议研究决定，由甘肃省护理学会肿瘤护理专业委员会组织修订《甘肃省肿瘤专科护士培训教材》。

笔者从事肿瘤专科护理工作40年，同时在甘肃省已经举办过20余期"甘肃省肿瘤专科护士培训班"，积累了丰富的理论教学经验和临床实践能力，组织肿瘤护理界具有代表性的人员组建编写团队，查阅了大量资料，并对从事临床一线肿瘤专业的医生与护士进行了多次访谈，征求了他们在肿瘤医疗和护理方面的心得体会，2021年10月重新编写了《肿瘤专科护士培训教材》，该书共52.7万字，其中罗占林参与编写第三章、第五章，共12.5万字；魏孔萍参与编写第四章、第九章第二节、第十章、第十一章第一节和第三节、第十三章，共12.1万字；安奕苇参与编写第七章、第八章，共8.8万字；张燕参与编写第二章、第六章、第九章第一节，共8.5万字；王小妮参与编写第一章、第九章第三节、第十一章第二节和第四节、第十二章，共8.1万字。

笔者对各位专家学者的大力支持和指导表示衷心的感谢。由于能力和学识的关系，编写时间又嫌仓促，书中难免有不妥之处，尚望各界同道及肿瘤学科的专家们批评指正。

"爱在左，同情在右，走在生命路的两旁，随时撒种，随时开花，将这一径长途，点缀得香花烂漫，使穿枝拂叶的行人，踏着荆棘，不觉得疼痛，有泪可落，却不是悲凉。"这段话是对护士工作最好的诠释。

邱玉梅

2022年6月于兰州

目 录 | MULU

第一章 肿瘤概论 ··· 001
    第一节 肿瘤的基本概念 ··· 001
    第二节 肿瘤病因学 ·· 004
    第三节 肿瘤的分期 ·· 009
    第四节 肿瘤的诊断及相关检查 ·· 011
    第五节 肿瘤的预防与控制 ·· 022

第二章 肿瘤护理学概论 ·· 031
    第一节 近现代护理学与肿瘤护理学在我国的发展 ·· 031
    第二节 肿瘤专科护理的特点与发展 ·· 032
    第三节 肿瘤专科护士具备的核心能力和角色定位 ······································· 038
    第四节 肿瘤个案管理师的现状与培养 ··· 044
    第五节 肿瘤新药临床实验中研究护士的角色与功能 ···································· 047
    第六节 肿瘤护理中的人文伦理、职业道德与法律问题 ································· 049
    第七节 肿瘤护理的研究方向 ·· 059

第三章 肿瘤的临床治疗方法、原则及护理 ·· 064
    第一节 肿瘤综合治疗的原则 ·· 064
    第二节 肿瘤外科治疗及护理 ·· 066
    第三节 肿瘤化学治疗及护理 ·· 079
    第四节 肿瘤放射治疗及护理 ·· 087
    第五节 肿瘤介入治疗及护理 ·· 100
    第六节 中医药在肿瘤（介入）治疗中的应用 ·· 106

第七节　肿瘤造血干细胞移植术及护理 …………………………………………… 109

第四章　化学治疗静脉的管理 ……………………………………………………………… 119
　　第一节　化学治疗静脉的评估和合理选择 …………………………………………… 119
　　第二节　化学治疗药物的正确使用方法 ……………………………………………… 120
　　第三节　化学治疗药物外渗的预防与处理 …………………………………………… 123
　　第四节　外周中心静脉导管在肿瘤化学治疗中的应用及护理 ……………………… 125
　　第五节　输液港在肿瘤化学治疗中的应用及护理 …………………………………… 130
　　第六节　便携式化疗泵在肿瘤化学治疗中的应用及护理 …………………………… 134
　　第七节　CVC 的并发症和预防处理 ………………………………………………… 136
　　第八节　PICC 的并发症和预防处理 ………………………………………………… 140
　　第九节　输液港的并发症和处理 ……………………………………………………… 143

第五章　肿瘤患者常见症状的护理 ………………………………………………………… 149
　　第一节　恶心呕吐的护理 ……………………………………………………………… 149
　　第二节　疼痛的护理 …………………………………………………………………… 155
　　第三节　疲劳的护理 …………………………………………………………………… 160
　　第四节　便秘、腹泻的护理 …………………………………………………………… 165
　　第五节　口腔并发症的护理 …………………………………………………………… 170
　　第六节　发热护理 ……………………………………………………………………… 175
　　第七节　凝血功能障碍的护理 ………………………………………………………… 178
　　第八节　恶性积液的护理 ……………………………………………………………… 181
　　第九节　上腔静脉症候群的护理 ……………………………………………………… 186

第六章　肿瘤患者康复 ……………………………………………………………………… 191
　　第一节　肿瘤康复的概述 ……………………………………………………………… 191
　　第二节　头颈部肿瘤患者康复 ………………………………………………………… 195
　　第三节　乳腺癌患者的康复 …………………………………………………………… 198
　　第四节　肺癌患者康复 ………………………………………………………………… 203
　　第五节　造口术患者康复 ……………………………………………………………… 205
　　第六节　妇科肿瘤患者康复 …………………………………………………………… 209
　　第七节　骨肿瘤、软组织肿瘤患者康复 ……………………………………………… 211
　　第八节　肿瘤患者健康教育常用处方 ………………………………………………… 212

第七章　肿瘤患者的营养支持 221
第一节　肿瘤患者的营养评估 221
第二节　体重下降和恶病质 226
第三节　肿瘤患者的营养支持 227

第八章　肿瘤患者的安宁疗护 245
第一节　安宁疗护的概念 245
第二节　终末期肿瘤患者常见症状及护理 249
第三节　居丧期护理 273
第四节　安宁疗护质量标准 276
第五节　终末期肿瘤患者的伦理问题 285

第九章　肿瘤患者心理护理及社会支持 289
第一节　患者的心理反应特点 289
第二节　肿瘤患者的社会支持 292
第三节　肿瘤患者的人文关怀 293

第十章　护士的沟通技巧及职业压力调适 295
第一节　沟通技巧的应用 295
第二节　肿瘤护理人员压力调适策略 297
第三节　医患沟通的心理学基础 303

第十一章　肿瘤治疗中的职业安全防护 315
第一节　化学治疗药物的职业危害 315
第二节　职业接触抗肿瘤药物的规范化操作程序 318
第三节　放射治疗的职业危害 319
第四节　肿瘤治疗的安全环境及职业防护 322

第十二章　肿瘤治疗中的常用药物及化疗方案 327
第一节　肿瘤治疗中的常用药物 327
第二节　肿瘤科常用化疗方案 342

第十三章　肿瘤科护理常规 353
第一节　肿瘤科护理常规 353
第二节　肿瘤科常见疾病护理常规 368

参考文献 390

第一章 肿瘤概论

第一节 肿瘤的基本概念

一、肿瘤的命名

肿瘤的命名应能科学地反映肿瘤的组织起源、性质及发生部位，有时也可结合大体或显微镜下的形态进行命名。

（一）良性肿瘤的命名

起源于任何组织的良性肿瘤都可称"瘤"。一般命名方法是在其起源组织名称之后加个"瘤"字，如起源于纤维组织的良性肿瘤称为纤维瘤、起源于腺上皮的良性肿瘤称为腺瘤等。有时还可结合形态特点命名，如来自上皮组织呈乳头状突起的称为乳头状瘤。

（二）恶性肿瘤的命名

恶性肿瘤根据其组织起源不同，一般分为癌和肉瘤两大类。

1. 癌（Carcinoma）：起源于上皮组织的恶性肿瘤。一般命名方法是在起源组织名称之后加个"癌"字，如起源于鳞状上皮的恶性肿瘤称鳞状细胞癌、起源于腺上的恶性肿瘤称腺癌、起源于肝组织的恶性肿瘤称肝癌等。

2. 肉瘤（Sarcoma）：起源于间叶组织的恶性肿瘤称为肉瘤。一般命名方法是在起源组织名称之后加"肉瘤"二字，如起源于骨和纤维组织的恶性肿瘤分别称为骨肉瘤、纤维肉瘤等。

3. 特殊命名：少数恶性肿瘤不按上述原则命名，而依据各自特点进行命名。如有些来源于幼稚组织及神经组织的恶性肿瘤以"母"细胞瘤命名，例如神经母细胞瘤、肾母细胞瘤等。有些恶性肿瘤由多种成分组成或组织来源尚有争论者，则在肿瘤的名称之前惯用"恶性"二字，如恶性畸胎瘤、恶性黑色素瘤等。白血病、精原细胞瘤则为习惯沿用的名称，实际为恶性肿瘤。

二、肿瘤的定义

肿瘤（Tumor，neoplasia）是机体在各种致瘤因素作用下，局部组织的细胞在基因水平上失掉了对其生长的正常调控，导致异常增生而形成的新生物。这种新生物常形成局部肿块，因而得名。正常细胞转变为肿瘤细胞后就具有异常的形态、代谢和功能，并在不同程度上失去了分化成熟的能力。它生长旺盛，并具有相对的自主性，即使后来致瘤因素已不存在时，仍能持续性生长，不仅与机体不协调，而且有害无益。机体在生理状态下以及在炎症、损伤修复时的病理状态下也常有组织、细胞的增生。但一般来说，这类增生有的属于正常新陈代谢所需的细胞更新，有的是针对一定刺激或损伤的适应性反应，皆为机体生存所需。再者，所增生的组织能分化成熟，并能恢复原来正常组织的结构和功能。而且这类增生是有一定限度的，一旦增生的原因消除后就不再继续增生。但肿瘤性增生却与此不同，二者有着本质上的区别。

三、肿瘤的分类

根据新生物的细胞特性及对机体的影响和危害性程度，又将肿瘤分为良性肿瘤（Benign tumor）与恶性肿瘤（Malignant tumor）或包括交界性肿瘤（Borderline tumor）。恶性肿瘤可分为癌和肉瘤。癌是来自上皮组织的恶性肿瘤，有时癌细胞和起源组织间差别很大，分辨不出究竟来源于哪一种上皮，则称为"未分化癌"。起源于不同间叶组织的为肉瘤，包括纤维结缔组织、脂肪、肌肉、脉管、骨和软骨组织等，如背部脂肪肉瘤、胃平滑肌肉瘤、颈淋巴结淋巴肉瘤等。良性肿瘤与恶性肿瘤的区别见表 1-1。

表 1-1 良性肿瘤与恶性肿瘤的区别

	类型	良性肿瘤	恶性肿瘤
生长特性	形态与功能	与正常细胞相近	与正常细胞差异明显
	生长方式与生长速度	膨胀性生长，生长缓慢	浸润性生长，生长较快
	边界与包膜	边界清楚，常有包膜	边界不清，与周围组织粘连
	质地与活动度	质地较软，活动度良好，有滑动	质地较硬、活动度差
	侵袭性	一般不侵袭，少数局部侵袭	通常有侵袭与蔓延现象
	继发改变	很少发生出血、坏死	常发生出血、溃疡、坏死等
	转移性与复发性	一般不转移，不易复发	多有转移，易复发
组织学特点	分化与异型性	分化成熟，异型性小	分化不成熟，异型性大
	排列与极性	排列规则，极性保持良好	排列不规则，极性紊乱
	细胞数量	稀散，较少	丰富而致密
	核膜	较薄	增厚
	染色质	细腻，较少	深染，增多
	核仁	不增多，不变大	粗大，数量增多
	核分裂像	核分裂像少或无	常见病理核分裂像
	功能代谢	除分泌肿瘤以外，一般代谢正常	核酸代谢旺盛，常产生异常代谢
	对机体影响	全身症状不明显，一般影响不大	全身症状明显，影响非常大
	预后	预后良好，平均生存期长	预后不良，平均生存期短

良性肿瘤（Benign tumor）：瘤细胞在形态和功能上接近于相应组织的正常细胞。肿瘤多呈缓慢、膨胀性生长，可以压迫周围的正常组织，产生压迫和阻塞等症状，但通常不致侵蚀破坏邻近组织，也不会从原发部位脱落、转移到其他部位而形成新的转移瘤。因此，良性肿瘤大多数可被完全切除而不复发，能完全治愈，对人体危害较小。

恶性肿瘤（Malignant tumor）：又称癌症（Cancer），瘤细胞的结构和功能与相应正常细胞有较大的差异，形态怪异，功能减弱、增强或丧失。肿瘤生长的速度快，常侵入周围的正常组织，分界不清。瘤细胞很容易从瘤体上脱落下来，通过淋巴管、血管或其他腔道运行到他处形成新的转移瘤。恶性肿瘤除了引起压迫和阻塞症状外，还可能合并出血、坏死、发热等。不少恶性肿瘤患者，尤其在疾病晚期可极度消瘦，称为恶病质。由于恶性肿瘤呈浸润性生长，难以完全切除，术后容易复发，而且肿瘤常常转移到局部淋巴结或向全身播散，难以彻底治愈，最终往往可导致患者死亡。

值得注意的是，良性肿瘤与恶性肿瘤之间有时并无绝对界限，有些肿瘤的表现可介于两者之间，称之为交界性肿瘤。例如膀胱的乳头状瘤具有良性细胞形态，但容易复发，甚至转变成恶性肿瘤。又如卵巢交界性浆液性乳头状囊腺瘤和黏液性囊腺瘤，该病变病程长，甚至肿瘤种植在腹膜上，患者也有很高生存率，腹膜种植灶还可以自然消失。此类肿瘤有恶变倾向，在一定的条件下逐渐发展。在恶性肿瘤中，其恶性程度也不相同，有的较早发生转移，如鼻咽癌；有的转移晚，如子宫体腺癌；有的则很少发生转移。此外，肿瘤的良、恶性也并非一成不变，有些良性肿瘤如不及时治疗，有时可转变为恶性肿瘤，称为恶性变，如结肠管状腺瘤可恶变为腺癌。而个别恶性肿瘤如黑色素瘤，有时由于机体免疫力加强等原因，可以停止生长甚至完全自然消失。又如见于小儿的神经母细胞瘤的瘤细胞有时能发育成为成熟的神经细胞，有时甚至转移灶的瘤细胞也能继续分化成熟，使肿瘤停止生长而自愈。但这种情况毕竟罕见。而良性肿瘤如血管瘤多无包膜，界限不清，切除后容易复发。有些发生在某些重要器官的良性肿瘤也可引起严重后果，例如颅内良性肿瘤（脑膜瘤、星形胶质细胞瘤）可压迫脑组织，阻塞脑室系统，导致极大的危害；又如发生在心脏的间皮瘤，仅数毫米大小，但可引起心律紊乱而导致患者猝死。恶性肿瘤也并非预后皆差，如皮肤基底细胞癌生长缓慢，几乎不发生转移，经治疗后能完全治愈。有些良性肿瘤如不及时治疗，可转变为恶性肿瘤，例如结肠腺瘤可恶变为腺癌，偶尔，恶性肿瘤也可转变为良性肿瘤，例如儿童的一种恶性肿瘤神经母细胞瘤可转变为良性的节细胞神经瘤。

凡有浸润转移能力并能致宿主死亡的肿瘤公认为恶性肿瘤，有些能致死但无浸润、转移能力的肿瘤（如肿瘤占据重要器官或造成大出血等）公认为良性肿瘤。判断肿瘤的良性或恶性是病理诊断的首要任务。良性肿瘤和恶性肿瘤在生物学特点上是明显不同的，因而对机体影响也不同。良性肿瘤对机体影响小，易于治疗，疗效好；恶性肿瘤危害较大，治疗措施复杂，疗效还不够理想。如果把恶性肿瘤误诊为良性肿瘤，就会延误治疗或治疗不彻底，造成复发、转移；相反，如把良性肿瘤误诊为恶性肿瘤，也必然要进行一些不必要、不恰当的治疗，使患者遭受不应有的痛苦、损害和精神负担。因此，区别良性肿瘤与恶性肿瘤，对于正确的诊断和治疗具有重要的实际意义。

第二节 肿瘤病因学

肿瘤是由环境因素和个体的内在因素相互作用引起的组织细胞过度增生和异常分化而形成的新生物，分为良性肿瘤和恶性肿瘤。良性肿瘤细胞在其发生的组织局部缓慢生长，且与周围组织有明显的界限，很少危及患者生命；恶性肿瘤细胞呈低分化和异质性，增殖活跃，侵袭性生长，与周围组织无明显界限，由于侵犯周围组织和形成远处转移而危及患者生命。对肿瘤发生的病因学认识有助于肿瘤的预防，而对于肿瘤生物学特性的认识可为肿瘤的诊断提供分子标志和为肿瘤的治疗提供分子靶点。

肿瘤的致病因素包括环境因素、个体因素以及二者的交互作用。环境因素主要包括化学因素、物理因素和生物因素；个体因素主要包括遗传易感性、内分泌激素状态和免疫状态。

一、环境因素

（一）化学因素

化学致癌物是指能诱发恶性肿瘤形成的有机或无机化学物质。少数化学致癌物可直接与染色体 DNA 作用，通过对 DNA 分子的修饰导致遗传基因突变或表观遗传学改变导致基因表达水平异常，激活癌基因或使抑癌基因失活，从而导致癌变，称为直接致癌物。多数化学物质为前致癌物，经体内代谢酶（如细胞色素 P-450）活化成为终致癌物，称为间接致癌物。有些化学物质本身并不致癌，但可显著增加致癌物的致癌作用（如免疫抑制、刺激细胞增殖），称为促癌物。前致癌物中，包括黄曲霉素、环孢素、烟草、槟榔、酒类饮品等为天然的前致癌物，还有多环或杂环芳烃、单环或多环芳香胺、喹啉、硝基呋喃、硝基杂环、烷基肼等人工合成的前致癌物。另外，激素和免疫抑制剂等都有促癌作用。

化学致癌是环境致癌中最主要因素，主要来自于不良的生活习惯和不良的生活环境。吸烟可导致肺癌和口腔、咽、喉、唇等各种头颈部肿瘤，吸烟过程中烟草燃烧使烟碱（如尼古丁、去甲烟碱、甲酰基去甲烟碱、假木贼碱、新烟草碱）与氮氧化合物反应生成具有强致癌性的亚硝胺类化合物（如去甲烟碱亚硝胺、甲酰基去甲烟碱亚硝胺）。长期储存的肉类食品中添加的保存剂和着色剂可含有亚硝酸盐。新鲜肉食经长期存放滋生的细菌也可产生亚硝酸盐。食用含有亚硝酸盐的食物后，亚硝酸盐在胃内与来自食物的二级胺合成亚硝胺，从而增加致癌风险。石油和煤焦油中含有苯并芘等多环芳烃致癌物，生活在工业煤烟和汽车尾气污染的环境、职业性和生活中长期暴露于烟熏、过量摄食碳烤的肉食均可增加各种癌症的风险。

流行病学研究显示，多种环境因素增加散发性和家族聚集性鼻咽癌的发病风险，包括长期吸烟和饮酒，幼儿和儿童时期食用含亚硝胺和亚硝酸盐的咸鱼、咸肉和长期保存的蔬菜，长期职业性接触甲醛等有机溶剂和炭火烟熏等。广西壮族自治区 VCA/IgA 阳性人群的鼻咽癌病例对照研究显示，腌制咸鱼每月食用不少于 3 次、暴露于炭火烟熏超过 10 年以及职业性接触挥发性溶剂不少于 10 年都有显著增加鼻咽癌的发病风险。对台湾省家族性鼻咽癌的病因学研究发现，儿童期食用腌制咸鱼、暴露于炭火烟熏和食用槟榔都可增加鼻咽癌的发病风险，而且 10 岁前累计食用腌制咸鱼和暴露于炭火烟熏的量与早期发病的家族性鼻咽癌显著相关，而食用槟榔则与后期发病的家族性鼻咽癌相关。

（二）物理因素

电离辐射是头颈部肿瘤的主要致癌因素。电离辐射在自然界中普遍存在，直接接触高剂量的电离辐射可以由于骨髓抑制而致死，而低剂量辐射可随机性对人体产生影响，包括增加自身患癌的风险和可遗传的基因缺陷。电离辐射的来源主要包括恶性肿瘤患者接受放射性治疗、非恶性肿瘤患者接受放射性诊断、职业性或生活环境长期暴露于电离辐射、吸入放射性核素等。虽然电离辐射致癌是"低剂量,低风险"，但是低剂量辐射致癌的量值和暴露的频次尚难以确定。极低剂量摄取放射性碘是流行性甲状腺癌的主要决定性因素，但是童年时期暴露于切尔诺贝利（Chernobyl）核电站事件患甲状腺癌的风险更高。在 2008 年，全球估计甲状腺癌的年龄标准化发病率男性和女性分别为 4.7/10 万和 1.5/10 万，已经超过过去 30 年的增加值。电离辐射被认为是甲状腺癌发病的主要致病因素，特别是早年接受电离辐射者。切尔诺贝利事件使儿童时期暴露于放射性沉降物的受害者早发甲状腺乳头状癌（Papillary Thyroid Carcinomas, PTC）风险增加，其原因可能与放射线使染色体 7q11.22-11.23 区域扩增和 CLIP2 过表达相关。

美国国家癌症研究所（National Cancer Institute，NCI）报道，1997—2007 年间，全球每年接受来自于放射性诊断和治疗的医源性放射性照射剂量约为 0.62mSv，较 1991—1996 年间的 0.4mSv 增加了 20%，医源性放射性增加主要来自于介入治疗、电子计算机 X 线断层扫描（Tlectronic Computer X-ray Tomography，CT）诊断。医源性电离辐射增加了放射性敏感器官如甲状腺的病变危险。尽管放射性治疗和口腔科 X 线是最常见的医源性放射性来源，但是它们的累计影响剂量相对较低，而 CT 诊断虽然仅占诊断性放射线检查的 7.9%，但是却占累计剂量效应的 47%。虽然 CT 诊断的放射性暴露量低于放射性治疗，但是多次诊断会使甲状腺遭受非常大的累计效应。钼靶X线是乳腺癌筛查的主要手段，适龄妇女定期接受钼靶X线筛查是否能增加患甲状腺癌的风险尚无研究证据，但Sechopoulos等认为接受钼靶X线检查时无须甲状腺防护措施。医源性电离辐射无疑是头颈部肿瘤的主要物理致癌因素，要提高对医源性放射性的认识，建立分别适用于儿童和成人的标准化放射性诊断和治疗程序，以有效降低医源性致癌的风险。

（三）生物因素

生物致癌因素主要为病毒因素，例如人乳头瘤病毒（Human Papilloma Virus，HPV）是宫颈癌和口咽癌的致癌因素、EB病毒（Epstein-Barr virus，EBV）为鼻咽癌和非霍奇金淋巴瘤的致病因素、乙型肝炎病毒（Hepatitis B Virus，HBV）与肝癌发生密切相关等。

1.HPV与宫颈癌和口咽癌

HPV属乳多空病毒组中的A亚类，目前已发现70余种HPV亚型，属黏膜型的HPV主要有6、12、16、18、32、42等亚型，黏膜型HPV仅能在黏膜上皮一定分化程度的角化细胞内增殖，它感染宫颈和口腔黏膜的基底细胞层的可分裂细胞，感染HPV的上皮细胞可呈无症状的潜伏状态。HPV DNA以游离状态或整合状态存在于感染的宿主细胞，在宫颈和口腔良性病变中，HPV DNA以游离状态存在，而在大多数宫颈癌和口腔癌中HPV呈整合状态，高致病HPV亚型基因整合于人细胞染色体上激活原癌基因，导致细胞恶性转化。高危型HPV包括16、18、31、33、35、39、45、51、52、56、58、69，其中HPV16和HPV18是高致癌性的高危亚型。宫颈癌HPV阳性率高达90%以上；喉、口咽、下咽等多个部位的鳞状细胞癌中HPV阳性率达36%~57%，显著高于其他类型头颈部肿瘤。

2.EBV与鼻咽癌

鼻咽癌在世界范围内属罕见肿瘤，但在亚洲东南部国家和我国南方部分省市地区高发，其中广东省发病率最高。在鼻咽癌的致病因素中，EBV感染是最重要的危险因素。EBV是对人类致病的疱疹病毒，EBV感染在人类普遍存在。EBV感染的细胞可表达多种EBV特异性抗原，包括早期抗原（Early Antigen，EA）、衣壳抗原（Viral CapsidAntigen，VCA）、膜抗原（Membrane Antigen，MA）和核抗原（EB Nuclear Antigen，EBNA）等。人类感染EBV后产生抗不同抗原的抗体，由于VCA具有强免疫原性，EBV感染者可检出高水平VCA/IgA。虽然EBV感染者多无症状，但EBV可导致鼻咽癌上皮细胞的恶性转化已被证实。鼻咽癌患者血清中VCA/IgA高达90%以上，EA/IgA的阳性率约为70%，治疗后其水平可下降，而正常人的阳性率仅为5%左右，因此VCA/IgA和EA/IgA的血清学检测可作为鼻咽癌患者筛查、疗效监测的辅助诊断方法。如果EBV感染者的血清EA/IgA滴度阳性，且连续数年阳性滴度持续升高者，其患鼻咽癌的风险增加，因此EBV的血清学检测还可用于筛查鼻咽癌的高危人群；另外，抗EBV DNase抗体阳性也提示鼻咽癌的发病风险增加。值得注意的是，只有在低分化和未分化鼻咽癌患者中表现为 EBV 抗体阳性，而在分化好的鳞状细胞癌患者中 EBV 抗体阴性，提示 EB 病毒感染导致细胞类型特异性的鼻咽癌病变，因此 EBV 检测还有助于鼻咽癌的生物学特性的判定和预后评估。鼻咽癌发病有家族聚集现象。遗传因素是鼻咽癌发病呈家族聚集的主要因素，广东省鼻咽癌患者一级亲属的鼻咽癌发病风险是其配偶一级亲属的 9.3 倍；广西壮族自治区鼻咽癌患者的二级或三级亲属的患病风险是普通人群的 3.1 倍；台湾省鼻咽癌高发家族成员患鼻咽癌的风险是普通人群的 11 倍；从鼻咽癌发病高风险地区移民至低发病风险地区人群，仍然保持高的发病风险。鼻咽癌的家族聚集性与 EBV 在家族内传播密切相关，台湾省鼻咽癌高发家族中的健康者血清 VCA/IgA、EBNA1/IgA 和 DNase/Ig 显著高于普通人群，鼻咽癌聚集性家族成员血清 EBNA1/IgA 阳性者患鼻咽癌的危险增加 4.7 ~ 6.6 倍，提示 EBV 在家族中传播且显著增加鼻咽癌的家族聚集性发病风险。

3.HBV 与肝癌

HBV 感染可造成持续的轻微肝损伤，从而引起代偿性肝细胞增生，肝细胞的异常增殖可导致肝癌。HBV 病毒的 DNA 可插入到宿主细胞的基因组中，如乙肝病毒 X 蛋白为整合到宿主细胞基因组中的 HBV DNA 编码合成，可影响宿主细胞内转录因子活性，从而激活 NF-κB 等信号通路，激活癌基因转录，促进细胞癌变、增殖和进展。另外，炎症反应释放的炎性因子在细胞癌变和恶性进展中起重要作用。

（四）不同致癌因素的相互作用

化学致癌物、物理致癌因素和环境致癌因素之间的相互作用提高致癌风险。EBV 感染细胞后多呈潜伏状态，EBV 的再激活伴随着鼻咽癌的发生、发展全过程。环境、膳食或烟草中存在可诱导 EBV 再激活的物质，如吸烟暴露量越大者血清 EBV 抗体滴度越高，致癌因素暴露量的差异可能导致血清中 EBV 水平差异，进而引起鼻咽癌发病风险差异。在 HPV 导致口腔上皮细胞恶性转化的过程中，各种物理因素（如创伤）、化学因素（如烟、酒）和生物因素（如真菌感染）可能与 HPV 协同作用，促进口腔恶性肿瘤的发生和发展。另外，激素水平及免疫状况也可能与 HPV 的感染和致癌相关。免疫状况低下可增加 HPV 的感染和降低清除；激素水平提高能促进 HPV DNA 的复制，从而促进携带 HPV DNA 的细胞增殖而有利于细胞的恶性转化和肿瘤进展。

二、个体因素

（一）内分泌与肿瘤发生

内分泌功能的失调是多种肿瘤发生的内在因素。由于内分泌腺分泌的激素具有刺激靶细胞分裂的作用，内分泌功能的失调导致激素分泌旺盛，使靶细胞恶性转化和异常增殖，从而导致肿瘤发生和发展，如雌性激素与乳腺癌、子宫内膜癌和卵巢癌，雄性激素与前列腺癌、睾丸癌，促甲状腺激素与甲状腺癌等。

甲状腺是内分泌系统的重要器官，甲状腺细胞摄取碘并合成甲状腺激素四碘甲腺原氨酸（T4）和三碘甲腺原氨酸（T3），甲状腺激素具有促进生长和发育、影响能量代谢和营养物质代谢、维持神经系统兴奋性的功能。膳食中碘不足或生理上碘运输缺陷可导致碘缺乏，研究证实，碘缺乏是甲状腺癌的危险因素。但是最近的研究报道显示，膳食中补充碘过量也可显著增加甲状腺癌发病风险。1983—2007年上海地区甲状腺癌发病率分析的结果显示，男性1983—2000年每年百分比改变（Annual Percentage Change, APC）为2.6%，2000—2007年APC猛增为14.4%；女性1983—2003年APC为4.9%，2003—2007年APC猛增为19.9%。甲状腺癌发病率猛增的5~8年正是食盐中补充碘供给的时期，提示碘摄入过量增加了甲状腺癌的发病风险。然而，Blomberg等分析丹麦1943—2008年全部甲状腺癌发病率和1978—2008年4种主要组织学类型的甲状腺癌发病率显示，1943—2008年男性和女性甲状腺癌发病率的APC分别为1.7%和1.8%，越年轻的人群APC增长越大，而且增加的病例几乎全部是甲状腺乳头状癌。虽然不能排除膳食中补充碘是甲状腺癌的危险因素，但是甲状腺癌发病率显著增加的时间早于补充碘的国家政策，推测医源性放射性和（或）新的未知危险因素使甲状腺癌发病率显著增加。另外，女性甲状腺癌发病率显著高于男性，提示性激素状态与甲状腺癌发病风险密切相关。

（二）遗传易感性

遗传易感性主要包括癌基因和抑癌基因的遗传多态性、DNA修复系统的遗传多态性、药物代谢酶的遗传多态性、免疫监测系统遗传多态性以及染色体的不稳定性。遗传易感性决定了暴露在相同的环境致癌因素条件下，不同个体的患病风险不同。流行病学证据显示，毒素代谢酶基因CYP2E1（oytochrome P4502E1）和GSTM1（glutathione S-transferase M1）和DNA修复酶基因XRCC1（X-ray repair cross-complerenting group 1）和hOGG1（8-oxoguanine glycosylase 1）的遗传多态性与鼻咽癌的易感性相关。HLA等位基因型（allele）和单倍体基因型（haplotype）也增加鼻咽癌的风险。中国东南、南部和台湾省的鼻咽癌高危家系的遗传基因连锁（genetic linkage）研究显示，鼻咽癌的主要易感基因定位于人染色体4、3和14，如以广东省说广州方言的鼻咽癌高发家系为研究对象，将鼻咽癌易感基因定位于4p11~p14的8cm区域，利用18个湖南省鼻咽癌高发家系，将鼻咽癌易感基因定位于3p21.31~p21.2的13.6cm区域。基于不同地域来源鼻咽癌高发家系的连锁分析获得的鼻咽癌易感基因的染色体定位不同，提示可能存在多种分子途径调节鼻咽癌细胞的发生和发展。

（三）环境因素与个体因素的相互作用及致癌机制

环境致癌因素在自然界中普遍存在，个体患癌危险性的增加是其遗传易感因素与环境因素交互作用决定的。个体的易感性体现在体内毒素代谢酶、DNA损伤修复酶、免疫应答因子、激活磷酸化级联反应的细胞表面受体、细胞周期调控蛋白等表达水平的差异，以及编码这些蛋白的单核苷酸多态性（Single Nucletide Polymorphism，SNP）位点基因型不同而产生的蛋白活性不同。甲状腺癌的发生和进展与多种遗传和表观遗传改变相关，基因突变导致 MAPK 和 PI3K-AKT 信号通路激活在其中起关键作用。BRAF 和 RAS 基因突变以及 ET/PTC 和 PAX8/PPARγ 染色体重排是甲状腺癌普遍存在的遗传学改变。染色体重排与暴露于电离辐射相关，还可能与个体的染色体遗传不稳定（如 DNA 脆性）有关；而点突变则可能由化学诱变剂作用所致。

环境致癌的主要机制是在不良的生活环境和生活方式中，暴露于可使癌基因激活、抑癌基因失活或细胞信号转导异常的致癌化学物质、电离辐射、病毒和激素等环境，导致细胞的恶性转化和异常增殖，环境致癌是人类癌症发生风险的重要决定因素；而暴露于相同环境致癌因素的个体患病风险不同的主要机制是其携带毒素代谢酶基因、DNA 修复酶基因和免疫应答基因等的遗传多态性以及染色体的不稳定所决定。对于肿瘤病因学而言，环境因素与遗传易感性同时存在，由于癌细胞的恶性转化和增殖涉及复杂的生物学过程，而环境与基因之间的相互作用也是多因素与多基因的联合作用。对环境致癌因素和致癌机制的认识，可为癌症的预防提供健康生活指导和环境治理策略；对个体遗传易感基因的研究，可有助于筛查高危人群，以使其获得早期预防、早期诊断和早期治疗，从而有效降低肿瘤发生率和提高治愈率。

第三节　肿瘤的分期

在恶性肿瘤的诊治中，肿瘤的临床分期具有非常重要的意义。正确的临床分期可以准确地描写局部肿瘤的大小、肿瘤向周围正常组织的浸润范围、区域淋巴结及远处转移灶的情况。据此可以正确地了解肿瘤发展的阶段，准确地制订治疗和随访计划，估计患者预后。患者及其家属也能更好地知晓病情，配合医师的治疗和治疗后的随访。一个公认且可操作的临床癌症分期标准是肿瘤治疗和转化性基础研究的基础，也是国内外不同医院交流和比较各自肿瘤诊断和治疗经验的平台，有助于推动癌症防治研究事业在国际上的发展。

肿瘤的分期代表恶性肿瘤的生长范围和播散程度。生长范围越宽，播散程度越大，患者预后越差。确定肿瘤分期，以下为主要决定因素：原发肿瘤大小、肿瘤的浸润深度和范围、邻近器官受累情况、局部和远处淋巴结转移情况、远处脏器器官的转移情况。目前临床上常用的分期方法有四期分期法、三期分期法及国际 TNM 分类法。

一、四期分期法

四期分期法把肿瘤分为四期，分别以罗马数字 Ⅰ、Ⅱ、Ⅲ、Ⅳ 表示。

Ⅰ期：肿瘤限于局部，体积不大，无局部和远处转移。

Ⅱ期：肿瘤虽增大，但未超出患病器官，即使有区域内淋巴结转移，亦限于病变的邻近部位。

Ⅲ期：肿瘤已超出患病器官，病变器官区域以外淋巴结有转移。

Ⅳ期：病变范围广泛或已有远处转移。

二、三期分期法

根据肿瘤与周围组织的关系、转移状况及患者的健康状态，将肿瘤分为早、中、晚期，即三期分期法。

早期：肿瘤局限，未侵犯邻近的组织与器官，无远处转移。患者一般情况良好。

中期：肿瘤占据所在器官的大部分，并波及邻近的器官与组织，肿瘤附近的淋巴结有侵犯，但无远处转移。患者多有临床症状，一般情况及劳动能力尚可。

晚期：肿瘤体积巨大，广泛侵犯所在器官及邻近组织，远处的淋巴结或脏器有转移，患者明显消瘦，基本上丧失劳动力，甚至生活也难以自理。

三、国际TNM分类法

T：原发肿瘤。

Tx：原发肿瘤不能确定，X代表未知。

T0：无原发肿瘤的证据。

Tis：原位癌。可作为0期（T1、T2、T3、T4：原发肿瘤的体积及/或范围递增，数字越大，肿瘤累及的范围或程度越大）。

T1：单个肿瘤结节，无血管浸润。

T2：单个肿瘤结节，并伴血管浸润；或多个肿瘤结节，最大径均≤5cm。

T3：多个肿瘤结节，最大径＞5cm；或肿瘤侵犯门静脉或肝静脉的主要分支。

T4：肿瘤直接侵犯除胆囊以外的附近脏器；或穿破内脏腹膜。

N——区域淋巴结。

Nx：区域淋巴结有无转移不能确定，X代表未知。

N0：无区域淋巴结转移。

N1、N2、N3：区域淋巴结受累的范围（严重程度按序递增）。

M——远处转移。

Mx：有无远处转移不能确定。

M0：无远处转移。

M1：有远处转移（少数肿瘤将远处转移分为M1和M2）。

第四节 肿瘤的诊断及相关检查

一、常用的病理检查方法

（一）脱落细胞学检查

脱落细胞学检查以人体各种体腔积液（如胸腹水、关节腔积液）或含腔道器官（气管、食管、生殖道、泌尿道等）黏膜或组织表面脱落或刮取的细胞制作成涂片，并进行适当染色后进行光镜观察，用于诊断疾病（主要为肿瘤）的一种方法。这是一种操作简便易行、迅速准确、损伤少和痛苦轻的检查方法，如阴道细胞学检查用以普查宫颈癌、食管拉网细胞学检查用以普查食管癌、胸腹水涂片检查癌细胞等。细胞学检查虽然阳性率高，但因缺乏组织结构形态，诊断上有一定局限性，有时还需要活检进行最后确诊。

（二）活体组织检查

从患者病变部位用手术切取、钳取或穿刺吸取方法取得小块组织（或细胞成分）用作切片或抹片（如淋巴结穿刺）检查，以观察病变的组织细胞形态，做出病理组织诊断。它可对肿瘤的性质和类型做出较为准确的判断，是肿瘤可靠的诊断方法。近代发展的穿刺细胞学检查法比一般外科切取活检更为简便和迅速，诊断准确性也高，对于基层单位是一种值得提倡的方法，如淋巴结的穿刺细胞学检查对淋巴结转移癌的诊断非常有价值。穿刺细胞学检查的应用范围甚广，近代借助影像技术的指引，可对各种深部器官组织实施穿刺活检。

（三）手术标本的检查

临床各种肿瘤手术切除的标本，不论术前诊断是否明确，都应留做病理检查，它在术后进一步明确肿瘤的性质和累及范围，以及术后治疗选择和预后估计等方面都具有十分重要的意义，如胃癌术前虽做过胃镜活检诊断，但对胃癌的累及范围和淋巴结有无转移等，则需对手术切除的标本做病理检查才能确定。此外，在手术过程中为了确定肿瘤的性质，需要对病变组织做冰冻切片检查，以便及时（30min左右）获得病理诊断，用以决定手术方式和范围。这是肿瘤临床常用的一种病理检查方法，它用于如下一些情况：①术前诊断不明（可疑恶性变）；②术中确定肿瘤有无转移和手术切缘有无肿瘤残留；③术中意外发现的问题。

二、影像学检查

（一）X线检查

以X线穿透人体为基础的影像，包括：普通X线摄影、CR（计算机X线摄影成像）、X线CT（计算机X线体层摄影）。

1.X 线检查的常用方法

有透视、摄片、造影等，各种检查应根据患者具体情况，优先选择安全、简单、准确的方法，做到合理应用，互相配合，取长补短，提高诊断的准确性，如肺肿瘤、骨肿瘤 X 线检查可见特定的阴影。

2. 造影检查

肿瘤声学造影又称超声造影，是指使用造影剂后使散射回声增强，以提高超声诊断的分辨力、敏感性和特异性的技术手段。随着设备性能的提高和先进声学造影剂的出现，超声造影技术已能有效地增强心肌、肝脏、肾脏、大脑等实质性器官的二维超声影像和血流多普勒信号，表达和反映正常组织和病变组织的血流灌注情况，肿瘤血流灌注的差异是良恶性肿瘤临床鉴别诊断的一个极为重要的生物学特征。超声造影技术能敏感表现肿瘤的微循环血流灌注特性，从而对肿瘤良恶性做出明确的定性诊断。

适应证：①腹腔实质性脏器、较小器官（甲状腺、乳腺）以及腹膜后肿瘤的定性检查以及早期发现。如肝脏肿瘤术前检查可以有助于确定卫星病灶的数目、部位，避免"抓大放小"，增强治疗效果。②血管狭窄、闭塞或血管畸形等的明确诊断。③外伤性疾病的明确诊断，腹部闭合性损伤怀疑肝脾非完全性破裂时行超声造影，可观察肝脾实质内是否有造影剂异常灌注、聚集做出准确判断。④引导和监测肝脏等实质脏器的微创介入治疗，有助于选择恰当的介入治疗窗，防止直接穿刺损伤肝包膜下肿瘤而造成无法控制的大出血；肾脏囊肿介入治疗前行超声造影检查可明确判断囊性暗区与集合系二者之间的关系。⑤心脏二维图像不理想、缺血性心脏病的诊断以及心脏占位病变如肿瘤、血栓等的检测。

3. 特殊 X 线显影术

硒静电 X 线（干板 X 线摄影）和钼靶 X 线摄影，应用于软组织及乳腺组织，对不同软组织显示不同对比的影像，图像清晰。

（二）电子计算机断层扫描（CT）

CT 检测通常分为平扫 CT、增强 CT 扫描和脑池造影 CT。平扫 CT 一般为横断面扫描，多以听眦线为基线，依次向上或向下连续扫描。增强 CT 扫描使用的对比剂为碘对比剂，每千克体重 1.5~2.0ml，凡有碘过敏史及心肾功能衰竭者禁用。脑池造影 CT 通常经腰穿或枕大池穿刺注入非离子型对比剂或气体，使拟检查的脑池更加充盈。进行胃肠道 CT 检查时，检查前应禁食；口服稀释的碘水剂衬托脏器的轮廓；检查中患者需屏住呼吸后扫描。

为了增加病变组织与正常组织显示密度的差别，明确诊断，在 CT 检查中常使用对比剂作为增强扫描，目前所用非离子型碘对比剂安全性好，但以下为禁忌证及高危因素：

禁忌证：①碘对比剂过敏。②严重肝、肾功能损害。③重症甲状腺疾患（甲亢）。

高危因素：①肾功能不全。②糖尿病、多发性骨髓瘤、失水状态、重度脑动脉硬化及脑血管痉挛、急性胰腺炎、急性血栓性静脉炎、严重的恶病质以及其他严重病变。③哮喘、枯草热、荨麻疹、湿疹及其他过敏性病变。④心脏病变：如充血性心衰、冠心病、心律失常等。⑤既往有对比剂过敏及其他药物过敏的患者。⑥1岁以下的小儿及60岁以上老人。

（三）磁共振成像（MRI）检查

磁共振成像检查主要是通过发射电波到身体内和轻质子产生信号，再通过电脑将这些信号处理转化为图像，使图像清晰显现出来，从而帮助患者判断肿瘤的大小、范围、性质，还可以显示肿瘤的坏死程度以及血液运转情况。另外大部分患者在初步判断存在肿瘤时需要做活检来具体检查病变性质，这时做核磁共振就可以为最佳活检部位提供依据。MRI检查的适用范围大致与CT相同，但对软组织肿瘤的显示更佳，不用碘造影剂，无过敏之虑。

核磁共振检查前需要注意：

1. 检查前要摘掉所有金属饰品，在进行检查过程中，强大的磁场会吸附掉所有金属物品，可能会引起机体受伤。所以一定要摘掉所有首饰，包括肚脐上还有脚上的饰品。

2. 有些化妆品中含有金属，它们会与磁场发生反应。所以检查当天不能化妆，包括指甲油、止汗药、防晒霜等，护发产品最好也不要使用。

3. 在接受检查时有些人会感到焦虑或恐慌，就像幽闭恐惧症一样。所以最好先闭上眼睛，在整个检查过程中都不要睁开。严重焦虑或恐慌者需要服抗焦虑的药物。

4. 如果患者身上有文身，因文身中的颜料在检查过程中会加热，会导致皮肤受到刺激，有时甚至会灼伤。所以检查中如果皮肤有刺激感，应立刻通知医生并停止。

（四）放射性核素显像（ECT）

放射性核素显像的显像方法非常灵活，能实现平面显像和断层显像、静态显像和动态显像、局部显像和全身显像。除此之外，它还能提供脏器的多种功能参数（如时间放射性曲线等），为肿瘤的疾病诊断提供全面信息。ECT多用于甲状腺癌、骨骼等部位肿瘤的检查，尤其常用于骨转移性肿瘤的检测，比一般X线片可提前3~6个月发现病灶。因此，对一些较易发生骨转移的恶性肿瘤（如乳腺癌、肺癌、前列腺癌、食管癌等），即使没有骨痛，也可通过术前或术后检查，从而早期发现转移灶。但必须注意骨的炎症、血流改变，骨折修复，关节退行性改变，骨畸形性病变以及代谢性骨病变也可产生阳性结果。

接受ECT检查时应注意以下事项：

1. 脑血流断层显像：检查前1~2d，患者尽量停服扩张脑血管药，以增加检查的灵敏性。注射显像剂前30~60min应遵医嘱口服过氯酸钾，以封闭脉络丛及甲状腺，减少干扰。注射前、后5~10min，病人充分休息，减少声、光刺激，卧床休息时保持平静并戴上眼罩及耳塞直到注射显像剂后 10min 左右。检查过程中头部不能移动，以确保图像的真实感。

2. 心肌灌注显像：检查前 1d 应停用硝酸甘油、易顺脉、地奥心血康等药物。如行运动负荷试验者最好在试验前 2d 停用普萘洛尔、普罗帕酮、美洛托尔、维拉帕米等药物。进行心肌药物负荷，试验者应于 24h 前停止使用双嘧达莫、多巴酚丁胺及氨茶碱等药物，在检查的过程中应保持通气顺畅，从而降低膈肌运动对心肌显像的干扰。安装心脏起搏器者应告知医师，以便作为影像分析依据。

3. 全身骨显像：检查前排空小便，注射显像剂后的 2h 内尽量多喝水（500ml 以上）。如有尿液污染衣裤、皮肤，应擦拭皮肤及更换衣裤后方能检查，有置入金属假肢、假乳房者应告知医师所放置的部位。检查前 2d 不宜做钡剂、钡灌肠等检查，以免钡剂滞留于消化道影响影像观察。

4. 肾小球滤过率测定：尽可能前 3d 停用利尿药，如氢氯噻嗪、呋塞米等。检查前 30min 喝水 300ml 左右，检查时排空小便。

5. 食管运动功能显像及胃排空测定：患者应于检查前禁食 6～12h，并按医嘱停用阿托品、硝苯地平、匹维溴胺（得舒特）、西咪替丁、法莫替丁及胃动力药（如多潘立酮、西沙必利等）。

6. 甲状腺显像：按医嘱禁用含碘的药物，禁食含碘丰富的食物（如海带、紫菜、海鱼、虾等），并停用甲状腺片。使用碘造影剂者至少 3 周后才能做检查。

7. 检查中如遇小儿或无法合作的患者，检查前使用镇静药。因疼痛无法配合的检查者可事前使用镇痛药。检查前应除去受检部位所佩戴的金属物品，如首饰、金属纽扣、皮带、钥匙、硬币等。因用于 ECT 检查的大部分药物都由尿液清除体外，所以检查后多饮水可促进药品的排出。

三、超声检查

超声检查与 X 光或 CT 检查使用射线不同，超声波使人体检查部位暴露在高频声波下，而不是电离辐射中。超声波图像是实时捕获的；也就是说，它们不仅显示身体某一特定部位的结构，而且还可以显示身体内部器官的运动以及流经血管的血液。医生可以在电脑屏幕上看到图像。超声在肿瘤检查中是常用的手段，可以查出肿瘤，但是只能从影像学上给予表达，并不能确诊肿瘤。因此，如果在 B 超中检查出可疑的肿瘤影像，需要联合 CT/MRI 等影像检查以及病理学穿刺、活检和手术等，才能明确肿瘤的诊断。超声检查安全、无创、价格便宜、可及性高（绝大多数医院都有配备），也不存在对患者的辐射暴露，因此在医学中应用非常广泛。也是一种非常有用的肿瘤诊断手段，并可引导医生对疑似肿瘤部位进行穿刺活检。

超声波可能有助于检测几种不同类型的癌症，包括：

1. 乳腺癌

乳腺超声和乳腺磁共振都未被医学界认为是规范的乳腺筛查手段。但超声对于诊断乳腺癌有额外的价值。对乳房进行超声检查可以进一步评估乳房上的囊肿或肿块，医生可以借助超声的引导进行"细针引导活检"来抽吸一些乳房组织，然后由病理医生进行检测寻找是否有癌细胞。因此，如果在乳腺 X 光片上发现囊肿或肿块，超声通常是下一步检查，有助于检测出可能的癌变。

2. 卵巢癌

卵巢上的囊肿实际上在女性中很常见。然而当囊肿持续生长时就可能造成问题。超声可以用来监测卵巢囊肿是否有可能转变为卵巢癌的变化。如果女性出现盆腔疼痛、不寻常的腹胀、不规则月经和妊娠症状但并没有怀孕，可以接受超声检查。卵巢癌通常没有任何症状，如果不及早发现，会迅速扩散。超声波可用于检测异常囊肿，以及囊肿是否坚硬或充满液体。

3. 胰腺癌

胰腺癌是生长最快的癌症之一，5 年生存率较低，早期发现对这种癌症至关重要。超声检查是评估胰腺异常的常用的一线检查，超声可以检测胰腺是否有囊肿或假性囊肿。假性囊肿通常是胰腺炎和良性的结果，而囊肿需要胰腺癌的检查。

4. 肝癌

超声波可以检查肝脏上的囊肿，帮助区分囊肿与脂肪性肝病或肝硬化，也可用于引导肝脏的穿刺活检，从而进一步确认肝病或癌症。

5. 膀胱癌

盆腔超声经常用来检测膀胱癌，适当充盈膀胱，以生成盆腔中所有器官和结构的清晰图像，从而创建膀胱的清晰图像。膀胱内的囊肿和肿瘤通常可以很清楚地看到。

6. 甲状腺癌

当甲状腺细胞开始快速生长时，就会出现甲状腺结节。它们可以是良性的，也可以是恶性的。有些自身免疫性疾病也会导致甲状腺结节，一般不会变成癌症，要确定在某些情况下这种甲状腺结节是否会转变为甲状腺癌，则可用超声来检查结节是硬结节还是充液结节；还可通过观察流经它们的血流来检测癌的特征性变化。临床医生也可用超声引导细针穿刺针获取甲状腺活组织，然后检查是否存在癌细胞。

7. 肾癌

囊肿会在肾脏上形成，并不总是意味着肾癌。超声波可以帮助区分肾结石、囊肿和其他肾脏变化。

四、各种内窥镜检查

内窥镜是汇集了传统光学、人体工程学、精密机械、现代电子、数学、软件等于一体的检测设备，具有图像传感器、光学镜头、光源照明、机械装置等，它可以经口腔进入胃内或通过身体孔道进入体内。利用内窥镜能够发现 X 射线不能显示的病变，因此它对患者病情的诊断十分有益。例如，借助内窥镜医生可以观察胃内的溃疡或肿瘤，据此制订出最佳的治疗方案。临床常用的内镜检查有：鼻咽喉镜、支气管镜、食管镜、胃镜、腹腔镜和直肠、乙状结肠镜等。

（一）纤维鼻咽喉镜检查

1. 适应证

（1）鼻腔、鼻旁窦和鼻咽部疾病。例如：①鼻腔、鼻旁窦和鼻咽部不明原因的出血；②了解鼻腔、鼻旁窦和鼻咽部炎症或病变；③观察鼻腔、鼻旁窦和鼻咽部异物或肿瘤的大小和部位；④通过光导纤维镜采取组织或刷取细胞送病理检查，以明确诊断。

（2）喉部疾病。例如：①间接喉镜检查有困难，如咽反射极度敏感、上切牙突出、舌体过高等；②直接喉镜检查不能耐受者，如牙关紧闭、颈椎强直、短颈等；③对喉部隐蔽的病变或微小的早期喉肿瘤的检查，以及观察声门运动等；④进行咽喉部活检或较小的声带息肉和声带小结的手术治疗。

2. 禁忌证

除鼻腔、鼻旁窦和鼻咽部有急性炎症或大量出血时应暂缓进行外，并无其他严格禁忌证，但对有重度全身疾病，特别是心脏病、呼吸困难或年老体弱者勿急于检查，急需者应慎重施行。

3. 检查前准备

（1）向患者说明检查目的及注意事项，以消除患者的紧张和顾虑，取得合作。

（2）检查前禁食禁水 4h，前 30min 皮下注射阿托品 0.5mg，对个别情绪紧张者，可适当给予镇静剂，如地西泮或苯巴比妥，取下活动义齿，用吸引器清除鼻腔分泌物。

（3）用 1% 麻黄素对鼻腔喷雾 2~3 次，亦可用浸有 1∶10 000 肾上腺素及 1% 丁卡因棉片麻醉总鼻道、中鼻道及下鼻道。用 0.5%~1% 丁卡因做鼻腔、咽部及喉部喷雾 3~4 次、声门滴入 1~2 次，丁卡因总量不超过 60mg。

4. 检查后注意事项

（1）术后 2h 内禁食水，以防食物进入气管。

（2）观察呼吸及喉头水肿情况。

（3）注意有无出血情况。

（二）支气管镜检查

1. 适应证

（1）气管、支气管腔内的病变：如支气管癌、中央型肺癌并支气管壁浸润、支气管内结核、支气管淀粉样变、结节病等可通过支气管镜检查来发现病变并进行病灶活检。

（2）肺部弥漫性病变、支气管镜直视下不可见的弥漫性病变：如肺周围型腺癌、弥漫性肺间质病变及各种炎症性病变等，经常利用 TBLB 来获得病变的组织。

（3）肺内局灶性病变：支气管镜直视不可见的周围型肺肿块或结节、局限性肺浸润性病变，如周围型肺癌、转移瘤、孤立结节为表现的肺癌、结核球、炎性病变及真菌结节灶等。这些局限性病变必须通过超细支气管镜或经 X 线或超声引导等方法进行病灶活检。

（4）支气管腔外病变：一些在气管镜直视下无法窥见或仅显示为外压性表现的支气管腔外病变，如纵隔腔内或肺门区域病变，肿大的淋巴结、团块、结节病灶等，可采用经支气管壁针吸术，获取细胞学或组织学标本。

2. 禁忌证

活动性大咯血，痰中带血允许检查，且易获阳性结果；严重心肺功能障碍；严重心律失常；全身情况极度衰竭；不能纠正的出血倾向；严重的上腔静脉阻塞综合征；新近发生的心肌梗死、不稳定心绞痛；疑有主动脉瘤；气管部分狭窄，估计纤维支气管镜不能通过；严重的肺动脉高压，活检时可能发生严重的出血等。

3. 检查前准备

（1）向患者解释并说明注意事项，消除恐惧，取得合作。

（2）检查前 4~6h 禁食、禁水。

（3）检查前半小时注射阿托品 0.5mg，精神过度紧张者可注射镇静药物，如苯巴比妥钠或安定，体弱者可静脉推注 50% 葡萄糖 40ml，预防低血糖发生。

4. 检查后注意事项

（1）术后平卧休息、少说话，嘱患者咳出口腔及气管内分泌物；2h 内禁食水，2h 后可酌情给予流质或半流质饮食。

（2）注意口腔清洁，给予朵贝尔氏液含漱；注意体温变化，必要时给予抗生素预防肺部感染；术中有咳嗽或术后有声音嘶哑、咽部疼痛者，可给予雾化吸入。

（3）密切观察病情变化，注意有无出血及呼吸困难情况，有无皮下气肿、纵隔气肿或气胸等情况，备好气管切开包、胸腔闭式引流瓶及氧气等急救物品。

（三）食管镜检查

1. 适应证

（1）顽固性胸骨后疼痛或食管哽噎感。

（2）原因不明的吞咽困难及食管梗阻。

（3）对食管肿物采取病变组织或观察疗效。

（4）原因不明的呕吐、呕血、反酸及食欲不振，经钡餐、胃镜检查有阳性发现者。

2. 禁忌证

（1）急性上呼吸道感染。

（2）有严重高血压、心肺功能不全及体质过度衰弱者。

（3）主动脉瘤压迫食管者。

（4）食管入口处病变已造成阻塞，镜体无法通过，观察比较困难，则考虑使用硬质食管镜。

（5）食管腐蚀剂烧伤及静脉曲张大吐血后不足 2 周者。

3. 检查前准备

（1）向患者解释并说明注意事项，消除恐惧，取得合作。

（2）检查前禁食禁水 6~8h。

（3）检查前半小时注射阿托品 0.5mg。

（4）如已做钡餐造影者，须 3d 后再做此项检查。

4. 检查后注意事项

（1）嘱患者吐出口腔内的分泌物，如无不适可下床活动，2h 后可以进流质或软食。

（2）如做活检者，须卧床休息 1d。

（3）注意观察患者有无出血情况，特别是取活检者。

（4）做好口腔卫生，使用生理盐水或漱口水漱口，每日 4~6 次。

（四）胃镜检查

1. 适应证

（1）有上消化道症状，包括上腹不适、胀、痛、烧心（胃灼热）及反酸、吞咽不适、哽噎、嗳气、呃逆及不明原因食欲缺乏、体重下降、贫血等。

（2）上消化道钡剂造影检查不能确定病变或症状与钡剂检查结果不符者。

（3）原因不明的急（慢）性上消化道出血或需做内镜止血治疗者。

（4）上消化道病变（食管、胃、十二指肠）术后，症状再次出现或加重，疑吻合口病变者。

（5）需定期随访的病变，如溃疡病、萎缩性胃炎、癌前病变等。

（6）高危人群（食管癌、胃癌高发区）的普查。

（7）需做内镜治疗者。

2. 禁忌证

（1）严重心肺疾患，根本无法耐受内镜检查。

（2）怀疑有休克或消化道穿孔等危重患者。

（3）伴有严重精神疾病，不能配合内镜检查者。

（4）消化道急性炎症，尤其是腐蚀性炎症患者。

（5）明显的胸腹主动脉瘤。

（6）脑卒中患者。

3. 检查前准备

（1）检查前向患者做好解释工作，消除负性心理，取得患者配合。

（2）检查前一日晚餐进食易消化、清淡饮食；有胃潴留者进流食或洗胃。

（3）检查前禁食水 8~10h。

4. 检查后注意事项

（1）如为无痛胃镜者，待患者麻醉完全清醒后方可离开。

（2）检查后无活检者 30min 后可进食半流质饮食，若活检者则需 2h 后进食温凉流质饮食，以减少对胃黏膜创伤面的摩擦。

（3）无痛胃镜检查后当天不能驾驶汽车、电动车，不进行机械操作，不能从事高空作业，避免意外发生。

（五）纤维结肠镜检查

1. 适应证

（1）原因不明的便血或持续粪潜血阳性者。

（2）有下消化道症状，如慢性腹泻、长期进行性便秘、大便习惯改变，以及腹痛、腹胀、腹块等诊断不明确者。

（3）X 线钡剂灌肠检查疑有回肠末端及结肠病变者，或病变无法确定性质者。

（4）X 线钡剂灌肠检查阴性，但有明显肠道症状或疑有恶性病变者。

（5）低位肠梗阻及腹块，不能排除结肠疾病者。

（6）不明原因的消瘦、贫血。

（7）对需要进行结肠镜治疗者，如结肠息肉切除术、止血、乙状结肠扭转或肠套叠复位等。

（8）结肠切除术后，需要检查吻合口情况者。

（9）结肠癌手术后，息肉切除术后及炎症性肠病药物治疗后需定期结肠镜检查随访疗效者。

（10）肠道疾病手术中需结肠镜协助探查和治疗者。

（11）需进行肠道疾病普查者。

2. 禁忌证

（1）严重心肺功能不全、休克、腹主动脉瘤、急性腹膜炎、肠穿孔等均属绝对禁忌证。

（2）妊娠、腹腔内广泛粘连及各种原因导致肠腔狭窄者、慢性盆腔炎、肝硬化腹水、肠系膜炎症、肠管高度异常屈曲及肿瘤晚期伴有腹腔内广泛转移者等，如果必须接受检查时，由有经验的术者谨慎开展。

（3）重症溃疡性结肠炎，多发性结肠息肉患者应看清肠腔后进镜，不要以滑进方式推进结肠镜。

（4）曾做腹腔尤其盆腔手术、曾患腹膜炎以及有腹部放疗史者，进镜时宜缓慢、轻柔，若出现剧烈疼痛则应终止检查，以防肠壁撕裂、穿孔。

（5）身体虚弱、高龄病例，以及有严重的心脑血管疾病、对检查无法耐受者，检查时必须慎重。

（6）肛门、直肠有严重化脓性炎症或疼痛性病灶，如肛周脓肿、肛裂等，对检查无法耐受者，检查时必须谨慎。

（7）小儿及精神病或不能合作者不宜施行检查，必要时可在全麻下施行。

（8）妇女月经期一般不宜做检查。

3. 检查前准备

（1）向患者说明检查目的及注意事项，取得患者配合。

（2）检查前3d进食流质或少渣半流质饮食，检查前一日晚餐禁食或无渣流食，检查日上午禁食水。

（3）检查前一日晚服用和爽或甘露醇等导泻剂，并大量饮水以清洁肠道；必要时清洁灌肠，保证肠道的清洁度，以免影响观察和操作。

（4）对于过分紧张或高度肠痉挛的检查者，则需要使用镇静剂或解痉药物。

4. 检查后注意事项

（1）检查结束后无特殊情况者即可进食，或遵医嘱进食。

（2）取活检、息肉电切除术后绝对卧床休息，3d内勿剧烈运动。当日禁食，第2d无渣流质饮食宜温凉，忌豆浆、牛奶；第3d半流质饮食，无不适后改为清淡易消化普食，忌辛辣刺激、油腻食品。

（3）若出现持续性腹痛，或大便出血量多的情况下，应及时告诉医生，以免出现意外。

（4）注意观察大便颜色，如血便、腹痛、不适感或体温持续升高等情况，应及时告知医师。

五、实验室检查

（一）血象检查

一般血常规检查包括有红细胞计数（RBC）、血红蛋白（Hb）、白细胞（WBC）、白细胞分类计数及血小板（PLT）等，通常可分为三大系统，即红细胞系统、白细胞系统和血小板系统。血常规中的许多项具体指标都是一些常用的敏感指标，对机体内很多疾病变化都有敏感反映，其中又以白细胞计数、红细胞计数、血红蛋白和血小板最具有诊断参考价值，许多患者在病因不明时可以做血常规检查对其进行辅助诊断。此外，血常规检查还是监测治疗成效、用药或停药、继续治疗或终止治疗、疾病复发或痊愈的常用指标。

（二）骨髓象检查

骨髓检查通常用于造血系统疾病的诊断，如对白血病的鉴别诊断、各种贫血的鉴别诊断、多发性骨髓瘤和血小板增加或减少性疾病的诊断。通过骨髓检查也可确定某些恶性肿瘤是否有骨髓转移，因为骨髓是许多恶性肿瘤转移的好发部位。骨髓活检术不仅取材大，而且可以保持骨髓结构，便于病理诊断，因此对骨髓纤维化、恶性肿瘤累及骨髓者和再生障碍性贫血的诊断有重要意义，是临床上常用的容易普及而且有效的诊断检查方法。分骨髓穿刺和骨髓活检两种。

骨髓穿刺术后护理：

1. 止血：患肢制动，局部压迫止血，遵医嘱使用止血药。

2. 卧床休息：检查后，穿刺局部会有轻微的疼痛。患者可卧床休息1d，限制肢体活动，即可恢复正常。

3. 防止感染：穿刺时，严格遵守无菌操作。保持穿刺局部皮肤的清洁、干燥，覆盖的纱布被血或汗打湿后，要及时更换。穿刺点出现红、肿、热、痛时，可用0.5%碘伏等消毒局部，每天3~4次。若伴有全身发热，则应立即汇报医生，根据病情适当选用抗生素。

4. 严密观察生命体征，特别是血压的变化，避免因小动脉大量出血而发生休克，严密观察局部敷料渗血情况。

（三）尿液检查

尿液检查是常用的一种检测方式，包括尿常规分析、尿液中有形成分检测（如尿红细胞、白细胞等）、蛋白成分定量测定、尿酶测定等，尿液检查对临床诊断、判断疗效和预后有着十分重要的价值。发生于泌尿系统的肿瘤包括肾、肾盂、输尿管、膀胱、尿道肿瘤，其中肾盂以下为有管道的脏器，腔内均覆盖尿路上皮，所接触的内环境都是尿，致癌物质常通过尿液使尿路上皮发生癌变，所以尿液作为常规检查外，有时可为泌尿系统恶性肿瘤的诊断提供重要线索。

（四）大便潜血试验

大便潜血试验对消化道出血的诊断有重要价值，常作为消化道恶性肿瘤早期诊断的一个筛选指标，对大肠癌的筛查在一定程度上是有价值的。消化道溃疡性出血时呈间断性阳性，而消化道癌症时常呈持续性阳性。如大便潜血阳性不一定是大肠癌，但是大肠、结直肠肿瘤的患者，在肿瘤出现破溃情况下，往往会表现为大便潜血阳性。

（五）生化方面

某些恶性肿瘤常常引起血清中一些酶及同工酶的改变，如前列腺癌，其血清酸性磷酸酶（ACP）可增高；原发性肝癌及骨转移癌等，可见血清碱性磷酸酶（AKP）增高；又如胰腺癌瓦特氏壶腹癌及原发性肝癌，其血清GGT（γ-谷胺酰转肽酶）的活性显著增高等。

（六）肿瘤标志物

肿瘤标志物又称肿瘤标记物，是指特征性存在于恶性肿瘤细胞，或由恶性肿瘤细胞异常产生的物质，或是宿主对肿瘤的刺激反应而产生的物质，并能反映肿瘤发生、发展，监测肿瘤对治疗反应的一类物质。肿瘤标志物存在于肿瘤患者的组织、体液和排泄物中，能够用免疫学、生物学及化学的方法检测到。

常见的体检项目可分为如下几种：

1. 血清癌胚抗原（CEA）：正常值≤3.45μg/L。最初在结肠癌患者中发现CEA升高，后来发现，在胃癌、尿道癌、卵巢癌、肺癌、胰腺癌、乳腺癌、甲状腺髓样癌、膀胱癌和宫颈癌患者中，有30%的患者血CEA升高。

2. 甲胎蛋白（AFP）：AFP是最早发现的肿瘤标志物，是诊断原发性肝癌的常用检查项目，约87%的原发性肝癌患者AFP高达20μg/L以上。

3. 前列腺特异抗原（PSA）：正常值<4μg/L，在前列腺癌中阳性率高达30%~86%，其升高水平与肿瘤密切相关。

4. 绒毛膜促性腺激素（HCG）：正常人血中浓度<5μg/L，如患绒毛膜上皮癌、睾丸和卵巢的胚胎性恶性畸胎瘤者HCG可升高，且血、尿中的HCG的含量多少与预后密切相关。

六、核医学检查

核医学又称原子医学。是指放射性同位素、由加速器产生的射线束及放射性同位素产生的核辐射在医学上的应用。在医疗上，放射性同位素及核辐射可以用于诊断、治疗和医学科学研究；在药学上，可以用于药物作用原理的研究、药物活性的测定、药物分析和药物的辐射消毒等方面。核医学检查结果对医生有针对性地制订治疗方案有非常重要的意义，比如作为肺癌等易发生远端转移的恶性肿瘤的治疗前分期检查，骨显像是常规检查之一。若肺癌治疗前患者的骨显像检查显示患者有骨转移，其临床分期已达Ⅳ期，首选治疗方案不是外科手术切除，而是全身化疗；乳腺癌患者前哨淋巴结显像，早期乳腺癌患者通过核医学前哨淋巴结示踪检查配合外科前哨淋巴结活检术可以有针对性地选择治疗方案，如果活检切下的前哨淋巴结没有癌转移，则可选择"保乳术"，免去腋窝淋巴结清扫，在保证疗效的前提下，可有效提高患者生活质量。

第五节 肿瘤的预防与控制

肿瘤是多病因、多过程、多结果的全身性复杂性疾病，严重危害人类健康和经济社会发展。战略关口前移、坚持"预防为主"，是有效延缓和阻滞肿瘤发生和进展、降低肿瘤疾病负担的必由之路。"国际癌症研究机构"（International Agency for Research on Cancer）根据癌症病理发展的不同时期，将预防分为一级"病因学预防"、二级"临床前期预防"以及三级"临床预防"三种类型。

一、我国癌症防治的进展与控制政策

我国癌症防治工作于20世纪50年代后期开始，主要工作是：基本提供了我国癌症流行情况及发展变化趋势，建立了癌症防治网；在全国主要癌症高发现场，建

立了多学科的综合防治研究点；在全国试点地区开展了肿瘤发病死亡登记报告，对某些癌症的防治工作具有较高水平。70年代我国完成了8.5亿人口的死亡回顾调查，绘制出《中国恶性肿瘤地图》，基本摸清了中国癌症死亡情况和地理分布。我国死亡率最高的9种癌症顺序为：胃癌、食管癌、肝癌、宫颈癌、肺癌、大肠癌、白血病、鼻咽癌、乳腺癌，其中前三种癌症的死亡数占全部癌症死亡的64.45%。到90年代，肺癌的发病率和死亡率在一些大城市和某些工矿地区已上升到第一位。

通过流行病学和病因学调查，已明确食管癌、胃癌的发病与亚硝胺、霉菌、毒素以及营养素缺乏有关；肝癌的发病与乙型肝炎病毒、黄曲霉素和某些微量元素缺乏有关；鼻咽癌与EB病毒感染有关；肺癌与吸烟、空气污染包括厨房的煤烟、油烟有关。这种研究结果为肿瘤防控提供了方向。在上消化道肿瘤方面，建立了包括食管癌在内的初筛方法，可以发现直径小于0.5cm的微小食管癌；应用甲胎蛋白免疫测定诊断原发性肝癌，阳性率达70%～90%；应用免疫诊断方法使鼻咽癌的早期诊断提高到92%以上，并可提早8～10年做出诊断。

为做好癌症防控，降低恶性肿瘤疾病负担，我国出台了一系列文件与政策推动癌症防控工作。"七五"期间推出的《全国肿瘤防治规划纲要（1986—2000）》，是全国开展肿瘤防治工作的第一个纲领性文件。随后，原卫生部颁布了《中国癌症预防与控制规划纲要（2004—2010年）》指导恶性肿瘤防控工作，明确表示以"预防为主""农村为防治重点"的指导原则，并逐步完善恶性肿瘤登记系统。2012年，卫生部等15个部门联合推出《中国慢病防治工作规划（2012—2015）》及《中国癌症防治三年行动计划（2015—2017年）》，极大地推动了中国恶性肿瘤防控工作。2016年10月印发并实施的《"健康中国2030"规划纲要》，提出到2030年，总体癌症5年生存率需提高15%。2017年初，依据《"健康中国2030"规划纲要》制订的《中国防治慢性病中长期规划（2017—2025年）》强化慢性病早期筛查和早期发现，推动由疾病治疗向健康管理转变。

2019年6月，国务院印发了《关于实施健康中国行动的意见》，这是国家层面指导未来10余年疾病预防和健康促进的一个重要文件。以此为依据，成立了健康中国行动推进委员会，并发布《健康中国行动（2019—2030年）》。其明确指出，到2022年和2030年，总体癌症5年生存率分别不低于43.3%和46.6%；癌症防治核心知识知晓率分别不低于70%和80%；高发地区重点癌症早诊率达到55%及以上并持续提高；基本实现癌症高危人群定期参加防癌体检。

二、我国癌症预防与控制的指导原则

1. 坚持新时期的卫生工作方针。以中共中央、国务院印发的《"健康中国2030"规划纲要》为指导，坚持"预防为主"及"以农村为重点"等卫生工作方针，坚持癌症防治工作"为人民健康服务，为社会主义现代化建设服务"的宗旨，使癌症防治工作适应全面建设小康社会目标的要求。

2. 癌症防治与其他重大疾病防治相结合。癌症防治是公共卫生的重要内容之一，应从公共卫生角度认识及推动癌症防治工作，将癌症防治与其他重大疾病的防治相结合，提高疾病防治措施的综合效益。

3. 重视农村，突出重点。以农村高发地区及某些城镇社区为重点，抓好典型示范，因地制宜地开展癌症预防及早期发现、早期诊断和早期治疗工作，提高癌症防治资源的利用效率。

4. 政府领导，全社会参与。以政府相关部门为主体，积极整合社会资源，分工合作，共同努力，开创中国癌症预防与控制的新局面。

三、我国癌症预防与控制的总目标与具体目标

（一）总目标

1. 建立政府领导、多部门合作和社会团体共同参与的癌症防治工作体制和协调机制。

2. 健全癌症防治网络，提高癌症防治队伍的素质及癌症防治工作的整体水平。

3. 加强癌症防治知识宣传、健康教育和行为干预，提高全民防癌意识和全社会对癌症防治工作的认识。

4. 重视癌症信息的收集和危险因素的监测及控制，在农村高发地区和某些城镇社区加大重点癌症防治工作的力度，为最终降低癌症的发病率及死亡率创造条件。

（二）具体目标

1. 完善癌症信息登记系统，建立统一的癌症数据库。

2. 对癌症主要危险因素的人群知晓率达到50%。

3. 积极推行有效的预防措施，特别是控烟、预防乙肝病毒感染、营养干预及减少职业危害等。

4. 制订主要癌症早期发现、早期诊断及早期治疗计划并组织实施。

5. 在农村高发地区及某些城镇社区建立重点癌症的早期发现、早期诊断及早期治疗示范基地，其相应癌症的早诊率在现有基础上提高50%。

6. 修订并推行主要癌症的临床诊治指南。推广姑息治疗和三阶梯止痛方案。积极进行康复指导。

四、肿瘤的三级预防

（一）肿瘤的一级预防

一级预防是病因预防，根据恶性肿瘤病因学结合机体调节功能和代偿状态，提高机体防癌能力；通过控制或消除肿瘤的危险因素，预防肿瘤的发生和促进健康，减少癌症的发病率，通过精准和高效的干预，降低肿瘤的发生风险。除了合理膳食、

适量运动和戒烟限酒等健康生活方式，依托干预措施的一级预防仅在个别癌种具有确切的人群流行病学证据。对于多数癌种，一级预防作为潜在防治对策仍处于研究阶段。因为除了少数由于遗传因素外，大多数癌症是由饮食和文化习惯等生活方式在内的各种环境因素引起。因此，提示我们大多数的癌症是可以预防的。预防的含义就是对个人和群体危险因素进行评估，提出降低和消除这些危险因素的措施，使人们自觉改变不良饮食、卫生习惯和行为，避免不良的生活方式和减少暴露于促使癌症发生和发展的环境因素中，使发病率下降。它包括两项主要内容：①针对环境的措施，主要是控制和减少有害因素对人群健康的危害，如防止和消除环境污染、普及卫生设施、改善环境卫生条件、开展健康教育；②针对机体的措施，是进行预防接种，纠正不健康的行为，如戒烟。

1. 病因学预防

已有的研究结果表明，肿瘤病因中1/3与吸烟有关，1/3与不合理的膳食有关，其余1/3与感染、职业暴露及环境污染等有关，与遗传因素有关的仅占1%~3%。

（1）控制吸烟。香烟焦油中含有多种致癌物质和促癌物质，如多环芳香烃、酚类、亚硝胺等。当烟草燃烧的烟雾被吸入时，焦油颗粒便附着在支气管黏膜上，经长期慢性刺激，可诱发癌变。据统计，在引起癌症的各种危险因素中，吸烟占30%~32%。吸烟者比不吸烟者患癌症的死亡率高2倍，吸烟人群肺癌死亡率比不吸烟人群高10~20倍，吸烟时间越长，每日吸烟量越多、开始吸烟的年龄越小，患肺癌的机会就越大。每日吸烟1包以上者比不吸烟者患癌的发生率高3~4倍。吸烟还可增加唇癌、鼻咽癌、胰腺癌、膀胱癌、肾癌、喉癌和食管癌的危险。

吸烟不仅危害本人健康，并且污染环境，危及周围不吸烟的人，即被动吸烟，在本人不吸烟的妇女中，丈夫吸烟比丈夫不吸烟者肺癌的发生率高2倍以上。

根据1984年全国吸烟状况的抽样调查结果，15岁以上青少年平均吸烟率为33.88%，30岁以上男性吸烟率为75%；1996年的调查结果，全国人群成年男性吸烟率为63%，女性吸烟率为4%。与1984年相比，15~25岁年龄组吸烟率上升最快，开始吸烟的平均年龄也在提高，每日吸烟的数量有所增加。据推测，20~30年后，我国每年因吸烟死亡的人数从现在的10万人增加到200万人。因此，应积极宣传吸烟的危害，开展控制吸烟运动，停止吸烟不仅是消除致癌危险因素的最有效的办法，而且对减轻我国总的疾病负担也有重要作用，我国烟草消费占全球总量的30%以上。而且戒烟以后，可减少80%以上的肺癌和约30%的其他癌症死亡，肺癌的发病率会逐年下降，戒烟10年以上就和不吸烟的人群基本相同。控制吸烟的措施：一是鼓励个人戒烟；二是加大控制吸烟宣传力度，通过健康教育逐步改变人们的不良生活方式和习惯。

（2）改变不良饮食和生活习惯。据统计30%~35%癌症的发生与饮食有关，饮食中缺乏新鲜蔬菜、水果，摄入动物脂肪和糖分过高与许多癌症的发生有关。

由复旦大学和哈佛福布雷根医院合作研究发现，高血糖会抑制 AMPK 蛋白酶的活性，导致 TET2Ser99 磷酸化与 TET2 蛋白稳定性降低，减少 TET2，蛋白催化生成 5-hmC，当 5-hmC 减少，意味着肿瘤发生的可能性也随之增大。所以要选择健康的食物和饮料，而不是那些添加了过多糖分和脂肪的高能量食物，可以帮助避免超重或肥胖导致的癌症风险。建议 2~18 岁的儿童/年轻人每日糖摄入量应不超过 25g；2 岁以下儿童饮食中不应包含添加糖；不论成人或儿童，都推荐喝白开水为主，不喝或少喝含糖饮料。

90% 的胃癌和大肠癌的发生与饮食有关。河南林县食管癌高发区居民食用的酸菜含有强烈致癌物亚硝胺及其前体物，烟熏食物含致癌的多环芳香烃，食物烹调过程中过分高温、油炸蛋白质会产生致癌物，饮食中缺乏维生素 A 与口腔癌、鼻咽癌、喉癌发生有关。研究表明，许多黄绿色蔬菜、水果富含维生素 C 和胡萝卜素具有防癌作用。维生素 C 可抑制亚硝胺在体内的合成，与食管癌、胃癌的发生呈负相关。因此，对于胃肠道癌，提倡饮食结构平衡，强调多吃黄绿色蔬菜和水果，保持食物新鲜，减少盐摄入，少吃含糖多的食物和煎、熏、腌制品。

食用的霉变食物中分离出的菌株具有强烈致突变作用，并可促进亚硝胺在体内的合成。因此，对于肝癌，提倡加强饮食卫生，对食物防霉、去毒。我国在 20 世纪 80 年代开始为所有的新生儿接种乙肝疫苗的工作，对 21 世纪原发性肝癌的发生有降低作用。预计到 2026 年，肝癌发病率将下降 70%~80%。

宫颈癌的发生与多种因素有关，包括早婚、早育、多产，而性生活混乱可传播一种或多种病毒，如人类乳头瘤病毒、疱疹病毒是宫颈癌的危险因素之一。对于宫颈癌，提倡性卫生及生殖器官的清洁卫生。关心妇女健康，定期进行妇科检查，及时治疗宫颈糜烂等妇科疾病。

体育锻炼帮助人体保持健康的激素水平、新陈代谢能力、增强免疫力，不仅能降低乳腺癌、结肠癌和子宫内膜癌的发病风险；而且相比缺乏锻炼的人，达到最低运动推荐水平（每周代谢当量 7.5~15）者癌症死亡风险可降低 20%。因此任何形式的体育锻炼都有助于降低癌症风险，建议每天至少 60min 的身体活动或 30min 以上的有氧运动。

（3）限制饮酒。饮酒是致癌危险因素之一，约占 4%。长时间大量饮酒，增加口腔癌、喉癌、食管癌的危险，特别是口腔癌和喉癌的风险。肝硬变是肝癌的危险因素之一，其发生与饮酒有密切关系，间接也增加了肝癌的危险性，酗酒不但影响人体营养的吸收和免疫功能，并且降低肝脏对各种化学致癌物的解毒作用。妇女饮酒可增加患乳腺癌的危险。酒精摄入量计算公式：摄入的酒精量（g）= 饮酒量（ml）× 含酒精浓度（%）× 0.8（酒精密度）；以啤酒为例：750ml × 0.08 × 0.8 = 48g，即每天喝一瓶啤酒，摄入的酒精量为 48g，则患酒精肝的危险性就会大增，目前我国酒精性肝病患病率为 4.34%，男女患病率为 8:1。

（4）加强职业防护和环境保护。随着国家工业化的发展和自然生态环境的破坏，环境污染情况日趋严重。在各种致癌危险因素中职业危险因素占4%～5%，工作场所化学的金属、粉尘、纤维和电离辐射等均为致癌物。例如石棉工人患肺癌的危险比一般人高3倍，因此，对职业因素采取改善、治理、监督和检查等措施，预防电离辐射，加强个人防护，对生产致癌物质或在生产过程中产生含致癌物质的废气、废水、废渣严格治理，防止对大气、土壤、作物、水源等造成污染，对于癌症的预防非常重要。1987年，国家癌症研究中心（IAUC）颁布了28种可引起人类癌症的化学致癌剂及12种可能致癌的工业产品。环境污染治理已纳入国家基本国策并颁布了相关法律。

（5）保持健康的体重。健康的体重无疑是预防癌症最关键的方式之一，否则机体内的脂肪就会像激素泵一样，引发超过正常水平的胰岛素、雌激素和其他激素释放到血液中，促进肿瘤的生长。超重或肥胖可增加11种癌症患病风险。其中成年女性体重每增加5kg，绝经后发生乳腺癌的风险增加11%，罹患子宫内膜癌风险增加39%，罹患卵巢癌风险增加13%；成年男性体重每增加5kg，其罹患结肠癌风险增加9%，罹患肾癌风险为正常体重成年男性的1.42倍。推荐在正常的BMI（BMI指数即身体质量指数，简称体质指数又称体重指数，英文为Body Mass Index，简称BMI）范围内（18.5~23.9kg/m^2），尽可能保持更低的体重指数。西方国家乳腺癌、大肠癌、前列腺癌、子宫内膜癌高发，与所进高脂肪饮食特别是动物脂肪有密切关系。研究表明，肥胖和超重可能与恶性肿瘤的发生有关。近年来，我国人民生活水平提高，这些癌症的发病率呈上升趋势。一项对244例乳腺癌患者与非肿瘤患者膳食关系的调查结果表明，每日平均摄入脂肪100g，患乳腺癌的危险为平均摄入<60g的7.07倍，因为过量动物脂肪的代谢产物有致癌、促癌作用，在肠道缺乏纤维素的情况下，会使这些致癌物与肠黏膜接触的时间延长，增加患癌的危险性。需要指出，许多防癌措施的效果均未得到证实。研究发现，补充富含β-胡萝卜素饮食不能预防吸烟者患肺癌。使用抗氧化剂、草药、补充硒、补充维生素防癌的效果都不能令人信服。抗幽门螺杆菌感染预防胃癌仍有争议。

（6）控制感染。与感染有关的肿瘤是肝癌、宫颈癌、胃癌及鼻咽癌，全世界约占20%，我国约占40%。HPV感染与宫颈癌的归因危险性达90%，如全面控制HPV感染、加快HPV疫苗的研制和应用，即可有效地控制宫颈癌等流行。对全体新生儿进行乙肝疫苗接种，切断母婴传播，可以有效减少乙型肝炎和肝硬化的发病，对肝癌的发生起到一定的控制作用。

（7）避免日光过度照射。受日光紫外线的过度照射，可引起皮肤癌，因此在强烈的日光下应予遮挡。

（8）重视某些药物增加患癌的危险。现已证实，有些抗癌药物虽然可以治愈，但有诱发第二种癌的危险，烷化剂、代谢药可引发白血病和恶性淋巴瘤，放射元素可引发骨肉瘤。应用雌激素治疗绝经期症状，用量较大，时间较长，发生宫颈癌的危险性增高。美国在20世纪40—50年代用己烯雌酚预防先兆流产的妇女，到70年代发现她们的子女中女孩发生较罕见的阴道癌；男孩长大后丧失生育功能，睾丸发育异常。所以，在用这些药物时，要充分考虑到它的利弊。

2. 基因预防

恶性肿瘤的发生不仅是外因的作用，肿瘤基础科研方面的进展启发人们在恶性肿瘤的内因上寻找防癌措施，检测BRCA1、BRCA2等恶性肿瘤相关基因预防肿瘤是其中较引人注目的。

BRCA1、BRCA2属于抑癌基因，由其编码的蛋白对肿瘤的生长起抑制作用。若2个BRCA1或BRCA2的等位基因由于遗传和后天的原因均发生了导致基因产物功能丧失或降低的突变，就可能引起乳腺癌或卵巢癌的发生。据研究，在遗传性乳腺卵巢癌综合征（hereditary breastovarian cancer syndrome，HBOC）家族中，一个BRCA1突变携带者一生发生乳腺癌风险为85%、卵巢癌的风险为50%；而一个BRCA2突变携带者一生发生乳腺癌的风险与BRCA1突变携带者相同，发生卵巢癌的风险为10%。在携带BRCA1或BRCA2胚系突变的妇女中，卵巢癌与乳腺癌的发病风险大大增加。在40岁、40~49岁、50~70岁3个年龄段中与BRCA1有关的卵巢癌发病率分别为57%、46%和21%。BRCA1突变携带者也同样高发其他肿瘤，尤其是前列腺和结肠癌。BRCA2突变携带者使男性乳腺癌的发病风险有所增加，而BRCA1携带者则没有。因此，对HBOC家族中有BRCA1、BRCA2突变者做乳房、卵巢的预防性切除或密切随访，可能避免乳腺癌及卵巢癌的发生。

检测BRCA1、BRCA2等恶性肿瘤相关基因预防肿瘤的研究还处于起步阶段，在检测过程中涉及许多伦理和社会问题。而且，缺陷基因携带者毕竟不是100%都会发生恶性肿瘤，预防性切除健康的器官有可能会带来严重的后果。因此，其实际应用价值有待进一步临床验证。

目前，基于HPV疫苗的宫颈癌一级预防已经取得显著成效，多种HPV疫苗成功上市。宫颈癌也被誉为可能成为人类通过注射疫苗消除的第一种癌症。实施乙肝疫苗预防性免疫接种，预期将降低成年后肝病和肝癌的风险。云南省宣威地区的"改炉改灶"，减少了室内煤烟暴露，对显著降低肺癌死亡率起到了重要作用。针对BRCA1/2突变者的预防性乳腺切除手术目前并无指南明确推荐。北京大学肿瘤医院已在山东省临朐胃癌高发区开展多项干预研究，结果支持根除幽门螺杆菌感染的长期胃癌预防效果，在随访20~30年后，干预组的胃癌发病和死亡风险仍明显低于安慰剂组。该研究虽未发现根除幽门螺杆菌感染造成健康危害，但目前仍在进行更大规模的干预试验以最终回答根除幽门螺杆菌感染的整体健康效应。既往基于河南省林县食管癌高发区和山东省临朐胃癌高发区的干预研究支持营养素补充对上消化道癌的潜在预防效果，为上消化道癌一级预防提供了有效的科学依据，但其有效性仍需大规模干预研究进行验证。

（二）肿瘤的二级预防

肿瘤的一级预防虽然最为理想，但多数癌症病因尚未明确，有些遗传因素或家族史并非一级预防所能控制。因此，仍需要早期发现、早期诊断，即为二级预防。二级预防通过癌症早期筛查项目寻找出高危人群或早期患者，进行早发现、早诊断和早治疗的"二级预防"，是有效降低癌症负担的重要举措。通过进行大规模人群筛查，癌症需要满足具有典型的可被检出的癌前病变及早期癌阶段、具有真实性和可信度良好且相对安全的筛查手段、检出的早期癌有较为完备的治疗方案这些必要条件。在癌症二级预防方面，西方发达国家积累了一些先进经验。英国从20世纪80年代先后对乳腺癌、宫颈癌和结直肠癌进行全国人群筛查，这三类癌症的疾病负担明显降低。到2016年，欧盟国家对宫颈癌的实际筛查率为72%、乳腺癌为95%。进入21世纪以来，我国癌症筛查和早诊早治事业已步入高速发展阶段。特别是依托具有中国特色的癌症高发区，从农村高发的食管癌和宫颈癌筛查及早诊早治工作起步，逐步推广至多个癌种；在中央财政转移支付项目的支持下，癌症早诊早治示范基地不断扩大，并获得良好效果。2005年，在卫生部国家重大公共卫生专项支持下，我国在农村高发区试点开展癌症早诊早治项目。2007年，在中央补助地方公共卫生专项资金资助下，启动淮河流域癌症早诊早治项目。2009年启动的农村"两癌"筛查项目为35~69岁女性提供宫颈癌和乳腺癌筛查。2012年，城市癌症早诊早治项目正式纳入国家重大公共卫生项目。以上消化道癌为例，截至2018年，全国共有194个上消化道癌农村早诊早治项目点对高危人群进行内镜筛查及定期随访，已累计筛查超过21万人，上消化道癌检出率达2.05%，筛查早诊率提高至70%以上，为基层培养了一大批筛查和早诊早治专业技术队伍。城市癌症早诊早治项目也已覆盖全国28个省的57个城市。前期多中心前瞻性研究表明，一次性上消化道内镜筛查对高发区40~69岁人群具有较明显的上消化道癌防治作用，提供了上消化道内镜筛查在真实世界有效性的确凿证据。当前，90%以上早期癌症可以治愈，而进展期癌预后就差，一般每差一个瘤期，如Ⅰ期与Ⅱ期、Ⅱ期与Ⅲ期、Ⅲ期与Ⅳ期，其5年生存期相差10%~20%。在肿瘤病因及发病机制的查明相当时间内难以实现的背景下，做好肿瘤的二级预防可能是提高恶性肿瘤治愈率最现实的选择。

（三）肿瘤的三级预防

三级预防或称康复性预防，是采取多学科综合诊断和综合治疗，正确选择合理治疗方案，尽早消除癌症，设法预防癌症复发和转移，防止并发症和后遗症，提高治愈率、生存率和生存质量，恢复功能，促进患者康复，重返社会。

1. 癌症预防——自我检查

如发现有如下症状及有关体征应及时就诊。中国医学科学院根据我国的状况，提出下列十大症状，作为引起人们对癌症注意的警号：身体任何部位，如乳腺、颈部或腹部的肿块，尤其是逐渐增大的。

②身体任何部位，如舌头、颊黏膜、皮肤等处没有外伤而发生的溃疡，特别是经久不愈者。中年以上的妇女出现不规则阴道流血或分泌物（俗称白带增多）。进食时胸骨后闷胀、灼痛、异物感或进行性加重的吞咽不顺。久治不愈的干咳或痰中带血。长期消化不良、进行性食欲减退、消瘦又未找出明确原因者。大便习惯改变，或有便血。鼻塞、鼻衄、单侧头痛或伴有复视。黑痣突然增大或有破溃、出血、原有的毛发脱落。无痛性血尿。

除上述十大症状外，还有以下一些征兆，也要高度警惕。

单侧持续加重的头痛、呕吐和视觉障碍，特别是原因不明的复视。耳鸣、听力下降、回吸性咯痰带血、颈部肿块。原因不明的口腔出血、口咽部不适、异物感或口腔疼痛。无痛性持续加重的黄疸。乳头溢液，特别是血性液体。男性乳房增生长大。原因不明的疲乏、贫血和发热。原因不明的全身性疼痛、骨关节疼痛。

另外，癌前病变也应视为早期征兆，如黏膜白斑病、皮肤慢性溃疡、瘘管、增殖性疤痕（特别是化学药品烧伤引起的疤痕）、萎缩性胃炎和肠上皮化生、直肠多发性息肉、皮肤角化症（特别是大小鱼际处的手掌角化症、乳腺囊性小叶增生病、宫颈糜烂、宫颈息肉等）可发展为癌症。

第二章 肿瘤护理学概论

第一节 近现代护理学与肿瘤护理学在我国的发展

一、近现代护理学在我国的发展

西方近代护理起始于19世纪50—60年代，鸦片战争后，伴随着西方现代文明和先进科学技术的不断传入，传教士通过开办医院的形式将西方近代护理学逐渐传入中国，随着教会医院在中国不断发展，护理人员需求量增加，教会医院开始培训中国护理人员，并逐渐发展成为我国的近代护士学校。1888年，美国护士约翰逊在我国福州创办了第一所护士学校，护理人员的培训逐渐步入正轨。1920年由中国协和医学院建立了中国第一所具有本科水平的协和高等护士专科学校。早期的护士学校的教学形式基本上是带教式的，学校附属于医院，几乎每个医院都有一个护校，中国最早的专门护理人员正是由这些学校培养出来的。

1932年中国第一所正规的公立护士学校中央护士学校在南京成立。教育部于1934年成立了护士教育专门委员会，将护士教育定为高级护士职业教育。自1936年，卫生部着手管理护士注册事项，从护士学校毕业的学生要参加护士会考，会考及格者经注册后颁发护士证书。中国现代护理学自20世纪50年代进入发展阶段，护理教育体制逐步完善，一步步推动了护理学的发展。20世纪50—80年代初，我国取消了护理本科教育，与此同时，全国各地广泛兴办中等护理教育，中等专业教育作为培养护士的唯一途径不断壮大。1980年南京医学院率先开办了高级护理进修班，到1999年全国已有100所学校开设高等护理专业，中国护理教育体制带动中国护理学这门学科向前迈进了一大步。2013年国际护士节之际，国际护士会主席Bryant和首席执行官Benton宣布中华护理学会加入国际护士会，颁发证书和授予国际护士会会旗。多年来，我国广大护理工作者秉承南丁格尔精神，始终坚持全心全意为人民服务的宗旨，无论是在日常的医疗护理工作中，还是在重大自然灾害、疾病流行和人民群众健康受到威胁的关键时刻，为保障人民群众生命安全和身体健康做出了重要贡献。护理学是一门独立的学科，有它自己的规律性，其研究内容包括护理问题、实施医嘱、预防疾病、健康教育、指导保健、协助康复、维护诊疗秩序、落实护理措施，及时发现患者存在的各种健康问题并给予解决，如何让患者保持健康的最佳状态，以及如何延长患者的生命等。要做好护理工作，必须掌握护理学的基本知识和规律，熟悉护理工作的技能和技巧，将护理评判性思维应用于实际工作中。

二、肿瘤护理学的发展

癌症究竟是什么时候纠缠上人类的，至今不得而知，科学的肿瘤学起始于细胞水平时代的一百年后，20世纪30年代初，随着电子显微镜的发明，标志着人类对恶性肿瘤的了解逐步进入了亚细胞水平。40年代起，现代肿瘤学的崛起也是以此为基础，并于之后的近百年历史中随着科学技术的快速发展而成长。随着"多学科综合治疗"模式的提出，现代医学技术的快速发展，促使医学分科越来越细，亚专科护理发展日益深入，肿瘤护理学也相应得到快速发展，20世纪70年代，肿瘤护理作为护理学的一个专门学科被世界所公认。随着护理模式转变，肿瘤专科护理职能及实践范围也随之不断拓展和延伸，社会对护理服务水平要求不断提高，已经远远超出了传统的护理工作职责范围与功能领域，肿瘤患者心理-社会支持、功能康复、幸存者照顾以及姑息护理等逐渐融入肿瘤护理专业中。过去几个世纪以来，肿瘤治疗领域在外科手术、放射治疗、化疗、分子靶向疗法及肿瘤免疫治疗方面取得了飞速的发展，新的化疗药物和靶向药物的不断研发、新的诊疗系统的出现、人文关怀的推广以及延续护理的发展从根本上改变了肿瘤护理的面貌，给肿瘤专科护理的发展带来了机遇与挑战。

最初，肿瘤科护士的职责仅限于癌症治疗、预防并发症、减轻治疗导致的毒副反应。如今，面对肿瘤患者治疗过程的时间较长，并且更多患者的生存期在不断延长，肿瘤科护士除了在完成以往工作的同时，还要关注肿瘤患者及家属的心理、社会、精神的需求，帮助他们度过人生最困难的时刻，不断提高肿瘤患者的生活质量。因此，护理专业水平和人们的身心健康息息相关，而社会-心理照护、康复护理、姑息护理以及幸存者照护等逐渐渗透到肿瘤科护士的职责范畴中。肿瘤护理学作为一门集肿瘤预防、护理、康复为一体的专科护理，在实践、管理、教育和研究等方面精益求精，其亚专科发展也逐步标准化。

第二节 肿瘤专科护理的特点与发展

一、肿瘤专科护理的特点

肿瘤护理学作为护理学的一个专门学科被世界所公认有40余年的历史。肿瘤护理的历史和发展是伴随着肿瘤学、生理学、病理学、药理学、预防学等医学学科和心理学、社会学、伦理学边缘学科以及与肿瘤护理密切相关的营养学、康复学的发展而发展起来的。

（一）肿瘤护理是一门内涵丰富的护理专科

随着现代医学科学技术的发展，肿瘤护理实践范围及工作内容也随之不断扩展及延伸。肿瘤护士除了在外科治疗、化学治疗和放射治疗（以下均简称为化疗、放疗）、免疫治疗等各种癌症治疗中起着重要作用外，还需要适应现代医学模式。随着以"疾病"为中心的护理模式向以"人的健康"为中心的护理模式的转变，癌症患者的心理护理、康复护理、社会护理以及安宁疗护等一些边缘学科逐步渗透到护理专业中来。肿瘤护理学不但涉及基础医学、病理学、生理学、药学、护理学、有关临床学科基础知识和护理学各专科的理论与技能外，而且与心理学、康复学、营养学、预防医学、伦理学、老年护理学等多种学科密切相关。因此，在肿瘤相关科室工作的护理人员，要全面了解肿瘤专科相关知识，并将完全掌握的肿瘤护理理论知识和技能熟练地应用于临床工作中。

（二）重视心理、社会、精神因素对癌症患者的影响

社会、心理及精神因素在肿瘤发生、发展和转归的过程中具有十分重要的影响，因为癌症带给人的精神压力并产生不良心理情绪较其他疾病的影响更强烈、更巨大。癌症不仅破坏患者机体正常功能，造成形象改变，也给他们在家庭、社会中的角色带来非常大的转变，影响患者及其家庭的正常生活。此外，癌症治疗带来的经济负担也使患者产生对家庭的内疚感，导致患者情绪低落、精神压力过大、生存质量偏低。这些不良影响严重加剧了患者恐惧、焦虑、抑郁、愤怒、罪恶、绝望等心理方面的负性情绪，严重影响患者的治疗、预后和康复。

（三）重视提高肿瘤患者的生活质量和治疗后的延续护理

生存质量包括总体生活质量（global quality of life，GQOL）和与健康相关的生活质量。生活质量在医学方面的应用最早是从肿瘤领域开始的，然后逐步向肿瘤放疗、化疗、肿瘤症状控制（如疼痛的控制）以及向综合治疗、康复中渗透。但对于肿瘤放、化疗患者而言，肿瘤患者的治疗后连续护理，遵循世界卫生组织（WHO）提出的关于"健康"新概念，对于癌症患者较长时间的治疗过程，为了尽可能帮助癌症患者恢复到患病前的状态或努力提高他们的生活质量，癌症患者治疗后连续性护理不容忽视。肿瘤护理专业的任务就是拓展护理服务范围，重视患者的心理护理以及康复护理，通过专业的心理疏导以及术后的功能锻炼，让患者能坦然面对生活，完全或部分恢复自理能力，帮助患者尽快地适应在家庭中的角色，更好地融入社会；对于癌症终末期患者，由于病情的不可逆性，一方面要避免不必要的过度治疗，另一方面要为患者提供舒适的生活环境，采取一些缓解痛苦的措施，比如使用不同的镇痛药缓解癌痛，使用营养液针对晚期的恶性病质等，最大可能地缓解患者的痛苦，维持患者较高的生活质量，使患者在临终时能够无痛苦、安宁、舒适地走完生命的最后一程。

（四）重视癌症并发症的处理

癌症患者治疗除了要面对心理和社会方面的问题，在放、化疗过程中常常给患者生理方面带来挑战；药物使用过程中不可避免的并发症，如骨髓抑制、胃肠道反应等远远多于癌症本身所致的症状，导致患者生存意志和生活质量下降。如何有效地减轻患者的并发症，是决定治疗预后和后续患者生活质量的关键。

（五）不断拓宽肿瘤护理服务范畴

虽然癌症已成为疾病死因之首，且发病率和死亡率还在攀升，但随着社会的日益进步和人们生活水平的不断提高，癌症患者对生存质量也有了新的要求，除关注疾病本身外，更应该综合关注患者的情绪变化、不良反应、康复、营养、心理等因素，要从"身体-心理-社会"三个层面的健康状态和需求缺口探索癌症患者在治疗和康复期间的生活情况。同时，诊断为癌症对患者及其整个家庭的打击都是非常大的，家属作为照顾者同样遭受着巨大的精神压力，同样也需要经过一个危机应对与调适的过程。因此，肿瘤护理除了需要对患者的身心进行照护外，还需要扩展至对患者家属的支持与帮助。此外，肿瘤护理的范畴不仅对患者进行全程全面地护理，还要延伸至患者去世后居丧期家属的心理安慰与辅导。

二、我国肿瘤专科护理的发展

近年来肿瘤学科的不断发展，肿瘤治疗新理论、新技术和新理念的相继出现，对肿瘤专科护士提出了更高的要求，护理人员迫切需要更新知识。优质、高效、便捷的多学科综合诊疗服务，不但提升了医疗质量，也大大地提高了患者治愈率，同时也提升了患者的生活质量，他们对护理服务需求也不断提高，促使以"疾病为中心"的护理模式转向"以患者为中心"的肿瘤护理理念向着专科化方向发展。

（一）国内肿瘤护理发展概况

早在 20 世纪 30 年代，北京协和医院就开设有肿瘤科。创建于 1931 年的上海中比镭锭治疗院（上海肿瘤医院的前身），它是最早专治肿瘤的医院。1952 年成立肿瘤科的天津人民医院，后发展为天津市肿瘤专科医院。我国第一所肿瘤专科医院于 1958 年由中国医学科学院建成，并在 1963 年增设肿瘤研究所。70 年代后，全国各省、市及一些肿瘤高发区相继建立肿瘤医院或研究所，一些综合性医院相继成立肿瘤科，从而推动了专科护理的发展。近年来，全国各地出现不少集医疗、康复、预防及健康管理为一体的公办或民办综合康复医院，上海、大连成立了护士之家，不少肿瘤医院开设家庭病床，为肿瘤患者的科学康复带来了福音。

中华护理学会外科护理专业委员会于 1987 年成立了肿瘤护理专业组，并组织召开首届全国肿瘤护理会议。1989 年，经全国科学技术协会批准，中华护理学会正式成立肿瘤护理专业委员会。1991 年，在第十届亚太国际肿瘤会议上专委会组织了肿瘤护理专题会议和中日双边肿瘤护理讨论会。自肿瘤护理专业委员会成立以来，专委会不断促进我国与国际肿瘤护理的交流联系，竭力做到与国际接轨，对推动我国肿瘤护理迈向国际舞台起着巨大的作用。每年专委会组织肿瘤护理高峰论坛及全国肿瘤护理学术交流年会，邀请国内外知名专家学者做专题报告，介绍肿瘤护理的新理论、新观点、新技术，使会议成为我国肿瘤护理领域相互交流和共同分享的平台。2009年起中华护理学会开展了肿瘤专科护士的培训，并带动各省、市、自治区护理学会相继也举办了肿瘤专科护士的培训。近年来，肿瘤护理专业委员会组织编写肿瘤护理专著，带领中国肿瘤护士代表团参加国际学术会议，不断推动肿瘤护理专业化的发展。

（二）我国肿瘤护理专业与国外的接触

国际癌症护理护士学会（ISNCC）第一任主席Robert Tiffany先生，曾获英国女王授予的DBE荣誉，执任国际抗癌联盟（UICC）和WHO的咨询专家。如今，ISNCC已成为联合国（UN）、WHO、UICC、国际护士学会（ICN）的非政府团体成员，为我国在英国Royal Marsden医院举办的肿瘤进修班中培养肿瘤专科护士，结业后颁发国际承认的癌症护理证书（Oncology Nurse Certificate，ONC）。1991年，他亲自来到北京，主持第十届亚太国际肿瘤会议护理专题会，他的主题发言："护士的职责是促进人类健康，所以护士除应注意患者治愈、康复外，更应注意患者的生活质量"，阐述了护士工作的本质。近年来WHO和口服营养补充（ONS）合作，建立国际癌症护理奖学金（IONF），为中国肿瘤专科护士提供出国进修的机会。

1986年我国首次派代表参加在纽约召开的第四届国际肿瘤护理会议。1988年在伦敦召开的第五届会议改选理事，我国著名肿瘤护理专家张蕙兰教授被推选为国际肿瘤护士协会理事。1990年我国肿瘤护理专业委员会成立，成为国际肿瘤护士协会团体会员，这是中华护理学会唯一参加国际组织的专业委员会。

（三）肿瘤护理专业机构的发展方向

UICC每四年举行一次世界肿瘤大会，开始不设护士席位。1978年，第十二届世界肿瘤大会在布宜诺斯艾利斯召开，由大会主席、阿根廷医生Abal Canonico博士倡导，第一次邀请护士代表参加。1980年，在第十三届大会上，护士代表第一次报告论文，提出对癌症患者实施"整体护理"的发展方向。WHO也从两个方面考虑癌症护理：①在癌症的预防、早期诊断工作中发挥作用；②为晚期癌症患者提供社会服务。为此，欧洲的晚期癌症患者的支持疗法开展迅速，护士起了很大作用。

三、肿瘤专科护士的培养

（一）肿瘤专业委员会的成立和意义

1. 为推动肿瘤护理事业的发展，1987年，中华护理学会外科护理专业委员会成立了肿瘤护理专业组，并组织召开首届全国肿瘤护理会议；1989年，经全国科学技术协会批准，中华护理学会正式成立肿瘤专业委员会。在专业委员会的大力支持和倡导下，肿瘤护理事业的发展蓬勃有序。

2.1991年在第十届亚太国际肿瘤会议上组织了肿瘤护理专题会议和中日双边护理讨论会，论文选题广泛，涉及心理护理、疾病护理、症状护理、患者教育、临终关怀、新技术、新药物使用、肿瘤预防、康复、社区护理等。各省市也相应组织了肿瘤护理新业务、新技术学术交流，活跃了肿瘤专科护理的学术气氛。

3.肿瘤专业委员会组织为了了解肿瘤患者之心、身需要，探索与患者沟通的有效途径，曾对肿瘤患者做了问卷调查。各医院重视对患者的知识宣教，如放、化疗前后、术前及术后、特殊治疗，采用口头宣教和知识问答、录音、录像等形式进行指导，使患者对疗效及副作用有所了解，例如：乳腺癌手术后康复指导和喉癌术后发声训练都取得很好的效果，增加了对治疗的信心。肿瘤科护士通过研究肿瘤患者易感因素，寻找对策，在控制感染率方面做了很多有益的工作。为积极推广世界卫生组织提出的癌症三阶梯止痛方案，肿瘤专业委员会多次举办讲座，编写教材，如《缓解疼痛——医务人员的职责》一书，系统介绍三阶梯止痛方案和麻醉止痛剂用药知识以及癌症非药物止痛法，如治疗仪、行为疗法、心理治疗等，大力普及癌症止痛知识，为肿瘤护理工作提供了指南。有些护理工作者凭借这些理论，在工作中创新和思考，自行设计疼痛治疗记录单，详细记录用药止痛情况。而有的医院已将疼痛等级记录设在体温单上，随时记录。肿瘤护理专业委员会曾介绍国外乳腺癌和肺癌的护理程序，编写了我国肺癌护理程序，对推动全国肿瘤专科护理向科学化、现代化模式发展，起了重要作用。

4.肿瘤护理专业委员会特别重视肿瘤专科护士的职业防护问题。在2005年第二届全国肿瘤护理学术交流会上，将化疗防护操作作为专题进行研讨。国务院颁布于2008年5月12日正式实施的《护士条例》第三章第十三条中明确规定："从事直接接触有毒有害物质、有感染传染病危险工作的护士，有依照法律、行政法规的规定接受职业健康监护的权利。"这条规定，从立法的角度，保护了护士的合法权益。天津肿瘤医院研制出国产化疗药物配制操作柜，并制定了一套化疗防护措施，对保护护士的健康提供了有力的保障。

（二）我国肿瘤专科护士的起步与发展

1.我国肿瘤专科护士的起步与发展

我国肿瘤专科护士的培养与发展尚处于萌芽和探索阶段，为促进护士的专业化发展，提高专科领域护士的技术水平，卫生部于2005年7月颁布了《中国护理事业发展规划纲要（2005—2010年）》，并召开了全国护理工作会议，明确提出专科护士规范化培训计划，将护理专业化培养列入工作重点。2007年卫生部颁布《专科护理领域护士培训大纲》以指导各地规范开展专科护理领域护士的培训工作，并将急诊、器官移植、手术室、肿瘤、重症监护5个临床护理技术性较强的科目列为今后5年优先开展培训的专科护理领域，其中对肿瘤专科护士的培养对象、培训目标、时间以及内容做了详细规定，为肿瘤护理专业化发展提供了难得的契机。随着医疗新业务新技术的不断出现，为适应肿瘤学科的迅速发展和人们对就医条件提出的更高要求，在护理临床工作中出现了一批专家型临床护士即"专科护士"，他们在护理各个专科领域发挥着重要作用。2001年广州中山大学肿瘤医院和中山大学护理学院成立第一所造口治疗师学校，开始培养"造口、伤口、失禁专科护士"。2016年卫计委颁布的《全国护理事业发展规划（2016—2020年）》中提及要加大专科护士培训力度，发展专科护士队伍，不断提高专科护理水平，并逐步建立专科护士人才培养管理制度，明确专科护士准入条件、培训要求、工作职责及服务范畴等，对进一步发展专科护士队伍提出了更高的目标和要求。目前，我国面临着肿瘤专科方面护士人才稀缺的尴尬局面，肿瘤护士的培养、培训速度远不能满足临床工作。

2. 甘肃省第一批肿瘤专科护士培训基地成立与复审

为认真贯彻落实《中国护理事业发展规划纲要（2005—2010年）》精神，依据原卫生部《专科护理领域护士培训大纲》的要求，2012年甘肃省卫生厅委托甘肃省护理质量控制中心，对申报第一批专科护士培训基地的医院进行了现场答辩和实地考核，评选出符合条件的部分医院作为第一批省级专科护士培训基地（共5个专业），甘肃省肿瘤医院作为第一批肿瘤专科护士培训基地。2020年，在甘肃省护理学会理事长齐海燕和甘肃省肿瘤专业委员会主任委员邱玉梅的带领下，肿瘤专业委员会主委、副主委等严格按照护理学会下发的《甘肃省护理学会专科护士临床教学基地评审标准》《甘肃省护理学会专科护士临床教学基地带教老师授课能力评价表》和专委会制定的带教老师技术操作评分表对申报的临床教学基地进行复审，通过初审、现场答辩、现场评审，最终将具有独立肿瘤专科体系和肿瘤手术治疗、放疗、化疗、介入治疗、生物治疗、中医中药治疗、疼痛治疗、心理治疗等肿瘤治疗技术，在省内处于领先或先进水平的甘肃省人民医院、甘肃省肿瘤医院、联勤保障部队九四〇医院、兰州大学第一医院评审为甘肃省肿瘤专科护士培训基地。

（三）我国肿瘤专科护士的培养现状与培训模式

1. 我国肿瘤专科护士的培养现状

继续教育是专科护士获取新知识、新技能的最佳平台，是一种短期的针对性很强的培训模式。中华护理学会肿瘤护理专业委员会自2009年至2021年开展肿瘤专科护士培训工作以来，在肿瘤护理领域已培养了2000余名具有专业理论知识和临床实践能力的肿瘤专科护士，在护理临床、教学及学科发展方面起到了有力的推动作用。全国各省护理学会肿瘤专委会也培养了一大批肿瘤专科护理骨干。

2. 甘肃省肿瘤专科护士的培养现状

自2012年肿瘤专科护士培训基地成立至今，甘肃省护理学会肿瘤专业委员会举办了1届肿瘤专科护士长培训班，7届肿瘤专科护士培训班，共计培训人次500余名。

通过培训，学员们掌握了扎实的肿瘤护理学及相关的理论知识，在临床实践中积累了丰富经验，为各级医院开展肿瘤专科护理工作提供了一批专科人力资源支撑。甘肃省专科护士培训还带动了临床相关专业发展，根据临床肿瘤专科护理发展和专科岗位的需要，培养临床专业化护理骨干，使得通科护士向专科护士发展。

3.我国肿瘤专科护士的培训模式

目前，我国肿瘤专科护士主要培养模式是将具有2年以上临床护理工作经验的注册护士，通过2~3个月的集中理论授课和具有示教能力、带教条件的肿瘤专科医院或者三级综合医院肿瘤科的临床实践相结合的脱产学习（理论与临床实践学习均不得少于160学时），让学员掌握扎实的专业知识与娴熟的实践技能，最终通过理论考试、技能考核与结业答辩的学员才能取得肿瘤专科护士证书。肿瘤专科护士培训为肿瘤专科护理领域培养了一批具有卓越护理实践能力的人才，以适应临床护理对高学历、精专科人才的需求。此外，医疗机构也要完善相应临床岗位设置，根据肿瘤专科护士的不同角色及功能设置不同岗位，为肿瘤专科护士提供"用武之地"。

第三节　肿瘤专科护士具备的核心能力和角色定位

一、肿瘤专科护士核心能力的培养

（一）护士核心能力的由来及定义

2003年国际护士协会（International Council of Nurses，ICN）首次提出通科护士核心能力（nursing core competency，NCC）架构，并希望通过NCC来推进护理专业的全球化进程，随后全世界掀起护士核心能力研究的热潮。同年，我国在《三年制高等职业教育护理专业领域技能型紧缺人才培养指导方案》中首次提到护理核心能力这一概念，明确提出护士应具备的一般能力（基本能力）包括健康评估的能力、沟通交流的能力、进行卫生保健指导和健康教育的能力、较熟练的计算机基本操作能力和一定的英语应用能力、对急危重症患者进行应急处理和配合抢救的能力、对护理对象实施整体护理的能力、对常见病多发病病情及用药反应的观察能力、具备老年护理和社区护理等专业方向的护理能力。国内一些学者在ICN提出的"护士能力架构"基础上进行了本土化，强调核心能力是护士在临床实践中将知识、技能和态度有机结合的能力水平，构建出我国护士核心能力框架，包括评判性思维/科研、临床护理教育/咨询、人际关系（沟通）、领导（管理）、法律/伦理实践、专业发展（自主学习），相对于ICN，对护士能力的定义更符合中国特色的护理现状。也有学者认为核心能力的本质是特有的知识资源和技能，护士核心能力是护士将自己的知识、技能和态度整合后形成的，是护士为提供安全及合乎伦理准则的护理服务所要求的特别知识、技巧、判断力和个人特质，是从事临床护理工作必须具备的最基本和最重要的综合能力，主要包括：评判性思维能力、沟通与合作能力、直接提供临床护理的能力、教育与指导的能力、领导与决策的能力、科研能力等，其中直接提供临床护理是核心能力的核心。

目前，各国有关核心能力的定义仍缺乏一致性，ICN将护士核心能力定义为护士为患者提供安全及合乎伦理准则的护理服务所要求的特别知识、技巧、判断力和个人特质。英国助产士协会（NMC）将其定义为在无人监管情况下，为确保操作安全性及有效性而采取的知识、技能与态度的整合。澳大利亚国家注册护士能力标准中强调，护士核心能力指专业领域中个体的技能、知识、态度、价值观及能力的集合。在加拿大，护士核心能力被认为是注册护士将知识、技能、判断决策及在特定的角色和环境下，为保证操作安全及遵循道德伦理所需的个人特质整合并应用的能力。国外关于护士核心能力的研究较早，研究内容已从单纯的理论研究转向调查、应用，研究范围涵盖护理管理、社区护理、肿瘤护理等多个护理领域。

（二）肿瘤专业护士核心能力的培养

2011年国务院学位办将护理学从临床医学二级学科中分化出来成为一级学科，至此护理专业的发展前景更为宽广，同时外界对于护理的要求进一步提高。随着医学模式的转变，护理工作范畴已经从医院走向社区和家庭，对护士的知识、能力和态度等综合素质提出了更高的要求。护理人员能否在动态的护理环境中适应工作角色的转变，为患者提供优质的护理服务，研究和培养护士的核心能力已成为摆在护理管理者面前的重要课题。医院管理者逐渐意识到培养护理人员核心能力的重要性。护理核心能力培养可根据临床专科护理的发展和专科护理岗位的需要，从专科基础知识和技能、专科专业知识和技能、临床思维能力、教育和培训能力、管理和应急能力5个模块制订相应的知识和技能培训课程；特殊岗位，包括重症监护、急诊急救、器官移植、手术室护理、消毒供应中心、肿瘤患者护理等开展专业护士培训。各专业制订本专业的护士核心能力培训也可按照学历、职称、工作年限、专科将临床护士分为不同层级培养，针对实习护士，转变他们从被动学习向主动学习的意识，重点培养基础知识和技能的训练、自我管理能力、人际沟通能力、爱他人能力等核心能力；针对低年资、初级职称护士着重加强职业探索阶段和职业建立阶段的教育与培训，并重点培养他们的临床观察能力、技术操作能力、专科理论技能等；针对高年资护士、中高级职称以及护士长，主要是教育与指导、应急能力、管理能力和科研能力的培养。

对于肿瘤专业护士核心能力的培养，首先要从护士的职业道德教育入手，培养护士的敬业精神，职业道德教育是护士能力培养的根本，应通过经常举办各种专题讲座，明确护理职业道德的具体要求并结合医院文化特色对护理团队的价值观进行准确定位、积极培养，同时宣传体现当代护理精神的先进人物和事迹来鼓舞和激励护士，树立他们以患者为中心的服务意识，并将人文关怀融入护理工作中，对新上岗的护理人员要求严格实施岗前教育。其次要激发护士的学习热情，制定教学计划，提高理论操作水平和综合能力，定期组织业务学习，加强护士的继续教育，充分调动护士学习知识、提高自身素质的积极性和主动性，让每位护士都怀有较强的学习压力和动力，从而不断超越自我，有力促进护士个人的成长。

（三）肿瘤专业护士核心能力培养的意义

自 2003 年起，世界组织国际癌症研究所（International Agency for Research on Cancer, IARC）根据最新科学研究进度、新出现的环境因素、社会经济发展变化等情况，平均每 5 年一次，邀请世界各国不同领域的肿瘤防控专家对各国肿瘤防控效果进行评价，修订和提出适合不同国家人群的、可实施执行的新出版癌症防控指南或共识。继 2014 年之后，最近 IARC 出版了《世界癌症报告》2020 版，本版报告以癌症预防核心内容，首次强调了不同地区因为癌症病因构成、文化背景、社会经济发展现状不同而导致相同预防措施下效果不同，因此需要因地制宜，实施差异化的预防策略，以期有效减少癌症的危害。

据世界卫生组织 2003 年发布的"世界癌症报告"提出，如果不加强癌症的预防工作，到 2020 年全世界癌症发病有可能增加 50%。针对性地根据发病率的不同积极开展全民防癌健康教育，宣传防癌知识，识别癌症的早期信号，强化群众早诊早治意识，促进人们建立健康的生活方式是降低肿瘤发病率和控制死亡率的重要手段。

培养肿瘤护士核心能力是护理工作的发展需要，也是护士专业稳定健康向前发展的动力，更是为广大患者提供了更为优质服务的保障。随着社会的进步，人们对健康的要求越来越高，对护理工作人员的综合素质以及个人能力也提出了更高的要求，护士核心能力已经成为考核护理工作的主要依据，并且对护理专业发展具有非常重要的意义，核心能力的培养对于肿瘤护理工作人员的能力构造、应急水平、职业荣誉感都有很大的促进作用。肿瘤护理是一项对其专业性要求很高的工作，不仅要求护理人员掌握肿瘤学专业护理相关知识，又要求他们怀有极大的耐心和爱心护理患者，并根据肿瘤患者的心理分期施以特别的人文关怀。肿瘤专科护理人员核心能力、专业知识及信息的不断提升，为尽责可靠地完成专科护理工作，形成护理专科的形象，提高科室乃至医院的整体素质发挥着不可替代的作用。医院管理者可根据护理工作人员不同的主客观条件，制订可实行的能力培养计划及方案，形成阶梯式培养方式，这样不仅能提高管理者能力，也可有效提高护理人员的综合素质，增强护理人员社会荣誉感及自我成就感；不仅增强了护理工作人员的个人发展，也能进一步促进护理事业的进步和发展。

二、肿瘤专业护士角色定位

角色定位（role definition）指护士在一定的系统环境下，在各种团队合作中拥有相对不可代替的专业定位。专科护士核心能力及角色定位是护理专科化可持续发展的基础，也是区别于通科护士的标志，是推动护理事业发展的原动力。而肿瘤科护士的实践范围涉及很多方面，具有多种角色和职责，负责肿瘤患者从诊断开始到治疗结束，包括肿瘤的基本预防、检查诊断、治疗选择、多学科会诊、随访计划、康复指导及出院后延续护理等，为肿瘤患者解决普通护士无法解决而医生又无暇解决的护理疑难问题。

（一）肿瘤的预防及健康教育角色

近几年，癌症发病率越来越高，癌症死亡率也是逐年递增的趋势。根据国家癌症中心发布的最新数据，2020年中国癌症新发病例4 568 754例，死亡病例3 002 899例，约占该年全球癌症发病和死亡总数的23.7%和30.2%，均高于该年我国人口占全球人口总数的66例（18.68%）。0~74岁中国人群癌症累积发病和死亡风险分别为20.96%和13.94%。甘肃省每年癌症发病患者高达6.5万人，比上年新增3000人，平均每天有178人被确诊为癌症，每8min就有1个人罹患癌症，可见甘肃省恶性肿瘤发病率、死亡率也呈明显增长趋势。肿瘤专业护士应利用专业护理领域的知识为广大群众普及科学知识，承担起对公众肿瘤预防和早发现、早诊疗的健康教育责任，并为患者提供疾病相关知识的教育，提升公众对肿瘤知识的知晓率，普及科学防癌的理念，引导公众远离不良生活习惯，建立健康生活方式，实现对癌症的有效防控。肿瘤科护士的教育对象包括健康人群、具有某些致病危险因素的高危人群、患者、患者家属及照顾者等。教育方式多种多样，包括开展肿瘤咨询、健康大讲堂、媒体教育、病友联谊、卫生宣传等活动，制作相关知识教育手册与指南等，使公众从中获得必需的信息和知识。

（二）临床管理者角色

临床管理者职能主要包括临床治疗管理、制度管理和人员管理，最主要的是临床业务的管理，涉及整个肿瘤医疗活动的各个方面，从而为肿瘤患者提供更加高效、细致的服务。制度管理和人员管理也是主要围绕临床治疗的管理，管理制度主要由护理管理者制定，临床护士也可根据临床实际需要提出自己的意见建议，不断完善和健全管理制度。临床业务管理不仅是为患者提供一个清洁、舒适安全的治疗环境，更重要的是为肿瘤患者实施具体专业的临床照护，以及系统的护理和有效的症状管理，预防和减轻化疗、放疗等引起的并发症。在整个肿瘤治疗的复杂过程中，肿瘤科护士除了承担普通病房护士的临床护理，同时还承担着患者特殊用药的管理、血管通路的管理、特殊检查与治疗的管理、疼痛管理、功能锻炼的管理以及症状的全程管理等，对患者实施个体化的专业护理方案，最大限度地减轻疾病和治疗对患者身心的损伤。

目前，在全球的治疗方案中，化疗是肿瘤患者必不可少的治疗手段，肿瘤专科护士在特殊用药管理中，除了掌握抗肿瘤药物的分类、与其他药物的配伍禁忌、不良反应等,还要负责药品的管理、合理正确的配制、安全地输入患者体内、药液渗漏后的紧急处理措施以及特殊用药的告知等;化疗药物一旦外渗,就会对血管及周围组织产生损伤,严重者会出现溃烂,所以肿瘤科护士应做好患者血管通路的管理,保障化疗的有效性及安全性;放射治疗是治疗肿瘤的常用疗法之一,肿瘤科或放疗科护士应掌握治疗前的注意事项以及放疗后患者的护理,包括全身和局部的不良反应,指导患者做好皮肤的护理;癌痛是肿瘤患者最常见的伴随性疾病,发生率高达61.6%,其中70%的疼痛患者没有接受规范化的镇痛治疗,因为癌痛并不是病的观念往往让癌痛治疗被忽视,疼痛患者未能接受规范化的镇痛治疗,继而给肿瘤患者及家属带来了难以承受的生理与心理的痛苦,做好全程规范的癌痛管理也是肿瘤科护士一项当务之急的重要任务;进行科学适量的康复锻炼是肿瘤康复的重要环节,护理人员应为患者提供治疗后的整体康复,包括身体功能的康复和心理适应,要指导患者根据病情和体质循序渐进地选择运动、运动强度、运动时间,如肺癌患者切除肺叶可以加强胸部锻炼、乳腺癌加强上肢活动、骨转移的患者要注意骨折的风险,还要注意全身运动与局部运动相结合,并发挥患者的自身潜能,最大限度地提高肿瘤患者的生活质量。

(三)心理治疗者角色

长期以来,肿瘤护理一直关注患者的心理和精神状态,如何帮助癌症患者减轻心理负担,摆脱情绪困扰,改善生活质量,是肿瘤、精神、心理等学科需要重视的问题之一。临床实践证明,心理因素对癌症的发生、发展及转移起着"活化剂"作用,所以心理治疗已成为临床肿瘤治疗的重要部分。肿瘤科护士应具备相关专业知识和技能,全面、综合地评估和管理患者健康,在临床实践中与患者接触最为密切,能及时发现患者心理变化,对患者常表现的否认、恐惧、抑郁、悲观等情绪反应掌握的最清楚,预期性地对患者及家属提供心理疏导,调动可利用的社会资源,为肿瘤患者提供各方面的支持,提高肿瘤患者的生活质量,在患者、医务人员、家属和社会之间建立一个互相理解、团结一致、共同对付癌症的抗癌同盟,以增强患者的信心,鼓舞其斗志,消除或减轻患者的不良情绪,帮助患者寻找到新的生活目标和精神寄托,增强患者对自身健康的高度责任感。

(四)协调联络者角色

要把肿瘤治疗的临床护士作为协调联络医疗机构内部各部门、各人员之间的"桥梁",包括医护协调联络者、护患协调联络者、患者与医疗机构的协调联络者、医疗机构内部的协调联络者、患者与社会团体的协调联络者等。加强医护有效的协调与沟通,协助医生制订治疗方案,以提高护理服务质量,当患者意见与医生意见相冲突时,协助患者做出合适的决策,良好的护患关系有利于缩减患者的住院时间和治疗费用;由于高科技在医学领域的飞速发展,新材料、新设备、新技术不断应用于临床,护患关系由原始的"人人"关系变成了"人物人"的关系,护患之间的情感与思想交流由操作与被操作代替,所以在临床中护士应加强和患者的沟通交流,减少摩擦与纷争,善于发现患者对医疗工作的不满,正确对待患者和家属提出的意见建议,不断规范护理行为,创建良好的工作环境,提供与社会进步患者需求相适应的护理服务,同时,护士可帮助患者选择疾病治疗方式,协助癌症患者做出临床决策;护理单元是医院管理体系中一个基层系统,与其他部门有着相互依存又相互制约的密切关系,在临床工作中,要与各部门建立良好的沟通体系,加强团队之间融洽的协作协调,进而起到提高医疗质量的效果;治疗中,患者还会接触到医疗机构其他部门,如辅助检查科室、出院结算、收费科以及医保科等,护理人员在患者和各部门的工作中起着桥梁纽带的作用,在提升患者和团队成员的满意度、工作效率上发挥着不可替代的作用。

(五)护理教育者角色

随着肿瘤护理学的发展,护士文化层次及专业水平的不断提高,在自己所从事的护理实践中开展课题研究,探讨新的领域,解决工作中的难题,促进肿瘤护理质量的提高。肿瘤护理教育者的角色一是对临床见习、实习、进修的临床带教,二是对患者及家属的健康教育。临床带教是理论联系实际、变知识为技能的必须过程,是护士教育的一个非常重要的环节,是他们踏上工作岗位前或工作后最直观、最有效的学习阶段,从理论走向实际、从课堂走向病房、从学校走向社会的关键环节,是实现理论知识转化为工作能力不可缺少的过程,所以,临床带教老师要负担起传授知识、培养学生能力和培养学生职业素质的双重任务,为他们将来的工作打下良好的基础;健康教育是对患者及家属进行普及肿瘤的基本知识,防止疾病复发,维持治疗等方面的健康教育,也是家庭护理知识的教育,以及针对社会人群预防肿瘤的卫生常识教育等。

(六)研究者角色

护理学研究的范畴很广,肿瘤专业是临床专科护理研究中的一个小分支。肿瘤护理研究与我们每天的工作密不可分,无时无刻不在影响和改变我们的临床护理操作,但有一大部分护理人员认为只有获得硕士或博士学位的高学历护士才能理解和进行护理研究,而实际上临床护理科研不一定需要具有高学历的人才或专门的仪器设备才能够研究。护士是临床实践敏锐的观察者,有着丰富的感性知识,只要善于观察、善于思考、勤于动脑就可以对临床护理观察和护理问题进行总结,写出有价值的科研论文。通过护理研究,改变了很多对患者有害的护理操作方法、改进护理工作、提高护理质量、增强护理科研能力,时刻分享护理研究成果的新思想、新理念、新方法,使得我们能更好地为患者提供服务,促进护士专业成长和素质提高,提高和增强护理的专业地位,向社会呈现护理专业的服务价值,推动护理事业向前发展。

第四节　肿瘤个案管理师的现状与培养

近年来我国肿瘤专科护理的大力发展，为临床培养了大批肿瘤专科护士，大幅提升了临床护理质量，但肿瘤专科护士局限于院内的角色定位仍不能为患者提供整体性、持续性和个体化的管理服务。为提高肿瘤患者参与治疗的积极性，避免片段式的医疗服务，确保肿瘤患者能接受连续、完整的整合照护，国内开始尝试将个案管理模式运用于患者的照护。个案管理理念作为一种新型医疗护理管理模式被引入现代医院健康照护中，目前已在肿瘤等多个疾病专科领域引起广泛重视和应用。个案管理为慢病患者提供整体性、持续性、协调性的照护，在患者与医院之间建立沟通及诊疗的平台，帮助患者有效控制疾病，提高生命质量，成为医院进行科学管理和提高医疗品质的有效手段之一。肿瘤个案管理模式是由一批具有高质量照护水平、取得合格资质的个案管理师，提供其特定工作模式，能真正实现肿瘤患者无缝隙"全程管理"的服务。我国肿瘤专科护士人才的培养，为肿瘤个案管理师的培养做好了人才储备，学习肿瘤个案管理及肿瘤个案管理师角色与功能的相关知识，可使护士初步认识肿瘤个案管理，为进阶为肿瘤个案管理师打下基础。

一、肿瘤个案管理现状

（一）个案管理的起源

最早在1970年由美国某保险公司提出个案管理的概念，其目的是为了控制通常由灾难性的事故或疾病引发的高额保险要求。20世纪80年代，美国注册护士凯琳·桑得建立了"护理个案全程管理模式"，由临床注册专家或高级从业护士担任管理者，负责和其他医务工作者、患者一起合作。经过10余年蓬勃发展，个案管理在整个医疗卫生、保险等相关行业迅速发展起来。个案管理是集评估、计划、服务、监测、协调为一体的灵活的、系统的、整体的新型照护模式，通过路径化管理、促进质量提升、通畅信息沟通渠道、寻求多维度的照护资源、合理利用整合医疗资源来提高照护品质，提高患者满意度，减少并发症，降低医疗成本，促进患者生理、心理与社会功能的全面康复。在美国，个案管理有院内和院外两种实践模式，院内个案护理管理模式以个案为中心，个案管理者基于临床路径与个案管理计划，通过与个案及其照护者充分交流，与多学科会诊（MDT）成员沟通协作，共同为患者提供住院期间全程无缝隙的、具有最佳实践证据的、具有成本效益的医疗护理服务，使个案的照护需求得到满足，更好地改善医疗护理结局。院外（社区）个案管理模式，担任个案管理的责任人30%的工作时间在医院、70%在医院外，他们是患者的合作伙伴，全面评估并确认患者的健康需求是其首要工作步骤，针对需求由MDT团队给予个体化支持。这种模式反映了应用共享管理原则的护理专业实践模式。在庞大的医疗网络（医院、诊所、家庭护理机构和长期护理机构）中，个案护理管理是其中的一个部门，能够向网络内的任何其他部门提供服务。

（二）个案管理的概念

不同机构和国家对个案管理的定义有所差异，美国个案管理协会（Case Management Society of America，CMSA）将其定义为：个案管理是一种灵活的、系统的、合作性的方法，是一个通过倡导、交流、教育和明确各类医疗机构的服务内容，从而保障患者从患病到康复全部过程中的利益和自主权。其最主要的目的是保证有限医疗资源的最大化利用，以满足患者全面的健康需求，改善医疗服务质量，提高成本效益。在实践过程中，有偏重成本控制和偏重患者利益最大化两种倾向。个案管理可分为临床个案管理、社区个案管理、长期照护个案管理、灾难性照护个案管理四类。我国台湾地区在1996年开始将个案管理应用在癌症患者中，该模式被定义为：个案管理是临床医疗管理系统之一，以病患为中心、多学科参与的照护方法，通过团队合作的模式对患者实行评估、规划、执行、协调、监测及评价一系列程序，为治疗费用高、疗程长、治疗方式复杂、高变异性疾病患者提供整体、连续、协调的照护服务。其实践活动主要由个案管理者来执行，在对患者的连续性照顾中提供直接服务，其功能取决于他们的工作环境和患者需求。这是一个资源重组与协调的过程，整合个案实际情况，以实现对资源的个体化应用、完成对患者的持续性照护计划和不断监测，以达到预期结果。虽然定义的内容有所区别，但对个案管理本质的定义都是采用连续整体管理患者的方式而实现患者康复和利益的最大化。主要过程包括：评估（对个案的需求进行全面评估）；计划（通过评估结果，共同拟定个案照护计划）；执行（依据计划，具体提供健康照护活动）；协调（沟通协调各部门为患者提供服务）；监督（监督患者计划目标完成情况）；评价（评价个案管理各部分在干预过程中发展与完成情况）。

（三）个案管理在美国和中国开展现状

1. 在美国开展现状

美国是最早提出个案管理的国家，目前个案管理的应用最为广泛，这与其医生和医院相对独立的背景密不可分，20世纪90年代中期，美国众多医院为降低医疗成本，不得不加强各种治疗措施的管理与控制，并尽量缩短患者的住院天数。由此，医院开始认识到个案管理对于计划、管理患者的治疗和缩短治疗天数的重要性。21世纪初，美国国家医学研究机构（Institute of Medicine，IOM）提出报告认为，现代医疗品质问题并非因为知识、技术和资源上的不足和缺陷，而是因为照护系统无法对患者照顾的资源进行有效整合。因此，其个案管理的重点是控制医疗和护理的成本效益，并保证患者得到高质量的服务和治疗效果。在美国，个案管理模式已陆续被应用于急性医疗及长期照护体系中。

2. 在中国开展现状

台湾地区自 1995 年实施全民保健后，由于医院保健系统转型、医疗成本提高、医院财政紧缩，各大医院面临经营的压力，护理人员对病患的照护模式及照护角色也因而转型。管理性医疗照护模式可谓大势所趋。在此背景和需要下，台湾地区医疗界的行政者、主管们以及从事医疗的工作者一直试图借鉴美国这一模式以培养个案管理师进入临床。1986 年台湾地区行政卫生主管部门在"慢性病患出院准备服务推展计划"的政策中就表示：鼓励各类个案管理者的专科培训以及建立可行性个案管理制度。其中由于肿瘤患者治疗的特殊性，其对于整合性、连续性的照护服务需求急切，在 2001 年就开始尝试将癌症患者安排给个案管理师管理，而且是从乳癌开始的，因此个案管理在肿瘤癌症领域的发展也最为迅速。自 2005 年起，台湾地区辅助 27 家医院进行"癌症防治中心——全面提升癌症诊疗品质计划"，希望以多学科整合团队照护来改善癌症患者的照护品质。根据成功大学附属医院、和信医疗中心和台湾中国医药大学的院内统计资料显示，肿瘤个案失访率降低、医疗团队满意度增加、住院日和医疗成本均显著下降。2006 年台湾护理学会联合台湾肿瘤护理学会出台了《肿瘤护理个案管理师认证办法》，对肿瘤个案管理师的认证时间、认证办法、命题方式、内容范围等都做了详细说明。其中规定申请个案管理师者必须完成 50 个小时的基础核心课程，包括以下 6 个方向：①台湾地区个案管理概念；②肿瘤个案管理务实原则与策略；③心理社会层面与支持体系；④健康照护管理与资源统合；⑤健康照护制度；⑥职业概念与策略。目前根据癌症部位设立肿瘤个案管理，主要有肺、肝、乳腺、大肠、口腔及子宫宫颈等肿瘤个案管理。台湾地区的个案管理培训发展主要见于近 10 年，相关学会于近几年开设了个案管理师的认证级考试，由此培养出了一大批优秀的个案管理师，并分别在各个医院的临床工作中起到了重要的作用。

大陆个案管理模式的开展尚处起步阶段，近年来，北京、上海、深圳、广州等地多家医院将个案管理模式运用于乳腺癌患者的照护中。广东中山大学附属肿瘤医院还开展了结直肠癌患者的个案管理模式。广东中山大学于 2015 年开始举办了肿瘤个案管理师的培训，并对个案管理模式的构建、个案管理师的工作职责和管理进行了初步的探讨。2021 年 8 月，全国首个医院个案管理师资格培训班（公益项目）在上海开班，同时还成立了上海市个案管理师培训中心，建立标准化、阶梯式的个案管理师培训平台，推进个案管理服务的实践和发展。由于各地医院管理体制有所差别，建立个案管理的服务体系，培育个案管理服务的人才队伍，完善规范化的个案管理师培训课程设置，需要探索和把握符合不同地区的医疗管理体制的特征和百姓的需求相结合，通过专业化团队+信息化管理系统+智能化健康教育系统，才能实现完整的个案管理师服务体系，实现对患者生命全周期呵护。

二、我国发展肿瘤个案管理的必要性

随着"健康中国2030"政策的推进,近年来我国诊疗技术的发展和创新药物的临床应用,使肿瘤治疗取得长足进步,肿瘤患者生存率大幅提升,但在临床管理规范性、团队建设专业性以及医疗保障公平性等方面的发展相对滞后,仍是我国肿瘤防控的"短板"。加上老龄化趋势对延续服务的需求越来越迫切,个案管理模式将被推广到更多的专科领域,覆盖更多的地区。因此,从这些"短板"着手,不断完善和强化慢病管理专业体系建设,实现疾病"全方位、全周期"管理,将进一步提升我国慢性疾病的诊疗效率、患者生存质量及总体生存率,实现提高预期寿命、降低慢病早死率的目标,从而实现健康中国的目标。

我国恶性肿瘤的发病率与病死率逐年持续上升,严重威胁国人健康并加重社会负担。肿瘤早期诊断和治疗技术的不断创新与改进,使患者的生存率逐年提高。但很多患者面临疾病本身与治疗带来的生理和心理问题,导致其生存质量下降,急需得到更多连续性、整体性的医疗护理服务。而我国现行的医疗体制远远不能满足患者及其家庭的这种需求,致使患者的既定治疗计划完成率低(如术后辅助化疗完成率仅69.69%)、生存质量差、患者满意度低、患者投诉及医患纠纷频发等。因此,迫切需要构建一种适合我国国情,以患者及其家庭为中心,能有效整合各专业人员与患者个体化的管理模式。个案管理是一个充分合作、共同参与的过程,通过有效地沟通交流促进个体对医疗护理服务的选择,以满足个体的健康需求从而合理选择可用资源,提高服务质量。该模式通过肿瘤个案管理师,依托专科医生、专科护士及其他医疗成员组成的多学科团队,对患者进行个体化、全程专业指导与咨询,能在有限医疗成本及资源应用下,确保个案接受完整的治疗与照护,并改善医患关系。临床实践已证明个案管理是一种成功的模式,能提高患者的既定计划治疗完成率(从84.8%提高至93.8%)、改善患者生存质量、减少非计划性再入院率、促进患者选择更佳医疗资源并降低医疗费用、提升医疗团队的满意度及患者满意度。个案管理师可以由医生、护理人员或其他医疗成员担任,但实践证明,由专科护士进阶取得个案管理合格资质者担任最有效。

第五节 肿瘤新药临床实验中研究护士的角色与功能

科研护士在临床研究中地位已逐渐稳固,科研护士作为临床研究参与者之一,在确保临床研究的伦理合理性及临床研究安全规范性等方面发挥着重要作用,为保障临床研究高质量与受试者安全起到了关键作用,研究护士与临床护士的角色有交叉,分工也各有不同。

一、具有批判性思维能力的学习者

研究护士上岗前要学习药物临床试验质量管理规范（Good Clinical Practice，GCP）、标准操作规程（Standard Operating Procedure，SOP）；参与试验中心启动前研究者会学习临床试验设计及疾病诊断、治疗等相关知识；同时对试验方案的可操作性、实施过程中可能出现的问题及如何规避提出专业见解。

二、执行者

提高临床医疗护理质量、确保受试者安全是临床研究护士在临床工作中的首要任务。研究护士首先要严格执行药物试验质量规范标准操作规程；其次是严格按照试验方案进行操作和管理。若试验方案有新的修改，需经过伦理委员会审批后，才能依照执行。因此，临床研究护士需要为参与临床研究的受试者提供试验相关的护理评估、制订相应的护理计划。这就要求临床研究护士具备扎实的护理实践能力，同时熟悉多学科的临床研究过程，作为照护者，临床研究护士需评估和记录试验过程，执行授权的试验操作，及时发现并上报不良事件，且在研究过程中，临床研究护士与病人及其家属始终保持密切的联系，这有利于建立彼此信任的护患关系，从而为提供连续护理服务创造有利条件。因此，临床研究护士在试验受试者的连续护理中发挥重要作用。

三、教育者

临床实验过程中，研究护士由于具备了扎实的理论知识和丰富的临床经验，要对受试者及家属说明试验的目的、过程、疗程与各项检查的配合注意事项、受试者的收益和可能发生的风险与不便，使受试者及家属对药物临床试验有一定的认识，能够在临床试验过程中给予较好的配合，对患者的教育贯穿于整个疾病护理过程中，直接或间接护理中都贯穿着健康教育内容。同时，研究护士需要对临床护士进行临床试验及新药相关知识培训，以保证治疗、护理过程符合法规及方案要求。此外，还需要对临床研究协调员进行培训。

四、管理者

研究护士需对药物受试者、设备、文件、财务和人员进行管理，保证药物取用、配制、给药及回收准确无误。实验用药由专人负责专柜保存于实验病区或医院药物临床实验中心药房，及时清点、计数；保证受试者权益和安全；保证设备处于完好备用状态；保证文件完整并得到及时更新等。

五、资料收集者

研究护士需验检生活质量问卷或疼痛问卷、服药日记、疗效评价表、医嘱单或输液单、外院诊断或治疗的病历复印件等,还要兼顾受试者照护和临床研究完整性之间的平衡。

六、数据录入者

按照试验的分级授权及时准确地将数据录入病例报告表(Case Report Form,CRF)。协助研究医生做好患者入组登记工作,以及患者及家属的知情同意书签字。

七、协调者

在临床试验过程中,首先协调临床药理基地、伦理委员会、主要研究者和申办方各方的关系,从而顺利完成临床试验的审批、启动工作。试验启动后,为了完成各项随访工作,需要进一步协调医院相关科室的工作,包括病理科、检验科、影像科、财务、住院处和急诊等;同时要平衡受试者和主要研究者、研究医生、主管医生以及临床护士等的关系。这种"平衡"包括兼顾受试者权益和试验完整性之间的平衡,以及维护受试者权益与协调研究团队中其他成员(包括医生、主要研究者)行为之间的平衡,即作为试验受试者的"观察者",了解受试者所接受的与试验(尤其是护理相关的临床研究)相关的治疗、护理以及管理上的不足,负责试验相关不良事件的观察与上报,并对其他成员不合理接触受试者的行为提出质疑。

第六节 肿瘤护理中的人文伦理、职业道德与法律问题

一、肿瘤护理中的人文素养及护理伦理

医学自诞生之日起,就充满仁爱的人道主义,护理对人们来说,既是一份崇高的职业,也是一份非常具有人情味的职业。南丁格尔曾讲过:"护士工作的对象,不是冷冰冰的石头、木头和纸片,而是具有热血和生命的人类。"肿瘤患者同样是人,不管他是富人还是穷人,不管他的生存期还有多久,护理人员都要始终坚持患者至上、生命至上的原则,怀着强烈的职业责任感全力解除患者心理、躯体的不适,尽到自己的职业道德和社会责任。现代医学模式强调心理和社会因素对人类健康的影响,肯定精神关怀对健康的意义,体现了人文关怀的精神实质。在护理实践中,人文精神集中体现在对患者的价值,即对患者的生命与健康、患者的权利与需求、患者人格与尊严的关心和关注;它是一种对护理真善美追求过程的认识和情感,也是

一种实践人性化、人道化护理服务的行为和规范。随着人们收入水平和生活水平不断改善，人们对自我健康意识和生活质量的要求也不断提高，对于护理过程中遇到的护理人员不仅要求有专业的护理素质，还要求护理人员具有较高的人文素质和伦理理念。护理人员拥有较高的人文素质和伦理理念，就能够在学习过程中积极提升自己的专业能力，在护理过程中帮助患者尽快恢复健康的身心。

（一）护理人员人文素养培养的重要性

"人文"一词来源于拉丁文 humanistic，意为人性或教养，人文素质一般泛指人们在人文方面所具有的综合品质或达到的发展程度，是一个实践和行动的过程，它的核心是"人"，以人为本，关心人、爱护人、尊重人，也就是近年来临床常说的人文关怀和生命关怀。包括人文知识和人文精神两个方面，人文知识是人文素质中最基本的内容和层次，它和人文精神之间存在着从"量变"到"质变"、从"知"到"行"的关系，没有一定程度的量的积累，就不可能产生质的飞跃，也就不可能有人文素质的养成和提高，培养人文素养可以通过广泛阅读去了解自然，认识社会，学会为人处事的原则，还要学会去思考、分析、总结知识，深入体会知识中包含的道德标准、生活态度、思想经验等，并以此来反省、规范自己的行为，找出差距、克服不足、培养气质、提高修养，这样的阅读才能吸收人文知识的精华，使自己从中得到感悟和启发，并逐步形成正确的世界观、人生观和价值观。随着"生物－心理－社会医学"模式被广泛认同，社会对护理人员素质的要求也越来越高，决定他们应该具有更高水平的人文素质。护士人文素养的内涵包括人文精神、人文意识、人文关怀以及人文科学等方面的修养，为患者（不健康的人）提供包括生理、社会、文化等方面的护理服务及护理教育，它的护理范围早已超出原有的只对疾病的护理，扩展到健康与疾病的全过程。人文护理作为一种高层次的护理理念在肿瘤护理中已经受到了广大医疗工作者和患者的重视，不仅对患者躯体能力、心理能力、社会适应能力的恢复有显著效果，更能恢复患者正常的生活与工作，改善患者生存质量。就肿瘤科护士而言，人文素养的培养更加重要，它对提高护理人员服务质量、改善护患关系具有重要的现实意义。

（二）护理伦理学的内涵与发展

护理伦理学是医学伦理学的一个分支，是对护理道德实践的概括和总结，与护理道德原则及规范相互补充，相互制约，是运用一般伦理学原理研究护理学科发展，特别是护理实践中护理人员之间、护理人员与患者、与其他医务人员、与社会之间关系的道德意识、规范和行为的科学。护理伦理学将生命价值、有利无伤、公证、公益以及患者自主作为护理道德的基本原则，而现代护理伦理学则强调关怀照顾、行动负责和互相合作的伦理原则，要求护理人员尊重患者的生命和权利，维护和履行护理职业责任和荣誉，认识到团队协作的重要性。

19 世纪 50—60 年代，在南丁格尔的倡导和推动下，护理作为一门学科和职业，得到社会的广泛公认，1893年发布的南丁格尔誓言中就蕴含不损害、不伤害、保守秘密和团结互助等伦理价值。20世纪以来，随着护理研究和教育的深化，护理伦理类论文、专著、教材大量涌现，创刊于1994年的《护理伦理学杂志》（Nursing Ethics）在20多年间发表了数百篇高质量的论文，内容涵盖了伦理学理论和观念、伦理问题与决策、医患和护患关系、伦理环境、伦理教育与管理等方面的内容，逐渐成为国际护理伦理学研究的旗帜。1953年，国际护士协会出台了首份《国际护理伦理守则》，界定了护理本质、护士的基本职责和行为准则，经过多次修订积极回应了新形势下护士面临的伦理问题。1920年成立的北京协和医学院护士学校，开设的基础课程中就包括了护理史和伦理学。但在20世纪50—80年代，我国取消了护理本科教育，伦理学教育被迫终止。直到20世纪80年代，多数护理学院陆续开设护理伦理学课程，且由专职教师编写了护理伦理学教材。1991年肿瘤护理学会大会建立了伦理道德顾问委员会，并在该领域做了大量的工作。进入21世纪后，中外护理伦理研究不断加强，形成各自特色并逐步渗透到护理伦理教育教学和实践中。中华护理学会与香港护理专家彭美慈等于2000年合作撰写了《21世纪中国护士伦理准则草案》，2008年中华护理学会对草案进行了修订，更名为《护士守则》。2010年代表中国医学界最高规格出版工程的《中华医学百科全书》正式启动，其中包括了《护理管理学 护理伦理学分卷》。在2011年国务院学位办将护理学升格为与临床医学平级的一级学科，在新修订的护理学科目录中，"护理心理和人文学"成为护理学下设4个二级学科之一。2014年，中华医学会医学伦理学分会全国护理伦理学专业委员发布了《护士伦理准则》弘扬南丁格尔精神，体现"尊重""仁爱""有利"和"公正"等原则，有助于解决护士关心的伦理问题，在肿瘤患者的治疗中，虽然医疗护理技术是主要的，但医护人员所具有的伦理道德也是不可忽视的，伦理道德问题已经成为当前和未来肿瘤护理事业的重心，经过近30年的发展，当前我国护理伦理学已经逐渐形成一个较为完备的学科体系，成为护理人文领域一门重要的分支学科。

二、肿瘤护理中的职业道德

（一）提高肿瘤科护理人员职业道德水平的重要性

1. 构建和谐护患关系的需要

护士职业道德的核心是"利他"和"助人"，具有高尚道德的护士，就会自觉自愿、竭尽全力地去为患者解除痛苦。在这种情感的支配下，才能够设身处地为患者着想，急患者之所急，想患者之所想。许多护患矛盾产生的原因并不是护理技术水平低下，而在于护理人员对护理职业道德的忽视，愈来愈多的医疗从业人员感到医患关系不能用简单的经济或法律手段来处理，更应注重应用人文精神来调和，而良好的职业道德正是建立新型医患关系的重要基础，是护理人员在各种条件下尽其所能完成护理任务的保证。肿瘤作为一种慢性消耗性疾病，由于其治疗和生活护理的长期性，使患者对护理人员的照顾更加迫切地寄予厚望，期望能得到医护人员的精心治疗和精神上的安慰，护理人员不能辜负患者的信赖，应满足患者的这种需求，像对待亲人一样给予患者关怀、鼓励和帮助，在语言、行为、态度上要以护理道德准则严格要求自己，尊重患者、平等的对待他们，建立起一种平等、合作、互爱的同志般的关系，营造一种良好的工作氛围和病房环境，同时也能获得患者对自己的尊重和信任，主动配合治疗，从而可使各项治疗得以顺利进行。因此，护理人员职业道德教育的培养是构建和谐护患关系的需要，提高护理人员职业道德水平能更好地为患者提供护理服务，有利于与患者的沟通，对促进医患关系和谐发展至关重要。

2.护理人员胜任本职工作的需要

护理职业道德是护理人员在护理工作时应遵循的道德原则和规范，是衡量护理工作质量的主要标准，良好的职业道德是从事护理工作最基本的职业素质，是一切医疗活动的前提。在临床护理工作中，护理质量的高低主要取决于两个因素，即护理人员的专业技术水平和护理道德修养水平，而护士的职业道德是每个护士做好本职工作的行动指南和行为准则，一个有着高素质修养的护士应该既有良好的职业道德品质及行为规范，又能在业务技术上勤奋好学、精益求精。高尚的道德和精湛的技术是一致的，护理操作不认真、服务态度生硬、护理文件书写马虎等职业道德缺失现象是医疗事故滋生的起源，必然导致护理投诉、纠纷、差错、事故发生，严重影响护理人员自身的发展。肿瘤因其发病机制的复杂性、诊疗手段的多样性、治疗效果的不理想性、易复发性、放化疗的毒副反应以及多变的负面情绪等，要求肿瘤科护士必须具有较其他科室护士更高的专业素养和道德修养。

3.加强医疗卫生精神文明建设的需要

职业道德既是本行业人员在职业活动中的行为要求，同时又是本行业对社会所承担的道德责任和义务，护理职业道德反应的是社会对于护理工作职业的特殊要求，是护士进行护理行为的准则，它有着固定的服务对象以及服务手段，有着严格的护理工作程序，有着固定的管理方法，对于规范护士的护理程序具有明确的指导意义，使得护理工作严格按照护理职业道德的要求，并且这种要求需要不断地传承和发展，成为推动护理学科不断发展的动力之一，指导护理专业的道德发展方向，对促进医疗卫生精神文明建设，造福于人民的健康事业具有深远的意义。

（二）肿瘤科护理人员职业道德要求

1.具备娴熟的操作技能及广阔的知识面

肿瘤学作为一门学科，起步虽然较晚，但发展很快，肿瘤护理同样如此。肿瘤患者就医往往是术后或是临终，或是经历反复放疗、化疗，其体质虚弱，再加之心灵上的伤痛，因此，需要护理人员具备娴熟的操作技能，各种操作要求一次性成功，而不能因为护理人员的操作水平再增加患者的身心痛苦。常见的例子便是血管穿刺，多种原因导致的肿瘤科患者外周血管条件差已是既定的事实，护理人员需练就高超的穿刺水平，争取一针见血，以减轻患者的痛苦；各种引流管的安置也是如此，力争一次到位。为减轻患者每日穿刺的痛苦，多途径静脉置管技术日趋成熟，肿瘤科护理人员需尽早掌握该技术，并熟练应用于临床。肿瘤发病过程中临床表现的多样性、复杂性和转移性特点，要求护理人员掌握临床多学科、多专业的知识和评估技能，以便在病情观察和处理上应用自如。如肿瘤转移至腹部引起肠梗阻，护理人员需了解肠梗阻的临床表现有哪些、基本的处理方法等。另外，在肿瘤的发生、发展、变化及治疗的整个过程中，会涉及社会学、心理学、营养学、康复学、病理学等学科知识，因此，护理人员需对这些学科的知识有所掌握，才能更好地胜任肿瘤护理工作。

2.具备健康的心理素质及良好的沟通能力

护士服务的对象是千差万别的患者，他们从性格、年龄、学历、阅历深浅和病情需要都不尽相同，这就要求护士在护患沟通中要对患者有所了解，才能有的放矢。抓住契机和患者进行有效的沟通，特别是肿瘤患者，肿瘤往往与死亡联系在一起，治愈率的不理想和巨额药品费用导致不少晚期癌症患者人财两空的治疗结局，护理人员要以庄严和蔼的态度、亲切诚挚的语言对待患者，充分考虑到影响患者治疗和康复的思想情绪、心理状态、家庭环境、感情变化等具体问题，为患者提供合乎其文化环境的关怀，使患者能真正感受到温暖与关爱并给予积极回应，从而促成良性互动的护患关系；相反，如对患者冷漠、不关心，"成年脸"均会增加患者的思想负担从而使病情加重。在长期的治疗过程中，护理人员与患者也建立了良好的护患关系，患者的死亡往往会造成他们的伤心难过，对他们来说也受到较大心理创伤，护理人员应以科学的态度看待人的生老病死。

护患有效沟通的要素是沟通内容能否被患者理解并接受，这就要求护理人员能清晰表达信息，且信息表达要准确全面，这样才能使患者接收到你所表达的信息，所以在临床工作中还要注重护士沟通能力的培养，主要从"听"和"问"两个方面去培养。"听"是护士了解患者心理变化与住院诉求的一个重要途径，护士要学会倾听，伴随患者述说的语言、声调、表情等，加以点头和眼神的关注，使患者感觉到你不仅是在听，而且已经体会到他的心情，在患者悲伤时护士做片刻的沉默，护患双方能够达到情感的交融，并给予其继续讲述的信心，同时也增加患者对护士的信赖感。比如护理人员通过倾听了解到肿瘤患者恐惧、悲观、绝望甚至自杀的念头等情绪变化，此时就需要护理人员利用自己良好的沟通能力主动与患者交流树立其战胜癌症的信心，就是在晚期阶段，也应让患者有正确的人生态度，从而安宁地走完人生。有效沟通的又一个要素是满足患者的心理需求，通过有效提问了解患者的关注重点使沟通获得成功，在临床工作中护理人员要养成"问"的习惯，针对要了解的问题进行直接或间接提问，适时提出开放结尾式问题，可诱导患者说出自己的观点、想法和感受，回答范围广泛，使患者宣泄内心真实情感，达到心理的平衡，如这次发病是什么原因？这样使患者有较大的自主权，同时护士获取大量信息，使心理护理更有针对性。对性格开朗的患者，可给他们多一点讲话的机会，让其说出自己的意见和感觉，以得到更完整、全面的资料；对沉默寡言、不愿谈及疾病和自身真实情况的患者，护士应用引导的方法，主动讲解有关疾病的知识，用讨论方式进行引导或重点询问。

3. 具备强烈的责任感和慎独精神

所谓责任心是指一个人对自己、对家人、对集体乃至对社会应尽的责任和义务的认知态度。它是每个人都应该具有的一种素质，更是做好一件事情所必须的条件。有了责任心，就有了做好工作的激情和动力，工作就会积极主动，没有责任心，就不会有主动性、自觉性。责任心是每一位护理工作者必须具备的，有责任心才是做好护理工作的前提，患者生命相托，我们的责任重于泰山，每一件事情，每一个细节都容不得半点马虎。护理工作虽然繁忙，但护士要时刻做到忙中有细、忙而不乱，宁可稍微慢一点，也要按照规章制度行事，严格三查七对，同时做好对患者及家属说明工作，让他们看到并理解护理人员是在认真做事。在肿瘤科，患者一旦证实自己得了肿瘤，都会表现出百般的无助和极度的绝望，因此，他们会把生命希望寄托在医护人员身上，作为护理人员不能辜负患者的信赖，在护理肿瘤患者时，必须慎之又慎，防止趾高气扬、漫不经心、马虎从事的不负责任的态度和表现，以精湛的护理技术服务于患者，认真担负起救死扶伤的重任，不仅要有强烈的同情心，更要有"死"里求生的高度责任感，救患者于生命绝望时刻。

慎独是一种修养，护士的慎独修养则是护士道德的最高境界，是指护士在没有任何外界监督的情况下，仍能坚持道德信念，自觉遵守原则和规范，不做任何违反道德原则的事。一方面护理工作具体而紧张，需极其细致、耐心和一丝不苟的工作作风；另一方面护理工作多数时间是个体独立承担，因此护士的慎独修养直接关系到护理质量。对护士而言，"慎独"的前提是坚定的内心信念和良心，是以自己的道德意识为约束力的，是一种高度自觉的行为，也是一种自我挑战与监督。无论是在人前还是人后，无论领导在与不在，无论患者年长与年幼、昏迷与清醒，都能一如既往地按照操作程序与要求，一丝不苟地完成各项护理工作，打消一切侥幸心理，就是"慎独"精神的体现。在肿瘤科所使用的药品大多价格昂贵、剂量少，在配制及注射过程中，要注意将药物抽吸完全，所使用的注射器要选择无效腔量小的注射器，以减少浪费；贵重药品例如白蛋白输完后应用生理盐水冲洗整个管路系统；部分药品按要求保存在冰箱内；不管患者生存期还有多久，该完成的基础护理仍然要完成。这些慎独行为，无论有无人监督，护士均应养成良好的道德习惯。

4. 严格遵守保密制度和实行人道主义

为患者保守隐私是护理人员尊重患者的体现，保守患者隐私是指医护人员从疾病的诊断治疗的需要出发询问病史、查体时，不有意探听患者隐私，不泄露在诊疗中知晓的患者隐私；对某些可能给患者带来沉重精神打击的诊断和预后，不应该直接告知患者，但应该及时告知患者家属，若随意泄露医疗秘密，可能导致对患者的歧视，加剧患者的痛苦，也可能使患者对医护人员产生信任问题。绝大多数肿瘤患者通过反复的思想斗争后都能正视自己的病情，从而以顽强的毅力配合治疗，但少数患者心理承受能力差，不能正视自己的病情，一旦得知自己患病的消息可能会导致自杀等极端行为。因此，肿瘤科护士应严格向患者及家属以外的第三方保守患者的患病信息，并且在完成治疗及护理的过程中也应避免将信息透露出去。在对肿瘤患者的全程服务中，既要保持冷静的科学作风，又要寄予无比的亲切与同情，要特别体现人道主义，特别是对晚期肿瘤患者，应该加强死亡教育，帮助濒死患者克服对死亡的恐惧，使他们以相对平静的心情对待这一自然法则，建立起对待死亡和生命的正确认识；对患者家属也应给予同情、理解和帮助，护士应鼓励他们宣泄自己的感情，认真倾听其交谈，提供精神支持，指导患者家属正确面对现实，提供生活指导与建议，帮助他们尽快从悲痛中解脱出来。

5. 树立良好的职业形象

护士的形象不仅影响着社会对护士职业的评价和社会地位，也是决定医院整体形象的关键因素之一，良好的护士形象包括护士的仪表形象、护士的行为形象、护士的语言形象、护士的心理形象、护士的知识形象、护士的精神形象等。患者对护士的第一印象非常重要，首次住院的患者对医护人员都很陌生，其首先会通过主观判断来进行评价，护士整洁的仪表装束、言谈举止、风度气质、和蔼的微笑都会为患者留下良好的第一印象，继而愿意服从并配合医护人员接受治疗，反之，不良的仪表，言语上的不尊重都会让患者反感，加重其心理对护理人员的不信任感。为了更好地塑造护士形象，提高护士的亲和力，要进一步注重个人仪表、言行举止、专业知识、审美等综合能力的培养，用自身的知识与价值使内在美和外在美有机结合，达到自然美和社会美的高度统一，以赢得患者的满意。面对持续不间断的护理工作，护士还要有良好的团队意识，排除个人不良情绪，和同事并肩协作，共同完成个人无法完成的护理任务。

三、肿瘤护理中的法律问题

近年来，随着医学科学知识和法律观念的逐渐普及，使人们的法制意识明显增强，利用法律武器保护自己的合法权益已成为人们的常识，一旦发生医患纠纷，患者的合法权益受到损害，处理结果涉及的就是法律责任和赔偿问题。在临床护理中，护患关系处理不当而升级为护患纠纷的现象时有发生，护理人员应提高法制观念和在护理工作中防范风险的能力，避免在执业过程中误触"法网"。

（一）肿瘤患者依法享有的权利

根据国家相关的法律法规，患者享有生命健康权、自主权、知情权、安全权、隐私权、受尊重权、获取知识权、获赔权、复印病历权等。通常情况下，这些权利不容侵犯，受法律保护。但癌症作为被认为是绝症的一种疾病，该不该告知患者本人，这个问题长期困扰着医生和患者家属，引起了众多的关注和争论。国外对患者的知情权基本上没有异议，可以不告诉患者家属，但一定要告诉患者本人，患者家属要了解病情必须得到患者的同意，他们认为患者有知情权，无论是从法律还是从医疗角度出发，癌症患者都有知情权和选择权。国内的情况比较特殊，目前对癌症患者的病情一般都是先告诉患者直系家属，在征得家属同意的情况下，再决定告诉或不告诉患者本人，以及告知多少。大多数家属选择隐瞒，是因为担心患者知情会无法承受，还可能导致患者拒绝治疗，甚至走极端自杀等错误的判断和决定。研究表明：许多癌症患者由于不知情，不断猜想自己得的是什么病，比知情的人承受的心理压力大得多，结果引发或加重了焦虑或抑郁症，反而在真实了解病情以后，大多数患者都会慢慢学会理智对待，走极端路线的是极少数。所以，患者一时的情绪失控，不代表无法理性面对癌症。癌症病情告知具有很高的技巧和艺术性，并且直接影响治疗效果和患者的生存期，要针对不同的患者、不同的时机，选择不同的方法。对意志坚强、性格开朗、文化程度较高的患者，可以直接告知是患了癌症，这样能引起患者的足够重视，积极配合医生做一些有一定痛苦甚至风险的诊断和治疗；对性格内向、比较脆弱、文化程度较低的患者，可以配合家属，慢慢渗透，然后选择适当时机，逐步告知患者，以避免患者过度的焦虑，帮助其树立信心，让患者对自己最后的时间拥有绝对的使用权。

（二）护理工作中的法律问题

1. 临床工作中的疏忽大意

患者在就诊过程中，由于护士不认真履行职责，违反护理操作规程，擅离职守，给患者健康带来伤害或者造成严重后果的行为。如：①不执行查对制度，打错针、发错药、换错药、输血时血型错误导致溶血反应、接错手术患者、手术器械遗留在患者体腔。②护士违反操作规程，约束时未及时、未定时松解约束造成患者肢瘫、肢体受损；洗胃时一次灌注量过大，引起胃破裂。③护士不认真履行职责，巡视病房不仔细，病情变化未及时发现。④值班人员擅自离岗，造成急危重患者抢救不及时、死亡等。以上种种疏忽大意的行为，如出现严重后果，则为渎职，而渎职者须负刑事责任。

2. 临床工作中的侵权行为

（1）侵犯患者的生命健康权：护士在执业过程中，由于护理不当，技术不精或工作不负责任，给患者健康带来损害甚至死亡的差错事故，是对患者生命健康权力的侵犯，"疏忽大意与渎职"所述的行为也是对患者生命健康权利的侵犯。

（2）侵犯患者的知情权：肿瘤患者作为特殊的患者群体，有权了解所患疾病的信息和治疗、护理方案，医务人员有义务告知患者。如患者不了解有关情况或不同意某种检查、治疗方案等就制订护理计划与实施，这种行为就侵犯了患者的知情权。

（3）侵犯患者的自由权：如果护士借助治疗需要的名义拘禁患者或以其他形式限制或剥夺患者的自由，改变其生活方式，就是侵犯了患者的自由权，也属非法拘留范畴。

（4）侵犯患者的隐私权：护士在执业时违反保守医秘原则，违法窥探患者的隐私或者利用职权非法搜身；擅自公开患者的健康资料，泄漏患者的隐私等行为，即是侵犯了患者的隐私权。

（5）忽视患者的安全权：①擅离职守：肿瘤患者相较其他疾病，患者更敏感、情绪不稳，护士应对患者的反常行为采取防范措施，或对患者进行保护性约束，若值班护士因脱岗、未按制度巡视病房或对患者病情观察不仔细，未及时发现自伤、自缢患者，因失职造成患者走失并在外发生严重事故等，应追究其法律责任。②防范措施不当：但未致使其他患者给予伤害或未定时松解约束肢体，造成肢体损伤和坏死。③交接班制度执行不严：包括患者病情、化疗药等特殊用药、特殊治疗、输液肢体的查看、危险物品的检查及"三防"患者的病情。④医嘱执行不严或查对错误：肿瘤患者常规出现的癌因性疼痛，往往需要镇静镇痛等毒麻药品或口服镇痛药，护理人员需要严格遵医嘱使用止痛剂，防止过量造成患者呼吸抑制；化疗药物的配伍禁忌和不良反应较多，如果护士不严格按医嘱调节静脉用药滴速或打错针、发错药，极易造成严重不良后果。⑤肿瘤患者经过放、化疗的治疗，机体免疫力极其低下，若护理工作中不认真执行消毒隔离制度和无菌技术操作，易造成交叉感染。严重者可发展为毒血症、败血症以致患者死亡。

3. 自我护理指导失误

护士在指导患者自护时，因没有考虑患者的能力、愿望及其他外部条件，急于求成；或因护士自身的知识水平有限，指导患者自护时给患者的健康造成伤害，同样会引起法律纠纷。

4. 护理记录中潜在的法律问题

护理记录是具有法律意义的原始文件依据，尤其是涉及医疗纠纷案件时，它是支持医院、医生、护士公正地评价事实的关键证据。如护理记录字迹不清、陈述不清、随意涂改；护理记录内容与医嘱、医疗记录不符；护理措施和过程不全面、填写虚假观测结果、重抄护理记录、随意签名、代签名等，都使护理记录失去了真实性、完整性，一旦出现医疗纠纷，势必造成举证困难甚至举证失败。虽然护士在护理活动中无过失，但由于护理记录的缺陷，破坏了护理记录的法律凭证作用，在医疗纠纷中护士同样会承担责任。

5. 特殊法律问题

（1）遗嘱：患者临终前因某种原因需要护士做遗嘱见证人时，护士不能干预遗嘱人意愿；遗嘱人向护士馈赠遗产时，护士最好谢绝，否则也将卷入到不必要的法律纠纷中。

（2）安乐死：在我国，安乐死没有立法之前，无论情况如何特殊，护士不能随意执行安乐死，否则也将卷入到严重的法律纠纷中。

（3）收礼与受贿：患者因感激护士的优质服务，自愿向护士馈赠少量纪念性礼品，原则上不属于受贿。若护理人员主动向患者索取或接受患者作为酬谢而奉送的巨额钱物，则犯了索贿、受贿罪。

（三）防范措施

1. 加强法律知识学习，强化法制观念。如：《医疗事故处理条例》《中华人民共和国执业医师法》《中华人民共和国护士管理办法》《医务人员道德规范及实施办法》等，在临床护理工作中护士考虑更多的是如何尽快解决影响患者健康的根本问题而忽视潜在的法律问题。特别是面对新形势下的"举证责任倒置"的法律知识；缺乏深层次的了解，对自身承担的举证责任认识不足，不能及时有效地提供证据和正确保存证据，护士法律意识淡薄，极易导致护患纠纷。因此，护士在执业过程中一定要认真学习法律知识，做到知法、懂法、用法，确保护理安全，避免医疗纠纷。

2. 加强自身素质的建设，规范职业道德是安全护理最重要的基础。护理质量与患者的生命健康休戚相关，提高护理质量，保证医疗安全是医院提高竞争力，有效防范医疗事故发生的根本保证，这就要求护理人员要勤于钻研专业理论知识和人文科学知识，熟练掌握医疗护理操作规程和基本操作技能。医院采取岗位培训、自学考试和外出进修相结合的方法，让护士不断"充电"，把肿瘤科护士培养成知识丰富、技术娴熟的专业型护理人才，只有这样才能保障护理安全，防止差错事故。

3. 规范语言及行为。在护理过程中应尽可能地使用文明礼貌的语言和行为，护士应注重自身形象的塑造，形象就是宣传，形象就是效益，好的形象使患者更容易接受医疗护理手段，即使出现一些小失误，患者也能谅解。反之在矛盾和不足面前就难以得到患者及家属的谅解。护士在服务过程中，应注意语言艺术的超值效果，特别要注意不良言语行为所产生的不良效果，有时毫不经意地言语行为都会引起患者的曲解或误会，护患矛盾往往由此而生，护患纠纷因此而发。

4. 提高情感服务。作为肿瘤患者在一定时点上可以说是社会弱势群体，比起一般人更需要关爱。我们要以"认识一位患者，结交一个朋友"作为医护工作出发点，同时积极与患者沟通交流，对患者及家属提出的疑问和某些过激的语言及行为，心平气和地解释、安慰、体谅，以实际行动感召他们。在思想上、观念上和行为上处处为患者着想，围绕满足患者合理要求，自觉地为患者提供护理服务。通过情感交流、沟通，使患者消除敌对情绪，用真情真意化解护患之间的矛盾。

5. 提高抗风险能力。在护理操作前护士应将每项操作的目的、风险因素告知患者及家属，履行告知的义务，在特殊治疗、护理、检查前应征得患者的同意，必要时履行签字手续，让患者明白在接受医疗服务的同时，就有可能受到损害的风险。患者的同意是医疗护理侵权行为的必要免责条件，是医疗护理行为合法性的前提。

既尊重了患者的权利，也是护士自我保护的需要。

第七节 肿瘤护理的研究方向

护理研究的重要性近年来越来越被注重，护理研究者在行业规范、标准、指南及政策制定中的角色也越来越受到重视，更多的政府部门及研究机构开始认识到护理研究的重要性及特殊性。肿瘤护理作为一门多学科领域的专科，应有本专业的系统理论和发展方向，运用循证护理将理论与实践相结合，有效地促进肿瘤专科护理实践的进步。肿瘤专科护士不仅仅只是临床实践者，更应成为学者和研究者，具备一定的科研能力，为成为临床护理专家打下坚实基础，掌握相关专业的发展动态，努力开展本专业的研究，指导临床护理实践。近年来，肿瘤护理研究仍然在持续快速的发展，并根据社会和健康需求的特点，研究的方向、重点以及成果推广等方面不断地创新。

一、经验性研究向循证护理转化

近年来，肿瘤护理研究已逐步引起护理人员的重视，相关研究文献数量呈逐步上升趋势，但其中应用体会类文献过多，规范的描述、分析或实验性研究并不多见。国外学者在 2006 年发表的文章中亦提及通过对世界范围的肿瘤护理文献十年系统回顾发现，在所检索的文献中有 2/3 的文献为定量研究，且大多数是描述性的，文献质量并不高。我国学者对 1998—2007 年间的中文文献进行回顾，发现 66.28% 的文献为临床体会类，仅有 11.73% 的文献为肿瘤护理实验性研究。

通过对近 10 年的核心期刊文献检索可以发现，有近 20% 的肿瘤护理研究文章是通过其严谨的科研设计并得到基金资助而撰写的。这类研究不再只是进行经验研究，而是基于循证的护理方式，在计划护理活动过程中，审慎地、明确地、明智地将科研结论与临床经验相结合，提高了护理研究的质量，为临床护理实践和决策提供科学的依据，并为护理理论和护理技能的发展和完善提供具体而有实证的依据。此外，肿瘤护理已不单注重护理技能的研究，更注重生物学与生理学的研究。越来越多的肿瘤护理研究已经进入临床护理试验性研究阶段基于基因研究层面，为护理科研活动提供科学的基础，提高护理研究的价值。

循证实践源于循证医学，根据循证卫生保健中心主任 Alan Pearson 教授的观点，循证实践可定义为在现有最佳证据的基础上做出临床决策的过程。Melnyk 等认为，循证实践是一种以综合现有最佳证据、临床经验、患者价值观以及改善结局愿望为基础的方法论，或可理解为促进临床人员做出决策的一条途径。

由于循证护理来源于循证医学，在对循证护理能力组成进行分析时，参考循证医学能力组成的描述。例如加拿大 McMaster 大学循证医学中心早在 1992 年提出开展循证医学需要临床人员具备新的技能,包括精确定义患者问题、有效的文献检索、严格的文献评价、选择最佳证据和实践模式、与同伴讨论以及将证据应用于患者,该过程可称为批判性思维训练(Critical Thinking)。陈进等认为,循证医学能力应涵盖循证临床实践五方面,即提出问题、查询证据、评价证据、应用证据和效果评价。通过检索,尚未在文献中发现关于循证护理能力组成的确切描述,仅在少部分文献中提及,例如 Kessenich 等曾提出,循证护理能力涉及提出问题的能力、文献检索能力、评估能力和证据应用能力。需指出的是,循证护理实践,其对应的能力即循证护理实践能力应为循证护理能力中重要评价内容之一,其概念内涵渗透于知识整合和知识应用两个维度中,并在整合能力观的指导下与循证护理知识、技能、判断力、态度和价值观等共同组成循证护理能力。伴随循证护理近些年在我国的快速发展,临床对于具备循证护理能力的高素质人才需求已日渐增加。

在现阶段对循证护理能力这一概念进行梳理和分析,并提出可操作性的能力框架,可为构建针对我国国情的循证护理能力评定工具提供有效指导。同时,也为全面培养循证护理人才提供可行方案,以进一步推动循证护理在临床中的实践,为循证护理事业在我国的发展开拓新的高度。循证护理是以有价值的、可信的科学研究结果为证据,提出问题,寻找实证,运用实证,为患者提供整体化护理,注重统一化护理行为,又不忽视个体化的护理。研究结果表明,将循证护理应用于肿瘤手术无瘤技术的配合中,可预防和减少手术中不恰当操作造成肿瘤细胞的医源性播散及种植,有助于促进患者自理能力的恢复,缩短住院时间,提高患者的生存率。循证护理是在过去的几十年间发展起来的,受循证医学影响而产生的护理观念。它提倡开展以患者为中心的整体护理,用批判性思维寻求最佳护理行为,实施全面护理;质量改进,以最低的成本提供最优质的服务。同时,有关临床实践和健康服务的护理研究论文逐年增多,加之护士掌握了计算机文献检索的方法,这些变化也促进了循证护理的发展。

二、研究内容倾向于症状管理

随着医学模式转变,肿瘤患者症状管理已成为国内外发展的重要趋势,使得当前症状管理研究正在发生较大变化,包括从单一症状到症状群,从横断面研究到症状的纵向变化,从常规肿瘤护理到以"症状"为关注点的症状干预。由于肿瘤治疗不良反应严重,患者在接受治疗过程中需要忍受着巨大的痛苦。作为与患者接触时间长、接触机会多的医务工作者,护士能够第一时间观察到患者的不良反应体征和症状,以及缓解不良反应的疗效。因此,症状全程管理的研究结果能帮助临床护士预防和控制不良反应的发生,并将"以患者为中心"的护理理念和人文关怀融入护理服务中,在提供基础护理服务和专业技术服务的同时,加强与患者的沟通与交流,为患者提供人性化护理服务。

肿瘤护理研究主题呈现多样化的特点，范围涉及医疗、护理、人文、心理、公共卫生、管理等方面。研究较多的疾病种类有乳腺癌、肺癌、前列腺癌。其中前列腺癌的发病率存在较大的种族及地理差异，欧美国家的发病率明显高于我国，但近年来我国的发病率增长较快，研究人群多为肿瘤护士、肿瘤患者及其家庭照顾者，其中以家庭照顾者为研究对象是近年新兴的热点。肿瘤患者家庭照顾者的任务繁重、精神负担重，肿瘤护士相关研究包括护士的角色、临床胜任力、沟通能力、职业倦怠、职业暴露及临床护理专家的培养。随着肿瘤护理的快速发展，肿瘤护士的角色不断丰富，承担着高级护理实践者、护理教育者、临床顾问、系统的支持者和协调者、护理服务的创新者等多种角色。肿瘤患者相关研究涉及患者的心理压力、心理适应、社会支持、生活质量、疼痛、疲乏及满意度。护理方面的热点为临终关怀、循证护理、以患者为中心的护理、延续护理、需求评估等。肿瘤患者的症状管理主要关注疼痛、疲乏、饮食及症状群的管理，强调患者自我管理，如患者出院后通过电子健康系统反馈疼痛管理情况，护士对其进行远程监督并提供自我管理指导。目前，多学科团队干预的形式主要为定期开展多学科小组会议，护理人员作为其中的核心成员之一，主要职责为促进肿瘤患者的症状管理流程化、系统化。我国学者在总结国内外现有证据的基础上，构建了癌症症状管理实践指南，今后可进一步探索符合我国特色的多学科团队的症状管理规范。

在症状管理中较多关注的热点为肿瘤放化疗不良反应及并发症的研究，且主要集中于口腔黏膜炎、恶心呕吐、静脉炎、皮疹、感染的预防及护理；以及患者的焦虑、抑郁、疼痛、疲乏等症状的调查及干预。但我们也应注意到，我国大部分文献还是以经验为主，缺乏循证学依据。

三、研究领域更加多样化

随着护理模式的转变，护理工作的范围已经从单纯的护理疾病扩展到护理社会的人，从生理护理扩展至生理、心理、精神、社会的全人护理，从以治疗为主的护理扩展为预防、康复及延续护理。

（一）预防疾病，促进健康

护士的基本职责是促进健康、预防疾病、恢复健康、减轻因健康不佳所造成的痛苦，因此肿瘤护理研究也应遵循这方面开发新知识及改善目前的护理状况。要达到此目标，了解患者的切实需求是首要的条件。将这方面的知识应用于建立新的护理实践和改善目前的干预措施，可进一步提升患者的医疗成效，达到整体护理的目标。

（二）提高医疗护理资源的有效利用率

不同国家和地区的肿瘤医疗重任状况有所不同。深入了解肿瘤医疗重任在所服务地区的真实情况，找出其主要的诱因，可帮助公众获得更有效的肿瘤预防和医疗护理资源。同样，护理研究方向也需要因国情所需来决定，减轻国家的医疗负担，提供更有效的措施，并广泛应用于更多的肿瘤患者。例如肺癌是我国最常见的肿瘤，通过研究可找出有效的预防肺癌的措施。此外，护理研究可以以肺癌患者的症状管理和提升他们的生活质量为目标，研究结果会令更多的肿瘤患者受益。

（三）拓展专科护理职能

研究可考虑每个国家或地区护士的工作范畴和患者背景而确立方向，通过发展科研提升我国特有的护理干预质量，并与其他国家的护理同仁分享。例如我国的肿瘤科护士负责经外周静脉置入静脉导管的手术（PICC）的置管及其维护，因需要置管的肿瘤患者较多，我国的肿瘤护士已经在实践中积累了丰富的临床经验，如在此范畴中进行高质量研究，必定会提升这方面的护理干预水平，也能进一步发展，进而居于领先地位。同样，我国大部分人口来自农村，可通过科研深入了解他们跟肿瘤或肿瘤治疗有关的健康问题，建立更适合他们的护理措施，同国际的肿瘤科护理专家分享科研成果。

（四）关注肿瘤控制的整体过程

肿瘤控制包括预防和早期发现期、治疗期、生存期、临终期的不同阶段，但目前我国护理研究发展着重于治疗期，其他肿瘤控制的阶段似乎被忽略了。护士可在肿瘤控制的不同阶段中担当重要的角色，也需要进行有关的科研增加知识，提供更多证据为未来循证护理措施打好基础。此外，极少的研究集中在弱势群体（如老年人、儿童和少数民族），这方面的研究亦不容忽视。

（五）重视伦理道德问题

目前肿瘤护理研究的发展已经进入另一个阶段，从一些题目可以看出新世纪的特性，其中之一是研究的方向偏向于探讨健康与疾病的生物现象同行为现象间的基本关系。例如我们有许多争论不休的伦理道德问题，如安乐死的问题，要研究护理人员对安乐死的看法，也可以探讨对安乐死的态度是否会影响护理人员对临终患者的护理行为。

近年来，随着国内护理领域与国际学术交流合作的增加，以及我国护理学科的发展，我国在临床已经开展了一些质量较高的肿瘤护理研究。例如：围术期护理、化疗护理、放疗护理、症状管理、临终关怀和姑息护理等方面，但仍然需要不断拓展肿瘤护理的研究领域，同时在研究方法上不断创新。例如在定量研究基础上结合定性研究，探索肿瘤患者在治疗和康复过程中的体验和需求，只有通过高质量的肿瘤护理研究，才可能提高肿瘤护理的学科水平。

我国学者 2009 年数据显示，当时的中文文献研究对象以住院患者为主，社区护理方向文献仅查及 7 篇，对社区肿瘤患者及不同人群的个性化护理关注度也不够，人群覆盖面狭窄。现如今，肿瘤护理的研究内容已从症状护理延伸至姑息护理，且愈发关注患者心理、生活质量上的影响，揭示了社会支持对于提高肿瘤患者生活质量的重大意义。随着肿瘤患者生存率的提升，研究领域也扩展至延续护理及癌症幸存者照护。研究对象从患者扩展至家属或照顾者，近10年来仅肿瘤照护者相关中文文献就已逾200篇。除了对患者及照顾者的研究领域不断拓展外，肿瘤护理也日益关注对于肿瘤科护士自身安全防护的研究。这些数据均表明我国肿瘤护理研究领域的日趋多样化。

四、研究方法更加多样化

随着护理教育的不断发展，护理人员的科研能力日益提升。肿瘤护理研究也从单一的量性研究扩展到质性研究或混合法研究。

我国学者对美国肿瘤护理协会创办的期刊 Oncology Nursing Forum 进行文献检索发现，2008—2012年这5年干预性研究占20.50%，其中随机对照试验29篇；质性研究56篇（20.14%）；剩余39篇（14.03%）为系统评价或Meta分析。在综述方面，PubMed数据库每年都有相当数量综述类护理理论研究文献，几乎占全年护理理论研究文献的1/5~1/2。反观我国，研究人员针对1998—2007年中文文献进行检索发现，使用质性研究方法的肿瘤护理文献仅有5篇，综述类文献也仅有25篇，约占文献总量的1/30，与国际水平存在着一定差距。此外，我国护理研究多为现状讨论，缺乏循证医学的支持和严密的统计学方法分析，其质量与数量都有待提高。但我们也看到，对近10年肿瘤护理中文文献进行检索发现，越来越多的质性研究不断呈现，且荟萃分析等严谨的综述文献数量也日益提升。

此外，实验性研究逐渐增加，肿瘤护理研究的趋势更趋向于多中心大样本、临床试验性质的探讨。许多肿瘤护理研究者走出单一的研究领域，迈向跨学科或者多学科的合作性研究，并突出了护理研究者在健康中国建设中的贡献。

第三章 肿瘤的临床治疗方法、原则及护理

第一节 肿瘤综合治疗的原则

肿瘤的综合治疗措施包括手术治疗、放化疗、介入治疗、生物治疗、中医中药治疗等,综合治疗并不是简单的多项疗法的结合,它需要各专业之间的相互配合,取长补短,以最合理的经济成本取得最好的治疗效果。目前综合治疗法的在一些肿瘤的治疗中已取得了较单一治疗有突破的进展,如睾丸精原细胞瘤、胚胎瘤、畸胎瘤、肾母细胞瘤、原发性肝癌、儿童白血病或恶性淋巴瘤继发白血病、乳腺癌、结肠癌、恶性淋巴瘤、恶性骨与软组织肿瘤等。

一、综合治疗方案体现个体化差异(循证医学与肿瘤个体化原则)

在恶性肿瘤的诊治中,离不开循证医学的引导,由此制定恶性肿瘤的最佳治疗方案,如美国 NCCN 指南,结合了全世界最新的肿瘤临床研究、实际情况及病情制订个体化诊疗方案,同时也强调了多学科综合诊疗的规范化。由于癌症的个体化突出应辨证分析循证医学的 5 级评估,临床上的个体化治疗也占有重要地位,在恶性肿瘤治疗的相当时间内不能教条使用循证医学结论,尤其是患者治疗的个体变化,但个体化原则也绝不是违背科学结论的过度或滥用的治疗。

有研究表明,在恶性肿瘤的治疗中,同一病理类型、同一分期、采用同一治疗方案的肿瘤患者,其生存期有明显的不同。这可能涉及两个因素:①可能与同类型恶性肿瘤的异质性有关;②可能与每一个患者功能状态、心理状况乃至社会影响不同有关。

对个体化治疗,Balducci 论述为:癌症患者的预期寿命可由年龄、功能状态和伴随病(伴有冠心病、高血压、糖尿病)来估计;治疗的耐受性由功能状态、伴随病情况、活动能力和社会支持的有效性来预测;生存质量是针对特定癌症用若干手段加以测量的;个人愿望则由患者自身来表达,当表达有障碍则由患者的家属或其他受委托的人来解释。

另外,在决定癌症个体化多学科治疗方案时年龄是需考虑的因素。有研究结果

表明，大部分人的生理年龄和心理年龄的改变发生在70~75岁。因此，对于70岁以上的癌症患者，治疗方案的制订应进行上述各方面的总体评价。

二、综合治疗方案应依据肿瘤本身特性制定（肿瘤的综合分期与治疗原则）

根据肿瘤的病理学或生物学特性，特别是局限或播散倾向，确定治疗方法，同时要局部与全身并重。对于那些比较局限的肿瘤，如皮肤癌局部治疗即可治愈，无须扩大切除或预防照射，依赖放疗或化疗反而有害。而一些以局部复发为主的肿瘤，如中枢神经系统肿瘤、头颈部癌，辅助放疗可在一定程度上提高手术治疗的治愈率。在另一些情况，如绒毛膜上皮癌、骨肉瘤等，虽尽量扩大切除或照射，都不能消除远处播散的可能，因此，必须采取必要的全身措施，才能达到根治的目的。而多发性骨髓瘤、白血病和恶性淋巴瘤，多数在诊断时即属全身性，所以化疗是首选的治疗方法。

其次，根据肿瘤的TNM分期和临床分期决定综合治疗方案。同一恶性肿瘤不同的TNM和不同的分期，其综合治疗方案应是不同的。同样的TNM和同样的分期，不同的恶性肿瘤综合治疗方案也不同。如Ⅰ期的乳腺癌，可采用保守的手术加上放疗和化疗，但Ⅰ期的非小细胞肺癌，则以根治性的肺叶切除为主，术后辅以提高免疫力的全身治疗。而同是非小细胞肺癌，不同的分期则治疗策略完全不同。Ⅰ、Ⅱ期以手术为主，Ⅲ期（包括偶然性和边缘性两个类型），目前推崇诱导化疗后手术或放疗的模式，Ⅲb和Ⅳ期则以非手术治疗为主。

三、体现人文关怀，注重患者生活质量原则（治疗中的临床质控原则）

在治疗中应贯彻生理功能和心理、社会功能的质控原则，从功能质控上评估综合治疗。随着生物—心理—社会医学模式的建立，癌症治疗从过去单纯追求生存率到今天的生存率与生活质量并重，是恶性肿瘤治疗观的一个极其重要的转变。改善、提高患者生活质量已成为恶性肿瘤治疗方案设计中日益受到重视的问题。其具体要求是注重疗效与副作用的关系；重视辅助支持治疗；在治疗时，注重患者的预期寿命是否因癌症的治疗而得到延长；观察患者的生活质量是否因癌症治疗而得到改善；了解患者生活的依赖性是否因癌症治疗而得到改变的理念已融入肿瘤治疗过程中。

四、成本与效果并重（治疗成本疗效原则）

在肿瘤多学科综合治疗方案的决策中成本分析是最被临床医生所忽略的，但在如何合理使用有限的卫生资源上，却是极为重要，需引起高度重视。有几条规律值得遵守：①成本最低原则：假设多种治疗方案，其临床效果基本一致，则以费用最低为首选。②成本效果原则：其基本含义是单位时间内付出的成本应获得一定量的健康效果。③成本效用原则：成本不变时，考虑（最大生存质量和生存时间的方案为首选）最大质量调整生存年的模式。④成本效益原则：以货币为单位进行计算，效益大的首选。

五、中西医并重原则

随着肿瘤的治疗进入了精准治疗时代，分子靶向药物与免疫药物的相继出现，肿瘤的治疗方式也发生了变化。恶性肿瘤具有生物学多样性的特点，故诊治过程较为复杂，单一手段的应用往往滞后于疾病的变化发展。在中国，中医药是一种具有增效减毒、预防复发转移等作用的综合方法，是国内肿瘤临床上特有的中西医结合方法。

六、治疗效果的评价指标依据

（一）影像学检查

依据 UICC 标准，测定肿块化疗前后大小来评估近期疗效（完全缓解、部分缓解、无缓解和进展）。随着病理学缓解概念的引入，现代概念的疗效是组织学完全缓解（HCR），即化疗后手术切除的组织标本中找不到癌细胞。

（二）生存时间

生存时间是指从某一起点开始所经历的生存时间，包括完全数据和删失数据两种类型，前者是从某一起点到死亡所经历的时间；后者是从某一起点到删失所经历的时间，对删失点之后的情况并不了解。生存时间用来评估患者的远期疗效。

（三）生活质量

肿瘤患者不仅有躯体功能的损害，也伴随心理障碍和情绪改变，出现社会适应性和社会角色减退。生活质量是对健康进行全面评估，是对躯体功能、心理情绪和社会适应性全面考核的结果。肿瘤治疗的目的不仅要从影像上消除或缩小肿瘤，而且要延长寿命，更需要提高生活质量。

第二节 肿瘤外科治疗及护理

一、肿瘤外科的历史与发展

肿瘤外科手术治疗大致经历了三个阶段：单纯肿瘤切除——初始阶段的肿瘤外科；"整块"切除根治术——发展阶段的肿瘤外科；功能保全的肿瘤根治术——现代的肿瘤外科。手术治疗模式已逐步由"可以耐受的最大治疗"转变到"最小有效治疗"的道路上来。纵观肿瘤外科治疗现状，畅想其发展趋势，可表现为以下几大特点：

更保守、更优化的术式，外科与影像学技术的交叉融合以及基于分子分型的外科个体化、综合化治疗理念。

二、肿瘤外科的作用

（一）肿瘤的预防

目前，肿瘤的真正病因和发病机制不明，尚无理想的预防措施。然而，对一些容易引起癌变的先天或后天病变做预防性切除，可以起到预防肿瘤的作用。例如，家族性多发性结肠息肉病做预防性结肠切除。

（二）肿瘤的诊断及分期

外科治疗前提及肿瘤的诊断有赖于病理，治疗前的临床分期（TNM）是术前治疗方案制订的主要依据之一，据术中所见做外科分期（sTNM）可为原方案提供修正依据；术后临床病理分期（pTNM）是术后辅助治疗及预后估计的重要依据。而病理标本的获得离不开外科手术。因此，外科是诊断肿瘤最重要的手段。

（三）肿瘤的治疗

手术是目前治疗实体肿瘤的重要手段，但对于不同类型的肿瘤，其外科作用有所不同。对于胸部、头颈部、胃肠道、妇科、肺部、皮肤和泌尿系统的早期肿瘤，主要起根治作用，如子宫颈癌、乳腺癌、食管癌、胃癌、肠癌、甲状腺癌及舌癌等的 5 年治愈率达 90%；中期肿瘤通过手术治疗或合并其他治疗的 5 年治愈率在 30%~60%。少数晚期患者需做姑息切除手术，能到达减轻痛苦、延长寿命的目的。

三、肿瘤外科的治疗原则

（一）重视术前的全面检查

除常规检查外，应以肿瘤的生物学特性，检查肿瘤的原发灶以及可存在的转移病灶。除结合相应的影像学检查，须以确切的病理诊断为依据，以了解病灶的范围，与周围脏器的关系，特别是与血管、神经的关系，并结合临床表现选择手术类型，以及手术前后是否需配合其他治疗手段等。

（二）正确理解病理诊断

对有些病例，手术前难以取得病理组织学诊断，手术中应尽可能切取肿瘤组织送冷冻检查以明确诊断，从而决定手术切除范围。有些病例，X 线钡剂检查诊断为中晚期，但行内镜检查时，由于活检取材部位的影响，病理诊断可能为原位癌或早期癌，这时不能只依靠病理，而应结合临床表现和影像学检查，做出合理的判断。

（三）判断肿瘤的临床分期

肿瘤的临床分期应以国际抗癌联盟制订的 TNM 分期标准为对照，结合患者术前的检查和病理诊断做出。但因临床检查与手术中的发现常有出入，因此，肿瘤的临床分期有治疗前临床分期，依据手术探查及术中冷冻病理做出的外科分期（sTNM）

和术后病理结果为依据的术后临床病理分期（pTNM）。

（四）重视肿瘤的生物学特性

外科手术治疗时，应对各种恶性肿瘤的生物学特性有充分的预估。如皮肤基底细胞癌，主要为局部浸润性生长，少有淋巴道转移，手术以局部广泛切除即可，不必行区域淋巴结清除；而皮肤恶性黑色素瘤常有淋巴道转移，因此手术应除了在局部做广泛切除的同时应行区域淋巴结清除。

（五）重视手术的规范化

可行手术治疗的肿瘤，应争取手术治愈，其手术切除的范围应足够。切除范围应遵循"两个最大"的原则，即最大限度切除肿瘤和最大限度保护正常组织和功能。

（六）重视多学科协作

肿瘤外科治疗已由单纯解剖学的观点走向局部治疗与全身治疗并重，综合治疗与个体化治疗受到广泛认同，肿瘤内科治疗与肿瘤放射治疗等相关专业的协作与辅助，将为患者提供最合理的治疗方案。

（七）严格遵守无瘤技术原则

肿瘤外科除了应遵循一般外科的无菌操作原则，还应遵守严格的无瘤技术原则，避免因术前、术中处理不当引起癌细胞的播散，造成术后转移或复发。为防止医源性播散，应注意做到以下几项：

1. 术前做肿瘤局部检查（触诊）时，手法要轻柔，次数要尽量减少。
2. 术前备皮时，操作要轻巧，不可用力擦洗，以防压迫瘤细胞进入血管。
3. 避免对肿瘤局部做不适当治疗，如理疗、中药外敷、热敷、推拿按摩等。
4. 术中探查由远及近、动作轻柔。上腹部肿瘤应先探查盆底，然后向上腹探查，最后探查肿瘤；下腹部肿瘤探查顺序相反。对已破溃的肿瘤或侵犯浆膜表面的内脏肿瘤，应先用纱布覆盖、包裹，避免癌细胞脱离、种植。
5. 术中切忌钝性分离，最好用电刀切割，先清除转移灶后切除原发灶，清除淋巴结时由远及近，既可减少出血，又可封闭小血管及淋巴管，以减少播散。
6. 在解剖肿瘤临近组织时，避免血液流出污染创面。处理肿瘤区血管时，先结扎输出静脉，后结扎输入动脉，可减少癌细胞从淋巴道或血管播散。
7. 施行根治术时要遵循连续整块切除的原则，禁忌将肿瘤和淋巴结分块切除。
8. 手术结束后应彻底冲洗术野，必要时应用抗癌药稀释液冲洗创面可减少癌细胞种植。

（八）重视围手术期外科之家治疗理念

1. 术前预康复：关注患者营养指标，营养不良是导致重症患者死亡的主要因素，特别是结直肠癌、膀胱癌等恶性肿瘤，其严重感染并发症的发生率较高。
2. 围手术期管理：减少应激及不必要创伤，加速康复理念的选择性应用；微创外科以机器人和腹腔镜为代表，因其创伤更小，患者术后疼痛更轻，恢复更快在临床上得到了广泛的应用。

3. 术后管理：关注围手术期综合治疗时序，体现了外科围手术期的整个过程。精准规范的手术只是进展期肿瘤治疗的重要一环，只有多学科紧密配合，将手术与围手术期综合治疗合理结合，才能有效地提高患者的预后。

4. 决策模式：医患共同决策是围手术期外科之家以患者为中心的重要特征，未来医疗发展的趋势是共同治疗决策模式，一方面它是以患者为中心、以人为本的治疗理念的体现；另一方面，在当今以证据为基础的循证医学的快速发展中，在进展期肿瘤治疗方案上仍然没有区分出明显的优势和劣势，治疗时要充分考虑患者的个性化因素和偏好。

四、肿瘤外科手术治疗方法

（一）诊断性手术

目的在于获取供病理诊断的组织标本，有针吸、钳取、切取活检及切除活检等方法。

（二）探查性手术

临床诊断不明时所采用的检查性手术，目的在于获取明确的病理诊断，更准确地了解肿瘤大致形状、局部浸润程度、淋巴结转移、肿瘤与重要血管、神经、邻近重要脏器的关系。

（三）治愈性手术

是以彻底切除肿瘤为目的。凡肿瘤局限于原发部位而区域淋巴结未发现有其他部位转移灶，患者能耐受者，均适合根治性手术。

（四）姑息性手术

部分晚期癌瘤已失去治愈的机会，病灶切除达不到根治，为了减轻症状，而做一些简单的手术，旨在防止和解除可能发生的症状，以提高生存质量，或为下一步治疗创造条件。

（五）转移癌及复发癌切除术

临床上常见的转移癌有两种情况：①以转移癌为首发症状，占全部恶性肿瘤患者的0.5%~9%。②以淋巴结、胃、肺、肝等最常受累。单独淋巴结受累患者治疗效果较好，部分患者可获得长期生存。

（六）激素依赖型肿瘤的内分泌腺切除术

激素依赖型肿瘤可通过切除内分泌腺使其缓解或减少复发，如乳腺癌应用卵巢切除术的有效率为25%~37%。

（七）重建与康复性手术

某些肿瘤根治性手术破坏性较大，术后有严重的后遗症，如外部形态改变或功能障碍等。因此，在肿瘤根治术的同时，注意保护器官功能或通过修复重建，恢复某些器官功能与外形。

（八）预防性手术

预防性手术，是对有些可危及生命的情况，预先手术以防止危险情况的发生。

五、外科手术护理问题及护理计划

（一）焦虑与恐惧

1. 相关因素

（1）与疾病诊断不明或确认癌症有关。

（2）与对生理需要、舒适和安全等基本需要有干扰的因素有关。

（3）与身体部分器官、功能丧失，感觉和认知受损有关。

（4）与环境改变、疼痛及缺乏知识有关。

2. 护理措施

（1）评估焦虑、恐惧程度，鼓励患者倾诉恐惧的原因，表达自己的感受。

（2）保持环境安静，提供舒适条件，设法减少或消除引起恐惧的因素，如酌情向患者介绍有关手术的过程、可能的感觉、控制疼痛的方法等。

（3）语言、抚摸均有助于保持镇定，应鼓励家属和朋友对患者给予支持和帮助。

（4）鼓励应用正常的应对机制，学会使用松弛术移情，减轻恐惧程度。

（二）知识缺乏

1. 相关因素

与手术检查、治疗方法、术后康复、放疗、化疗及肿瘤防治知识缺乏有关。

2. 护理措施

（1）向患者讲明手术的性质、必要性及危险性，麻醉的方式，恢复期长短及在恢复阶段的注意事项等。

（2）对需要患者合作的常规准备（灌肠、禁食、留置胃管、尿管等）、实验室准备、饮食限制及术后可能出现的问题（疼痛、用药、各种引流管等）给予充分地介绍，并说明必要性和配合要点，指导练习方式，传授术后康复锻炼技巧，教会患者如何正确翻身、用力深呼吸、咳嗽并告知早期下床活动的意义等。

（3）向患者和家属介绍探视制度，等候地点及术后与医护间的联系方式。

（4）对某些内容的宣教要吸收家属参与学习。

（三）营养失调——低于机体需要量

1. 相关因素

（1）肿瘤或感染、高热等所致的高代谢状态。

（2）摄入量减少、吸收障碍，如胃肠手术后、慢性腹泻、放化疗所致口腔溃疡、恶心、呕吐、味觉改变。

（3）机体处于疼痛、焦虑、抑郁、悲哀或其他不适状态，导致食欲下降。

2. 护理措施

(1) 向患者及家属传授有关摄取足够营养和增进食欲的技巧。

(2) 帮助患者选择易消化吸收的高热量、高蛋白食物，如蛋白乳制品、鸡蛋、鱼肉、豆制品等。

(3) 鼓励患者少量多餐。

(4) 对疼痛的患者，可遵医嘱在进食前半小时给予止痛处理。

(5) 监测患者体重、血红蛋白、白蛋白等指标的变化情况。

(6) 对不能经口进食者，要给予鼻饲饮食或补充静脉高营养。

(7) 提供清洁、清新的进餐环境，去除病室中的异味或患者床单上的血迹、排泄物、分泌物等，并减少进餐前的治疗活动。

(8) 对恶心呕吐者，病情允许情况下，可以鼓励患者少量多次或遵医嘱进食前给予止吐剂。

（四）有误吸的危险

1. 相关因素

(1) 意识障碍（全麻又未完全清醒）。

(2) 咳嗽及呕吐反射降低。

(3) 气管切开术或气管插管。

(4) 面部/口腔/颈部手术或损伤。

(5) 吞咽障碍。

(6) 胃肠道插管或鼻饲。

2. 护理措施

(1) 意识障碍或术后麻醉未醒的患者，床旁备好吸痰设施，并及时吸痰。

(2) 昏迷或全麻未清醒患者的头应偏向一侧，并观察咳嗽和吞咽反射是否恢复及呼吸频率、节律及面色改变。

(3) 清醒患者及时协助排痰，指导患者或家属掌握正确排痰的技巧。

(4) 若病情允许，患者进食期应取坐位或半坐位；进食时应细嚼慢咽，不要讲话；进食的食物应易吞咽。

(5) 置胃管或鼻饲的患者：

①鼻饲前要检查鼻饲管的位置、长度、有无脱落，确定鼻饲管位置后方能从鼻饲管进食。

②进食后如患者感觉胃部胀满应立即暂停进食并通知医生。

（五）有窒息的危险

1. 相关因素

(1) 手术后患者麻醉未完全清醒。

(2) 拔除通气道后出现舌后坠。

（3）患者不能自行将呼吸道的分泌物排出。

2. 护理措施

（1）应确定患者完全清醒后再拔除通气道。

（2）密切观察呼吸节律、频率及面色。

（3）发生舌后坠的处理：

①开放气道，双手托起患者下颌，使患者头向后仰，以使患者气道伸直。

②选择适合的口咽通气管插入患者口中。

③将患者头偏向一侧，以缓解舌后坠。

④面罩给氧。

（六）疼痛

1. 相关因素

（1）手术所致的组织创伤和肌肉痉挛。

（2）来自静脉穿刺、肌肉注射、创伤性检查、切口处理以及插、拔各种引流管等。

（3）各种炎症、血管疾患，如脉管炎。

（4）肿瘤引起的疼痛。

2. 护理措施

（1）询问疼痛史、部位、性质、程度、频率、持续时间、并发症和以往减轻疼痛的措施。

（2）评估疼痛等级，设法消除或减少使疼痛加重的因素。对担心因用药会导致成瘾的恐惧心理，应说明正确用药的可靠效果，解除思想顾虑。

（3）按医嘱发给止痛药并记录疗效及副作用。

（4）采取能减少疼痛的卧位，避免疼痛部位的张力和压力（例如：避免牵拉有缝线的部位）。

（5）提供安静、舒适的环境，鼓励患者参加适当的娱乐活动，如聊天、听音乐等，以减轻疼痛。

（6）与患者共同确定止痛计划，探索控制疼痛的不同途径，如分散注意力、松弛疗法及皮肤刺激法。

（七）皮肤完整性受损

1. 相关因素

（1）疾病症状，手术切口，术后体内放置引流管，瘘口处漏出液刺激皮肤。

（2）卧床时间过长，局部皮肤长期受压。

2. 护理措施

（1）定期更换切口敷料，如渗液较多随时更换，若瘘口处漏出液过多，应注意保护瘘口周围皮肤，勤换敷料或瘘口周围皮肤涂以防护膏。操作过程中注意无菌操作。

（2）注意观察患者的症状、体征，如有无体温升高、皮肤疼痛、脓性或异常分泌物等。

（3）注意观察有无切口裂开征象，如出现切口开裂或切口疝，注意保护伤口勿使患者活动，请医生处理。

（4）对卧床患者，注意定时翻身，保持床单清洁干燥，无皱褶、无渣屑，定时按摩受压处皮肤，破损处皮肤定时换药，避免受压，如体位不能改变，受压处需垫气圈气垫。

（5）加强患者饮食护理，改善营养状况，使受损皮肤尽快恢复。

（八）口腔黏膜改变

1. 相关因素

（1）机械性损伤，如胃管、气管插管、使用舌钳、开口器等。

（2）禁食。

（3）感染、发烧。

（4）接受特殊治疗，如放射性治疗、化学性治疗。

2. 护理措施

（1）观察并记录患者的牙齿、牙龈、口腔黏膜、唇、舌的情况及口腔唾液pH值的变化，需要时做咽拭子培养。

（2）给予口腔清洁护理，改善口腔卫生（根据病情指导患者采取刷牙、清洁、漱口、冲洗等不同方式）。

（3）黏膜破溃者，根据唾液不同pH值采用杀菌、抑菌、促进组织修复的漱口液含漱。

（4）进餐前给予局部涂麻醉消炎药止痛。

（5）提供的食物和饮水温度适宜，避免过烫、过冷的食物。

（6）向患者介绍口腔卫生保健知识。

（九）有出血的危险

1. 危险因素

（1）手术创面大，广泛渗血。

（2）血管断端结扎不紧或结扎脱落。

（3）凝血功能障碍。

（4）高血压。

（5）伤口加压包扎压力不够。

2. 护理措施

（1）给予心电监护，观察生命体征变化，术后24h内每15~30min测量记录1次。

（2）保持引流通畅，严密观察出血量及速度。

（3）观察伤口渗血情况，及时更换敷料。

（4）对于颈部手术者应观察患者的呼吸情况，出现呼吸困难时应考虑是否为出血压迫气管。

（5）给予静脉输液，保持足够的液体量。

（6）遵医嘱给予止血药及输血。

（7）向患者及家属解释出血的原因及治疗措施，减轻患者及家属的恐惧以取得配合。

（十）有感染的危险

1. 相关因素

（1）手术切口、组织损伤、皮肤破损、体液潴留等。

（2）身体状况不佳，如体质虚弱、营养不良等。

（3）术后插管或引流管的使用。

（4）免疫反应抑制，白细胞减少、血红蛋白降低。

（5）介入性治疗及 TPN。

（6）长期使用呼吸机患者。

2. 护理措施

（1）保持室内空气新鲜，定时通风换气，必要时行空气消毒。

（2）密切观察生命体征的变化，每 4h 测体温 1 次，术后 2~3d 体温仍有异常，应查找原因。

（3）伤口敷料保持清洁、干燥，若有渗出及时更换。

（4）保持引流管通畅，嘱患者翻身及下床活动时不要抬高引流管或引流瓶，每天更换引流袋，注意无菌技术。

（5）鼓励患者咳痰、定时翻身、协助拍背，预防肺感染。

（6）TPN 现用现配，每天更换 TPN 袋及输液管。

（7）指导进食高热量、高蛋白、高维生素、易消化饮食。

（8）对免疫力低下者采取保护性隔离，限制有任何感染的人探视。

（9）向患者讲解导致感染发生的危险因素，指导患者掌握预防感染的措施。

（10）做好留置导尿管的护理。

（11）疑有感染时，对伤口分泌物、引流液及尿液、血液、痰做细菌培养，根据药敏试验选择抗生素。

（12）大剂量使用抗生素后应注意观察大便次数、性状，口腔黏膜有无异常，防止菌群失调。

（十一）尿潴留

1. 相关因素

（1）全身麻醉或硬膜外麻醉。

（2）不习惯卧床排尿。

（3）疾病、外伤或水肿引起的尿道压力增高。

（4）疼痛。

（5）感染。

（6）手术损伤。

2.护理措施

（1）神志清醒的患者：

①鼓励多饮水。

②如可能尽量采取便于排尿的体位。

③让患者听流水声或温水冲洗会阴。

④按摩膀胱，在放松尿道括约肌的同时，提高膀胱压力。

⑤排尿时注意遮挡。

（2）如上述诱导方法无效，膀胱高度充盈时可行导尿术留置尿管。

（3）留置尿管时应定时观察尿袋中引出尿液的量、性质，若量少膀胱充盈则注意尿管有无扭曲、打折，若堵塞应冲洗尿管。

（4）告诉患者或家属膀胱充盈症状和体征：如下腹胀满或不舒服；尿频、尿急、尿少；排尿迟缓，若有此体征应立即告诉医生或护士以采取相应措施。

六、术前护理

（一）心理护理

应了解患者心理和情感的变化，根据患者的心理反应进行心理疏导，消除负性情绪的影响，增强其战胜疾病的信心。应深入浅出地进行解释，耐心细致地介绍手术的重要性、必要性及预后。对于会造成失语的患者可于手术前做好哑语训练，并于术后备好纸笔，以便进行交流；对拟行结肠造瘘的患者，讲解更换肛袋的方法，提高患者术后的依从性。

（二）手术前的准备工作

做好手术前准备工作，是手术能否顺利进行，伤口愈合的好坏以及术后并发症的关键。

1.做好常规检查

协助医师做好体格检查、常规化验检查及各科的一些特殊检查。定时做好血压、体温、脉搏、呼吸等的测量及记录，以提供诊断材料。

2.饮食和营养支持护理

全面了解患者体质、营养状况、评估患者对手术的耐受力。鼓励患者增加蛋白质、糖类和维生素的摄入。对蛋白质摄入不足者，通过肠内、肠外营养支持，纠正营养失调、改善营养状况，提高其对手术的耐受性，保证手术的安全。

3. 根据病情需要,帮助患者建立良好的卫生习惯

口腔、消化道及呼吸道疾病患者应早、中、晚漱口刷牙;有牙龈炎或坏牙应及时治疗,手术前应进行洁牙。吸烟对人的危害及对手术的影响很大,有吸烟嗜好者应劝其戒烟。外阴、肛门病变,手术前应每日清洗或用1:5000高锰酸钾溶液浸泡,保证局部清洁,预防感染。

4. 不同手术部位的特殊准备

(1)对食管梗阻患者应自术前3d起每晚用温盐水或1%~2%碳酸氢钠溶液冲洗食管,清除积存的食物和黏液,减轻食管黏膜感染和水肿。手术晨再次冲洗,抽尽胃液留置胃管。对食管上段癌患者,则不宜冲洗,以防误吸。

(2)胃癌合并幽门梗阻患者,应自术前3d起,每晚温盐水洗胃减轻胃黏膜水肿,便于术后切口愈合。

(3)大肠手术应进行肠道准备:术前常规清洁灌肠,或手术前日晚口服10%甘露醇500~1000ml并大量饮水,其效果较好。

(4)阴道手术或子宫肌瘤合并感染,应于术前3~5d,每日用1:5000高锰酸钾溶液行阴道灌洗,以减少术后并发症。

(5)皮肤的准备:手术前患者应做好全身清洁,如理发、洗头、洗澡、剪指甲,然后手术野局部剃毛、消毒,剃毛不可刮伤皮肤。备皮范围原则上应大于手术范围,四肢手术备皮范围须超过手术部位的上下两个关节。

(6)术前指导工作:为了加快患者的康复,降低术后并发症,应对患者进行术前指导,例如,患者在术前要学会卧床排便;胸、腹部手术患者,在术前要指导其进行深呼吸、咳痰训练及肢体活动;行乳腺癌根治术前,应教会患者术后肢体功能锻炼方法、步骤等。

七、术后护理

(一)麻醉后护理

全身麻醉患者,术后应平卧、头偏向一侧,保持呼吸道通畅;痰液积聚时,应及时吸痰;呕吐后应及时清除口腔内呕吐物,以防误吸。同时密切观察血压、脉搏、呼吸情况。

椎管麻醉后去枕平卧6h,注意测量血压、脉搏、呼吸,并注意观察麻醉平面消失情况和下肢活动情况,腰麻后要注意有无头疼、恶心、呕吐。

麻醉清醒后,根据手术部位取适当卧位:颈、胸、腹、盆等部位手术,均应取半卧位,以利引流;外阴部肛门手术,可取低半坐卧位;四肢手术一般平卧并应抬高患肢;颅脑手术后,取头高脚低位,有利于头部静脉回流,防止颅内压增高和脑水肿;甲状腺手术后应取半卧位,可预防颈部血肿压迫气管引起窒息等严重并发症;行喉再造及气管形成术后,需固定头部于前倾位25°~30°,以减少吻合口的张力。

（二）预防及控制感染

由于手术范围广，创面大，患者营养状况差，且多数患者年龄大，故手术后耐受性差，易并发呼吸系统、泌尿系统、切口或腹腔内感染。因此术后严密观察生命体征变化，记录24h出入量；保证病房内的清洁，温度、湿度适宜。患者病情允许时，可定时开窗通风；鼓励患者多翻身，深呼吸，有效咳嗽、咳痰；早期下床活动有助于肠蠕动、减轻腹胀、预防肠粘连，促进血液循环和伤口愈合，还可增加食欲，但活动时应注意保暖和安全。

（三）各种引流管的护理

肿瘤根治性手术切除范围广，术后均需放置引流，如胸腔引流、腹腔引流、淋巴结清扫术后的引流、乳腺根治术后的负压吸引、胃肠减压、T管引流、留置导尿管等。护士要经常巡视观察、挤压引流管保持其通畅，防止堵塞或引流管被压、扭曲等。观察并准确记录引流液的颜色、性质及量。胸腔闭式引流还要观察其水柱波动。胃肠减压及各种负压吸引，要注意经常维持负压状态，以达到有效的吸力。妥善固定引流管，保证其长短适中，避免过长妨碍引流或过短影响患者上床活动且易被拉出。合适的引流管的长度以患者能在床上能自由翻转不易拔出为标准。

（四）切口的护理

面部手术后切口多暴露，需经常用酒精棉球轻轻擦拭，保持局部清洁、干燥，促使切口愈合；口腔手术后应定时清洁口腔，根据病情，用盐水或漱口液漱口，张口困难者可用压舌板和喉镜暴露口腔，再予擦洗；观察伤口渗血、渗液情况，保持伤口敷料干燥，观察切口颜色、温度。对皮瓣移植术的患者，要注意观察皮瓣的颜色和温度的变化，如果皮瓣颜色苍白或青紫、局部发冷要立即处理。

（五）术后饮食护理

营养供给的途径可分：①由口进食；②胃肠道营养法；③胃肠道外营养法。术后患者消化道功能尚未恢复前，可经肠外途径供给所需能量和营养素，以利于创伤恢复。最常用的方法是全静脉营养法（TPN）。能经口进食者，鼓励早进食，给予易消化且富有营养的饮食。对口腔及头颈部手术患者，为预防感染和吻合口瘘，术后多禁食而采用鼻饲法补充营养。胃肠手术后，须待肠鸣音恢复，能自动排气方可进食，一般由流质饮食开始逐步增加。进半流质饮食时，应少量多餐。结肠造瘘瘘口开放后即可进半流质饮食或少渣饮食，应避免过多纤维素和导泻食物，少食易产味和易产气的食物，指导患者养成定时排便的习惯。食管癌手术后常行十二指肠营养管或空肠造瘘补充营养，一般可给要素饮食或自行配制的十二指肠营养液，在滴注营养液时应注意营养液的温度、浓度和滴注速度的变化，以免引起腹泻或其他不适反应。

（六）预防静脉炎、静脉栓塞的发生

选择合适的给药途径和方法，选用适宜的溶媒。合理安排给药顺序，有计划选择静脉，妥善固定针头。

（七）术后疼痛的护理

手术后随着麻醉作用的消失或因疲劳、体位不适、引流管的刺激等种种不适感觉，使得切口疼痛逐渐加剧，扰乱患者身心安静，妨碍睡眠，影响康复。护士应及时按医嘱给予止痛药。在选择止痛药时应着重于能有效地控制疼痛且其不良反应为最小。

（八）术后恢复期的护理

1. 功能锻炼

向患者讲解功能锻炼的意义，协助及督促患者练功，并记录鉴定功能恢复情况，告知通过锻炼后应达到的标准要求。

（1）乳癌根治术：术后第 2~3d 按计划进行练习，术后 2 周内达到术侧手臂能越过头顶摸到对侧耳廓，不致影响日后生活自理。

（2）开胸术后：由于切口长，肋骨被切除，患者常因怕痛不敢活动患侧上肢，以致肩关节活动受限，造成肩下垂。术后应指导患者进行上举、外展肩关节活动动作，并练习术侧手扶墙抬高和拉绳运动。

（3）颈淋巴结清扫术：由于手术导致颈部肌肉损伤，神经断裂导致斜方肌不同程度的麻痹而致肩下垂，肩胛扭转，及上臂外展受限，影响了患者的工作和生活。所以在伤口完全愈合后就可以进行肩关节及颈部锻炼。

（4）截肢术后：对截除下肢手术前应教会患者如何使用拐杖，同时进行双臂拉力锻炼及用健肢站立平衡训练，以便术后尽早练功。

（5）全喉切除及喉形成术后：全喉切除术后患者依靠永久性气管造口呼吸并失去发音功能，因此术后应训练食管发音，护士应讲解发音方法，并耐心主动的帮助练习。

2. 培训自我护理能力，适应新的生活习惯

（1）行气管造口患者：训练患者自行吸痰，清洗导管，更换喉垫，造口盖以湿纱布以湿润并滤过吸入的空气；讲解注意事项，如气管套管不可随意拔出、不可沐浴及游泳以免误吸、避免接触粉尘以及有毒气体、注意保暖、预防感冒等。

（2）人工肛门训练：如自行处理假肛的方法、瘘口周围皮肤的护理、造瘘口的扩张等。同时应告知患者养成定时、定量进餐及定时排便的习惯。注意饮食卫生，预防腹泻。

（3）胃手术后需指导患者如何安排饮食种类。

第三节 肿瘤化学治疗及护理

一、化学治疗的原则与方式

（一）化疗原则

1. 化疗前必须明确病理学诊断。
2. 全面评估患者对化疗的耐受性。
3. 尽量使用联合化疗。联合化疗的原则，其基本原则为：①药物单独应用有效，各自的主要毒性靶器官不同。毒性不叠加，如最为常用的 CAP 方案中，多柔比星（阿霉素）的主要靶器官为心脏，顺铂的主要靶器官为肾脏，环磷酰胺的主要靶器官在膀胱。②作用机制不同，如烷化剂加抗代谢药。③合用的药物有协同作用。④选择药物的最佳剂量和用法，例如先 DDP 后紫杉醇则毒性增加；先给甲氨蝶呤后 3~4h 再给氟尿嘧啶可增加效果，反之会削弱疗效。
4. 确定治疗目标（根治性、姑息性、研究性、辅助性）。
5. 用药个体化。
6. 重视处理化疗药物的毒副作用（要在取得最大治疗效果的同时，尽可能将化疗药物的作用控制可以逆转、可以耐受和处理的范围内）。

（二）化疗方式

1. 全身化疗：适用于晚期或有播散趋向明显的肿瘤患者。
2. 辅助化疗：指在局部治疗（手术、放疗、介入治疗）后的辅助治疗，目的是为了控制局部治疗后残余的肿瘤病灶及消灭微小转移灶，以及延缓或控制复发和转移，这种治疗是作为局部治疗丝裂霉素的一个补充方法，因此称为辅助化疗。
3. 新辅助化疗：也称先期化疗（即术前或放疗前的化疗），是指在明确肿瘤诊断的基础上，合理选用化疗药物，缩小肿瘤体积，提高手术切除完整率，减小手术创伤范围以避免术中因挤压肿瘤造成转移，减少手术后转移复发。
4. 联合化疗：指的是两种或两种以上的不同种类的抗癌药物联合应用。
5. 特殊途径化疗：腔内化疗，腰椎穿刺鞘内给药，动脉插管化疗，胸、腹腔灌注化疗，局部注射化疗药物等。
6. 研究性化疗：研究性化疗应符合临床药物试验的 GCP（good clinical practice）原则。标准化疗方案的形成主要通过Ⅰ期临床试验确定最大耐受剂量和主要毒性，Ⅱ期临床试验证明安全有效，Ⅲ期临床试验证明优越性，同时需要反复验证或 meta 分析确立肯定的疗效，达成共识和形成临床指南。

二、肿瘤化疗方案设计原则

1. 从细胞增殖动力学考虑。
2. 从药物作用原理考虑。
3. 从药物毒性考虑。
4. 从药物的抗瘤谱考虑。
5. 给药顺序考虑。

三、注意事项

1. 了解病史。化疗前应了解肿瘤的病理类型、临床分期、患者的全身状况，有无重要的脏器功能障碍及以往的肿瘤治疗史、拟选化疗药物的用法、毒副反应和相应的预防措施。
2. 常规辅助检查。化疗前血象、肝肾功能、心电图以及胸部 X 线的检查应视为常规，如有异常需停用或减量使用相应的药物。化疗期间及化疗后也需注意观察，特别是血象，化疗期间最好能每周检查 2 次。
3. 每次治疗后需对化疗效果进行评价。不能长期无限制地用药或盲目加大剂量，否则不仅不能控制肿瘤，反会招致严重的副作用。

四、化疗适应证

1. 造血系统恶性肿瘤。
2. 某些实体瘤（皮肤癌、绒癌）。
3. 实体瘤术后或放疗后配合化疗。
4. 肿瘤晚期，无法或不易手术或放疗。
5. 癌性胸、腹腔积液和心包积液。
6. 肿瘤引起上腔静脉压迫征、脑转移。

五、禁忌证

1. 血象下降，白细胞低于 $4 \times 10^9/L$。
2. 肝功能异常、贫血明显、血小板降低、心肌疾病、感染发热等。
3. 营养状态差，有恶液质或估计生存时间少于 2 个月。

六、停化疗药指征

白细胞低于 $3 \times 10^9/L$，血小板下降至 $60 \times 10^9/L$；化疗中发生不能控制的频繁呕吐及腹泻，或出现口腔溃疡；明显的肝肾功能损害、心律失常、消化道出血、出血性膀胱炎、肺纤维化；发热，体温超过 38℃以上。化疗已达到规定疗程。

七、化学治疗临床应用方式

1. 静脉给药。
2. 肌内注射和皮下注射。
3. 口服。
4. 腔内化疗。
5. 鞘内化疗。
6. 动脉内化疗。
7. 膀胱内灌注。
8. 局部涂抹。

八、抗肿瘤药物的毒副作用和护理

（一）局部毒副反应

1. 临床表现

输液过程中，穿刺静脉周围常表现出肿胀及急性烧灼样痛。由于药物刺激，局部血管渗透压的改变，导致外渗液体在注射部位聚集形成硬结、疱疹、水疱甚至溃疡。溃疡下可见广泛的组织坏死，最终溃疡部位出现黑色焦痂。药物浸润皮下组织，可有关节僵硬、活动受限、神经病变及受累部位灼痛。

溃疡部位之下可见全层表皮及皮下组织坏死；溃疡外侧有明显表皮增生、成纤维细胞及内皮细胞有丝分裂多见，为极度反应的表现。

"静脉怒张"反应：其特征是沿前臂静脉方向的绒状皮疹，注药的局部可以有红斑、水肿、硬结、瘙痒、触痛、浅表的疱疹和水疱。用药停止48h内反应消退且无组织损伤。估计在阿霉素使用中3%以上患者出现静脉怒张。

延迟的局部反应：见于应用丝裂霉素化疗的患者，在日晒后出现皮肤毒性反应。"回忆反应"见于应用阿霉素、丝裂霉素的患者，比如一侧手臂输药后，当从对侧手臂再次给药时可在上一次化疗给药部位出现局部损伤。

2. 预防要点

（1）输液部位的选择：避免在手背、肘窝、肌腱、韧带、关节及瘢痕部位，也不能在接受过放疗的肢体、有AV瘘的肢体、乳腺手术后患侧肢体、淋巴水肿等部位进行静脉穿刺。避免在24h内已穿刺过静脉穿刺点的下方重新穿刺，以免抗癌药物从前一次穿刺点外渗。应选择粗、直、富有弹性的静脉。建议考虑使用中心静脉，如果患者拒绝中心静脉给药，应在护理记录中说明。

（2）注射化疗药物前对药物的评估：在进行化学治疗之前要明确所用的药物是发疱性的或非发疱性的，要选择合适的类型和合适的剂量的稀释液，避免高浓度药物。

(3) 安全用药：应指定经验丰富的护士执行或指导穿刺。穿刺时应尽力做到一次成功，不可反复在同一穿刺处进针，给药前应检查回血，输液中加强观察，如发生可疑迹象应立即停止输液并检查。如怀疑发生药物外渗，应立即停止给药，根据不同情况给予处理。对于多药的同时应用首先要注入非发疱剂；若两者均为发疱性，应先使用稀释量少的一种，在两次注射之间用生理盐水或5%葡萄糖液冲洗导管。静脉输注化疗药物后，应用生理盐水或5%葡萄糖液充分冲洗导管后再拔针。

(4) 输液前宣教：输液前应向患者讲解药物渗出的临床表现，当局部隆起、疼痛或输液不通畅时应及时呼叫护士，以减少化疗药物的渗出。

(5) 发生外渗：立即停止输液，尽力回抽渗出液，通过原输液针给予对应解毒剂（若针已穿出血管则通过皮下注射给予解毒剂）。拔针时，避免不适当压力；建议抬高患肢48h。第一步，立即停止输液，并将化疗药物的外溶量降到最低，保存好输液针头，有解药的可以使用解药，如长春新碱的解药为玻璃酸酶，氮芥的解药为10%硫代硫酸钠；第二步，在渗出部位注射地塞米松、利多卡因封闭液，进行局部环形封闭；第三步，外渗发生24h内冷敷，24h后湿敷，局部使用硫酸镁或水凝胶、水胶体外用，根据需要使用镇痛剂；最后，抬高外渗部位肢体，促进局部血液循环，可适当选用物理治疗来改善局部血供。

(二) 胃肠道毒性反应

1. 恶心、呕吐

是化疗药物引起的最常见的早期毒性反应，在化疗药物特性、给药方式、给药剂量、个体差异等因素作用下，引起肿瘤患者恶心呕吐的频率和程度各不相同。严重者可导致脱水、电解质失调、体重减轻以致衰竭。可能使患者拒绝有效的化疗。

化疗引起呕吐可分为：①急性呕吐：指化疗24h以内发生的呕吐，多发生于用药后1~2h，特别多见于初次化疗者；②延缓性呕吐：指化疗24h以后至第5~7d所发生的呕吐；③预期性呕吐：是一种条件反射性呕吐。化疗引起的恶心呕吐有轻中度之分：①轻度：每日1~4次的呕吐；②中度：每日5~9次的呕吐；③重度：每日10次以上的呕吐。

防治及护理：保持病房干净、整洁、无异味，减少不良刺激；预防性地选用有效的抗呕吐剂；并利用松弛疗法、音乐疗法、催眠等，分散注意力，减轻恶心、呕吐的症状；对于重度呕吐患者，严格记录出入量，以评估脱水情况，必要时查血电解质、补液；在饮食护理上，化疗期间忌进食过热、粗糙、辛辣、气味太浓、油腻等食物。根据患者口味给予清淡易消化饮食，少量多餐鼓励进食。

健康教育：告诉患者造成胃肠道反应的原因，预防用药的目的。协助患者了解一般的自我护理知识，使其在尽可能稳定情绪下接受化疗。

2. 黏膜炎

临床表现为唇、舌、颊、口底、齿龈出现充血、疼痛、红斑、溃疡、糜烂，食欲下降，腹泻腹胀，甚至出现血便或发生便秘。

护理要点：注意口腔卫生，保持清洁和湿润，每日饭前、饭后用生理盐水漱口，睡前及晨起用软毛牙刷认真清洁口腔，动作轻柔，以免口腔黏膜及牙龈的机械性损伤。①口腔降温：可引起局部血管收缩并且暂时地减少口腔黏膜血液和进入口腔黏膜细胞的药量。降低口温是预防措施中经济、简单且行之有效的方法之一；②对症治疗：若有真菌感染应给予抗真菌药物治疗，如制霉菌素含服，同时给予5%碳酸氢钠漱口；疑有厌氧菌感染可以用3%过氧化氢溶液漱口；已发生溃疡，可用生肌散涂于患处，还可用2%利多卡因溶液喷雾或利多卡因1支、地塞米松10mg、庆大霉素16万单位配制于生理盐水500ml中，分次含漱；口唇干裂时可涂抹凡士林；根据患者口腔pH及用药情况选择合理的漱口液，对于口腔pH偏酸性的患者，可以用碳酸氢钠漱口液，对于高剂量甲氨蝶呤，可以选择用含亚叶酸钙的漱口液和含抗生素的漱口液交替使用；③口腔护理：生理盐水、5%碳酸氢钠溶液、1%过氧化氢溶液、制霉菌素溶液及口灵等漱口；④局部止痛：选用0.5%~1%利多卡因溶液，或0.5%~1%的丁卡因溶液含漱；⑤黏膜保护、修复：用硫糖铝、别嘌醇、苯海拉明、维生素E溶液等含漱；⑥口腔溃疡：用碘甘油＋制菌霉素适量涂抹口腔溃疡面，每日3次，局部喷双料喉风散；注意静脉补充维生素、谷氨酰胺等。

3. 腹泻、便秘

持续性腹泻时，密切观察并记录大便次数、性状，及时做常规检查，监测水电解质，及时给予止泻、补液治疗，减少其脱水、热量摄取不足的发生；注意肛周皮肤的护理，保持肛周皮肤清洁、干燥和舒适；出现便秘时，可指导患者劳逸结合在机体舒适的情况下尽可能下床活动，卧床患者进行腹部按摩、肢体活动，已有3d以上未大便的患者，遵医嘱给予通便药物；若出现腹胀或肠鸣音减弱，疑有肠梗阻发生者，应及时行胃肠减压；注意观察体温变化，早期发现感染征兆，早期治疗。

(三) 骨髓抑制

1. 临床表现

白细胞减少，粒细胞下降，血小板减少，当血小板少于50×10^9/L时会有出血的危险，而当血小板低于10×10^9/L时，容易发生中枢神经系统、胃肠道以及呼吸道出血。化疗通常不会引起严重贫血。严重骨髓再生障碍时，易继发感染和出血。

2. 护理要点。

严格掌握化疗适应证，化疗前检查血象、骨髓情况。如果白细胞低于4×10^9/L，血小板低于80×10^9/L时，化疗应慎重执行，必须化疗时需要适当调整治疗方案，必要时应暂缓化疗，给予对症治疗。当白细胞低于3.0×10^9/L时则应停止化疗，低于1.0×10^9/L时要采取保护性隔离。简单保护性隔离：首先做好患者心理护理，消除恐惧心理，讲明保护性隔离的重要性，患者住单人房间，减少探视及陪员，工作人员进病房要戴口罩、帽子，有条件的最好穿隔离衣。检查治疗前要洗手，对血小板减少的患者做静脉注射、穿刺或肌注后针眼处要按压3~5min，以防止皮下瘀血；病房的桌面、地面、窗台及各种用物应用1:200的84消毒擦洗，2次/d，保持室内空气新鲜，开窗通风；病人的餐具、药杯、体温计均应固定使用，定期消毒；定期检查血常规，尿常规及肝、肾功能。

（1）治疗中给予必要的营养支持，如高蛋白、高热量、高维生素饮食、药膳等。

（2）化疗后应隔日查血常规，必要时每日查，以了解血象情况。

（3）遵医嘱应用促进血细胞生成药物，如粒细胞巨噬细胞集落刺激因子（GM-CSF）、粒细胞集落刺激因子（G-CSF）等，并观察疗效。

（4）白细胞特别是粒细胞下降患者，应加强病房消毒，减少探视，严密监测体温，必要时预防性给予抗生素，当白细胞 $< 1 \times 10^9/L$ 应采取保护隔离。

（5）血小板降低时应注意预防出血，叮嘱患者减少活动，慢活动，帮助做好生活护理，减少磕碰；刷牙时，选择软性毛刷，动作应轻柔；如有头痛、恶心等症状时则应考虑颅内出血，应及时处理。当严重血小板减少的患者出现出血症状或血小板数低于 $15 \times 10^9/L$ 时，一般需要输入5~10U血小板。血小板应在采集后在6h之内输注，4℃以下不能保存，否则会影响血小板输注后的存活率。

（6）避免服用阿司匹林等含乙酰水杨酸类的药物，注意监测出血、凝血时间。

（四）心脏毒性

1. 临床表现

主要药物有阿霉素、柔红霉素、米托蒽醌、环磷酰胺、长春新碱、长春花碱、三尖杉生物碱、5-Fu、顺铂等。是由于产生过多的自由基，使得脂质过氧化，导致线粒体、内质网和核酸的损伤，或者阿霉素与铁形成复合物交联DNA而损伤细胞，影响辅酶Q_{10}的功能，直接破坏心肌细胞膜，而致心肌细胞损伤。

临床表现为短暂的心电图改变，包括窦性心动过速、T波变平、ST段低下和偶发性室早。药物停用后，患者心电图会恢复到正常状态。充血性心力衰竭是另一种与剂量有关的毒性反应。临床表现为气促、心悸、心律失常等心衰症状；骨髓移植时采用高剂量环磷酰胺时也可诱发急性心脏毒性，临床表现为心包炎或心肌炎。

2. 预防及护理

（1）化疗前应了解有无心脏病病史，检查心电图了解心脏情况。

（2）限制蒽环类药物的蓄积量，阿霉素的累积总剂量不超过 $500mg/m^2$。当超过时，充血性心率衰竭的发病率可能达到25%。

（3）严密观察病情变化，监测心律、脉率，必要时给予心电监测，发现心衰给予强心剂。

（4）利尿治疗，予以心衰护理。

（5）改变给药方法，通过持续的静脉点滴给药可减少心脏的毒性。

（6）保护心脏，给予维生素E、辅酶Q_{10}、ATP、潘生丁和钙通道阻滞剂等。

(五)肝脏毒性

1. 临床表现

主要药物有环磷酰胺、卡氮芥、环己亚硝脲、甲环亚硝脲、甲氨蝶呤、长春花碱、长春花碱酰胺、鬼臼乙叉苷、氮烯脒胺、6-巯基嘌呤、L-门冬酰胺酶、氮芥等。

临床表现为乏力、食欲不振、恶心呕吐、肝脏肿大、血清转氨酶及胆红素升高,重则出现黄疸甚至进行性肝萎缩。

2. 护理要点

(1)化疗前、后进行肝功能检查,如有异常应谨慎使用抗癌药。

(2)化疗过程中密切观察病情,了解患者不适,发现异常及时对症处理。应用解毒剂促进有害药物的代谢、清除。

(3)遵医嘱给予保肝药物,如肝泰乐、复合维生素 B、维生素 E、ATP、辅酶 A、中药等。

(4)嘱患者饮食以清淡、可口为宜,适当增加蛋白质、维生素摄取量。

(5)做好心理护理,减轻焦虑,注意休息。

(六)泌尿系统毒性

1. 肾脏毒性

主要药物有顺铂、亚硝脲类、光辉霉素、丝裂霉素、甲氨蝶呤、柔红霉素等。其中尤以顺铂最易引起肾脏毒性,发生率为 28%~36%。主要机制是金属铂离子抑制肾小管刷状缘和侧膜的有机阳离子转运系统,使得药物及其代谢产物排泄障碍所致。主要表现为肾小管上皮细胞坏死、变性、间质水肿、肾小管明显扩张,严重时肾衰,其严重程度与顺铂剂量呈正比。

主要临床表现为尿中出现红细胞、白细胞和颗粒管型,BUN、肌酐升高,肌酐清除率下降,偶然伴有短暂性蛋白尿和高尿酸血症。

2. 出血性膀胱炎

主要药物有环磷酰胺、异环磷酰胺、喜树碱等。

临床表现为尿频、尿急、尿痛及血尿,其程度与药物剂量大小有关。

3. 尿酸性肾病

对化疗敏感的肿瘤,如急慢性白血病、淋巴瘤等在联合化疗后,大量肿瘤细胞被迅速破坏,血液中尿酸急骤增加,在肾脏集合管形成结晶,影响尿液生成。

临床表现为尿少或无尿,血尿尿素氮及肌酐增高出现尿毒症。

4. 护理要点

(1)化疗前必须进行有关肾功能检查。

(2)使用顺铂时需进行水化 1000ml 后方可给药,并用利尿措施(甘露醇或速尿),每日输液量 3000ml 以上,保持尿量在 2000ml/d 以上,100ml/h。

(3)丝裂霉素给药时应避免或尽量减少输血,以减少微血管病溶血性贫血发生、肝肾、骨髓功能障碍者慎用。

（4）大剂量甲氨蝶呤应用时，可导致急性肾功能不全，应水化和尿液碱化。保持尿量大于100ml/h。为减轻药物毒性，于药物输注完2h开始给亚叶酸钙6~9mg，肌肉注射，每6h 1次，一般共12次。

（5）异环磷酰胺（IFO）可产生多样肾异常，使用时应同时给予泌尿系统保护剂美司钠。可与IFO代谢产物丙烯醛结合，形成对泌尿道无毒性的复合物，减轻其对膀胱黏膜的损伤，预防出血性膀胱炎。美司钠每日剂量为环磷酰胺剂量的60%~120%、异环磷酰胺剂量的20%，于用药同时及用药后4h静脉给药，共3~5次。同时也应补充足够水分以利尿、碱化尿液，有助于减轻肾脏和膀胱的毒性。美司钠使用后可出现轻微腹泻、头痛及肢体疼痛等副作用。

（6）对于尿酸性肾病的防治，应每天补充足够的液体，促进排尿，同时口服碱性药物，以利尿酸溶解。别嘌呤醇可用于预防尿酸性肾病，并注意控制食用高嘌呤含量的食物，如肉类、动物内脏、花生、瓜子，每日限制蛋白质入量，多吃新鲜蔬菜水果等。

（7）应密切观察肾功能状况，在服药期间，持续监测患者出入量、皮肤弹性、体重、水肿情况、意识等情况，如有不适，及时报告。

（七）脱发

化疗药物能抑制毛发根部细胞群的有丝分裂，使细胞不能更新，从而导致萎缩引起脱发。用药2~3星期头发脱落，重则腋下、阴阜以及面部毛发也全脱落。

护理措施：

1. 化疗前应告知患者可能出现脱发，但化疗间歇期头发会重新生长，使患者心里有所准备，消除顾虑。

2. 帮助患者挑选适合假发套，尽可能纠正形象紊乱所致负性情绪。

3. 给药前10min采用冰帽，10min后，头皮温度下降到23~24℃，直至停药后30min。有一定预防作用，但头皮转移、白血病、多发性骨髓瘤等禁用。

4. 脱发后，每日晨、晚护理应注意将床上脱发扫干净，减少患者不良刺激。

（八）过敏反应

以左旋门冬酰胺与紫杉醇发生过敏反应最常见。左旋门冬酰胺酶过敏性表现在10%~20%，表现为速发型过敏反应。紫杉醇（PTX）过敏反应发生率为10%~20%。其主要临床表现为典型的Ⅰ型过敏反应，包括支气管痉挛、喘鸣、瘙痒、皮疹、焦虑、低血压等，一般在用药后最初10min内发生。严重者在PTX用后2~3min发生。还可引起神经、肌肉毒性，表现为外周静脉病变，主要是痛温感觉障碍、运动神经和自主神经病变、肢端麻木、刺痛感或烧灼感，一般在高剂量后24~72h发生。

护理措施：

1. 了解患者药物过敏史，如有无其他药物过敏史，以往用过该药、高剂量给药等为高危因素。

2. 给药前做好预防措施，随时准备好抗过敏药等抢救用物。

3. 给药后严密观察病情，特别是在给药后第1h应每15min测血压、脉搏、呼吸变化，做好记录，若出现轻度症状，如潮红、皮肤反应等，不需中断用药，若出现严重过敏反应，应及时停药就地抢救，病情平稳后，酌情遵医嘱采用泻药、利尿药等，以促进体内药物排泄。

4. 临床上可用于先前对于某种特殊药物过敏的患者，用药前给予预处理，给予抗过敏处理。在给予紫杉醇之前12h和6h，给予20mg地塞米松口服，给药前半小时肌注50mg苯海拉明。

5. 紫杉醇给药时禁止使用聚氯乙烯输液装置，稀释的紫杉醇应贮藏于玻璃瓶或聚丙烯材料制成的瓶内，采用聚乙烯类给药设备并通过所连接的过滤器过滤后滴注。

（九）其他

除上述毒性以外，化疗药还可以引起远期毒性。如生殖系统毒性，对生殖细胞有致突变作用以及对胎儿有致畸作用。若干年后可能发生第二恶性肿瘤的危险。

第四节 肿瘤放射治疗及护理

一、放疗常用的照射方式

1. 远距离照射：又称外照射，是放射源位于人体一定距离，集中照射人体某一部位，这是放疗常用的方式。外照射多采用分次放疗方式，即每周5次、每日1次的常规分割，或每周5次、每日2~3次的非常规分割。

2. 近距离放疗：是把放射源放入被治疗的组织内或放入人体的自然腔道内，直接在病灶区域进行的近距离照射，通常作为外照射的补充。

3. 内用同位素治疗：利用人体某器官对某种放射性同位素的选择性吸收将该种同位素经口服或静脉注入进行治疗，如用 ^{131}碘（^{131}I）治疗甲状腺癌、^{32}磷（^{32}P）治疗癌性胸水等，称为内用同位素治疗。

二、放射物理技术的进展

1. 立体定向治疗的实现

基于电子计算机精度提高、双螺旋CT及高清晰度MRI出现，立体定向治疗应运而生，目前使用的γ刀，从某种意义来说是一个立体定向放射手术过程。X刀（加速器）应用CT定位计算机计划系统等技术与γ刀原理相近。

2. 三维适形放疗技术

三维适形放疗技术，从平面二维定位,过渡到立体三维定位,与之对应的光栅（遮光板）可以随射野变化而发生相应的调整，从而准确适应肿瘤形状，使得高剂量区域的分布形状与病灶的位置在三维上是一致的。

3. 调强适形放疗

从固定视野上的物理条件出发，把其准确性调至最高，将平面二维准确调至三维更准确方向，在三维补偿照准方面调至最精确，给到最大足量。从诊断、设计实施和多种补偿手段，各种运动射束的调强，使射野边界锐利，界限明确，达到最高限度的准确定位，最高准确剂量到达靶，高准确度执行预定计划。

4. 图像引导放射治疗

这是目前肿瘤放射治疗的发展的方向。其目的是在同一台治疗设备上做到精确计划（TPS）、精确定位（IGRT）、精确治疗（IMRT）三原则。

质子放疗和三维适形放疗类似，只是后者使用的是X线而前者使用的是质子射线。质子是原子的一部分，它能通过健康组织（对其造成极小的损害），最后再杀死癌细胞。

三、放射治疗机的种类

1. 接触性治疗机

多采用60~80kV以下X线治疗机，用于表浅肿瘤，如皮肤癌、血管瘤、瘢痕疙瘩等，现多用电子加速器取代之。

2. 深部X线治疗机

多在120~250kV之间，有效治疗深度为5cm，因皮肤反应大，临床多与 ^{60}钴 γ线及直线加速器高能X线合用来完成全部治疗计划。用于表浅淋巴区域的预防照射，如乳腺癌的锁骨上区、内乳区的照射，可单纯采用深部X线治疗机。

3. ^{60}钴治疗机

为人工放射性同位素。^{60}钴能量高，放射强度大，有很好的皮肤保护效应，有效治疗深度可达10cm左右，因此能够满足大多数肿瘤患者的需要。但由于^{60}钴为人工放射源，其半衰期为5.3年，放射性活动逐渐减少，需要更换放射源，因此会给工作人员特别是维修人员造成不必要的职业照射。

4. 电子加速器

是目前比较理想的放射性设备，既能产生高能X现又能产生高能电子束和中子束，其能量在4~50MeV之间。

5. 后装治疗机

是现代近距离放射治疗设备，其方法是先将施源器置入体腔或组织间，控制放射源^{137}铯或^{192}铱自动进入施源器进行照射，并按设计程序自动退回。此方法属于封闭式放射治疗，放射源退回后患者即无放射性，而不同于内用同位素治疗。后装治疗的优点是不仅使患者获得准确照射，明显提高放疗，对患者周身损伤小，而且对工作人员的健康有较好的防护作用。

四、放疗的时间剂量概念

1. 常规分割放疗：每次 180~200cGy，每天 1 次、每周 5 次的放疗是最经典的，也叫常规放疗，一般不特别注明。

2. 超分割放疗：总治疗时间不变，每天 2 次，间隔 6h 以上，每次剂量较小，每天总剂量比常规分割有所增加，可以提高总剂量 15%~25%，目的是不增加正常组织的后期反应，却增加了对肿瘤组织的杀伤作用。

3. 加速超分割放疗：缩短总治疗时间，每次 1.25~1.8cGy，每天 2~3 次，可增加疗效，也增加正常早反应组织的损伤。

4. 分段放疗：把总照射剂量分为两段，中间休息 1~4 周，可使正常组织得到修复，使肿瘤组织中乏氧细胞再氧合，提高肿瘤杀伤率。

5. 大分割放疗：剂量加大，每次 300~800cGy，一次或几次治疗，过去多用于姑息性治疗，现在用于三维立体适形放疗，效果提高很多。

6. 三维适形放疗：是一种新的放疗技术，能使高剂量区的分布在三维方向（即立体的方向）与肿瘤靶区的形状一致，所以称三维适形放疗（3D-CRT）。

7. 三维适形调强放疗：在三维适形放疗基础上，不仅放射野的形状与肿瘤靶区的形状一致，而且在靶区内的剂量处处相等，这就要求每子射野内输出剂量率按要求进行调整，又称为束流调强放疗（IMRT）放射治疗临床应用。

五、放疗的适应证

1. 单纯根治的肿瘤：鼻咽癌、早期喉癌、早期口腔癌、副鼻窦癌、何杰金氏病、髓母细胞瘤、基底细胞癌、肺癌、食道癌等。

2. 与化疗合并治疗的肿瘤：小细胞肺癌、中晚期恶性淋巴瘤等。

3. 与手术综合治疗的肿瘤：耳鼻喉癌、上颌窦癌、神经胶质细胞瘤、胸腺瘤、肺癌、软组织肉瘤、胃肠道癌等。

4. 姑息性放疗：骨转移灶的止痛放疗、脑转移放疗、晚期肿瘤所造成局部严重并发症的治疗缓解作用。

六、放疗禁忌证

1. 晚期癌症患者出现明显恶液质，如消瘦、脱水、营养状况极差者。
2. 伴有急性感染或有脓毒出血症者。
3. 白细胞计数小于 3×10^9/L，血小板计数小于 80×10^9/L，血红蛋白小于 60g/L 者。
4. 已有全身性广泛转移者放疗为相对禁忌证。
5. 伴有严重的心脏病、肺结核、肾病或其它使患者随时发生生命危险的疾病，而放疗有可能加重病情者。

6. 食管癌伴有深在溃疡和穿孔者，及肺癌出现大量胸水、腹腔肿瘤出现大量腹水者。

7. 接受过根治量放疗的组织器官，已出现放射损伤时，一般不宜再行放疗。

七、放射治疗的临床应用

1. 根治性放疗

根治性放疗指应用放疗方法全部而永久地消灭恶性肿瘤的原发和转移病灶。放疗所给的肿瘤量需要达到根治剂量。对放射线敏感及中度敏感的肿瘤可以用放射治疗根治。

2. 姑息性放疗

姑息性放疗是指应用放疗方法治疗晚期肿瘤的复发和转移病灶，以达到止痛、缓解压迫、止血、溃疡性癌灶控制、改善生活质量的目的。

3. 辅助性放疗

辅助性放疗是放疗作为综合治疗的一部分，应用放疗与手术或化疗综合治疗，提高患者的治疗效果。在手术或化疗前后，放疗可以缩小肿瘤或消除潜在的局部转移病灶，提高治愈率，减少复发和转移。

4. 肿瘤急症放疗

上腔静脉压迫综合征、颅内压增高症、脊髓压迫症、骨转移瘤。

八、放射治疗护理

（一）放疗前护理

1. 介绍放疗实施的步骤

第一步，依据患者的病情、病期确定治疗原则，患者需提供病史记录，并进行一系列的检查。第二步，制作放疗体位固定装置（如塑料面膜、真空垫等），在模拟机下准确定位，并拍摄模拟定位片。第三步，根据前两步提供的资料，放疗临床医生勾画出临床靶区和计划靶区的范围，预计肿瘤照射的致死剂量和周围正常组织特别是重要脏器的最大允许剂量，随后由物理师借助放疗计划系统（TPS），制订出最佳的放射野剂量分布方案。第四步，将设计好的放疗计划移至具体的治疗机，在治疗机下拍摄照射野片，与模拟机拍摄的定位片相比较、核准。第五步，确定无误后，由放疗技术员再执行放疗。

2. 心理护理

掌握患者的病情、心理状况和治疗方法，并进行有针对性的健康教育。调整好患者应对治疗的心态，增强信心，积极配合以保证顺利完成放疗。

3. 保持良好的、能耐受放疗的身体状况

指导患者在放疗前就可开始增加营养的摄入，以高热量、高蛋白质、高维生素、易消化的饮食为宜，以增强体质。对全身状况差的患者如血象异常、进食差、感染和局部疼痛等，要进行对症支持治疗，使他们能耐受治疗。

4. 配合放疗的准备

劝导患者戒烟忌酒。头颈部肿瘤特别是涉及口腔照射的患者，要注意口腔健康，如先拔除龋齿、治疗牙周炎和牙龈炎、常规用医用漱口液清洁口腔等。照射野经过口腔或食管时，要注意避免吃辛辣、过硬、过热等刺激粗糙的食物。照射部位有切口的，一般待愈合后再进行放疗；全身或局部有感染情况，也须先控制感染才能放疗。对于脑部照射的患者，要剃去照射区的所有头发。

5. 保持放疗位置准确的宣教

嘱咐患者在每次照射时一定要保持与定位时的治疗体位一致，胸部肿瘤照射时，要保持呼吸平稳，腹部及盆腔放射治疗之前要排空小便，胃部放疗之前要禁食。放射标记模糊不清时，要及时请医生补画。要注意保管好自己的放疗固定装置，查看真空垫有无漏气变软。

（二）放疗常见毒副反应及护理

1. 全身反应及护理

由于肿瘤组织崩解、毒素被吸收，在照射数小时或1~2d后患者可出现全身反应，表现为虚弱、乏力、头晕、头痛、厌食，个别有恶心、呕吐等，特别是腹部照射和大面积照射时，反应较重。

护理措施：

（1）照射前不宜进食，以免形成条件反射性厌食。

（2）照射后完全静卧休息30min。

（3）进清淡饮食，多食蔬菜和水果，并鼓励患者多饮水，促进毒素排出。

（4）参加集体文娱活动或气功以转移注意力。此外，每周检查血象1次，当白细胞及血小板降至正常值以下时，需给药物对症治疗，如血象明显下降需暂停放疗。

2. 皮肤反应及护理

临床上大面积照射时或照射皮肤的皱褶及潮湿处，可出现程度不同的皮肤反应，其保护措施：

（1）放疗前应洗头洗澡，头颈部放疗时应剃去照射野头发。

（2）在接受治疗的部位尽量穿宽松、棉质、吸水性好的衣物。同时取下金属饰品，如项链、耳环等。

（3）外出时应戴帽子或打遮阳伞，防止照射野日光暴晒。

（4）尽量使用电动剃须刀，避免损伤皮肤，造成感染。

（5）洗脸时注意保护放射野皮肤标志线，保持清晰完整、干燥清洁。

（6）内衣宜柔软、宽大，吸湿性强，最好穿全棉内衣。

（7）保持乳房下、腋下、腹股沟和会阴部的皮肤清洁干燥，防止干性反应发展为湿性反应。

（8）照射野皮肤应用温水和柔软的毛巾轻轻沾洗，忌用肥皂，不可涂酒精、碘酒、红汞、油膏，并避免冷热刺激（如热水袋）。

（9）照射野不可贴胶布，以免所含氧化锌（重金属）产生二次射线，加重皮肤损伤。

（10）皮肤脱屑期，切勿用手剥脱。

（11）发生干性反应，可涂三乙醇胺乳膏；湿性反应可涂促愈灵；如有水疱形成，应进行换药，尽量暴露局部，预防感染。

3. 黏膜反应及护理

（1）口、鼻腔黏膜反应的护理

临床表现：口、鼻腔黏膜照射后可出现水肿、充血、溃疡、疼痛、唾液分泌减少、口鼻干燥，以至出现假膜等。

护理措施：

①保持口腔清洁，每次饭后用软毛牙刷刷牙，每日用口腔漱口液含漱 3~4 次，出现假膜时改用 1.5% 双氧水。

②饮食以温热的半流质或流质为主，避免进食坚硬、过热、粗糙、辛辣等刺激性食物。

③口干可吃少量酸性食物，以刺激唾液分泌；多饮水，每日 3000ml 左右。

④疼痛严重者，在进食前可使用生理盐水 + 维生素 B_{12}+ 利多卡因混合液漱口，加强口腔护理，4 次 /d，清除分泌物，漱口 8~10 次 /d 即可。饭前含服或吞咽少量的利多卡因溶液，然后再进食，疼痛会明显减轻。

⑤遵医嘱雾化吸入（NS 50ml+ 庆大霉素 8 万单位 + 地塞米松 5mg+ 糜蛋白酶 4000U），每日 1~2 次。

⑥舌头在口腔内来回转动，左右上下十几次，按摩口腔黏膜和齿龈，促进唾液分泌，清洁口腔，改善齿龈血液供应。

⑦通过吞咽唾液，嚼口香糖，多做咀嚼动作，可减轻张口困难，对润滑咽壁、减轻放疗后的咽痛，也有一定帮助。

⑧为预防放射后期发生骨髓炎或骨坏死，治疗前需洁齿并治疗牙疾，治疗后 3 年内不可拔牙。

⑨保持鼻咽部清洁，每日做鼻咽腔冲洗。口腔黏膜出现溃疡时可选用金因肽（重组人表皮生长因子）、贯新克（复方维生素 B_{12} 溶液）、康复新、喉风散等药物进行喷洒，对促进黏膜细胞修复、减轻疼痛有一定疗效。有研究表明，使用粒细胞 - 巨噬细胞集落刺激因子（GM-CSF）含漱，能有效预防和治疗放射性口腔炎的发生。另外有

学者制作复方棒冰含服,结果证实口腔低温也可防止口腔放疗后反应,原理为口腔含入冰块后,低温刺激可使口腔黏膜血管收缩,黏膜组织氧含量降低,对放射作用反应减弱,从而保护或减轻了放射对口腔黏膜的损伤。

(2)食管黏膜反应的护理

临床表现:食管放射治疗后可引起黏膜充血、水肿及炎症,加重食管梗阻,导致吞咽困难、黏液增多、疼痛等。

护理措施:

①应保持口腔和食管的清洁,每次饭后喝温水冲洗食管。重度梗阻需行胃造瘘或静脉高营养。

②中、晚期食管癌,特别是溃疡型,黏膜坏死易造成穿孔;中段食管癌有穿入主动脉引起大出血的可能,应密切观察患者有无呛咳、疼痛及脉搏的变化,早期发现出血和穿孔,以免延误抢救。

③应进软食或流质、半流质,忌食过热、过硬、刺激性食物,进食疼痛者,遵医嘱给予通关液饭前缓慢咽下,或含服2%利多卡因液等。

④进食时取坐位,进餐后饮温开水50~100ml冲洗食道。

⑤餐后不宜立即平卧,可在室内走动5~10min,利于食物顺利通过食管。

⑥不能进食者,需从静脉补充营养。

(3)直肠黏膜反应的护理

临床表现:全腹或盆腔照射时,可出现黏膜溃疡、腹胀、腹痛、腹泻等,甚至坏死组织脱落,引起大出血和肠穿孔。

护理措施:

①饮食宜少食多餐,避免进食对肠壁有刺激性或纤维素多的食物,宜食用少渣、低脂及产气少的食物,如胡萝卜、菠菜等。

②保持肛门及会阴部清洁,穿宽松内裤。便后热水坐浴,肛门部热敷。

③注意患者有无血性黏液便、里急后重等放射性直肠炎症状以及肠穿孔、大出血及休克发生。

④对于急性直肠炎,应立即停止放射治疗,使用消化道黏膜保护剂,如思密达,口服,3次/d,或保留灌肠,一日1~2次;腹泻次数多时,口服易蒙停,抑制肠蠕动,延长肠内容物的滞留时间。

⑤注意观察大便的性状、腹痛的性质,预防水电解质紊乱。

(4)膀胱黏膜反应的护理

临床表现:放疗可引起膀胱黏膜充血、水肿、溃疡、出血,患者出现尿频、尿急、尿痛、血尿、排尿困难。

护理措施:

①在实施盆腔放疗前,嘱患者排空小便;腔内放射治疗时,用纱布填充阴道,

使放射源与膀胱之间的距离增大，降低膀胱受累。

②轻、中度急性放射性膀胱炎，主要采用保守疗法：嘱患者每天饮水1000~2000ml，及时应用抗感染、止血及对症治疗，以缓解膀胱刺激征；每次排尿后注意外阴及尿道口清洁，防止逆行感染。重度出血者输新鲜血，纠正贫血，改善全身情况。

③重度放射性膀胱炎，反复出现肉眼血尿的患者遵医嘱用：24万单位庆大霉素+5mg地塞米松+1mg肾上腺素+50ml生理盐水膀胱灌注，并在患者排尽尿液后进行灌注，同时勤翻身、改变体位，使药液充分接触膀胱内壁，止血、消炎，促进上皮组织修复和黏膜愈合。

4. 放射性肺炎和肺纤维变

胸部照射后可发生放射性肺炎。轻者无症状，急性放射性肺炎伴有高热、胸痛、咳嗽、气急等。

护理措施：

（1）高热护理。当患者体温超过38.5℃时，可以在头部敷冰袋，可以使用乙醇或温水擦浴，也可使用退热药降温。保持口腔清洁卫生，对卧床患者给予口腔护理，2次/d，保持口腔舒适、湿润。保持病房的空气清新，每日通风1次。

（2）咳嗽、咳痰护理。加强气道管理，痰多黏稠时，可以使用化痰药如沐舒坦或通过雾化吸入稀释痰液，同时进行叩背，并指导患者掌握正确的咳痰方法，并在必要时给予吸痰，注意观察痰液的颜色及性质。如果出现咯血，应保持镇静，并按医嘱使用止血药物，嘱患者头偏向一侧，及时吸出口腔内积血防止窒息。对有刺激性干咳的患者，可给予止咳剂。另外要注意房间温湿度的调节，必要时可使用空气加湿器调节湿度。放疗后期可出现进行性肺纤维变，表现为气短、干咳，需对症处理。

（3）呼吸困难护理。注意检测患者生命体征及血氧饱和度的变化，适当进行氧气吸入，保证氧流量为2~4L/min之间。对合并有慢性肺部疾病患者，应采用持续低流量吸氧，教会患者腹式呼吸；氢化可的松和抗生素静滴。同时注意患者有无胸痛、气急、发绀等表现，遵医嘱做相应处理，改善呼吸状况。上呼吸道感染是其诱因，应注意保暖，预防感冒。

5. 放射性脊髓炎

脊髓受较大剂量照射后会出现脊髓损伤，多发生于放疗后数月至数年内，开始表现为渐进性、上行性感觉减退，行走或持重乏力，低头时如触电感，逐渐发展为四肢运动障碍，反射亢进、痉挛，以至瘫痪。治疗时需给予大量维生素B族神经营养药物、激素和血管扩张药，配合针灸、中医治疗；按截瘫患者护理。

（三）放疗中常见急症护理

在放射治疗过程中，因放射治疗对肿瘤及周围组织会造成损伤，有时可导致一些急性并发症，需要立即紧急处理，常见的有以下几种。

1. 鼻咽大出血的护理

患者立即取平卧,头偏向一侧,安抚患者不要紧张,迅速建立静脉通道补液及给予止血药物。前鼻孔和后鼻孔用1%麻黄素或1%肾上腺素棉球填塞,并给予镇静安神药物,根据出血情况考虑是否输血来补充血容量。

2. 大咯血的护理

常见于肺及上呼吸道肿瘤行放疗患者,一旦发生应采取以下措施。患者取平卧,头偏向一侧,避免翻动患者。镇静安神,镇咳宜用可待因0.03g,禁用吗啡。止血药物,垂体后叶素10~20U溶于5%葡萄糖注射液500ml中静滴,有高血压、冠心病者禁用。床旁备气管切开包,如发生窒息,可行气管切开术,同时密切观察生命体征变化。

3. 喉头水肿窒息的护理

取半坐卧位,快速高流量吸氧。在严密观察下静脉滴注激素及抗生素,地塞米松5~10mg或氢化可的松100~200mg加入10%葡萄糖注射液中静点。可给予脱水剂如20%甘露醇250ml静点或50%葡萄糖40~60ml静推。急诊进行气管切开。

4. 颅内高压性昏迷的护理

常见于颅内肿瘤放疗的患者。严密观察生命体征变化,观察瞳孔的大小和对光反应。注意保持呼吸道通畅,及时吸痰。防止泌尿系感染,保持会阴部清洁,有导尿管者每日膀胱冲洗2次。鼻饲高热量、易消化的饮食。脱水药物治疗,20%甘露醇250ml,每日4次静滴,速尿10~20mg肌注或加入甘露醇中同用,并注意应用脱水剂治疗时补充钾,以防电解质紊乱。

2. 放射性癫痫的护理

严密观察病情,床旁用床档或专人护理,防止意外事故的发生。抗痉治疗,苯巴比妥钠0.1~0.2g肌注,10%水合氯醛20~30ml灌肠,如疗效不佳则用阿米妥钠0.5~0.6g用注射用水稀释至10ml缓慢注射,同时注意呼吸抑制情况。注意全身情况,保持呼吸道通畅,及时处理高热、酸中毒、失水、脑缺氧、水肿等。

3. 急性放射性肺炎的护理

停止放射治疗,卧床休息,给予高热量、高蛋白、易消化饮食。对高热者给予物理或药物降温。剧烈咳嗽者可用止咳药,必要时选用可待因0.03g口服,每日2~3次。给予抗生素、激素、维生素治疗。

(四)放疗中的特殊护理

1. 颞颌关节训练

如颞颌关节、咀嚼肌受到照射会导致不同程度的张口困难。可在放疗期间进行功能锻炼。功能锻炼具体步骤:

(1)局部自我按摩:轻轻地用揉按手法按摩颞颌部肌肉,改善局部肌肉的血流和张力。同时做低头—仰伸运动,低头尽量将下颌骨靠近胸骨,还原头部尽量仰伸目视天花板,还原,连续做4个八拍,20次/d。

（2）弹舌：把嘴微微张开，让舌头在口腔内弹动，发出"嗒嗒"的响声，每日 2 次，每次 5~20min，防止舌和口腔咬肌退化而导致张口困难。

（3）张口：嘴巴迅速张开，然后闭合，幅度以可以忍受为限，3~4 次/d，2~3min/次。根据开口情况选择不同大小的圆锥形软木塞或木质开口器（直径 2.5~4.5cm），置于上、下门齿或双侧磨牙区交替支撑锻炼，强度以能忍受为宜，维持或恢复理想的开口度（>3cm），10~20min/次，2~3 次/d。

（4）颈部旋转：每日数次行颈部旋转运动，头向左右颈部旋转锻炼颈部肌肉。肩膀不动，头部尽量左转，目视左前方，保持 4~5s；右边同上，20 次/d。

（5）自行鼓膜按摩术：患者以自己的食指扣住外耳道行压、松运动，改善听力，防止鼓室粘连。左手抬起摸右耳，持续 5s；右边同上，20 次/d。

（6）叩齿：上下牙齿相互叩撞 20~30 次（可闭口进行），对锻炼咀嚼肌有一定作用。但有严重齿龈炎和齿列不整者，不宜做此练习。

2. 阴道冲洗

目的：清除坏死、脱落的组织，减少感染，提高放疗敏感度；促进局部血液循环，改善组织营养状态，避免阴道粘连，以利于炎症的吸收与消退。

冲洗方法：①嘱患者卧于妇科检查床上，说明冲洗目的，取得合作。②备好冲洗液，将冲洗袋挂于架上，高度距冲洗床约 1m。③协助患者脱去一侧裤腿。取膀胱截石位，臀下垫一小治疗巾。④右手持冲洗管，打开开关，排出管内空气及冷溶液。⑤左手持扩阴器，在外阴部用冲洗液湿润后再轻轻插入阴道，边冲洗边扩张。深入 6~8cm 时，暴露宫颈，反复冲洗。同时转动扩阴器，冲洗干净阴道和穹隆。⑥冲洗完毕后，将阴道壁稍向下压，让冲洗液从阴道内流出，再用大棉签擦干净宫颈，然后缓慢退出扩阴器，用干棉球擦净外阴部。⑦冲洗结束，更换小治疗巾，整理用物备用。

注意事项：①向阴道内放扩阴器时动作要轻，转动时要缓慢，以免损伤癌组织，造成大出血。②月经期及阴道流血者禁止冲洗，必需冲洗者，可行灌洗筒离床缘 30cm 以下的低压灌洗。③未婚女性不做阴道冲洗，必要时可用尿管冲洗。④冲洗液浓度要准确，温度要适宜，一般为 38~41℃。温度过高，易损伤阴道壁；过低，患者不适。⑤冲洗压力要适当，压力过大，冲洗液易进入宫腔；压力过小达不到冲洗目的。

3. 药物保留灌肠

药物选择：西药有庆大霉素 8 万单位，地塞米松 5mg，云南白药 1g，思密达 1 袋。中药有补中益气汤加减（由黄芪、党参、白术、当归、陈皮、升麻等 11 味药组成）。

灌肠方法：放射性肠炎患者肠道耐受力和抵抗力均降低，敏感度增加。依据人体解剖学生理特点，肛管（3~4cm）+直肠（12~15cm）的长度大于肛管插入（传统保留灌肠肛管插入肛门 10~15cm）的深度，药液正好灌在直肠腔内。向患者解释灌肠的目的及注意事项。放平床头，协助患者取左侧卧位，臀部用小枕垫高10cm，插入肛管20~25cm，将药液直接灌入直肠以上的结肠腔内，既避免了直接刺激直肠壁感受器，又有利于药液与结肠黏膜充分接触。用60ml注射器缓慢推入灌肠液100~120ml，这样可以降低对直肠、肛门的刺激，减慢肠蠕动，同时能让患者感觉舒适无便意，有助于延长药物在肠道内的保留时间，提高治疗效果。灌肠液温度控制在38~42℃。拔除缸管时，可嘱咐患者卧床2h以上。症状为轻度者每日灌肠1次，中重度者每日灌肠2次（中西药交替灌入）。

4. 鼻咽冲洗

目的：保持鼻咽部清洁，每日鼻咽腔冲洗2~3次。

方法：患者取半坐位，头稍向前倾，前面放一弯盘，将装有溶液的鼻咽冲洗器前端轻轻插入一侧鼻孔，患者张口呼吸，用手轻轻挤压鼻咽冲洗器，使冲洗液缓慢流入鼻腔，由另一侧鼻孔流出，两侧交替进行。放疗一开始，即行鼻咽腔冲洗，晨起、放疗前、睡前各1次，先用温开水冲洗，再用淡盐水冲洗，以清除鼻咽腔黏膜表面的分泌物，减轻放疗反应，增加癌细胞对放射线的敏感度。如合并感染时改用0.3%双氧水冲洗，盐水加庆大霉素冲洗。

注意事项：冲洗时压力不可过大，嘱患者勿说话，以免引起呛咳。冲洗完毕叮嘱患者不要用力擤鼻涕，避免用力过大导致鼻腔出血。

（五）放疗中的饮食护理

1. 血象下降的饮食护理

高蛋白饮食：主要是提高机体抵抗力，为提升白细胞提供物质基础，例如禽蛋类、瘦肉类、动物肝脏、胎盘、骨髓、猪蹄、乳类、豆类及其制品和大枣、桂圆、赤豆、鹌鹑、蘑菇、鹅血、甲鱼等。

高维生素饮食：维生素能够促进细胞的生长发育，有助于白细胞的分化和增殖，有助于恢复正常。比如：酵母发面食品、花生、谷类、绿色新鲜蔬菜、果汁、水果等，以补充维生素C、B族和叶酸等。

在全面平衡营养的基础上，可配合多食乌骨鸡、脊骨、排骨、肝脏、鳝鱼、阿胶、花生米、红枣等补血食物。下列食疗方法可选用：

（1）大枣10枚，薏苡仁60g，赤小豆30g，煮粥吃。

（2）大枣10枚，龙眼5g，枸杞子15g，加入60g糯米煮粥吃。

（3）香菇蒸肉饼、白木耳蒸瘦肉、杞子海参瘦肉羹、红枣花生米炖排骨、脊骨、老鸭等，灵芝红枣煲乌龟，红枣花生米羹，鹅血、鸡血、鸭血、猪血汤等。

（4）出现食欲不振、消化不良、便溏等症状，可给健脾胃之食物：如薏苡仁、萝卜、山楂、猕猴桃、莼菜、大枣、葵花籽、虾蟹、鲤鱼、银鱼、泥鳅、胖头鱼、塘鱼、草鱼等，则能健脾开胃，保护消化机能，减轻化疗副作用。

2. 放疗恶心、呕吐的饮食护理

（1）应采用少量多餐的方法，5~6次/d，早餐宜早（早晨6点进食），在化疗2h之内避免进食，进食前和进食后1h不宜饮水。

（2）放疗期间，可进食干且温和的食物，如饼干和烤面包片等，避免吃过甜、辛辣及油腻的食物，也不要吃过冷、过热的食物，以免引起呕吐。

（3）尽量避免富含$5-HT_3$的食物，如核桃、香蕉、茄子等，避免血液中游离的$5-HT_3$含量升高，从而加剧恶心和呕吐。

（4）餐后不要立即躺下，以免食物反流引起恶心，还应注意进食时的环境，稳定情绪，创造良好的进食条件，必要时予以特别照顾。

（5）呕吐严重者暂禁食，并遵医嘱给予止吐剂。

3. 放疗口腔溃疡的饮食护理

（1）患者应避免食用过冷过热、酸性强或粗糙生硬、刺激性的食物与饮料，如咖啡、辣椒等，同时补充复合维生素B。

（2）进食时食物和饮料以温凉为宜，细嚼慢咽。

（3）每次进食后使用软毛牙刷刷牙，或用双氧水、温水、口腔专用漱口液漱口，除去食物碎屑。如口腔疼痛严重，漱口液中可加入利多卡因，以减轻症状。

4. 放疗吞咽困难的饮食护理

食管癌、胃癌患者常出现吞咽困难或食管内异物感，或有进食后胃部饱胀、疼痛等症状，应嘱患者进清淡少油食物，如牛奶冲鸡蛋、藕粉冲鸡蛋、烂面条等。可将食物加工成容易咀嚼和吞咽状态，如做成肉糜、菜泥、粥类、汤类等或做成匀浆饮食（把平衡营养的各类食物煮熟后用搅拌机打碎再煮开调味，可甜可咸），同时避免易产气、粗糙、多纤维的食物，如豆类、洋葱、马铃薯、碳酸饮料等。

（六）腔内后装治疗及护理

腔内后装治疗是现代放射治疗的主要方法之一，是体外照射的重要补充，也可单独使用，因此适合治疗子宫颈癌、鼻咽癌、食管癌、膀胱癌、前列腺癌、脑瘤及胸膜瘤。

1. 妇科肿瘤的腔内治疗及护理

（1）治疗

腔内后装治疗宫颈癌、子宫内膜腺癌是利用^{137}铯、^{192}铱源照射子宫原发灶及邻近区域，同时配合体外照射用加速器高能X线宫旁的病灶及转移淋巴区域。

高剂量率腔内后装：每周1次，每次A点剂量5~6Gy，总剂量为30~36Gy。

中剂量率腔内后装：每周1次，每次A点剂量5~6Gy，总剂量为30~40Gy。

低剂量率腔内后装：每周1次，每次A点剂量12~16Gy，总量为52~65Gy。

（2）护理

腔内治疗前准备：按妇科手术前常规准备，为减少患者直肠、膀胱的受量，放疗前一日晚或当日晨用温盐水灌肠，剃净阴毛，可用 1:1000 呋喃西林或 1:5000 高锰酸钾冲洗液行阴道冲洗，预防阴道、盆腔感染及粘连，增加放疗效果，治疗前排空小便。

腔内后装治疗步骤及注意事项：

①进入手术室，患者取膀胱截石位，外阴部备皮及消毒。

②协助医生穿手术衣并配合上阴道或宫颈施洗器，并固定好。

③患者取舒适平卧位，双腿屈膝，从手术室推进后装治疗室。

④摆好体位，施洗器与施源管相连接时要保持平行，不能弯曲、打折，悬空处用物品垫平，以防拱丝。嘱患者勿动，加固施洗器，防止其松脱、移动、变位，影响治疗效果。

⑤关好后装机室联锁门，开始治疗。

⑥治疗中通过电视机和对讲机与患者联系，观察患者情况，如果出现胸闷、心慌、腹痛等症状时，立即停机进入机房内处理。

⑦治疗结束，取出施洗器及填塞阴道纱布并点清数目，以防纱布留置在阴道内，无不适后方可离开。

⑧腔内后装治疗后护理：注意患者排尿情况，如有排尿困难超过 4h 需导尿，注意如有出血或渗血及时通知主管医生予以止血。治疗后 3~6 个月，坚持每日阴道冲洗 1 次，预防阴道狭窄、粘连的发生。半年内创面未愈合前应避免性生活。

2. 肺癌后装治疗及护理

首先向患者介绍腔内治疗的方法及注意事项，尤其对未做过气管镜检查的患者将术中可能出现的不适应做必要的解释，以取得患者合作。

治疗当日空腹，插管前肌注普米那、阿托品各 1 支，1%~2% 地卡因喷雾表面麻醉口鼻咽 15min。

协助医生在气管镜下插置施源器，将施源器用胶布牢固固定在鼻翼部以免脱落。插管时严密观察患者的一般情况，若有呼吸困难、憋气应及时予以处理。

肺癌患者要优先做治疗计划，优先治疗，减少等候时间，嘱患者张口呼吸，以免由施源器的刺激而导致咳嗽加剧。

治疗结束在拔施源器时嘱患者咳嗽一下，同时快速将施源器取出，这样可减少拔施源器时的刺激。清洗消毒气管镜和施源器。

患者做完腔内后装治疗后，嘱 1h 后方可进食，防止麻醉未恢复食物误入气管发生呛咳。

3. 食管癌患者的后装治疗及护理

食管癌患者治疗当日晨禁食水，治疗前先口服 2% 利多卡因 5ml，分 3 次口含后慢慢咽下。

协助医生放置施源器，并嘱患者做吞咽动作，置放到靶区后，将施源器上固定旋钮旋紧，让患者衔住咬口器防止施源器移动，影响治疗准确性。

患者置入施源器后，唾液分泌增多，可带痰杯或软纸擦拭。

治疗结束取出施源器后清洁消毒备用，嘱患者2h后方可进食，可进食流质或软质食物。

4. 鼻咽癌患者的后装治疗及护理

鼻咽癌患者做腔内治疗时不必禁食，治疗当日先行鼻腔喷雾2%地卡因或1%麻黄素，起到麻醉和局部收缩血管作用。

施源器置放前应将头部涂擦石蜡油，使鼻腔组织润滑，以防鼻黏膜受损而出血。

施源器置放后，用胶布牢固固定在鼻翼部，并让患者扶托以防分泌物浸湿胶布而滑脱。

治疗完毕，将施源器轻轻拔出，清洗消毒。嘱患者不要用力擤鼻涕，以防局部出血。

九、放射治疗副反应及注意事项

（一）急性放射反应和晚期放射反应

在放疗开始至3个月内发生的放射损伤为急性放射反应（又称急性损伤、急性反应），在放疗3个月后发生的放射损伤则是晚期放射反应（又称后期损伤、后期反应）。

（二）放射治疗后注意事项

1. 饮食要求营养丰富，如仍有口咽及食管黏膜反应者，继续遵循相应的饮食要求。
2. 放疗结束1月内保护好放射野皮肤。
3. 可适当活动，如散步、气功、家务等，以增强体质。
4. 向患者及家属讲述如何了解放疗疗效，接受放疗的部分患者其肿瘤不是放疗一结束就能消退，而是放疗结束后1~2个月才能看到明显缩小。同样，放疗出现的急性毒副作用也不是放疗结束就能立即缓解，一般还要持续一段时间才能缓解。
5. 晚期放射性损伤的发生率随着放疗后时间的推延而逐步增加，患者生存的越长，出现的概率越大，因此放疗后患者需长期随访。
6. 长期随访时间安排：放疗后1~2月应进行第一次随访，以后应遵守医生的吩咐，按时来院随访。一般治疗后2年内1~3个月随访1次，2年后3~6个月随访1次。以了解肿瘤控制情况，以及有无放疗后期反应等。

第五节　肿瘤介入治疗及护理

介入放射学（interventionlal radiology）是以现代医学影像学为基础，融医学影像学和临床治疗学为一体的新兴学科。是在X线、CT、超声、MRI等引导下，通过经皮穿刺途径或各种腔道将特制的穿刺针、导管和器械插入人体病变部位，进行影像学诊断和治疗或取得组织，进行细胞学、微生物学、生化学检查的一门技术学科。

一、介入放射学的分类

按目的分类：诊断性介入、治疗性介入。

按介入诊疗技术分类：血管性介入（药物灌注、成形支架、栓塞技术、滤器技术等）、非血管性介入（穿刺活检、异物取出、引流技术、腔道支架等）。

按学科分类：肿瘤介入、非肿瘤介入、心脏及大血管介入、神经系统介入。

二、常见介入治疗的途径和常用药物

（一）介入治疗的方式

单纯动脉灌注化疗、单纯动脉栓塞治疗、动脉栓塞化疗、双介入技术。

（二）介入治疗时选用的化疗药物

多为 MMC、ADM、DDP、5-Fu、VLB、GEM 等。

（三）介入治疗的特点

微创、可重复性强、定位准确、并发症少见，疗效好；增加靶器官局部药物浓度；降低体循环及正常组织的药物分布，降低机体的毒副作用。

（四）介入技术常用的器材

导管：引流导管、球囊扩张导管、脾管等各种类型和不同用途和目的导管。

导丝：如超滑导丝、超硬导丝、亲水膜导丝、塑料导丝、轨道导丝等。

鞘管：有普通鞘管、防漏鞘管、剥皮导管插入鞘和长鞘管。

穿刺针：如导管性穿刺针、活检针、脊柱针。

支架：如食管支架、气管支架、胆管支架。

（五）常用栓塞剂

明胶海绵：为高分子物质，吸收时间为 14~90d。对人体无抗原性，摩擦系数小，可被机体吸收使血管再通。大型栓塞剂：如不锈钢螺圈和弹簧圈，属机械性栓子，主要用于 3~10mm 口径的动脉，可产生永久性血管栓塞作用。栓塞的机制是机械性阻塞和涤纶织物在血管内引起的异物反应，形成血栓后堵塞血管。微粒栓塞剂、液体栓塞剂、碘油类用于动静脉畸形和肿瘤的栓塞，无水乙醇适用肿瘤血管栓塞、食管、精索静脉曲张及支气管动脉栓塞。

三、介入技术的适应证、禁忌证和并发症

1. 适应证

适用于局部广泛侵犯或已有远处转移而不适合手术、放疗的晚期恶性肿瘤患者；手术后、放疗后或化疗后复发，采用其他疗法无效的患者；手术切除前肿瘤体积较大，

需化疗来提高切除率的患者；术后局部灌注化疗，预防复发和转移的患者等。

2. 禁忌证

原则上只要患者能够耐受化疗反应，均可考虑进行介入治疗，但有以下情况者应视为禁忌证或引起特别注意：晚期恶病质患者、肝肾功能衰竭、近期接受过静脉全身化疗或放疗以及伴有全身感染和显著的低蛋白血症者（<25g/L）或大量腹水；对于严重出血倾向的患者也应视为禁忌；年龄大于70岁，肝肾功能不良，伴有严重动脉粥样硬化和动脉迂曲的患者也应慎重选择；造影剂药物过敏者。

3. 并发症

动脉痉挛、血栓形成和栓塞、局部血肿、内膜下通道、血管穿刺和破裂、假性动脉瘤、神经损伤、导管和导丝断裂入动脉内、气胸（锁骨下动脉穿刺）、逆行感染、造影剂过敏反应、化疗药物的不良反应等。

四、介入技术的临床应用

（一）肝癌介入治疗及护理

1. 适应证

（1）不能手术切除的中晚期肝癌。

（2）肝癌破裂出血。

（3）巨块型肝癌。

（4）肝内多发癌结节者。

（5）控制肝癌的疼痛及较大的肝静脉短路。

（6）肝癌术后，行肝动脉预防性灌注。

2. 禁忌证

（1）严重肝肾功能不全，体质衰弱者。

（2）癌灶体积过大，大于肝脏体积的50%。

（3）血清胆红素大于50μmol/L，凝血酶原时间超过2倍。

（4）病理类型为胆管细胞型肝癌、低分化或未分化型肝癌、硬化型肝癌。

（5）门脉主干完全阻塞。

（6）严重的器质性疾患，如心、肺功能不全者。

（7）碘过敏者。

（8）患有精神类疾病或意识障碍，难以配合临床治疗者。

3. 手术方法

采用Seldinger技术局麻下穿刺股动脉，靶血管DSA造影了解肿瘤病变供血及血管解剖，将化疗药物和超液化碘油选择注入瘤体部位。

4. 护理

（1）术前护理

①护理评估。

a. 既往健康状况：患者以往多有肝硬化，病情的进一步发展，使患者情绪产生变化。

b. 心理—社会状况：患者不但要承受恶性肿瘤的心理压力，还要面对可能出现治疗后并发症的心理压力。

②护理措施。

a. 心理护理：由于患者及家属对介入治疗不了解，因而易产生紧张、恐惧等心理问题。所以术前对患者和家属详细说明手术的特点、目的和意义，操作过程和配合要点，术中可能会出现哪些不适，如何克服，消除患者和家属的思想顾虑，使患者稳定情绪，能主动接受介入诊断和治疗，尽可能减少由于心理因素导致的治疗负效应。多和患者沟通，对于情绪波动比较大的患者要多加注意，耐心倾听患者的诉求，根据患者的心理承受能力对患者的真实病情适度保密，采用丰富的医学专业知识给予语言心理暗示，减轻患者的心理压力，帮助患者排忧解难，逐步恢复良好情绪。

b. 饮食指导：嘱患者多吃维生素及粗纤维食物以保证体内微量元素的平衡，提高机体的营养状况，增加抵抗力；建议患者多吃高品质蛋白质的食物以提高机体营养状况，如牛肉、鱼类、鸡胸肉等。

c. 协助医生了解患者病情，查看有关实验记录，如肝肾功能、血常规、出凝血时间、心电图等。

d. 做造影剂过敏试验并做好记录。

e. 指导患者床上排大、小便练习。术区备皮，即术侧大腿上1/3至腹股沟部，做穿刺部位区域的皮肤准备。

f. 术前4h禁食、2h禁水，防止术中及术后呕吐。

g. 术前30min遵医嘱给予镇静剂。

（2）术中配合

暴露手术区域并配合皮肤消毒，协助术者铺巾，戴影像增强消毒布套。预先使用肝素生理盐水冲洗导管、导丝、穿刺针等。备好局部麻醉药、造影剂和其他治疗药物。负责观察患者，完成补液、给氧或其他临时治疗工作。操作结束时，协助包扎穿刺点。

（3）术后护理

①护理评估。

a. 化疗药物所致的毒副反应。

b. 组织器官栓塞引起缺血所致的症状。

c. 肿瘤组织坏死、吸收引起的症状。

d. 化疗药物刺激神经引起的症状。
e. 体温不超过 38.5℃，患者自诉舒适感增加。
f. 恶心、呕吐症状减轻，想进食。
②护理措施。
a. 术后平卧，穿刺肢体制动 24h，穿刺部位沙袋压迫 6~8h，防止出血及血肿形成。
b. 密切观察穿刺部位有无出血、渗血，足背动脉搏动情况和皮肤的颜色、温度。
c. 术后次日多饮水，饮食由流食逐渐过渡到半流食和普食。饮食应保持清淡、易消化、富含营养。
d. 根据病情给予止血、保肝、止吐药物，必要时给予抗生素。
e. 密切观察患者病情变化，注意尿量和颜色、消化道反应及有无发热、腹泻。
f. 减轻或缓解疼痛：肝癌患者术后可因肝肿瘤组织坏死而出现肝区剧烈疼痛。护士要密切观察肝癌患者手术后有无腹部症状，如出现上腹部疼痛时，观察、记录患者疼痛的性质、程度、时间、发作规律、伴随症状及诱发规律，指导患者及家属采取分散注意力方法以缓解疼痛，遵医嘱使用镇痛药，并观察用药后效果。
g. 采取有效降温措施：因注入大剂量抗癌药物，药物毒性作用或局部肿瘤组织坏死，液化吸收而引起高热。应嘱患者卧床休息，保持室内通风，室温在 18~22℃，湿度在 50%~70%。鼓励患者多饮水，体温超过 38.5℃时根据病情选择不同的降温方法，如冰袋外敷、酒精擦浴、冰水灌肠等。如有寒战或高热持续不退要注意是否有感染甚至败血症发生。保持口腔清洁。出汗后及时更换衣服，穿衣盖被适中，避免影响机体散热。遵医嘱给予补液、抗生素、退热剂，并观察、记录降温效果。高热患者应吸氧。

5. 化疗药物引起的不良反应的观察和护理

（1）恶心、呕吐、食欲不振：主要是因为大剂量化学药物作用而引起。护士应对呕吐物性质、量、颜色进行观察并做记录，给予止吐药，呕吐严重者酌情补液。

（2）急性肾功能衰竭：使用 DDP 或大量应用造影剂常导致肾脏不同程度的损害，严重者可引起肾功能衰竭。应鼓励患者多饮水，使尿液稀释，加速药物从肾脏排泄，减轻毒性作用。除每日常规补液 2500ml 外，必要时可给利尿剂。准确记录 24h 出入水量，同时观察尿量、颜色及性质的变化，每日尿量少于 500ml 或尿色改变时应留尿送检。

（3）心律失常：在使用多柔比星等化疗药物时，由于药物可抑制心肌细胞 Na^+-K^+ 泵交换而引起心律失常或出现充血性心力衰竭，表现为胸闷、气短、紫绀、脉搏减弱，应严密观察脉率、心律、呼吸和血压的变化，出现异常时立即给予吸氧，急查心电图，必要时给予心电监护。同时要做好心理安慰工作，消除恐惧紧张情绪。

6. 并发症及护理

（1）肝功能受损的护理：由于肝脏缺血、缺氧以及化疗药物等原因，术后会出现丙氨酸氨基转移酶增高的情况，给予保肝护肝药，常规静脉滴注5~7d。

（2）白细胞减少的预防：卧床休息，加强皮肤和口腔护理，防止感染发生，在白细胞显著下降的情况下，需要使用升白细胞药物。

（3）穿刺部位出血及血肿：术中多次穿刺或穿刺点压迫不当、肝素使用过量或患者本身凝血机制障碍引起。术后要注意对穿刺部位进行观察，穿刺点如有出血应重新加压包扎，用沙袋压迫6~8h，术侧肢体制动24h。嘱患者咳嗽或用力排便、排尿时应压迫穿刺点。

（4）股动脉栓塞：是TACE术后最严重的并发症。术后每小时观察患者穿刺侧肢体皮肤颜色、感觉、温度及足背动脉搏动情况，发现患肢肢端苍白、感觉迟钝、皮温下降、小腿疼痛剧烈，提示有股动脉栓塞的可能，可进一步做超声波检查确诊，同时抬高患肢并给予热敷，遵医嘱使用解痉及扩血管药物，并避免按摩，预防栓子脱落，必要时行动脉切开取栓术。

（5）上消化道出血：由于门静脉高压、患者术前肝功能及凝血功能差、化疗药物损害胃黏膜或术后恶心、呕吐致食管、贲门、胃黏膜撕裂引起出血。应密切观察患者生命体征及大便和呕吐物的颜色、性质及量；遵医嘱禁食、卧床休息，行止血、扩容、降低门静脉压力等治疗；出血停止后给予高蛋白、高热量、多种维生素、低盐、低脂软食，少量多餐。

（6）尿潴留：因介入术后肢体制动、加压包扎、沙袋压迫，且不习惯床上排尿引起。可给予心理疏导，做好解释工作，消除紧张情绪；热敷腹部或让患者听流水声，按摩膀胱；腹部加压；必要时行导尿术。

（7）截瘫：TACE术后引起脊髓损伤致截瘫。术后注意观察患者双下肢皮肤感觉、痛觉有无异常，一旦发现下肢麻木、活动受限、大小便失禁等异常情况，应立即报告医生。

（二）食管癌介入治疗及护理

1. 适应证

（1）吞咽困难但无手术适应证者。

（2）食管癌并发食管气管瘘。

（3）转移性肿瘤压迫食管致严重梗阻。

（4）食管化学灼伤、功能性挛缩等良性病变所致狭窄梗阻。

2. 禁忌证

（1）狭窄段过长，狭窄程度严重，使导引钢丝无法通过狭窄段者。

（2）狭窄伴有重度食管静脉曲张有出血倾向。

（3）食管手术后瘢痕狭窄（在术后3周内）。

（4）食管灼伤后急性炎症期（2周内）。

（5）严重心肺疾患或极度衰竭无法耐受治疗。

3. 护理要点

症状和体征：吞咽困难而不能进食。

心理状况：对疾病的认识程度，对康复的信心，放置支架后的反应。

护理措施：

（1）心理护理。向患者交代此种疾病的治疗方法、手术目的、术后注意事项等。运用各种有效方法减轻心理压力与恐惧，对患者的进步及时给予肯定和鼓励，增强战胜疾病的信心。

（2）纠正水、电解质紊乱，改善营养状况。鼓励患者进营养丰富的流食，少食多餐。采取肠外营养的方式补充营养。

（3）术前4h禁食水，半小时肌内注射山莨菪碱10~20mg，减少消化液的分泌。

（4）做碘过敏试验：密切观察患者的反应。

（5）及时清除口咽部的痰液及食管反流物。

（6）术后禁食冷饮，防止支架遇冷收缩，以致脱落。指导患者合理进食，建立良好的饮食习惯。

（7）告知患者术后可能会有少量出血，消除患者紧张情绪，可遵医嘱适当给予止血药物。

4. 并发症及护理

（1）出血及穿孔：主要因支架张力较高，压迫食管使局部缺血、坏死、溃疡所致出血；球囊扩张造成撕裂或支架表面的倒钩引起穿孔。若术后高热，体温达38℃以上，饮水呛咳，伴有气急，或术后突发剧烈腹痛、胸痛，需考虑穿孔，应立即行外科手术治疗及止血治疗。

（2）食管破裂：操作中食管过度扩张可引起食管破裂。表现为疼痛难忍，呕吐血性内容物，伴呼吸困难。一旦发现应立即手术抢救。

（3）支架移位脱落：是较严重的并发症，表现为异物感、窒息感、吞咽困难。选择合适的支架和术后正确指导饮食是减少移位的主要措施。

（4）反流性食管炎：支架的扩张使贲门丧失功能，引起食物反流症状，继而发生反流性食管炎，表现为术后嗳气、反酸、胸骨后疼痛、上腹部烧灼感。

（5）术后再狭窄：肿瘤的不断生长和肉芽组织增生，造成支架再度狭窄，应二次置入支架。

第六节　中医药在肿瘤（介入）治疗中的应用

目前肿瘤的治疗已经进入综合治疗的时代，临床实践证明，现阶段仅用单一的治疗方法很难达到最佳疗效，必须把目前的手术、放化疗、中医药等灵活运用到患者身上，才能取得最佳效果。基于传统"扶正固本"理论，结合多年临床实践及研究成果形成的"固本清源"新理论，具体为：一是从源头上对肿瘤的控制作用，即清源；二是调节机体的内环境平衡，即固本。"固本清源"既是对传统中医理论思维的传承，又与现代医学肿瘤治疗有机结合。

一、中医药治疗肿瘤的优势

1. 中医治疗肿瘤并不是单纯着眼于局部癌灶的处理，而是要运用整体调治。
2. 加速肿瘤手术后康复，减轻并发症。
3. 放化疗期间的减毒增效作用；通过扶正祛邪，还可以增加患者对于化疗药物的敏感性。
4. 术后放化疗后用药稳定病情，提高远期效果，增强免疫功能，降低复发和转移。
5. 对于晚期不能采用手术和放化疗的患者，中医药可改善其症状并有效地控制肿瘤生长，有助于提高患者生存质量，延长生存时间。

二、解毒抗癌治疗

1. 根据毒邪种类的不同祛除致病因素，如戒烟、抗乙肝病毒治疗等。
2. 根据毒邪的种类进行解毒治疗，如当结肠癌出现便血、腹胀时，可使用大黄，以攻积滞、祛瘀、解毒，表明大黄可解结肠癌的瘀毒；当鼻咽癌进行同步放化疗时，使用沙参麦冬汤可减轻射线和化疗药物所致的口腔溃疡、疼痛，表明沙参麦冬汤可解放化疗所致的毒热之邪。
3. 根据病情进行选择使用，食管癌用急性子、柿蒂、薤白；胃癌用夏枯草、土贝母、刺猬皮；大肠癌用猪苓、石榴皮、露蜂房；乳腺癌用山慈姑、王不留行、瓜蒌；肝癌用八月札、郁金、鳖甲等。

三、中医药与手术治疗

（一）肿瘤手术前治疗

目的：保证手术顺利进行，术后并发症也较小。
中医治则：补气养血，健脾益气，滋补肝肾。
方药：四君子汤，四物汤，八珍汤，十全大补汤，保元汤，六味地黄汤等。

（二）肿瘤术后康复

1. 健脾和胃：胃肠功能紊乱、纳差、腹胀、便秘。
方药：香砂六君子汤、参苓白术散、补中益气汤。
2. 气血双亏：神疲乏力、少气懒言、气短汗出、面色无华等气血亏虚证候。
方药：当归补血汤，十全大补汤。
3. 养阴生津：适用于手术失血过多伤及阴液，以致胃阴大亏、口咽干燥、舌红少津、脉细数。

方药：沙参麦门冬汤，五汁饮。

（三）肿瘤术后并发症治疗

1. 胃癌术后的胆汁反流性胃炎占胃癌手术后病例的 3%~10%。中医辨证多为胆胃不和。治宜疏肝利胆，和胃降逆。投以小柴胡汤加减。

2. 消化道手术后的倾倒综合征：腹泻、腹胀，并急需排便，伴面色苍白，疲倦乏力，心悸，眩晕，大汗出，脉细弱或脉数，1h 左右症状自行消退。中医辨证为脾虚气弱，胃失和降。治宜健脾益气，和胃降逆。

（四）预防肿瘤术后转移

手术后长期服用中药减少复发与转移可能，延长生存时间。益气，活血，解毒中药综合组方。

益气：提高免疫功能，从而达到对肿瘤细胞的监控，如黄芪、党参、山药、陈皮、麦冬、百合等。

活血：改变血黏度，减少癌细胞的着床，如当归、丹参、赤芍、川芎、莪术、郁金、苏木等。

解毒：常用的解毒类中药主要有 3 类。清热解毒中药，主要包括苦参、白花蛇舌草、半边莲、半枝莲、龙葵、土茯苓、天花粉、凤尾草、山慈姑等，现代药理研究表明清热解毒类中药可以直接抑制肿瘤细胞增殖，诱导癌细胞凋亡，调节和增强机体的免疫功能，诱导癌细胞的分化，抗突变等。攻毒祛邪类中药，主要有蟾蜍、斑蝥、蜂房、全蝎、水蛭、蜈蚣、壁虎等。研究表明，这类药物抗肿瘤机制主要为直接杀伤抑制癌细胞，抑制癌细胞蛋白质的合成，阻滞癌细胞的有丝分裂，诱导肿瘤细胞凋亡，不少以毒攻毒中药及其有效成分具有较好的诱导分化作用，能使癌细胞重新分化而向正常方向逆转。软坚散结类中药，包括急性子、猫眼草、天南星以及斑蝥等，对癌细胞有抑制、杀伤作用。

四、中医药与化学药物治疗

（一）化疗中的中药治疗

1. 化疗的消化道反应：益气，健脾，和胃。中药如人参、党参、白术、山药、黄芪、淡竹茹、焦三仙、木香、砂仁、法半夏、陈皮等可以防治恶心、呕吐、腹胀、食欲减退等症状；成药如香砂六君子汤、香砂养胃丸之类。

2. 化疗的骨髓抑制：对骨髓抑制引起的白细胞下降，血小板下降或红细胞减少，中医认为是多为伤及脾胃，日久伤及气血所致，重则伤肾。多用健脾益肾、补气养血之中药如山药、白术、黄芪、人参、枸杞、鸡血藤、当归、生地、阿胶、菟丝子、女贞子、补骨脂之类；常用方剂如健脾益肾冲剂、贞芪扶正胶囊、十全大补汤、当归补血汤等。

3. 化疗引起的肝肾功能损伤：可试用滋补肝肾药物如炒柴胡、山栀、丹参、当归、枸杞、女贞子、茯苓、桑寄生、黄精等。

4. 化疗引起的心脏功能损伤：应用益气养血、活血通脉的中药如黄芪、当归、川芎、丹参、赤芍、桃仁等，方剂如生脉散等。

5. 化疗引起的其他副反应。

（1）静脉炎：生肌玉红膏外敷。

（2）化疗药外渗：黄连、黄柏、虎杖煎汤冷敷。

（3）周围神经炎：长春新碱和鬼臼乙叉甙可引起周围神经炎，轻则肢端麻木、乏力，重则膝腱反射低下、肠麻痹等。常以通经活络法调治，如鸡血藤、五加皮、木瓜、威灵仙、葛根、黄芪、当归等。

（二）中药对化疗药物的增敏作用

体外研究发现，部分扶正药物和活血化瘀药虽然对肿瘤细胞没有直接的抑制杀伤作用，但与某些化疗药物联合应用可明显提高对肿瘤细胞的杀伤作用。如人参、茯苓等与环磷酰胺具有协同增效作用；十全大补汤与 5-Fu、MMC 联合应用有较强的增效减毒作用；益气药（如黄芪、党参、人参、白术、女贞子、山药、冬虫夏草等）可增加机体免疫功能、杀伤癌细胞；活血药（如当归、红花、莪术、川芎等）可以提高局部血流循环和增加携氧量，有助于化疗药物作用于病灶而发挥增敏作用。

五、中医药配合放射治疗

（一）放疗中的中药治疗

放射治疗对部分肿瘤有较好的治疗作用，但因一些组织敏感，对放射线的耐受性有限，易产生一些毒副反应。中医认为放射线热毒耗气伤阴，损及津液脏腑。辨证为热毒内盛、津液受损、气血不和、脾胃失调、肝肾亏损。

1. 清热解毒：银花、连翘、山豆根、黄连、天花粉、蒲公英、板蓝根。
2. 益气养阴：生地、玄参、麦冬、石斛、天花粉、芦根、天冬。
3. 凉补气血：生黄芪、沙参、西洋参、生地、丹参、鸡血藤。
4. 健脾和胃：党参、白术、茯苓、陈皮、半夏、木香、砂仁、甘草。
5. 滋补肝肾：枸杞子、女贞子、何首乌、山萸肉、菟丝子、补骨脂。

（二）中药的放疗增敏作用

现代研究证明：活血化瘀药对放疗后患者可改善肿瘤周围血液循环、增加血氧供应、调节结缔组织代谢，起到放疗增敏作用。

第七节　肿瘤造血干细胞移植术及护理

造血干细胞移植术是指对患者实施大剂量的化疗和（或）放疗，并杀死体内残留的恶性肿瘤细胞后，使患者机体失去排斥异体组织的能力，通过回输移植造血干细胞，使健康的造血干细胞重新在受体骨髓腔内分化增殖，从而恢复其正常造血和免疫功能的治疗方法。

一、造血干细胞移植术的分类

（一）按来源分类

1. 骨髓移植：指将供者骨髓中造血干细胞移植到受者体内，以重建受者的造血和免疫功能，从而达到治疗某些疾病的一种方法。分为自体骨髓移植、同基因骨髓移植和同种异基因骨髓移植。
2. 外周血干细胞移植：用外周静脉血中的造血干细胞做移植，可分为自体外周血干细胞移植和异体外周血干细胞移植。
3. 胎肝移植：从4~5月胎龄的胎肝中提取的造血干细胞做移植。
4. 脐血干细胞移植：用胎盘脐带血中的造血干细胞做移植。
5. 非骨髓性干细胞移植。

（二）按免疫学分类

可分为自体造血干细胞移植（干细胞来源于自身）、同基因造血干细胞移植（供受者为同卵双生的双胞胎）、异基因造血干细胞移植（干细胞来源于非同卵双生的其他人）。

（三）按血缘关系分类

可分为血缘性造血干细胞移植（干细胞来源于与受者有亲缘关系的人，如父母、兄弟姐妹、子女）和非血缘性造血干细胞移植（干细胞来源于与受者无亲缘关系的人）。

（四）根据人类白细胞抗原配型的相合度

可分为HLA单倍型相合、部分相合、全相合移植。

二、适应证

（一）血液系统恶性肿瘤

慢性粒细胞白血病、急性非淋巴细胞白血病、急性淋巴细胞白血病、非霍奇金淋巴瘤、多发骨髓瘤、骨髓异常增生综合征。

（二）血液系统非恶性肿瘤

再生障碍性贫血、Fanconi贫血、地中海贫血、镰状红细胞贫血、骨髓纤维化、重型阵发性睡眠性血红蛋白尿。

（三）其他实体瘤

睾丸肿瘤、乳腺癌、神经母细胞瘤、肾母细胞瘤、小细胞肺癌。

（四）其他

重症联合免疫缺陷性疾病，严重的自身免疫性疾病。

三、层流无菌室质量管理

(一)空气层流无菌病房的布局

一般空气层流无菌病房分为五区四室。

一区:为半清洁区,包括厕所。

二区(一室):为清洁区,包括大厅、医护值班室、男女更衣室、血细胞分离室、骨髓处理室、贵重仪器室、外走廊探视区等。

三区(二室):为初步洁净区,万级层流洁净区,包括医生办公室、浴室、护士站、普通敷料室。

四区(三室):为准无菌区,千级层流洁净区,包括内走廊、患者药浴室、治疗室、无菌敷料间等。

五区(四室):为无菌区,百级层流洁净区,患者进行移植时居住的病室。

(二)无菌环境及物品的质量要求

1. 工作人员进入层流病房的程序:换拖鞋,清洁淋浴,穿无菌衣裤,戴口罩、帽子,再换消毒的拖鞋,风淋 2~3min,进入内走廊工作。进入患者居住层流间,需先用无菌擦手液擦手,穿隔离衣、袜套、戴手套,再换一次拖鞋方可进入层流间进行各项诊疗护理操作。如果医护人员患感冒等传染性疾病时,不能带病入内,否则会造成患者感染。应控制入室人员,减少不必要的入室次数,一次入室不能超过 2 人;每进一房间必须重新更换手套、拖鞋,以免引起交叉感染。

2. 对病区及物品的要求:室内陈设要简单、实用、便于消毒。病室内桌面、墙壁及所有物品表面、地面每天用无菌消毒液,如 75%乙醇、0.5%氯己定液擦拭消毒 1~2 次;空气用紫外线灯每日照射消毒半小时,患者被服、生活用品每周消毒 2 次。凡递入病房的所有物品、器械要根据物品的性状及耐受性,分别采用紫外线照射、^{60}钴照射、高压灭菌、环氧乙烷熏蒸、消毒液擦拭及消毒液浸泡等方法进行消毒灭菌。无菌包均用双层包布,需要时打开外层包布,按无菌方法递入。

3. 每周做空气细菌培养 1~2 次。

4. 层流室的室温保持在 24~26℃,相对湿度保持在 70%,噪声 <55dB。

(三)全环境保护要求

1. 进行造血肝细胞移植的患者需居住在无菌 LAFR,入室前修剪指(趾)甲、剃光头发、清洁灌肠、淋浴后经 1:2000 氯己定溶液药浴,更换无菌衣裤、鞋、帽,戴无菌口罩。

2. 皮肤的清洁消毒:入室当日用 1:2000 的氯己定溶液药浴 20min。浸泡时注意擦洗腋下、外阴及皮肤皱褶处;以后每日用 1:2000 的氯己定溶液擦浴 1 次。每次便后用 1:2000 氯己定溶液洗手、擦洗会阴。

3. 五官的清洁消毒。

眼：利福平和氯霉素眼药水交替使用滴眼，每日 4 次。

耳：0.05% 碘伏或 1:2000 氯己定液擦拭外耳道，每日 4 次。

鼻：2% 氯己定软膏涂抹鼻腔，每日 4 次。

口：0.05% 的醋酸氯己定液、4% 碳酸氢钠液和 3% 硼酸液棉球交替行口腔护理，每日 4 次；每次进食后用消毒液交替漱口，含漱要彻底，注意齿间、舌下、咽部、颊部都得到机械性冲洗，保证口腔的无菌。

4. 肠道消毒：口服肠道不吸收抗生素，如新霉素、制菌霉素、庆大霉素等。

5. 饮食要求：患者的饭菜、饮料等需经微波炉或高压锅消毒达无菌饮食后方可食用；口服药片需经紫外线照射或环氧乙烷消毒后再给患者服用。所剩食物一律退出，不得留用；餐具每次使用均需消毒。忌食腌制、烧烤、辛辣刺激性食物。水果需削皮经微波炉消毒后食用。

四、造血干细胞移植患者的护理

（一）移植前的护理

1. 心理护理及健康宣教

需移植患者面临的心理问题是独居一室的精神上的孤独感；无菌饮食的不便；预处理毒副作用的折磨；造血及免疫力低下时的感染和出血；移植的成功概率，以及并发症发生后的痛苦；经济上的沉重负担等。因此医护人员应通过知识疏导、立体化陪护、针对性疏导三项措施给予患者心理护理。知识疏导能提高患者和家属的认知水平；立体化疏导可有效缓解患者焦虑和抑郁；针对性疏导则能改善患者焦虑状态。主动与患者交谈，及时了解患者的心态和情绪变化，及时解决患者的心理需求。移植前注重患者及家属的健康宣教，反复向患者讲解层流病房的基本环境、规章制度及要求让他们逐步适应环境，明确全环境保护的必要性；告知移植的全过程及主要不适和并发症，并说明克服的办法，使他们认识到这种治疗是解决自己病痛的根本治疗方法之一，提高患者自我护理的知识和技能，提高治疗的依从性，主动采取有利于疾病的行为，减少焦虑和不安心理。

2. 患者准备

（1）入层流室前患者需行全面体检，确认有无感染病灶。清除体内潜在感染灶，如有肺、泌尿道、胆囊、阑尾、口腔、耳、鼻、咽喉部潜在感染及肛裂、痔疮等需抗感染及对症治疗。

（2）常规进行 ECG、胸片、肺功能、肝功能、肾功能、肝脏 B 超、双肾 B 超相关检查，了解重要脏器功能。异体移植患者除做以上检查外，还必须做组织配型，包括 ABO 血型、人类白细胞抗原系统测试、混合淋巴细胞培养（MLC）等，用以确定供体与受体组织相配的程度，为选择供体提供客观的依据。

（3）签署造血干细胞移植术同意书。

（4）入室前准备：入室前 5d 开始口服肠道不吸收抗生素和进无菌饮食；入室前 1d，修剪指甲、剃光头发，当日晨清洁灌肠，清洁洗澡后用 1:2000 氯己定液药浴 20~30min，做皮肤各部位细菌培养，穿无菌衣裤、无菌拖鞋、无菌帽及口罩入层流病房。

3. 移植室的准备

患者入层流病房前一天，对病室内陈设的所有物品、生活用品及常用的诊疗器械、墙壁、地板进行消毒灭菌。一般物体表面用含氯消毒剂擦拭，空气用 2% 过氧乙酸喷雾（30ml/m^3），密闭 12h，紫外线消毒层流室。患者入室当日用 0.8% 过氧乙酸再次喷雾消毒，密闭 30min，开机通风后接收患者。

（二）患者入层流病房后的护理

1. 预处理（conditional regimen）

移植前，患者须接受大剂量化疗和（或）大剂量的放疗，这种治疗称为预处理。其目的是：利用根治剂量的化学药物和全身照射，尽可能地杀灭体内残留的肿瘤细胞；抑制或摧毁受者体内的免疫细胞，减少排斥；为移植的造血干细胞准备空间，清除骨髓细胞，腾空造血细胞龛，利于植入。

2. 患者预处理的护理

（1）向患者解释化疗的目的，告知患者化疗可能出现的一些不良反应如恶心、呕吐、食欲减退等，如不良反应较重可给予止吐药物。

（2）要保持静脉输液路的通畅，确保针头在血管内方可给药，给药过程中密切观察局部反应，如有疼痛肿胀立即停止，重新更换穿刺部位。

（3）要注意保护静脉血管，多次治疗时要从远端静脉开始，不宜选择小静脉以防止药物刺激引起静脉炎。

（4）向患者告知输注化疗药物过程中尽量减少肢体活动，注意防止针头异位且不可自行调节滴速，如有不适及时通知护士。

（5）预防感染：化疗后全血细胞减少，免疫力低下容易并发各种感染，对患者注意采取保护性隔离措施；各种操作要遵循无菌技术的原则；注意保持皮肤、口腔、鼻腔、肛周的清洁，早晚坐浴，每日擦身 1 次；进食无菌饮食；减少探视等。

（6）饮食：饭菜、餐具、口服药片、水果等均需经过无菌处理，早晚及餐后漱口。宜进食高蛋白、高热量、清淡、易消化食物，避免坚硬及辛辣食物。化疗期间要多饮水以稀释尿液，防止尿路结石及出血性膀胱炎。

（7）预处理放疗常见的副作用及护理。

发热反应及护理：患者可出现反应性低热，这主要是因为中枢神经系统受照射及照射后大量细胞受损破坏释放出蛋白进入血液后引起的。一般体温为 37.2~38.5℃，少数患者可发生高热（>39℃），应给予物理降温，鼓励患者多饮水，促进毒素排出。

消化道反应及护理：可引起不同程度的消化道反应，如恶心、呕吐、腹泻、咽喉部食管黏膜炎。嘱患者照射前不可进食，照射后进清淡易消化饮食，症状严重时给予对症治疗。

腮腺炎及护理：2~4h 内出现腮腺肿胀、疼痛，一般 2~3d 恢复，可给予局部冷敷，以减轻疼痛。

口腔黏膜炎及护理：口腔黏膜水肿、充血、唾液分泌减少、口干等。嘱患者进清淡饮食，忌食刺激性食品，做好口腔护理。如出现口腔溃疡，首先应用利多卡因让患者含漱，然后再用口炎灵漱口液和 3% 碳酸氢钠溶液轮流漱口；口腔护理 4 次 /d。同时鼓励患者多饮水，以达到口腔清洁的作用。

造血干细胞输注的护理：

①输注前向患者介绍输注的过程及注意事项以减轻患者的紧张情绪，取得合作。

②建立通畅的静脉通路，可选外周静脉置管，以保证干细胞及时顺利输入。

③选用无滤网的输液器输注，确保输注导管接头紧密，严防渗漏。

④在输注前静脉注射地塞米松 5mg，以预防过敏反应的发生。

⑤对于冷冻保存的造血干细胞，操作者应在 40~42℃的无菌盆内快速摆动，使其在 1min 内快速融化，在 10min 之内快速输入患者体内。输注前检查血袋有无破损渗漏、血袋中有无凝血块等，先慢后快，根据患者耐受速度调整速度。

⑥输注过程要指导患者张口呼吸，以尽快排出干细胞保养液中的二甲基亚砜，其间可闻及大蒜味。输注后患者第一次排尿可呈粉红色，是保养液从肾脏排出的缘故，告知患者不必惊慌，可自行消失。

⑦输注过程中严格遵守无菌操作规程，密切观察患者的生命体征并做好相应的记录。

3. 移植后患者的护理

（1）严格执行全环境保护制度。

（2）严密观察病情：每日监测血常规的变化。血小板减少到小于 $20 \times 10^9/L$ 时易出现脑出血，应注意观察患者神志，同时要注意观察口腔黏膜有无变化，观察皮肤黏膜及脏器有无出血倾向，嘱患者减少活动。必要时遵医嘱输入全血或成分血（血液输入前必须予以人体外细胞照射，以灭活外周血造血细胞和具有免疫活性的 T 淋巴细胞，以防止输血后发生 GVHD）；注意观察呕吐物、尿、便的次数、性状、颜色，准确记录 24h 出入液量。近年来有临床证实，在受者白细胞降到 0 时，皮下注射刺激因子可缩短粒细胞缺乏的天数（但不能预防细胞减少的发生），有助于感染的预防和缩短感染及住院的天数。但在用药过程中要注意观察有无发热、皮疹、胸痛、头痛、全身肌肉及关节酸痛等表现，如有异常及时报告医生，给予对症处理。注意观察有无并发症的发生，待患者一般症状好转，血象回升，鼓励患者进富含营养饮食，增强抵抗力，使其尽早解除全环境保护。

（3）严格执行无菌操作：患者必须皮下、肌内、静脉注射时，应严格无菌操作，采用0.05%碘伏消毒3次，消毒范围以穿刺点为圆心、8cm为半径，并用0.05%碘伏纱布覆盖进针处5min后，方可注射。

（4）移植患者的健康教育。

①加强护患沟通。护理人员及时了解患者的心理状况，针对性地进行沟通。

②行为训练。护理人员根据不同患者的特点，制订适合的体能训练方案，辅助患者机体功能的康复，调节患者情绪。

③疾病防治宣教。针对造血干细胞移植的相关知识进行教育，护理人员向患者灌输相关知识，强加理念，通过一对一问询，了解患者对疾病知识的掌握程度，让其树立自我保健意识。

4. 患者出层流病房的护理

（1）患者出层流病房的条件。移植后血象恢复至白细胞 $>1 \times 10^9$/L，中性粒细胞 $>0.5 \times 10^9$/L，血小板 $>50 \times 10^9$/L。

（2）护理措施。

①根据病情需要延续使用部分用药，如抗生素、营养药、免疫等药物；服环胞霉素（CSA）的患者要按时按量，不能随意调整剂量，定时测CSA的血药浓度。

②居住环境：居住卧室应通风、干燥、阳光充足，床单、内衣要勤换洗，避免烟雾刺激。

③营养支持：进食高蛋白、高热量、高维生素清淡饮食，少量多餐，避免辛辣刺激性及生冷过硬的食物，可食少量洗后开水烫过的水果。3~6个月逐渐过渡到普食。

④适当锻炼：生活规律，保持乐观情绪，循序渐进地进行活动，恢复体力，增强抵抗力。

⑤预防感染：减少到公共场所活动的次数，户外活动戴口罩，减少交叉感染的机会。

⑥定期复查：第1年，每2~3月复查1次；第2年，每5~6月复查1次；第5年开始，每年复查1次。如有病情变化，随时复诊。

五、并发症的护理

大剂量化疗、放疗和干细胞移植可并发许多严重并发症，如感染、出血性膀胱炎、肝静脉闭塞病、移植物抗宿主病、间质性肺炎、中枢神经系统并发症等。

（一）出血性膀胱炎（HC）及护理

出血性膀胱炎是造血干细胞移植的重要并发症，也是移植后的早期并发症之一。应用高剂量环磷酰胺（CTX）出现尿频、尿急、尿痛等膀胱刺激症状，并伴有血尿；严重血尿者伴有血块、血块过大可阻塞尿道。

护理要点：使用 CTX 的同时，给予美司钠保护，遵医嘱充分水化和碱化尿液；注意观察尿的颜色、次数、量，并准确及时记录；血块阻塞尿道时，插入尿管，用生理盐水持续灌洗膀胱以减少血块的形成；疼痛剧烈时，遵医嘱应用止痛剂。

（二）感染及护理

大剂量免疫抑制剂的应用及总胆红素（TBI）后骨髓受到抑制，使机体抵抗力下降，特别是在医疗处理中广谱抗生素的应用。出现发热及感染局部器官的感染症状。

护理要点：严格遵守无菌操作原则，加强口腔、肛周等易感染部位的护理，给予患者口腔护理，每日 2 次。每次口腔护理后进行患处药物喷涂。溃疡严重时注意观察患者的饮食摄入情况，必要时行静脉营养支持治疗。加强营养，增强患者的免疫功能。出现发热，及时通知医生，寻找感染灶，必要时遵医嘱采血做细菌、真菌培养及药物敏感试验，为临床合理用药提供依据。高热时给予物理降温。

（三）肝静脉闭塞病（HVOD 或 VOD）及护理

肝静脉闭塞病是一种以肝内小静脉纤维性闭塞为主要病理改变的疾病。移植后很多凝血因子的改变都可能使肝静脉窦受阻，预处理应用的细胞抑制剂和抗生素均可损害到肝细胞而促进 VOD 的形成。一般在移植后 1~3 周内发病，表现为皮肤黏膜黄染、突发性上腹部不适、肝区疼痛、发热、体重增加、肝功异常，严重者腹腔积液等。

护理要点：应密切观察患者相关体征，监测肝功能，2~3 次/周，每日监测腹围、体重。准确测量腹围、体重、出入液量，注意观察皮肤黏膜、巩膜黄染的情况及有无肝性脑病的表现。如果发生 VOD，主要为对症治疗。应密切观察生命体征和意识，如果出现行为异常，应警惕脑病的发生；对血氨偏高或并发脑病的患者，应根据病情调整饮食；对伴腹腔积液及水肿的患者，应加强皮肤护理。

预防：临床上持续小剂量静滴肝素［100U/（kg·d）］有预防作用。同时避免使用对肝脏有害的药物；控制液体和钠盐的摄入；积极抗感染和保肝治疗。

（四）移植物抗宿主病（GVHD）及护理

移植物抗宿主病是由于供者 T 细胞攻击受者的同种异型抗原所致。根据发生时间分为急性 GVHD（aGVHD）和慢性 GVHD（cGVHD）。GVHD 是造血干细胞移植治疗相关死亡的主要原因之一。aGVHD 可影响造血系统和免疫系统，引起全血细胞下降至骨髓衰竭，损害免疫功能，发生各种感染。aGVHD 多发生在移植术后 100d 或 3 个月以内，100d 或 3 个月后发生的为慢性 GVHD；发生在 10d 之内的为超急性 GVHD。

1. 皮肤 aGVHD

皮肤损害是 aGVHD 最早出现的症状。皮肤红斑或斑丘疹，可有不同程度的瘙痒。皮疹首先出现在手掌、足掌、耳后、面部和颈部，亦可发生在躯干和四肢等处；严重患者皮肤明显充血、疼痛，甚至有水疱和表皮脱落；最严重者可发生皮肤广泛大疱性表皮松解坏死。

护理要点：注意观察皮疹出现的时间、面积、皮肤的颜色及有无水疱。水疱较大时，在无菌操作下抽出疱液；出现广泛大疱性表皮松解坏死时，应保持床单清洁平整；瘙痒者不能用手抓，防止局部感染；坏死皮肤结痂后有紧绷疼痛感时，嘱患者不要用手抓，让其自行脱落，防止感染。

2. 肠道 aGVHD

食欲减退、恶心、呕吐、腹疼、腹泻等。腹泻是最主要的临床症状，常为水样便；严重者为血水样便，可有肠黏膜上皮脱落，伴有痉挛性腹痛；极严重者可发生肠梗阻。

护理要点：要注意观察大便的次数、量、性状、颜色并详细记录；禁食生冷刺激性食物，给予半流食；腹泻严重者禁食；腹痛剧烈时按医嘱应用止痛剂；肠梗阻者给予胃肠减压，每次便后用氯己定液冲洗肛周，防止感染。①严密观察患者腹泻次数及量、腹胀及肠道出血、腹部痉挛性疼痛等情况，并记录大便次数、颜色、性状、量及伴随症状，评估有无脱水，遵医嘱给予质子泵抑制剂、H_2 受体拮抗剂及补液，腹痛时可以给予解痉镇痛药物，观察用药疗效。②床单元保持整洁干净，每次便后用温水清洗患者肛周皮肤，动作轻柔，使用皮肤保护剂以防止肛周皮肤破溃。③加强饮食管理，对食物进行严格消毒灭菌。

3. 肝脏 aGVHD

肝脏 aGVHD 往往最后出现，常在移植后 40d 发生，多是 aGVHD 进展的结果。肝功能异常，包括胆红素、谷丙转氨酶和碱性磷酸酶升高；继之肝细胞变性坏死，皮肤黄染。

护理要点：注意观察患者有无恶心、呕吐等消化道症状；皮肤黄染程度及有无肝性脑病的征兆；有消化道出血者口服肾上腺素冰盐溶液，同时注意观察有无口腔溃疡、血压升高、水钠潴留和精神兴奋等并发症，有异常时要及时给予对症处理。

治疗：应用肾上腺皮质激素治疗，如大剂量甲基泼尼松龙冲击治疗。但大剂量应用激素后会导致机体的非特异性功能降低，促使感染的发生；其次能引起消化道应激性溃疡，因此在进行冲击治疗的同时要输注雷尼替丁等胃黏膜保护剂。

预防：甲氨蝶呤、肾上腺皮质激素、CSA 等免疫抑制剂单克隆抗体的应用可减少并延迟其发生；T 细胞清除可完全阻止其发生。

（五）间质性肺炎（IP）及护理

间质性肺炎是仅次于 aGVHD 的第二位严重致命性并发症，多发生在移植后 100d 以内。多由病毒、放疗和化疗药物引起；近几年发现巨细胞病毒（cMV）也是引起间质性肺炎的病原体。有发热、气短，早期无咳嗽或仅有轻度咳嗽，呈进行性呼吸困难和低氧血症，最后导致呼吸衰竭。

护理要点：当患者出现胸闷或早期缺氧症状时，给予吸氧；重者应取半卧位；持续监测动脉血氧饱和度，同时备好呼吸机，以便抢救时应用。

(六)中枢神经系统并发症及护理

1. 白质脑病(lerkoencephalopathy)

多为放化疗所致。出现昏睡、言语模糊、运动失调、癫痫发作等。

护理要点:卧床休息。有精神症状者加强安全防范措施。

2. 环胞霉素(CSA)引起的中枢神经系统改变

CSA是一种特殊的免疫抑制剂,可选择性地抵制细胞毒T淋巴细胞的活化。出现意向性震颤、运动失调、情绪波动、视野缺失、幻觉和精神错乱等,甚至可诱发癫痫。

护理要点:应及时监测CSA的血药浓度,根据结果,调整用药剂量,并做好患者心理及生活护理,告知CSA引起的不良反应可随药物减量或停药后逐渐减轻和消失。

第四章 化学治疗静脉的管理

第一节 化学治疗静脉的评估和合理选择

一、静脉血管管壁结构

静脉是引导血液回心的血管，由毛细血管开始逐渐汇合成中静脉、大静脉。静脉血管管壁由内膜、外膜构成。与动脉相比，静脉管壁内平滑肌和弹性组织较少，弹性和收缩性均较弱。

二、静脉血管的生理功能

静脉有两大生理功能。①血液贮存功能：人体血液循环血量的60%~70%容纳在静脉中，因此，静脉又被称为容量血管。②运输功能：静脉大多和动脉伴行，输送全身血液返回心脏。

三、静脉解剖位置

人体静脉分深静脉和浅静脉，浅静脉也称皮下静脉，从体表能够观察到或能触摸到。临床上采血、输血或静脉注射常选四肢浅静脉。

四、静脉治疗的并发症及危险因素

静脉治疗常见的并发症：化学性静脉炎、药物外渗、血栓形成。

静脉治疗引起并发症的危险因素：导致化疗性静脉炎发生的危险因素有药液pH值、渗透压、刺激性药物输注后未充分冲管、血液稀释不充分等。

五、静脉的选择

当患者入院时专科护士要对患者进行静脉评估，同时要了解既往化疗史和既往静脉使用的情况。最佳静脉的条件为有完整、弹性的皮肤支持，血管柔软、粗直、富有弹性、易于触及、充盈良好且不易滑动。

根据医生制订的化疗方案，评估药物的pH和渗透压；根据患者的状况制订出适宜的静脉使用方案。选用血管条件：左右臂交替使用、血管管径较粗、血液回流比较顺畅、活动后不轻易脱出、有足够的皮下组织、可以保护肌腱和神经的前臂静脉；避免在关节部位和靠近关节部位，因下肢静脉易于栓塞，除上腔静脉有压迫外，不宜采用下肢静脉注药。

六、抗肿瘤药物刺激性评估

有些抗肿瘤药物对局部组织有强烈的刺激，如不慎注入皮下，可引起组织坏死、剧痛，甚至经久不愈。抗癌药物分为：强刺激性药物（氮芥、阿霉素、表阿霉素、长春瑞滨、丝裂霉素、长春新碱和更生霉素等）；一般刺激性药物（环磷酰胺、卡氮芥、氟尿嘧啶和顺铂等）和无刺激性药物（噻替派、甲氨蝶呤、阿糖胞苷和争光霉素等）。

七、患者合作程度

化疗开始后由于胃肠道刺激反应和患者对化疗药的耐受性不同，引起化疗药渗出的概率不同。有些患者反应轻，有些患者反应严重。坐卧不安、躁动患者的穿刺部位针头容易移位而发生肿胀。

第二节 化学治疗药物的正确使用方法

一、化疗前护理质量管理

（一）护士需要确认患者是否签署化疗知情同意书

没有签署知情同意书的患者，护士有责任和义务提醒医生。在化疗知情同意书中要对化疗药物的毒副反应有明确地说明，有些化疗药物局部刺激性较强，外渗或外漏后可造成局部组织损伤，严重者可引起组织坏死。

（二）护士需要确认患者血液检验结果

如肝肾功能、白细胞、血红蛋白、血小板等各项生化指标是否正常。

（三）护士需要确认医生的化疗处方

包括患者姓名、床号及所用化疗药物的名称、给药剂量、时间、次数、速度和方法。化疗药物是根据患者的体表面积计算。而体表面积是依据体重和身高计算，所以有胸腔积液、腹腔积液的患者要根据患者的具体情况确定药物剂量。

（四）了解使用药物的毒副作用、代谢途径、排泄途径等

如使用铂类药物应指导患者多喝水，2500ml/d，加快排泄，减轻肾脏毒性。伊力替康的不良反应为乙酰胆碱综合征，表现为多汗、多泪、唾液分泌增多、视物模糊、痉挛性腹痛，严重者可给予阿托品0.25mg皮下注射；延迟性腹泻时应给予止泻药并

密切观察患者腹泻情况,严重腹泻应及时报告医生。使用草酸铂时,主要不良反应为外周神经毒性,主要表现为感觉迟钝和感觉异常,遇冷加重,发生率为82%,偶见可逆性急性咽喉感觉障碍,所以在用药前应嘱患者不要触摸凉物品,如金属的床栏、门把手等。禁止食用冷食物、冷饮料。

(五)了解患者药物过敏史

了解其是否使用过生物制剂。如使用美罗华等药物时,应小剂量配制,按每小时50mg的速度,缓慢滴注,无过敏症状时,再配制余下药品。使用紫杉醇时为了防止患者发生过敏反应,在治疗前12h给予地塞米松口服,用药前30min苯海拉明20mg肌注及西咪替丁40mg加入5%葡萄糖中滴注,并给予吸氧、心电监护观察血压和心电变化。上述护理均在医生指导下按医嘱进行。

(六)准备药物外渗所需用物

掌握所使用药物外渗后的处理方法。

二、合理选用给药途径和方法

(一)静脉给药

1. 静脉推注:用于一般刺激性和有些强刺激性药物。如MTX、CTX、阿糖胞苷经药液稀释后,通过周围静脉缓慢推注。注射药物时要首先抽回血,确保针头在血管内的情况下方可给药,注射完毕推注生理盐水少量,拔针后压迫针眼1~2min。

2. 中心静脉置管给药:通常情况下对于一些刺激性比较大的药物,比如长春瑞滨、多柔比星可使用PICC置管,通过中心静脉给药。在通过中心静脉置管给药前,应确保留置管准确置于血管内,注药时应询问患者是否有痛感、灼热感、刺痛或其他不适感觉,观察同侧胸部有无静脉怒张,颈部锁骨上区及上肢的水肿等。

3. 静脉冲入法:是指由静脉冲入药液,一般来说用于刺激性药物,如氮芥,输入时首先建立静脉通道,待滴注通畅后再稀释药液。因氮芥的作用时间只有5~8min,随即氧化失效。因此,推注药液前先夹住输液皮管上端,并快速冲入。推注完毕后需快速冲入液体,待2~3min后再恢复至原滴液速度。

4. 静脉输注:将化疗药物稀释后加入输液瓶中静脉滴入,如抗代谢药甲氨蝶呤、氟尿嘧啶等。输注时须按医嘱准确掌握点滴速度,所用滴管每毫升滴数须经检测,目前使用的细长滴管经测试其平均值为22滴/ml,一般需4~8h。

(二)肌内注射

肌内注射适用于对组织无刺激性的药,如塞替派、博来霉素、平阳霉素等,需备长针头深部肌内注射,以利于药物的吸收。丙酸睾丸酮为油类制剂,吸收差,应制订计划,轮换注射部位并记录。

(三)口服

需装入胶囊或制成肠溶制剂,以减轻药物对胃黏膜的刺激,并防止药物被胃酸破坏，常用的如氟尿嘧啶、卡培他滨、复方替加氟等，宜睡前服用，并与盐酸异丙嗪和碳酸氢钠同服。

（四）腔内化疗

腔内化疗是指胸腔、腹膜腔、膀胱腔和心包腔内化疗。一般选用局部刺激较小、抗瘤活性好的药物。每次注药前抽尽积液，并及时更换患者的体位，以利于药物与肠壁的接触，从而使药物发挥更大的效力。需高浓度才能发挥效力的抗肿瘤药物，其病灶局部的药物浓度是决定疗效的最关键因素。

（五）动脉内化疗

为了提高抗癌药物在肿瘤局部的有效浓度，可用动脉内给药化疗。对于浓度依赖性的抗肿瘤药物，局部药物浓度是决定疗效的最关键因素之一。目前，局部动脉给药的条件是：①肿瘤局部侵犯为主，少远处转移，如动脉内化疗较适合结肠癌肝转移治疗；②给药动脉主要供应肿瘤而较少供应正常组织；③所用抗肿瘤药物，局部组织摄取快，全身灭活或排泄快，特别是药物第一次通过肿瘤时可被绝大部分吸收。

（六）直接动脉注射

恶性肿瘤脑转移，对于一些恶性肿瘤如果出现脑转移则直接通过颈动脉穿刺注入抗癌药物；下肢恶性软组织肿瘤可经股动脉穿刺给药；如果手术中不能切除一些恶性肿瘤，如肝癌，此时可以通过肝动脉直接注射抗肿瘤药物，可经所暴露的肝动脉直接注入抗癌药物。通过导管动脉注射：采用手术，借助X线监视下将导管置于肿瘤供血的动脉内，如经股动脉超选靶向血管灌注化疗药物或栓塞剂，肝癌、卵巢癌等的介入疗法。

（七）脊髓腔内注射

由于血脑脊液屏障的存在，全身给药时到达中枢神经系统肿瘤的药物浓度很低，难以发挥抗癌效果。通过腰穿、鞘内直接给药，提高了局部药物浓度，明显提高疗效。鞘内注射化疗一般用生理盐水或脑脊液稀释至5ml，缓慢注入，严密观察有无不良反应。目前鞘内用药仍以甲氨蝶呤、阿糖胞苷和皮质激素为主，氟尿嘧啶和长春新碱禁用于鞘内注射。

二、合理选用给药顺序

化疗药物的正确使用也体现在合理的使用顺序上。临床应用时应遵循以下三个原则：

（一）相互作用原则

有的化疗药物之间会发生相互作用，从而增加疗效或毒性，如紫杉醇和多柔比星的代谢都是在肝内羟基化，因此合用紫杉醇可能使多柔比星的清除减少，使心力衰竭可能性增加。所以两药合用时，应先用多柔比星。而紫杉醇和顺铂合用时，顺铂会延缓紫杉醇的排泄,因此须先用紫杉醇。

(二)刺激性原则

有时(外周静脉给药时)根据药物的局部刺激性大小,刺激性大者先用,如长春瑞滨和顺铂合用时,先用前者。

(三)细胞动力学原则

细胞周期非特异性药物对肿瘤细胞的作用较强而快,能迅速杀灭癌细胞,它的剂量反应曲线接近直线,在机体能够耐受的毒性限度内其杀伤能力随剂量而提高,在浓度和时间关系中浓度是主要因素。细胞周期特异性药物一般作用较弱而慢,需要一定时间才能发挥作用,其剂量-反应曲线是一条渐近线,即在小剂量类似于直线,达到一定剂量后不再升高,出现平坡。相对来说,在影响疗效的因素中时间是主要的。为了发挥化疗药物的最大疗效,细胞周期非特异性药物应静脉或动脉内一次推注,而细胞周期特异性药物则以缓慢滴注、肌注或口服为宜。联合化疗时一般先用细胞周期非特异性药物杀伤增殖期及部分 G_0 期细胞,驱动 G_0 期细胞进入增殖周期,继而用细胞周期特异性药物杀灭癌细胞,如此反复数个疗程,达到较好的效果。

第三节　化学治疗药物外渗的预防与处理

一、预防

1. 输液前主动评估,选择合适的输液工具,输注液体的 pH＜5 或＞9,渗透压 ≥600mmol/L,应采用 PICC、CVC 或 PORT 输注。

2. 避免下肢静脉输液和留置导管,减少反复穿刺,提高穿刺置管成功率。

3. 妥善牢固固定导管,加强对输液患者的观察及护理。根据输注药物的性质巡视患者,腐蚀性药物输注 0.5~1h 查看至少 1 次;非腐蚀性药物输注 1~2h 查看至少 1 次,评估穿刺部位有无疼痛、发热、肿胀等现象,警惕有无药液渗出。

4. 输液速度要适当,穿刺部位上衣勿过紧,避免置管肢体过度活动和静脉内压力过高,对躁动不安者可适当约束肢体。

5. 严格交接班,查看输液是否通畅,穿刺部位有无红、肿,滴速减慢现象,发现药物外渗,及时处理,并应报告医生和护士长。

6. 输液前告知患者或家属注意观察穿刺部位,如果局部出现疼痛、烧灼感、肿胀要及时告诉医务人员。

二、处理原则

1. 如果药物漏出血管外,或患者出现局部疼痛或烧灼感等可疑渗漏症状时,立即停止药物注射,保留注射针头,回抽残留的药物。

2. 更换输液器，输入生理盐水。

3. 在渗漏部位皮下多点注射相应的解毒剂。

4. 抬高患肢；局部冷敷或冰敷 6~12h，一般禁忌热敷。疼痛剧烈者可用 2% 利多卡因局部封闭。密切观察及随访。

5. 24h 内 50% 硫酸镁间断冷敷，20~30min/ 次，4~6 次 /d，冷敷温度：4~6℃，以防冻伤；24h 后采用 50% 硫酸镁湿热敷，温度适宜，预防烫伤。

6. 遵医嘱外涂复方皂矾凝胶与喜疗妥药膏涂抹，一日 4~6 次。也可用清热凉血的中药制剂外涂，如如意金黄散外敷。

7. 有局部皮肤破溃时，应采用无菌换药的方法处理，清理创面后也可用高渗生理盐水纱布湿敷，上面覆盖透气的溃疡贴。如果有严重的局部组织损伤或坏死，可请外科会诊，做清创处理。

8. 记录外渗情况，如造成外渗原因、外渗药物、范围、处理方法等。

三、常用化疗药物渗漏后的处理

1. 氮芥：首选硫代硫酸钠，可与氮芥发生化学性中和反应。一般用法为 10% 的硫代硫酸钠 4ml 与 6ml 的蒸馏水混合，局部注射及静脉滴注，同时局部冰敷 6~12h。

2. 蒽环类抗生素：一般选用冰敷或冷敷。冰敷应在最初 72h 之内，每天冰敷 4 次，每次 30min。其机制为：使局部血管收缩，降低皮下组织对药物的吸收；减弱药物对正常组织细胞的破坏能力，限制损伤范围；减弱炎症反应时所释放的白细胞的破坏力和酶反应性。皮质类固醇激素能加重皮肤的毒性，不宜使用。

3. 柔红霉素：若漏出血管外，可以在局部静注 8.4% 碳酸氢钠 5ml，减少药物与 DNA 结合，同时给予冷敷，减轻炎症反应。

4. 丝裂霉素：与阿霉素（ADM）一样，也与细胞的 DNA 结合，常常产生持续的进展性局部毒性，易形成经久难愈性溃疡。无论冷敷还是热敷，效果均不好。可在局部皮下注射维生素 B_6。其机制为：在组织中维生素 B_6 能转化为吡哆醛及磷酸吡哆醛，与丝裂霉素（MMC）形成复合物，减少对皮肤的损害。

5. 植物碱类：对于此类药物外渗处理，目前仍存在争议，其中去甲长春碱（诺维本、长春瑞宾）和长春碱（VLB）的局部刺激性比较强，应尽可能避免使用外周血管。处理原则为稀释药物浓度，促进组织吸收。常用方法为：①透明质酸酶或生理盐水 1ml，局部皮下注射。透明质酸酶能够破坏组织中的透明质酸，使抗癌药物易于扩散吸收。②给予氦氖激光照射。

6. 卡莫司汀：外渗后可以局部静注 8.4% 碳酸氢钠 5ml，起化学灭活作用。

第四节　外周中心静脉导管在肿瘤化学治疗中的应用及护理

由外周静脉（贵要静脉、肘正中静脉、头静脉），锁骨下静脉、经腋静脉、无名静脉达上腔静脉，其尖端最终停留在上腔静脉或锁骨下静脉的导管（PICC）。

一、PICC 优点、作用

1. 穿刺无须麻醉，穿刺血管可视性强，成功率高。导管采用医用硅胶材料，具有柔软性好、亲水性强、生物相容性强的特点。不管是穿刺过程还是长期留置，对血管内膜损伤性小，静脉炎和血栓形成的可能性低，更不会造成血管壁的穿透，不影响患者洗澡（洗澡后及时更换敷料）和其他活动，患者感觉舒适。与锁骨下静脉穿刺、股静脉穿刺比较，操作方便、易于掌握，可以避免因误穿而造成的其他器官组织的损伤（例如锁骨下穿刺易造成肺部损伤），护士可独立完成，也降低了护理人员因反复穿刺产生的无效工作量，提高了工作效率。

2. PICC 导管尖端位于中心静脉，血流量大，能迅速降低液体渗透压及药物浓度，避免化疗药物和高渗液体损伤血管内膜引起的血栓，同时能减少反复静脉穿刺所致的机械性刺激和因化疗药物外渗所致的化学性静脉炎与组织坏死，保证了整个化疗计划的实施及各种营养物质的供给。其具有并发症少、静脉留置时间长、患者易接受的特点。

二、适应证

1. 需要长期静脉治疗，如补液治疗或疼痛治疗时。
2. 外周静脉血管通络条件差的患者。
3. 需要长期输入刺激性的药物。
4. 需长期输入高浓度、高渗的黏稠度的液体。
5. 需要加压输入的液体。
6. 需要反复输入血液制品。
7. 不限年龄，各年龄阶段的患者都适宜。

三、禁忌证

1. 已知或怀疑有与插管相关的感染、菌血症或败血症的迹象。
2. 预插管部位有静脉血栓形成史、外伤史、血管外科手术史、放疗史的患者。
3. 对导管材料的成分过敏或者怀疑有过敏情况的患者。
4. 乳腺癌根治术后患侧上腔静脉和压迫综合征患者。
5. 患者顺应性差。

6. 不能确认外周静脉。

7. 严重出血性疾病。

四、置管前的评估和宣教

（一）获得 PICC 置管的医嘱

医生根据患者用药的情况、给药方式、疗程、患者对 PICC 导管的接受程度等给出 PICC 置管的医嘱；护士也应主动了解患者既往医疗病史，评估外周静脉，向患者介绍 PICC，提出 PICC 置管的建议。

（二）签署知情同意书

向患者或家属详细告知置管目的、导管维护、日常注意事项、导管的种类和费用、可能出现的并发症等。由患者或家属签署知情同意书，知情同意书的内容和格式应符合法律和医疗规定。

（三）用物准备

根据患者情况选用合适型号的 PICC 导管，按 PICC 置管的操作规范、无菌操作原则准备用物。

临床一般选用硅胶管等刺激性小的导管。导管口径的选择以相对于较血管细小为原则，1.9Fr 和 2.8Fr 的导管分别适用于小婴儿和儿童；3Fr 导管滴速为 150~750ml/h，成人使用需用加压泵；4Fr 导管可满足大部分患者输液；5Fr 导管滴速为 600~1000ml/h，加压泵大于 1000ml/h，可用于输血、TPN、抽血等，但对血管刺激性较大；5Fr 双腔导管可满足不同液体同时输入，避免了药物配伍禁忌，同时也增加了感染机会。

（四）患者准备

1. 患者的状况

①心脏疾病：静脉的充盈度、刺激性心血管药物。②糖尿病：神经系统、高危感染。③脱水：血容量减少。④免疫抑制：感染概率增加。⑤肿瘤：化疗、白细胞计数减少。⑥乳癌术后：循环受阻。⑦肾透析：血透搭桥。⑧肥胖：静脉过深或过浅，瘢痕静脉。⑨患者的心理准备。

2. 风险评估

年龄、疾病、药物、营养不良、住院时间和感染慢性疾病。凝血机制障碍：血小板计数偏低、应用抗凝治疗等。穿刺受限，乳癌根治术后患侧手臂；动静脉瘘；静脉完整性；皮肤完整性。

3. 静脉的选择

肘前的外周静脉,包括双上肢的贵要静脉、头静脉和肘正中静脉。从解剖学上说，右侧头臂静脉比左侧头臂静脉短，贵要静脉又比头臂静脉短，而且贵要静脉管径粗而直，瓣膜少，汇于肱静脉（或腋静脉）的角度小，当手臂与躯体垂直时可以最直接到达上腔静脉。肘正中静脉血管较粗大，但相对较短，个体差异大，静脉瓣膜多，因此穿刺前应仔细定位，避开穿刺点前方的静脉瓣。头静脉管径细，静脉瓣相对较多，进入腋静脉处有较大的角度，穿刺过程可能会引起推进导管困难。因此，临床上 PICC 置管一般首选右侧穿刺，以贵要静脉为首选静脉，次选肘正中静脉，头静脉为第三选择。对于无法经过肘部静脉置管的患者，颈外静脉、腋下静脉及下肢的股静脉、大隐静脉、腘静脉也可作为 PICC 的置管途径。由于静脉炎的发生下肢明显高于上肢，因此下肢静脉常列为次选。

4. 测量

（1）臂围

测量臂围尺度是作为置管后评估手臂肿胀的基础资料。测量的方法是在肘窝上 10cm 处（成人）用软尺测量手臂的周径。

（2）导管置入长度

目的：预计患者导管置入深度，但体外测量不可能与静脉解剖完全一致，置管长度为右侧 38~51cm、左侧 44~52cm。置管后必须行 X 线定位，确认导管末端在中心静脉后，才可使用导管。依据心脏大血管造影结果：在后前位 X 线平片上，心脏右缘下 1/2 为右心房，即心脏右缘中点，相当于上腔静脉左右心房开口位置，其上 1/2 为上腔静脉（实际上左右头臂静脉汇合点高于右心缘）。

测量方法：穿刺侧手臂外展与身体成 90°，测量自穿刺点至右胸锁关节，然后向下量至第三肋间的长度。小儿的 PICC 置管长度应从预穿刺点沿静脉走向至右胸锁关节加 1cm 较好。下肢静脉的定位，术侧下肢与肢体成 45°，穿刺点沿静脉走向至同侧腹股沟静脉处再至脐部。

五、PICC 置管操作程序

（一）PICC 置管前要求

1. 严格无菌操作原则

（1）保证操作过程中所使用的所有物品均在无菌的情况下。

（2）必须使用高效皮肤消毒剂，消毒范围以穿刺点为中心，环形消毒，上、下各 20cm，向外螺旋消毒，顺逆向各一遍。

（3）建立较大范围的操作无菌屏障。

2. 置管准备

PICC 套件预处理：

（1）在接触 PICC 套件前戴无粉无菌手套，并用无菌生理盐水冲洗手套。

（2）检查针芯和导管的质量，针尖有无带钩弯曲，回血帽有无松动，固定是否良好，检查导管的长度，检查导管是否完整，有无断裂现象。使用 20ml 注射器预冲针芯。

(二)置管过程

1. 穿刺

(1) 穿刺点一般在肘下 2cm 内。

(2) 选择合适的进针角度 (15°~30°),见回血后压低角度,将穿刺针和可撕裂鞘一起向前送 1~2mm,直到可撕裂鞘很好地处于血管内,松开止血带,固定好鞘并移去穿刺针压迫导管尖端上方 1cm 处之血管,撤出针芯。

2. 送管

送管时缓慢、匀速,当导管至患者肩部时,嘱患者头转向穿刺侧,下颌贴近肩部,以免导管误插入颈静脉。

3. 确定回血

送管达预测长度,回拔可撕裂鞘,并将鞘完全撕开;抽出导丝,导管外露接口接 20ml 空针,回抽血液,以确定导管位置;以生理盐水冲洗管腔至没有残留血液;连接输液装置或用可来福封管(为一正压封管帽)。

4. 固定与定位

将导管的体外部分作一流畅的 S 弯曲,其上用透明贴膜固定,然后用抗过敏胶布以蝶形交叉固定连接器和可来福。穿刺点处可垫纱布压迫止血,出血多或凝血功能差时,可以用弹力绷带加压包扎。X 线胸片定位导管顶端位置,导管顶端应在上腔静脉中下 1/3 处。

六、置管后记录的内容

1. 置管时间:PICC 管一般可留置 3~6 个月,只要导管留置期间无并发症,不影响留置,就可延长使用,不必换管。国外文献报道,110~365d 为导管的中位保留时间。国内报道导管留置时间最长可保留近 2 年。

2. 导管的品牌、型号、批号,剪下条形码贴在穿刺记录单上。

3. 穿刺点的位置、选择的静脉、穿刺的次数、臂围。

4. 置入体内的长度、体外剩余导管长度、X 线胸片定位导管顶端位置。

5. 记录出血情况,冲管、封管、固定情况。

6. 记录置管过程中患者的感受、配合情况。

七、PICC 的维护

(一)冲洗导管

1. 目的:始终保持 PICC 导管的通畅。

2. 频率:每次静脉输液、给药后以及每次输血、使用血制品或 TPN 等高黏滞性药物后或采血后必须立即用生理盐水冲管;治疗间隙期每周冲管 1 次。

3. 操作要点:必须是脉冲式冲管(推一下停一下,使生理盐水在导管内形成小涡轮，有利于把导管内的残留药液冲洗干净）和正压封管（将针头斜面留在肝素帽内少许，推注封管液剩 0.5~1ml 时，一边推封管液一边拔针头，速度不宜过快，将药液或血液阻挡在血管内，确保留置管内全是封管液）。冲管必须使用 10ml 以上注射器，一般用无菌生理盐水 10~20ml，儿童用 6ml 冲管。建议使用正压接头或 10~100U/ml 的肝素液正压封管。冲洗液通常为生理盐水。

4. 封管液的配制：如果选用肝素作为封管液，则每毫升生理盐水 10~100U/ml，相当于一只肝素（1.25U）稀释于 125~1250ml 生理盐水中。

（二）更换肝素帽

1. 目的：将由于过度使用肝素帽引发的潜在感染风险可能性降到最低。

2. 频率：一般每周 1 次。任何原因取下肝素帽后、肝素帽可能损坏时或经肝素帽抽血后均需更换肝素帽。

3. 操作要点：先预冲肝素帽，严格消毒导管接头后连接新的肝素帽。

（三）更换敷料

1. 目的：预防感染。

2. 更换时间：要求外周静脉留置针每 3d 更换留置部位。用于中央静脉留置针护理时，最长使用时间可达 7d。一般穿刺置管后 24h 内更换敷料，以后每周更换 1 次，或在敷料松动、潮湿时及时更换。皮肤上如有清洁剂或保护剂可能会影响透明敷料的黏性。拉伸透明敷料后进行粘贴，会导致皮肤因弹力过大而损伤。当发现使用部位出现感染症状时，应揭开敷料，做必要的处理。

3. 操作要点。

（1）操作者消毒双手后由四周向中心揭开贴膜后再从下向上拆除原有贴膜，可以防止在拔拆除贴膜过程中将导管拔出。

（2）严格消毒穿刺点周围皮肤，范围至少达到直径 20cm。

（3）贴膜以穿刺点为中心，覆盖全部体外部分导管，下缘固定部分连接器。不能使用胶布直接固定导管，以免损伤导管。

（4）必须等消毒剂完全干后，才可以粘贴透明贴膜。

（四）PICC 患者的持续维护

主要是对带管患者进行宣教并发症处理。一般由训练有素的护士负责。应记录维护时间，导管外留长度，冲管液体，用量，冲管方法，导管畅通情况，贴膜固定和局部皮肤情况。

（五）拔管

轻缓地将导管拔出，注意不要用力过大，拔管后 24h 要用无菌敷料覆盖伤口，以免发生空气栓塞及感染。仔细检查拔出的导管是否完整。

八、PICC 的患者教育

目的：使患者了解 PICC 置管的必要性及带管时注意事项。

1. 保持局部清洁干燥，不要擅自撕下贴膜。贴膜有卷曲、松动、贴膜下有浸湿时及时请护士更换。
2. 治疗间歇期每 7d 对 PICC 导管进行冲管、换贴膜、换肝素帽等维护，做好记录。
3. 注意观察针眼周围有无发红、疼痛、肿胀，有无渗出，观察导管留置体外的长度，如有异常应及时联络医生或护士。
4. 嘱患者避免使用置管一侧手臂提过重的物品或进行引体向上、托举哑铃等持重锻炼。
5. 嘱患者避免盆浴、泡浴。但可以淋浴，淋浴前用塑料保鲜膜在贴膜处环绕 2~3 圈，上下边缘用胶布贴紧。
6. 院外导管维护。这是目前令护士担忧和患者困扰的问题、原因为此项技术未全面开展，不是患者所在的社区医院都有能力提供相关的护理。对离医院近的患者，要求回科室护理；离医院远的或外地患者，对患者及其家属进行有目的地培训，培训内容包括如何正确更换贴膜，如何正确冲洗导管，哪些问题可在护士的指导下自行处理，哪些问题必须回医院处理，使患者及家属学会在家中自我护理。

第五节　输液港在肿瘤化学治疗中的应用及护理

输液港（Implantable Venous Access Port）又称植入式中央静脉导管系统，是一种埋置在皮下的输液装置，主要由供穿刺的注射座和静脉导管系统组成。

一、输液港优点、作用

输液港可用于输注各种药物补液、营养支持治疗、输血、血样采集等。其优点是可减少反复穿刺的痛苦和难度，同时可将各种药物直接输送到中心静脉处，防止刺激性药物对外周静脉的损伤，是肿瘤患者静脉输液的永久性通道。此项技术在国外已有 20 多年的应用经验，在我国已有部分医院使用这项技术。输液港在治疗间隙期的维护需求小，只需每月冲封管 1 次。又由于整个装置在体外没有裸露部分，对患者日常生活影响小，可进行洗浴游泳，提高和改善了患者的生活质量。

二、输液港的主要类型

1. 普通型输液港。注射座分为单座和双座两类，末端开口式，注射座材料为钛合金和特殊材料，导管材料为医用硅胶。
2. 抗高压型输液港。注射座分为单座和双座两类，末端开口式，注射座材料为特殊材料，导管材料为聚氨酯。

三、输液港置管前的准备

（一）获得置管的医嘱

医生根据患者用药情况、给药方式、疗程、患者对输液港的接受程度等给出置管医嘱，并主动了解患者既往医疗病史、现病史、患者的精神状态和合作能力。

（二）签署知情同意书

医生与患者或家属谈话内容包括：置管目的、导管维护、日常注意事项、导管的种类和费用、置管时和使用中可能出现的并发症等。知情同意书的内容和格式必须符合法律和医疗规定的要求。

（三）用物准备

输液港置管术需在手术室或 DSA 室操作，根据不同型号输液港导管置管要求、操作规范、无菌操作原则准备用物。用物必须齐全，符合要求。

（四）患者准备

置管前应选择合适的部位及静脉，埋植注射座（又称给药盒）的最佳位置是在既不影响患者日常活动又可以避免张力和扭曲力，但又有骨骼结构支持的区域。

1. 置管部位：医生常规将注射座埋植在锁骨下区域或根据患者的偏好选择，少数也选择埋植在手臂上。

2. 静脉选择：颈内静脉因为更表浅、直接通向心脏、距离肺更远而可以减少急慢性并发症的发生等优点而成为医生的首要选择，锁骨下静脉由于有发生导管夹闭综合征（"pinch-off"现象）的风险而作为次要选择，也有少数医生选择前臂静脉。

四、输液港置管

（一）植入方法

征得患者或家属签字同意后，由医生在手术室进行。局麻成功后用穿刺针自锁骨下缘锁骨中外 1/3 处进入锁骨下静脉，并在导丝的指引下将导管放入血管，导管头端的最佳位置是上腔静脉和右心房交界的地方。将导管留置到位后，再建立皮下隧道和皮袋，以固定输液港的注射座，锁骨下窝是输液港注射座选择的最佳位置，实际情况要根据个体差异，目的为不影响注射座的稳定及患者的活动，同时埋植注射座处的皮下脂肪厚度 0.5~1.5cm 为最适宜，最后将导管与注射座进行连接完成操作。

（二）置管后记录的内容

1. 置管时间。
2. 导管的品牌、型号、批号，剪下条形码贴在穿刺记录单上。
3. 穿刺点的位置、选择的静脉、穿刺的次数。
4. 置入体内的长度、体外剩余导管长度、X 线胸片定位导管顶端位置。

5. 记录出血情况，冲管、封管、固定情况。
6. 记录患者置管过程中的感受、配合情况。

五、输液港置管护理

（一）术前护理

医生根据患者情况做好术前检查，护士应做好患者的心理护理，解除患者恐惧紧张的情绪，其有利于手术的顺利进行。

（二）术后护理

1. 术后观察患者的呼吸、心率、意识、发绀和发热等情况，如有异常及时与医生联系。
2. 观察伤口情况，术后第 2d 常规换药，保持敷料干燥，如有渗血、渗液及时更换。
3. 术后 7~10d 伤口拆线。

（三）植入后的使用和护理

1. 穿刺方法

（1）选择合适的穿刺针：使用无损伤针（一种与静脉输液港配套的专用注射针，其针尖为特殊设计的斜面，不易损伤输液港硅胶穿刺膜，注射座的穿刺次数达 2000~3000 次）穿刺，使用普通注射针可能导致穿刺膜损伤。根据注射座的大小、皮下脂肪的厚度选择合适的无损伤针，无损伤针太短会致皮肤组织压伤或针尖脱出储液槽，太长固定不稳，易损伤储液槽底部，又容易使针尖与注射座底部摩擦形成倒钩，最后损伤穿刺膜。

（2）穿刺：穿刺时遵循无菌技术操作常规，先消毒注射部位，以注射座为圆心，向外用螺旋擦拭，直径 10cm 以上，戴无菌手套进行穿刺点定位，用非主力手的拇指、食指、中指将注射座拱起，用主力手把无损伤针垂直从注射座中心插入，动作轻柔，有落空感即可。无损伤针的出液口背对注射座的导管出口。

2. 输液护理

穿刺后回抽血液通畅确认针头位置无误后方可进行输液，输液压力不高于 25kPa，输液前用 0.9% 氯化钠注射液 10ml 冲管，然后进行输液。输液中要观察注射部位有无渗液，并关注患者主诉，如有疼痛、烧灼、肿胀感觉及时告知护士，停止输液，查找原因。输液结束用 0.9% 氯化钠注射液 20ml 脉冲式冲管，并用肝素稀释液（100U/ml）3~5ml 脉冲正压方式封管。长时间输注胃肠外营养时，每 4h 用 0.9% 氯化钠注射液 10ml 脉冲冲管 1 次，如输注 TPN、血液等黏滞性药物后应马上用 0.9% 氯化钠注射液 20ml 脉冲冲管，以防输液港内药物沉积。另外，给患者输入多种不相容药物时，中间必须用 0.9% 氯化钠注射液 10ml 脉冲式冲管后再输入下一种药物，以免因药物的配伍禁忌而导致药物沉积甚至导管堵塞。

3. 采血护理

穿刺成功后，抽取至少 5ml 血丢弃，然后抽取足量血标本，再用 0.9% 氯化钠注射液 20ml 脉冲式冲管，如患者需治疗即接上补液，如无治疗即用肝素稀释液（100U/ml）3~5ml 脉冲正压方式封管后边退边拔针。

4. 治疗间隙期护理

需每月来导管维护门诊冲洗导管 1 次，避免导管堵塞。如果静脉输液港处的皮肤出现红、热、肿、痛，及时来院就诊。患者随身携带维护册，记录植入时间、位置、医生姓名、联系电话及注意事项。若患者不方便返回植入医院进行维护，患者可携带维护册到当地医院按说明进行维护。

5. 撤针护理

撤针时戴无菌手套，动作轻柔，严格消毒穿刺点，并覆盖无菌敷料。嘱患者 24h 后可自行将敷料丢弃。

6. 使用中的问题及处理

（1）无法回抽和注射。怀疑导管堵塞时应先检查其他因素和患者体位，排除机械性导管堵塞，若引导注射很通畅，但回抽无回血，可能与导管末端位置不在最佳位置有关，也可能是导管末端贴于导管壁上，可以让患者活动上肢或改变体位，或让患者尝试咳嗽几下；若引导注射不畅，不宜强行用力推注，可能是注射座及导管系统堵塞，可以用尿激酶溶解；如果穿刺针位置不恰当，调整穿刺针位置使之嵌入储液槽；另外注射座和导管脱离，导管末端移动，导管扭曲，夹闭综合征等都可能造成回抽困难。必要时行 X 线透视，明确原因。

（2）导管堵塞。导管堵塞是导管长期留置过程中最常见的非感染性并发症，可分为血栓性和非血栓性导管堵塞。非血栓性主要是机械性因素或药物沉积，占导管堵塞的 42%。血栓性又分为腔内血栓、导管顶端血栓和纤维素鞘，主要表现为导管输液缓慢、不能回抽血或者输油泵报警。

（3）导管相关性感染。导管相关性感染的发病机制有多种假说，如穿刺的部位、导管的污染及远处部位引起的血源性装置的污染等。Oliver 等认为导管的污染是导管相关性感染的重要起源；而 Salgado 等的研究发现左侧置管感染的发生率显著高于右侧。严格的无菌操作和认真的护理可有效减少感染的发生率。发生感染后除了全身应用抗生素外，近年来也有许多临床研究发现，应用抗生素技术，即用高浓度的抗生素封闭导管来杀灭感染菌也能达到治疗效果，提出抗生素技术与拔出导管一样是有效的治疗措施。一般认为糖肽类、氨基糖苷类抗生素和环丙沙星是合适的抗生锁药物。

（4）静脉输液港囊袋感染。肿瘤患者，特别是持续化疗患者，化疗后抵抗力低下，是引起置管后感染的重要因素。护士应经常观察静脉输液港周围皮肤有无红热肿痛，如发现囊袋有感染征象，应立即通知医生，及时采取措施控制感染。若感染严重，必要时需切开引流，取出静脉输液港，应用抗生素，伤口换药直至伤口愈合。

（5）导管夹闭综合征。

①概念及临床表现：导管夹闭综合征是指导管经锁骨下静脉穿刺置管时进入第1肋骨和锁骨之间狭小间隙，受第1肋骨和锁骨挤压而发生狭窄或夹闭进而影响输液，严重时可致导管破损或断裂。

②评估与处理：导管夹闭综合征只发生在经锁骨下静脉置管的患者，怀疑导管有破损时需通过胸片来确定导管的完整性，通常在 DSA 下或 X 线透视下进行。导管夹闭程度和处理方法可分为4级，0级：导管无压迫，无须处理；1级：导管有轻微压迫，但不伴有管腔狭窄，应每隔1~3个月复查胸片，检测有无发展到2级夹闭综合征的表现；2级：导管有压迫，同时伴有管腔狭窄，应考虑拔管；3级：导管破损或断裂，应立即拔管。

（6）注射座翻转。穿刺前要仔细评估局部皮肤和注射座的位置，触摸检测注射座有无异常，若有翻转异常应及时拍 X 线片确诊，并通知医生及时处理。

第六节　便携式化疗泵在肿瘤化学治疗中的应用及护理

一、便携式化疗泵的优点和作用

便携式化疗泵是一个可以持续静脉输注的体外便携装置，可以控制用药的浓度、速度、剂量和时间。作为一种新的化疗方式，近年来在我国各大医院已经广泛使用。该方法可以持续恒定压力推进药物，最大限度杀死肿瘤细胞，减少化疗不良反应，为氟尿嘧啶注射液化疗提供了合理的给药方式，满足了肿瘤化疗对抗癌药物的浓度和接触时间的要求。

二、化疗泵的类型

（一）全自动化疗泵

主要由两部分构成：第一部分为驱动装置，它是由微型电脑控制精密驱动，并对输液状况进行监控；第二部分为输液装置，是储药、输液到人体的一次性使用装置。

（二）便携式化疗泵

主要由压力泵和流量控制系统两部分组成，压力泵是由两层弹性膜构成，内层为特殊的多聚体，外层为硅胶球囊，压力泵的工作原理是当药液从加药口冲入球囊后，球囊膨胀，使药液充满球体并产生正压，药物由流速控制器和硅胶球囊的弹力收缩共同决定流速，按照一定的速度缓慢输注。通常，规格有滴速 2ml/h 和 5ml/h 两种。

三、化疗泵的配置流程

1. 根据医嘱准确选择化疗泵。
2. 从化疗泵的灌注口上取下无菌保护帽，然后将无菌保护帽盖回，取下输注管远端的旋翼帽放好，然后根据所用溶酶先灌注 10ml 溶媒预冲管路，排气，再灌注有毒性的药物，等到灌注溶酶达到所需剂量后盖回保护帽锁紧，最后检查化疗泵及各部件是否有液体渗漏。
3. 在标签上写明药物及溶酶的剂量、配置时间等，签上姓名，在化疗泵的空白处贴好，装入密实袋。

四、便携式化疗泵使用时出现时间差的相关因素

1. 置管长度与管口直径。置管长度与泵入流量成反比，一般情况下 PICC 通路置管长度为 40~46cm，管口直径为 4Fr，约 1.33mm，而 CVC 通路置管长度通常为 15~16cm，宽口直径为 1.70mm，两者泵入速度有显著差异。
2. 血管粗细。血管越细，即输送时间越长；反之越短。
3. 不同活动状态血流速度影响。血管内血液流速变化，对导管尖端处的压力影响会直接影响泵入时间的长短。
4. 储液囊所处位置与心脏的关系。高于心脏位置产生负的附加压力增加，流量增加时间缩短；同理，低于心脏的位置流量时间延长。

五、皮肤温度对便携式化疗泵流速的影响

便携式化疗泵的标注流量是在环境温度为（23±20）℃下标定的，如果环境温度发生变化，实际流量会有所变化。当室温＞30℃时，能达到便携式化疗泵的标准流速，当室温≤30℃时，如果采用流量限速器紧贴患者皮肤，通过患者自身恒定的体温传导至流量限速器，从而达到调控化疗药物的泵入。

六、使用便携式化疗泵持续化疗临床观察与护理

化疗泵必须正确使用，加药量不可超过泵体规格量，同时避免药物浓度过高，以免堵塞泵体。加药时严格遵守无菌原则，严禁注入空气，以免将空气输入人体内或影响输注时间。使用化疗泵的患者要严格交接班，避免阳光直射，发现问题，及时处理。每 2h 巡视患者 1 次，观察化疗泵囊内药物的量及所通行速度，是否存在流速过快、是否有回血情况；化疗泵是否与穿刺部位在一水平线上，输液连接管是否通畅，有无打折；穿刺部位有无渗血、渗液、肿胀及局部炎症反应，患者有无疼痛及其他不适的主诉等。

七、便携式化疗泵的安全管理

1. 护士培训管理。制订化疗泵操作流程，进行化疗泵的操作培训，按流程进行治疗护理。
2. 置泵前的管理。化疗泵使用前向患者行健康教育，告知患者正确摆放位置；教会自我观察流速；出现渗液或漏液现象时与医护人员联系。
3. 置泵时的护理。建议使用中心静脉，将化疗泵接头与静脉管路接头连接。
4. 带泵期间的管理。每班详细交接班，观察患者化疗反应和输液部位。

八、使用便携式化疗泵常见故障的处理

1. 化疗泵内储药囊破裂：配药时切忌用力过猛，可选用30ml的注射器加药。
2. 加药口药液反流：药液匀速地注入储药囊。
3. 化疗泵的流速不准确：配药时通过2~5L的过滤器将药物进行过滤后再注入储药囊，防止药物的结晶微粒阻塞。

第七节 CVC 的并发症和预防处理

一、导管阻塞

（一）识别

1. 导管部分堵塞：无法抽出回血或回血缓慢，输液不畅或流速减慢，输液泵频繁堵塞报警。
2. 导管完全堵塞：无法抽出回血，无法输液，有时透明延长管内可见回血，如为药物性堵管，可见药物沉淀微粒。
3. 评估导管既往使用情况及可能的堵管原因，包括近几日内输液速度及冲封管情况、输入的药物。

（二）预防

1. 加强护士培训，严格遵守静脉导管冲封管方法与规范。
2. 及时更换液体，处理输液泵或注射泵报警。
3. 根据无针输液接头的设计类型，以正确的顺序夹闭导管和断开注射器，以减少导管尖端血液反流。
4. 输液前，抽回血确保导管的功能和位置，确保所有导管夹处于开放状态。
5. 评估输液方案，遵医嘱合理安排输液顺序，输液后充分冲管或输注间隔液以避免药物配伍禁忌产生沉淀。

（三）处理

1. 检查输液装置有无折叠、扭曲，去除机械原因引起的导管堵塞（如导管夹闭或扭结），用10ml以上注射器抽生理盐水10ml，抽回血检查是否有回血并脉冲式冲管。

2. 如抽不到回血也无法冲管，则追溯用药记录和导管维护记录，请静疗专科护士会诊，并与医师共同分析判断导管堵塞原因，根据分析结果给予相应处理措施。

3. 如为血栓性堵管，应请静疗专科护士在医生指导下采用尿激酶溶栓治疗，如溶栓无效通知医生拔出导管，另外建立静脉通路，并报不良事件。

二、导管脱出

（一）识别

1. 导管外露长度较置管时延长，判断导管脱出的长度。
2. 导管回抽无回血、输液滴速减慢或局部肿胀。
3. 影像学检查进行识别。

（二）预防

1. 使用导管固定装置固定导管，导管固定缝线脱落后及时请医生再次缝合固定，避免固定不良引起脱管。
2. 更换贴膜后须注明导管外露长度，每次静脉治疗前后及交接班时都应确认导管外露长度。
3. 使用耐高压导管注射造影剂有可能造成尖端移位，在注射前后应评估导管情况。

（三）处理

1. 评估导管移位的情况，脱出部分导管不可再次置入血管内。
2. 测量导管外露长度，与导管置入时长度做对比，评估导管尖端位置以及继续留置的可能性和留置时间。
3. 增加导管评估频率，做好护理记录。如导管回抽无回血、输液滴速减慢、液体自针眼流出或局部肿胀及时请医生拔出导管，另外建立静脉通路。

三、药物渗出或外渗

（一）识别

1. 穿刺处局部肿胀及渗液。
2. 导管回抽无回血、冲管阻力大，患者自述局部疼痛不适。
3. 输液泵报警不能发现渗出，不能将输液泵的使用作为识别渗出的方法。

（二）预防

1. 落实导管维护规范，定期评估导管功能，及时发现药物渗出症状。
2. 输液前后评估有无回血及更换液体时评估有无药物外渗或渗出引起的局部肿

胀，班班交接，特殊用药如输注强刺激性药物应增加评估频率。

3. 加强护士培训，正确冲封管，巡回病房时询问患者局部有无疼痛及不适，严密观察穿刺点及周围有无肿胀。

4. 缝线脱落后请医生再次缝合固定。

（三）处理

1. 一旦发现穿刺局部肿胀等药物渗出或外渗症状应立即停止输液，另外建立静脉通路，并立即通知医生拔除导管，使用带敷料的无菌透明贴膜覆盖穿刺点，按压穿刺点半小时。

2. 使用皮肤标记笔画出渗出区域，并拍照以评估变化。

3. 抬高床头 40°~50°，24h 局部给予 50% 硫酸镁冷湿敷，24h 后给予 50% 硫酸镁热湿敷，每日 3~4 次，每次 0.5~1h，间歇期涂抹喜疗妥药膏和欧莱凝胶，如为药物外渗上报不良事件并记录，请静疗专科小组会诊协助处理。

四、导管相关性感染

（一）识别

1. 穿刺部位局部感染：穿刺部位局部皮肤红、肿、热、痛，有硬结，穿刺点有炎性分泌物，无寒战、高热等全身症状，导管尖端细菌培养阴性，血培养阴性。

2. 导管相关血流感染：带有导管或者拔除导管 48h 内的患者出现不明原因发热（体温＞38℃），可伴有寒战或低血压等症状，除导管外无其他明确感染源，实验室微生物学检查显示：外周静脉血培养细菌或真菌阳性；或者从导管尖端和外周血培养出相同种类的病原微生物。

（二）预防

1. 维护人员应接受规范的中心静脉导管维护相关的理论和技能培训，通过维护技能考核，获得中心静脉导管维护资质；加强静脉导管置管与维护质量过程管理。

2. 严格执行手卫生、无菌技术操作原则及静脉导管置管与维护技术操作规范。紧急情况下置入的静脉导管，应尽早更换。

3. 遵循置管集束化管理策略：洗手、最大化无菌屏障、2% 葡萄糖酸氯己定乙醇溶液进行皮肤消毒、避免股静脉穿刺、每日评估并移除不必要的导管。

4. 遵循维护集束化管理策略：使用 2% 葡萄糖酸氯己定乙醇溶液或 75% 乙醇擦拭消毒接口（时间＞15s）；使用抗菌导管、含葡萄糖酸氯己定贴膜、抗菌封管溶液，使用葡萄糖酸氯己定溶液擦浴。

5. 中心静脉置管应首选锁骨下静脉穿刺置管，应避免选择股静脉穿刺。

6. 敷料选择：应选择无菌、透明、透气敷料。穿刺点渗血或渗液者，宜选用带敷料芯的透明贴膜。透明敷料应每周至少更换 1 次，带敷料芯的透明贴膜更换时间不超过 48h。敷料渗血、渗液、松动或者有污染时应立即更换。不应在穿刺局部涂抹抗菌药膏来预防感染。

7. 每日评估穿刺点及局部皮肤，严格交接班，注意观察局部有无感染迹象，发现局部红肿等异常及时处理。密切观察患者的生命体征、临床表现、导管情况及各项检查结果，及时通知医生处理。

(三)处理

1. 对怀疑发生导管相关性血流感染时，在开始进行抗菌治疗前，从导管和外周静脉中同时抽取血培养，两者血培养必须是同一种微生物且无其他明确感染源。

2. 如仅为局部感染应增加局部换药的频次，每日换药1次，严格的皮肤消毒，尤其是要注意针眼局部按压的时间，严密观察局部感染情况，严格交接班。

3. 可疑CRBSI，排除其他感染源，应立即停止输液，暂时保留CVC。

4. 遵医嘱抽取血培养：采取两套血培养，一套外周静脉血，另一套中心静脉导管无菌采血，血培养采集后应在1h之内送检。

5. 一旦确诊静脉导管相关血流感染(CRBSI)，原则上应拔除，但如果治疗需要、体内中心血管通路装置不可替代性以及细菌感染的复杂程度等，与医生共同商讨决定暂时保留还是拔除导管。

6. 抗感染治疗：遵医嘱局部或全身抗感染治疗。

7. 需要拔除导管的患者：取出导管，在无菌状态下，取导管尖端5cm或近心端进行血培养。完成不良事件或预警事件的报告。

五、医用粘胶相关性皮肤损伤

(一)识别

穿刺点周围皮肤出现张力性损伤或水泡、接触性皮炎、湿疹等。

(二)预防

1. 换药贴膜粘贴时应无张力粘贴，去除贴膜时应零角度撕膜，以防张力或撕膜时损伤皮肤。

2. 对酒精过敏者，可用盐水代替酒精清洁皮肤。

3. 应在消毒液完全待干后粘贴贴膜。

4. 每次换药时应适当地更换贴膜粘贴部位。

(三)处理

1. 应观察穿刺点及周围皮肤的完整性，避免在发红部位反复粘贴医用胶贴。

2. 固定导管时应避开小水泡(明确小水泡大小)。

3. 应在进行皮肤消毒后使用注射器抽吸大水泡(明确大小)。

4. 可选用水胶体敷料加透明膜贴。

第八节　PICC 的并发症和预防处理

经外周静脉穿刺的中心静脉置管（PICC）是由外周静脉（贵要静脉、肘正中静脉、头静脉）穿刺插管，并使其顶端位于上腔静脉或锁骨下静脉内的深静脉导管植入术。常见并发症的预防和处理方法如下：

一、导管堵塞

（一）原因

1. 未按时冲管或冲管方法不当。
2. 输注特殊药物，如乳剂、甘露醇、化疗药物、使用配伍禁忌药物致药物沉淀阻塞导管。
3. 采血后未及时冲管。
4. 输液速度过慢、导管扭曲、打折、接头松动、脱落。
5. 患者血液呈高凝状态。

（二）预防

1. 保持 PICC 导管的通畅，避免扭曲、打折，穿刺及送管时动作要轻柔，避免损伤血管壁，减少血栓形成。
2. 穿刺点外露导管以"S"型妥善固定，在置管后，记录每个患者的导管置入长度，在每次换药和冲管过程中，仔细观察现有长度是否与置入长度相符。
3. 正确的冲管方法是置管成功后立即用 20ml 注射器抽吸 10ml 生理盐水脉冲式冲管等，输注黏稠度较高的液体及血制品后，要用生理盐水把导管完全冲干净。
4. 输液完毕时应及时封管，以生理盐水行脉冲式推注冲管，使用输液接头正压封管（使用中冲管 3 次 /d，间歇期 1 次 / 周，有特殊情况及时处理）。

（三）处理方法

1. 先仔细检查导管外露部分有无打折、扭曲及长度。
2. 若为血栓形成阻塞导管，可采用尿激酶溶栓治疗：先抽回血，若遇有阻力不见回血，切不可用暴力、导丝或冲管来清除凝块，以免使导管损伤、破裂或造成栓塞，可用负压方式进行再通，反复数次，见回血后抽 3~5ml 血，使导管畅通。如三次溶栓不成功，可考虑拔管。

二、静脉炎、穿刺点感染

（一）原因

以肘正中静脉置管与头静脉置管出现静脉炎最为明显，大多数患者在置管后 2~3d 内出现静脉炎，少数患者在置管后 15d 左右出现。临床表现主要是沿穿刺点向上出现局部红肿。PICC 置管后静脉炎与穿刺点感染的发生可能与以下原因有关：

1. 护理操作、患者体质、免疫力等个体差异。
2. 对导管材质过敏，被穿刺静脉小，导管型号大或材料过硬。
3. 置管初期术肢剧烈运动导致导管与血管壁产生机械摩擦、感染等。
4. 置管后血液流速减慢，血栓形成。
5. 导管、药物在血管内造成异物刺激，加之患者紧张致使血管收缩痉挛，造成上肢肿痛、疼痛而发生静脉炎。
6. 敷料不透气，穿刺部位皮肤潮湿。
7. 患者机体抵抗力下降等。

（二）预防

1. 置管前选择粗直弹性好的血管和型号匹配的导管，首选肘正中静脉，其次是贵要静脉（静脉瓣少，血管粗）。
2. 血管最好选择右侧路径，因左侧路径较长、弯曲，插管时难度较大而且容易损伤血管内膜；导管的型号应与血管的大小相适宜。
3. 严格执行无菌操作技术，置管前严格消毒局部皮肤，置管后定期换药（4~7d 1 次），及时检查创口情况，保持穿刺点周围皮肤清洁。穿刺时送管动作轻柔、被穿刺肢体制动，可减少对血管的机械性刺激，以免损伤血管内膜；穿刺完毕后以无菌透明贴固定，便于观察穿刺点，及早发现静脉炎。
4. 根据患者情况，及时更换敷贴，特别是当患者出汗较多时，更换时采用适当的敷贴，消毒范围大于 12cm。透明贴不粘或被污染时应及时更换。

（三）处理方法

静脉炎通常发生于穿刺后 48~72h，一但发生应给予对症处理。

1. 局部用 50% 硫酸镁溶液湿敷，每日 2 次，每次 20min。
2. 置管后如发现穿刺点出现红肿、疼痛和（或）局部出现脓性分泌物，应按伤口感染处理。
3. 如出现发热、寒战等症状。应考虑是否并发感染性败血症，应严密观察。
4. 若为机械损伤、药物刺激导致的静脉炎，一般可通过热敷、远红外线照射（每日 3 次，每次 30min）、抬高患侧手臂、外用消炎止痛膏、限制患肢过多活动及调整输入液体的浓度等处理。
5. 若为血栓性静脉炎，可给予热敷或同血栓堵塞导管处理方法。
6. 情况严重者及时拔除 PICC 管。

三、穿刺点渗血、水肿

（一）原因

1. 穿刺针过粗而置入导管过细。

2. 患者凝血功能异常。
3. 局部反复穿刺。

（二）预防

1. 患者血管情况好，穿刺针应与导管相适应；剧烈频繁咳嗽时可用手指按压在穿刺点，防止因静脉压增高而渗血；置管前常规检查凝血功能，穿刺后按压穿刺点 2~3min，凝血机制较差者按压的时间应增至 5~10min，制动 30min，24h 内限制插管侧上肢过度活动，或加压敷料固定 24h，必要时停服抗凝剂，给予止血剂。

（三）处理方法

1. 在穿刺点加盖无菌纱布，在透明敷贴固定后指压穿刺点 5~10min 或局部给予冰袋或沙袋压迫止血，以促进血液凝固。嘱患者在咳嗽、咯痰或如厕时按压穿刺部位，防止压力过大血液渗出。

2. 穿刺部位皮肤潮湿多汗，创口易于出现渗出物，可酌情增加换药次数，能有效地抑制渗出物的出现。

四、导管漂移或脱出

（一）原因

1. 导管固定不牢固，更换贴膜时方法不正确。
2. 过度牵拉导管，主要是由于患者肢体频繁活动。
3. 患者缺乏自我保护导管方面的知识。

（二）预防

1. 指导患者休息与活动，穿刺侧肢体勿频繁活动，妥善固定导管。
2. 定期检查导管，记录好外留导管的位置与长度，发现异常情况及时采取措施。
3. 更换贴膜时手法轻稳、正确，顺着导管方向从下往上揭去贴膜，以免将导管拔出。

（三）处理方法

1. 导管漂移时，拍胸片找出漂移的位置，使导管移至正常位置，若无不适感可继续使用。
2. 导管外脱时，严格无菌操作，从里向外碘伏消毒脱出的导管，嘱患者手臂外展 90°，然后将外脱的导管送到"0"点。

五、静脉血栓

（一）原因

1. 导管因素：留置导管尖端对静脉壁的刺激，导管直径过粗，头端置入位置过浅，留置时间过长。
2. 疾病和用药因素：肿瘤患者血液呈高凝状态，化疗药物引起血管壁硬化和血管内皮损伤。

3. 老年患者血细胞老化，变形能力差，聚集性强，易促进血液凝固和血栓形成。

（二）预防

置管前测量臂围，排除既往静脉血栓史；尽可能选择细的导管；避免长时间压迫置管侧肢体，以免致血液缓流而发生静脉血栓。

（三）处理方法

立即停止输液，通过血管彩超确认，根据血栓程度、静脉受累情况、症状严重程度决定处理措施。

1. 拔管。
2. 急性期患者绝对卧床 10~14d，抬高患肢 20°~30°。
3. 患肢制动，避免按摩。
4. 观察患肢肿胀情况，同时观察皮肤颜色、温度、感觉及桡动脉搏动。
5. 避免在患肢输液和静脉注射，严密观察有无肺栓塞症状。
6. 抗凝、溶栓治疗。

第九节　输液港的并发症和处理

一、导管阻塞

（一）识别

出现回抽无回血或推注阻力大，液体滴数慢或不滴。

（二）预防

1. 治疗间歇期至少每月进行一次输液港维护。
2. 静脉给药前、后冲管方法：生理盐水脉冲式冲管—给药—生理盐水脉冲式冲管，肝素盐水正压封管即SASH。肝素盐水浓度为100U/ml，成人使用量为5ml，小儿为1~3ml。
3. 抽血前、后冲管，弃血（回抽见鲜血后丢弃陈旧血 3~5ml）。按要求血标本—生理盐水脉冲式冲管—肝素盐水正压封管。
4. 两种药物之间应用生理盐水脉冲式冲管，避免发生药物沉淀。
5. 输注脂肪乳剂应定时（6~8h 或输注完成后）使用生理盐水 10~20ml 脉冲式冲管。
6. 妥善固定无损伤针，可在透明敷贴下方垫厚度适宜开口纱布，以减少针头与皮肤的摩擦，也可避免因为外力作用而导致无损伤针插入深度改变。
7. 输液港的安置尽量在数字血管造影（DSA）下进行，或术中应用腔内心电图辅助定位技术。导管末端位置确定最好以胸椎为标志，理想位置应当位于上腔静脉下 1/3 或上腔静脉与右心房交界处，此处血管管腔较大，导管尖端易漂浮在上腔静脉中，不易发生贴壁及输液障碍。

（三）处理

1. 不完全堵塞：输液速度变慢、冲管时阻力变大，应明确无损伤针的位置，必要时重新插入。

2. 完全堵塞：血栓性堵塞，不应强行冲洗，采用尿激酶（5000U/ml）溶解血栓，宜用三通负压方式将溶解好的尿激酶吸入输液港内并保留 20min 后回抽，弃去，可反复多次，防止栓子进入血液循环。

3. 以上方法均不能奏效时需取出输液港。

二、回抽障碍

（一）识别

当患者输液时出现输液通畅，回抽可见少量血液或完全不见回血。

（二）预防

加强技术培训，规范并熟练植港技术，掌握正确的冲封管的方法，加强向患者的宣教，提高患者的依从性。

（三）处理

重新调整方向垂直穿刺，穿过皮肤及隔膜有落空感时，缓慢刺入注射座底部，抽回血确认位置。

三、导管夹闭综合征

是指导管经第一肋骨和锁骨之间的狭窄间隙进入锁骨下静脉时，受第一肋骨和锁骨挤压而发生狭窄或夹闭从而影响输液，严重时可致导管损伤或断裂。

（一）识别

当出现输液时有阻力，锁骨下不适及输液时局部肿胀，做操作时需要患者变换体位等表现。

（二）预防

1. 进行输液港植入术时最好采用颈内静脉而不是锁骨下静脉作为通道。

2. 输液港使用期间观察患者是否有胸闷、胸痛及呼吸困难等症状，特别是输液速度随患者体位改变而改变时，应考虑是否发生导管夹闭综合征，及时通知医生处理。

3. 指导患者输液时取仰卧位或者把肩臂轻微上抬，可缓解导管压迫。

（三）处理

根据 X 线胸片进行诊断，若出现狭窄严重、导管损伤或者断裂时立即联系医生拔除。

四、导管脱落或断裂

(一) 识别

当患者出现回抽无回血,推注时注射座或局部皮肤肿胀、疼痛,轻微阻力,也可无症状。

(二) 预防

植入后注意保护导管,遇到阻力不可强行冲管,避免导管连接部分打折,操作者技术熟练,冲封管应用 10ml 以上注射器。

(三) 处理

做胸部 X 线片,提示导管脱落后行手术处理或拔除输液港。

五、导管移位、扭曲、破坏

(一) 识别

当患者出现回抽无回血、推注障碍等表现。

(二) 预防

避免植入侧上肢的过度运动,避免撞击,避免剧烈的体育运动。

(三) 处理

通过胸片协助诊断,告知患者避免肩关节的剧烈运动。若导管破裂,应手术更换导管或拔出输液港;若导管移位,可在血管造影下行介入手术调整复位。

六、导管相关性血栓形成

(一) 识别

当患者出现输液速度减慢,肩颈部突然肿胀、疼痛,皮肤发亮呈青紫色,活动后加重,抬高患肢后可减轻等症状或表现。

(二) 预防

1. 减少血管壁损伤因素

(1) 血管入路选择:颈内静脉、锁骨下静脉、头静脉、贵要静脉(手臂)、股静脉、大隐静脉等。

(2) 术前超声评估入路血管,术中超声引导下穿刺置管。

(3) 手术者熟悉操作流程,规范操作。

2. 患者因素

(1) 减少血流瘀滞因素。

(2) 鼓励患者活动。

(3) 合理使用置管侧肢体进行日常活动。

(4) 轻度的肢体锻炼。

（5）水分补充。

（6）原发病的治疗，如肿瘤、感染、炎症等。

（三）处理

以临床症状和患者的全身状况为依据确诊后行抗凝治疗，必要时溶栓治疗、抗感染治疗。

七、导管相关性感染

（一）识别

当患者出现不明原因的高热、寒战，伴有白细胞升高，穿刺点出现红肿伴疼痛、渗液，导管中抽取血培养阳性。

（二）预防

1. 无损伤针穿刺时应严格按照无菌技术要求操作，插针前进行正确的皮肤消毒，消毒范围应>15cm×15cm，自然待干。

2. 尽量选用全封闭输液系统，输液结束后应用10ml生理盐水脉冲式冲输液港，目的是产生涡流，将附于导管壁上的血液或药物冲刷干净。

3. 使用输液港期间每班应观察敷料及肝素帽情况，如敷料有潮湿、渗血、卷边或敷料被揭开时，应及时更换。肝素帽内有积血或断裂等也应及时更换。

4. 使用期间常规每7d进行输液港维护，包括更换无损伤针敷料和肝素帽等。

5. 指导患者在治疗间歇期应保持输液港安置处皮肤清洁，告知患者定期进行输液港维护的重要性，取得患者的配合，提高依从性。

（三）处理

1. 严格执行无菌操作，加强局部皮肤观察，每日换药，保持局部皮肤清洁。

2. 选用针对性的抗生素，一旦经抗感染治疗难以控制或反复出现导管相关感染，抗生素治疗无法完全杀灭细菌，应取出输液港。

3. 局部感染使用2%葡萄糖酸氯已定或碘制剂消毒处理，增加更换敷料频率，局部适当使用抗生素如使用百格斯创面修复抗菌敷料、庆大霉素湿敷局部或使用百多邦抗菌药膏外涂，囊袋感染未完全控制之前不应该使用输液港。

4. 全身感染时监测生命体征、血常规检验结果。

5. 通过输液港及外周静脉分别抽取静脉血，进行细菌培养。采血应在使用抗生素之前，如已使用抗生素，应在下次使用之前抽取，采集至少两套培养，其中至少一套来自外周静脉血，另一套则通过输液港无菌采血，两个来源的采血时间≤5min，采血量是影响灵敏度最关键因素。成人一份标本2个培养瓶（需氧+厌氧），每瓶8~10ml，要求至少采两份标本，约40ml，儿童一般只需采集需氧瓶，一般为1~3ml。

6. 全身使用抗生素：通过细菌培养结果使用敏感抗生素。最常见的致病细菌是葡萄球菌，万古霉素是一种很好的选择，如果使用3d抗生素症状无明显改善或者持续菌血症，而输液港可以被其他静脉取代，则应该及时取出装置，如果需要尽量保留输液港，可以通过本装置输注抗生素治疗，但是经系统地抗生素治疗后患者症状有恶化趋势时，应该重新考虑取出装置。

7. 无法继续使用输液港时，医生手术取出输液港。

八、注射座周围皮肤肿胀（外渗）

（一）识别

推注生理盐水或输注药物后输液港港体周围发生肿胀，患者主诉有疼痛感或烧灼感等，严重时可有发热、皮肤红肿及皮下结节甚至皮肤坏死。

（二）预防

1. 手术过程中应确保导管与输液港港体连接紧密，导管锁连接牢固。
2. 输液港的维护应由经过专科培训并取得操作资格证书的护士来执行。
3. 使用配套、型号适中的无损伤针穿刺港体，禁用普通输液针头，避免损伤输液座硅胶膜。
4. 推注药物应使用 10ml 及以上的注射器以免产生过大的压力导致导管破裂。
5. 注射前检查有无回血，如回血不畅或输液速度随体位改变而改变应警惕导管夹闭综合征，可通过 X 线摄片确诊。
6. 推注生理盐水时观察患者有无局部红、肿、热、痛等外渗现象，切勿强行推注药物。
7. 非耐高压导管禁止高压注射造影剂。

（三）处理

1. 发生药物外渗时应立即停止使用输液港输液并通知医生。
2. 行 X 线摄片检查明确诊断。
3. 药物外渗按照外渗处理方法处理。
4. 外科手术取出输液港或重新安置。

九、注射座翻转

（一）识别

当医护人员在维护过程中触摸输液港体表无硅胶柔韧感、无损伤针不能插入或输液滴速减慢时应立即报告医生或联系置管科室，再进行下一步的治疗，切勿自行盲目复位，避免出现不必要的并发症。

（二）预防

1. 手术时应根据注射座的型号分离皮下组织，如果囊袋过大可以将输液港港体与胸肌筋膜固定。
2. 护士穿刺前要仔细评估局部皮肤及注射座的形状，如发现触诊异常或穿刺困难应进一步评估、检查。

3. 告诫患者避免在安置有输液港侧的颈部、胸部及上肢做剧烈运动，洗澡时不可用力擦洗囊袋周围皮肤，穿衣服时应选择宽松款式，注意保护好囊袋上方的皮肤。

4. 指导患者如发现输液港港体周围皮肤变薄或皮肤有异常时应及时告知医护人员，并停止使用输液港，及时查清原因并处理。

（三）处理

1. 停止使用输液港，通知医生，及时处理。

2. 可通过轻柔旋转向阻力小的方向复位输液港港体，必要时手术方法给予二次缝合或更换输液港港体安置部位。

第五章 肿瘤患者常见症状的护理

第一节 恶心呕吐的护理

一、恶心呕吐的概述

恶心呕吐是肿瘤患者常见的并发症，约50%的肿瘤患者会有不同程度的恶心呕吐情况，在化疗期间70%~80%的患者会出现恶心呕吐症状。严重的恶心呕吐可导致患者脱水、电解质失衡及营养吸收障碍，对患者心理、生活质量也会造成影响。

（一）恶心呕吐的定义

恶心（nausea）是指上腹部的一种特殊不适的感觉，患者有强烈的想要将胃内容物经喉咙及会厌吐出的欲望。常伴有胃部收缩力消失、肠道的蠕动减少、十二指肠收缩及小肠内容物返回到胃部的情形。并伴有迷走神经兴奋的症状，如流涎、皮肤苍白、出汗、血压下降及心跳过慢等。

呕吐（vomiting）是由于膈肌、肋间肌、腹部肌的强力收缩，导致胸膜腔内压力骤增，胃括约肌的强力收缩会导致胃内容物或部分小肠内容物不自主地经贲门食管逆流至口腔而被排出。由于呕吐中枢存在于脑干的网状结构内，位于延脑，与呼吸中枢、血管运动中枢和其他植物神经功能中枢的位置很接近，所以呕吐发生时可伴有冒冷汗、皮肤苍白、脉搏改变、颤抖、感觉虚弱、呼吸不规则及血压下降等。

（二）引起恶心、呕吐的原因及分类

1.引起呕吐的原因

（1）周围性呕吐：是由神经反射引起，刺激来自周围组织器官传入呕吐中枢所致。见于胃肠、肝、胆、胰、腹膜疾病或者晕车晕船等。

（2）中枢性呕吐：是由于颅内病变直接压迫或药物、毒物刺激延髓呕吐中枢，使之兴奋性增高所致，呕吐前无恶心，呕吐常呈喷射状，并伴有头痛和僵硬。见于中枢神经系统疾病、药物或化学毒物作用、内源性中毒、前庭功能障碍、神经官能症等。

2.恶心呕吐的分类

（1）急性恶心呕吐：是指使用化疗药物后24h以内出现的恶心呕吐，多发生于用药后 1~2h。这种恶心呕吐的程度常最为严重，对患者的病情有很大影响，临床上静脉化疗前常给予预防性治疗。

（2）延缓性恶心呕吐：是指发生在用药后 24h 至第 5~7d 出现的恶心呕吐。因持续时间较长，对患者营养状况及生活质量造成影响。

（3）预期性恶心呕吐：此类型为条件反射所致，常见首次化疗期间恶心呕吐症状控制不良的患者，二次化疗前出现的恶心呕吐。临床上常常出现，即使尚未使用化疗药物，但患者再次看到医院的环境或看到输液瓶中药液颜色与上次自己输入的药物一致时即可诱发恶心呕吐。

（4）突发性恶心呕吐：指虽然已经采取了预防措施，但是还是出现了严重的恶心呕吐，须行挽救性止吐治疗。

（5）难治性恶心呕吐：是指预防性或挽救性止吐治疗均失败的患者。

（三）化疗药物引起的恶心呕吐的机制

恶心呕吐是肿瘤化疗最常见的不良反应之一，75%以上的化疗药物均会导致不同程度的恶心、呕吐，自 1987 年高选择性 $5-HT_3$ 受体拮抗剂的问世揭开了止吐治疗崭新的一页，一批衍生物相继应用于临床，化疗所致的恶心呕吐得到较大程度的缓解。化疗药物所致恶心、呕吐主要由几方面引起：化疗药物对胃肠道黏膜有刺激作用，导致黏膜上的嗜铬细胞释放 5-羟色胺（5-HT）等神经递质，5-HT 与 $5-HT_3$ 受体结合产生的神经冲动由迷走神经和交感神经传入呕吐中枢而致呕吐；化疗药物及其代谢产物直接对 CTZ 刺激，进行再经神经递质受体传导到呕吐中枢引起呕吐；感觉、精神因素会直接刺激大脑皮质通路导致呕吐，多见于预期性呕吐。导致呕吐的神经递质主要有 5-HT、多巴胺、乙酰胆碱、组胺、P 物质等。研究表明，不同类型、阶段的呕吐反应中发挥主导作用的神经递质及其受体是变化的，其中 5-HT、多巴胺、P 物质是引起化疗呕吐反射的主要神经递质，分别与 5-HT 受体、多巴胺 D_2 受体、NK-1 受体拮抗剂相结合，刺激 CTZ 和呕吐中枢，诱发呕吐反应。

（四）化疗所致恶心呕吐的影响因素

分为药物和非药物两大类。

1. 药物性因素：与化疗药物致吐作用的强弱、药物单次剂量、频率、给药的时间、途径和方法、化疗方案、用法及既往化疗是否合理有效应用止吐药物、联合化疗与单一化疗等有关。

2. 非药物性因素：包括年龄、性别、酒精摄入耐受量、妊娠期呕吐程度和既往化疗恶心呕吐程度等。通常化疗引起的呕吐年龄较轻、女性、酒量差、既往妊娠呕吐反应重、既往化疗期间呕吐控制差的患者，易产生呕吐且程度有逐渐加重趋势，一般情况差的患者发生恶心呕吐的风险增大。

（五）化疗药物引起呕吐程度的比较

根据美国临床肿瘤协会和国际癌症护理协会将常用的化疗药物进行归类，见表

5-1。

表 5-1 化疗药物的致吐级别

致吐级别	化疗药物
高致吐性风险	AC方案（含蒽环类、环磷酰胺的联合方案）、卡铂AUC≥4、卡莫司汀＞250mg/m²、顺铂、环磷酰胺≥1.5g/m²、达卡巴嗪、阿霉素＞60mg/m²、表柔比星＞90mg/m²、异环磷酰胺≥2g/m²（每剂）、氮芥、链脲菌素
中致吐性风险	白介素-2＞12～≤15MIU/m²、氨磷汀＞300mg/m²、三氧化二砷、阿扎胞苷、苯达莫司汀、白消安、卡铂AUC＜4、卡莫司汀≤250mg/m²、氯法拉滨、环磷酰胺≤1.5g/m²、阿糖胞苷＞200mg/m²、放线菌素、正定霉素、恩杂鲁胺、阿霉素＜60mg/m²、表阿霉素≤90mg/m²、去甲氧基柔红霉素、异环磷酰胺＜2g/m²（每剂）、干扰素α≥10MIU/m²、伊立替康、洛铂、马法兰、甲氨蝶呤≥250mg/m²、奈达铂、奥沙利铂、替莫唑胺
低致吐性风险	Ado-曲妥珠单抗（TDM1）、白介素-2≤12MIU/m²、氨磷汀≤300mg/m²、阿特珠单抗（Atezolizumab）、贝利司他、博纳吐单抗、本妥昔单抗、卡巴他赛、卡非佐米、阿糖胞苷100~200mg/m²、多西他赛、脂质体阿霉素、艾日布林、依托泊苷、5-氟尿嘧啶、氟脲苷、吉西他滨、干扰素α5～10MIU/m²、伊立替康（脂质体）、伊沙匹隆、甲氨蝶呤＞50～＜250mg/m²、丝裂霉素、米托蒽醌、耐昔妥珠单抗（Necitumumab）、高三杉酯碱、紫杉醇、白蛋白紫杉醇、培美曲塞、喷司他丁、拉曲沙、雷替曲塞、罗米地辛、溶瘤病毒T-Vec、塞替派、拓扑替康
极低致吐性风险	阿伦单抗、天门冬酰胺酶、贝伐珠单抗、博来霉素、硼替佐米、西妥昔单抗、克拉屈滨（2-氯脱氧腺苷）、阿糖胞苷＜100mg/m²、达雷木单抗、地西他滨、地尼白介素（Denileukin Difitox）、右丙亚胺、埃罗妥珠单抗（Elotuzumab）、氟达拉滨、干扰素α≤5MIU/m²、伊匹木单抗、甲氨蝶呤≤50mg/m²、奈拉滨（Nelarabine）、奥滨尤妥珠单抗（Obinutuzumab）、奥法妥木单抗（Ofatumumab）、纳武利尤单抗、帕尼单抗、培门冬酶、聚乙二醇干扰素、帕博利珠单抗、帕妥珠单抗、雷莫芦单抗、利妥昔单抗、司妥昔单抗（Siltuximab）、信迪利单抗、特瑞普利单抗、替西罗莫司曲妥珠单抗、戊柔比星（Valrubicin）、卡瑞利珠单抗、长春新碱、长春新碱（脂质体）、长春瑞滨

（六）放疗引起的恶心、呕吐

放疗引起的恶心、呕吐，其发生的原因主要与照射野的范围、照射剂量及照射的部位有直接的关系。身体接受照射剂量越多，产生恶心、呕吐的概率也较大。照射野在胸部和上腹部，极易产生恶心、呕吐。

（七）恶心呕吐的诊断标准

1.WHO规定的恶心呕吐的诊断标准为：

0级——无恶心呕吐。

Ⅰ级——只有恶心。

Ⅱ级——为一过性呕吐伴恶心。

Ⅲ级——呕吐需要治疗。

Ⅳ级——顽固性呕吐，难以控制。

2.1990年欧洲临床肿瘤会议推荐的标准恶心分级和呕吐分度

（1）标准恶心分级

0度：无恶心。

Ⅰ度：轻微恶心，不影响进食和日常生活。

Ⅱ度：中度恶心，影响进食和日常生活。

Ⅲ度：重度恶心，需卧床，补液。

（2）标准呕吐分度

0度：无呕吐或只有轻微恶心。

Ⅰ度：每日1~2次呕吐。

Ⅱ度：每日3~5次呕吐。

Ⅲ度：每日≥5次呕吐。

（八）评估内容

1.询问患者呕吐发生的时间、持续时间和次数，观察呕吐物的色、质、量，了解患者的心理状态。

2.呕吐的伴随症状，如有无头痛、意识障碍和腹痛等，腹部有无压痛、反跳痛、肌紧张、肠形和肠鸣音。

3.询问患者食欲及体重，观察患者的皮肤弹性、呼吸情况，询问患者有无精神因素、用药情况等。

（九）评估工具

1.症状窘迫评估表：评估与恶心呕吐相关症状窘迫程度，项目包括恶心、情绪、食欲、睡眠影响、疼痛程度、下床活动度、疲倦、肠胃蠕动情形、注意力集中情形、外观、呼吸型态改变及咳嗽程度。每一项目评估均有5分，分数越高者代表窘迫度高。

2.罗德恶心呕吐指标（Rhodes Index of Nansea and Vomiting，INV），主要分为5个指数：

（1）恶心持续的时间。

（2）恶心发生的频率。

（3）恶心对患者造成的窘迫程度。

（4）呕吐发生的频率。

（5）呕吐量的多少。

每一项目评估为5分制，分数越高则代表情况越严重。

3. 莫洛评估表

主要针对预期性恶心、预期性呕吐、治疗后恶心、治疗后呕吐等四种症状，应用独立式问题作为评估工具。

4. 视觉类似物量表

评估方式是参考疼痛评估表制订而成，此项评估方式具有简单易执行之优点，临床使用较能节省时间。

二、恶心呕吐的护理措施

（一）心理护理

1. 系统脱敏疗法：其核心就是让当事人用放松取代焦虑，最后克服焦虑的反应。

第一步，教当事人学会放松技术，通过放松对抗焦虑。

第二步，把引起当事人焦虑的事件分为等级，由轻到重。这一步首先要求当事人找出感到焦虑或者恐怖的事件，并报告出对每一件事感到焦虑、恐怖的主观程度，然后将这些事件按等级程度由小到大的顺序排列起来。

第三步，让当事人进入引起焦虑的情景，引起焦虑反应，同时做放松练习，逐渐放松，如此反复，形成放松和焦虑事件的相结合。逐渐到严重的焦虑事件，然后放松，以此达到对焦虑事件的脱敏。

2. 化疗与音乐疗法相结合

焦虑、抑郁、情绪不良均可使血液中5-羟色胺增高，从而加重恶心呕吐症状，护理人员应对首次接受化疗的患者做好患者的心理护理，应解释化疗的目的、方法以及治疗可能出现的副作用，使患者了解有关知识；曾经化疗期间呕吐较剧烈的患者，恐惧心理较重，应做好心理疏导，指导患者利用松弛疗法减轻焦虑抑郁和恐惧。

可在化疗时播放一些音乐，据研究音乐可使自主神经兴奋性下降，影响患者的生理、心理及情感反应，帮助分散注意力，从而减轻化疗中的恶心、呕吐。音乐处方有：①消除焦虑的音乐：古典音乐有巴赫的《四大键琴协奏曲》，轻音乐有《百鸟朝凤》等；②冲淡忧郁的音乐：贝多芬的《第二浪漫曲》等。

（二）饮食护理

在化疗之前，要指导患者均衡饮食，包括谷薯类（谷类、面食）、蔬菜水果类、肉禽蛋类、奶及豆制品类以及少量油脂类的食物。化疗前一天摄入低脂肪、高碳水化合物、高维生素和矿物质的食物如米饭、面食、鸡肉、鸡蛋、瘦肉、蔬菜、豆腐、水果为主。建议患者进食清淡、易消化的食物，不要吃太甜、太油腻的食物，不可空腹。

化疗期间的饮食原则是营养全面、少量多餐、高热量、高维生素、低脂肪、清淡，忌进食过热、粗糙、辛辣等食物，同时限制含 $5-HT_3$ 丰富的水果、蔬菜，如香蕉、核桃、茄子等。化疗时，合理安排患者进餐时间，避开化疗药物作用的高峰时间，在接受化疗前2h内避免进食，进食时如出现恶心呕吐可口服鲜姜汁3~5ml，有一定止呕健脾的作用。对已有呕吐的患者应在呕吐间隙期进食，且应少食多餐，可进食少量开胃食品，如山楂、扁豆、山药、白萝卜、香菇、新鲜水果和蔬菜等，同时注意少食多餐，避免饱食感。如治疗反应较重，建议以米汤、果汁、菜汤等流质食物为主，少量多餐，6~8次/d。如不能经口进食者可酌情给予肠内或肠外营养支持，对于重度呕吐的患者，严格记录出入液量以评估脱水的情况，必要时给予补液。

化疗后，患者身体较弱，可以选择软饭、面包、稀饭、馒头、鱼肉、包子、鸡肉、鸡蛋、煲汤、新鲜蔬菜、水果等营养丰富且易消化的食物，少吃多餐，适当运动，用酸奶来代替牛奶，避免腹部胀气。

（三）创造良好环境

要保证病房环境整洁卫生，创造一个良好的用餐环境，鼓励患者之间多交流饮食经验，激发患者的食欲，让患者聆听自己喜爱的音乐，缓解交感神经紧张，从而缓解压力，达到宣泄感情和放松的效果从而减轻胃肠道反应。在用餐之前，避免做使患者不愉快的治疗，以免影响患者的食欲，条件许可的话尽量安排同一病室的患者一起用餐，营造一种热闹的就餐氛围。

（四）呕吐时的护理

采取舒服的卧姿，恶心、呕吐时鼓励患者做深呼吸，若发生呕吐时，头偏向一边，防止呕吐物误入气管，保持呼吸道通畅。呕吐后用温水漱口，及时清理呕吐物。严重呕吐不能进食者及晚期肿瘤肠梗阻的患者要严格记录出入液量，定期检查血中各电解质的浓度是否在正常范围内，随时调整补液计划。认真观察呕吐物的色、质、量，做好胃肠减压患者的护理，发现血性排泄物时及时报告医生。

（五）掌握用药时间

化疗时辰用药是根据机体自身生物节律，选择合适的用药时机，以期达到最大疗效、最小毒性，提高疗效。在睡眠中给药可预防化疗所引起的呕吐，由于胃酸分泌受到迷走神经的支配而产生周期性变化，所以在睡眠时胃肠蠕动缓慢，吞咽功能弱，唾液分泌几乎停止，呕吐反射在睡眠中会减弱，因此对呕吐频繁者可采取午睡时给药。静脉化疗在餐后3~4h用药较适宜，有报道：胃底充盈状态时，胃内压力小，胃酸分泌少，食物反流的概率降低，此时给药能减轻恶心呕吐。

（六）止吐药物的应用

临床上常在化疗前15min静脉推入昂丹司琼8mg加生理盐水20ml，呕吐严重者分别在化疗后4h、8h再次给药，还可联合止吐用药，如甲氧氯普安与维生素B_6双侧足三里穴位注射用于止吐。

（七）观察药物副反应

化疗药物引起恶心呕吐时常伴有唾液分泌增加、出冷汗、心跳过速、头晕眼花等症状，严重的呕吐可导致嘴唇干燥、唾液黏稠、极度口渴、尿色暗黄等脱水症状。同时使用止吐药也会产生嗜睡、头痛、肌肉强直等副作用。所以在用药过程中护理人员应严密注意以上症状，做好详细记录，症状严重者进行对症治疗。

（八）中医药护理指导

化疗前嘱患者可以练习简单的气功，学会运气抑制胃气上逆。嘱患者定期揉按合谷、内关、足三里及腹部中脘、天枢穴，以改善胃肠功能、减轻胃肠负担。艾灸足三里及中脘、神阙，可温中健脾、提高胃肠耐受能力等。

（九）社会支持

家属是患者的最主要看护者和社会支持来源。利用家庭、亲属、同事和朋友等与患者比较密切的关系，给予患者精神方面的支持，可有助于减轻或缓解其情绪或精神上的压力。研究表明精神支持措施非常有效，尤其是可防止责备、内疚、不胜任、多虑等消极情绪的传递。故家属身心健康是为患者提供社会支持的前提。因此，对癌症患者家属进行身心护理已成为护理人员的职责。

第二节　疼痛的护理

一、疼痛的概述

（一）疼痛的定义

疼痛既是一种生理感觉，又是对这一感觉的一种情感反应。美国疼痛学会于1985年提出疼痛是继心率、血压、脉搏和呼吸之后的第5大生命体征，疼痛越来越受到临床的重视和关注。国际疼痛研究协会将疼痛定义为"组织损伤或潜在的组织损伤引起的不愉快的多维的感觉和情感体验，或对这种损伤相关的描述"。2016年10月，有研究对疼痛的定义再次进行了更新，将其定义为"疼痛是一种与实际的或潜在的组织损伤，或与这种损伤的描述有关的一种令人不愉快的感觉和情感体验，包括了感觉、情感、认知和社会成分的痛苦体验"。癌症疼痛护理在癌症疼痛的控制中起到重要作用，它的治疗效果直接影响了癌症患者的生活质量。WHO已将疼痛控制列为肿瘤综合规划的四项重点之一，并自2004年起将每年的10月11日设立为"世界止痛日"。

（二）癌症疼痛的原因

癌症疼痛是由癌症本身、癌症治疗、精神及心理因素等诸多方面引起。

1. 癌症浸润和压迫：癌组织生长侵犯了组织器官，压迫神经，阻塞血管，引起周围组织的缺血、坏死，引起机体疼痛；癌细胞浸润到淋巴组织产生炎症和化学致痛物质如组胺、5-羟色胺、缓激肽等；癌细胞转移到骨组织可导致骨痛；刺激和牵拉胸膜壁、血管壁和内脏包膜也可导致疼痛。

2. 抗癌治疗可引起的疼痛：外科手术损伤神经以及术后瘢痕形成微小神经瘤可引起疼痛；术后瘢痕的挛缩牵拉、癌瘤复发牵拉组织都可产生疼痛；放疗后局部组织纤维化所引起的神经压迫性疼痛，常见的放射治疗后疼痛综合征有放射性神经丛病和放射性脊髓病。此外，放射治疗区的感染与黏膜溃疡可造成疼痛；化疗时的静脉穿刺，肝动脉灌注治疗和腹腔内化疗后引起的弥漫性腹痛；化疗后引起的静脉炎、黏膜炎、肠炎、出血性膀胱炎，以及化疗药物的毒副作用所引起的多发性神经炎等。

3. 诊断检查引起的疼痛：如骨髓穿刺活检术、腰椎穿刺术、各种内窥镜检查等创伤性的检查，均可给患者带来疼痛。

4. 非癌症引起的疼痛：癌症患者常会合并其他疾病，如痛风、类关节炎等，而且常常有两种或两种以上的疼痛。

5. 与癌相关的疼痛：由于癌症并发症引起的疼痛。

6. 镇痛治疗后的疼痛：癌症疼痛患者在镇痛治疗过程中，也可产生新的疼痛。肌内注射和皮下注射镇痛药可引起疼痛；一些患者在使用阿片类药物后，可发生反复性的全头痛等。

7. 精神紧张、焦虑引起的疼痛：在治疗时，应充分考虑患者的心理、精神因素，进行综合治疗。

（三）疼痛的分类

1. 根据病理生理学将疼痛分为：伤害性疼痛、神经性疼痛。

2. 根据疼痛发生的时间和延续时间分为：急性疼痛、慢性疼痛、爆发性疼痛、偶发性疼痛。

3. 根据疼痛的生理机制将疼痛分为：躯体痛、内脏痛、神经痛。

4. 根据性质将疼痛分为：锐痛、钝痛。

（四）疼痛的评估

1. 全面评估

（1）主诉与体格检查

疼痛是患者的一种主观感受，在评估疼痛时首先应相信患者的主诉，因为疼痛症状出现至临床诊断明确需较长时间。患者虽然会表现出一些客观现象，如痛苦的表情、无力和心动过速等，对疼痛的评价可能有帮助。但大部分慢性疼痛的患者不具有这些症状，而且没有任何神经系统的体格检查或生理检验可以对疼痛做出诊断，因此判断患者是否疼痛及疼痛严重程度主要依据患者的主诉：患者说痛，就是痛；患者说有多痛，就有多痛。

（2）病史

①了解患者的肿瘤病史及其他疾病的诊断和治疗史。

②详细询问疼痛病史，评估疼痛的部位、范围、性质、发作时间及频率、疼痛病因及类型、疼痛加重或减轻的相关因素、止痛治疗情况、重要器官功能状况。

③评估疼痛对睡眠、情绪、活动能力、日常生活、食欲、行走能力、与他人交往等生活质量的影响。

④评估患者的情绪和认知功能状况、精神状况、家庭及社会支持状况。

（3）体格检查及相关实验检查

疼痛部位、疼痛性质及疼痛程度的评估主要依赖于患者的主诉，但仍有必要对疼痛患者进行全面的体格检查和相关实验检查，包括神经系统检查和医学影像学检查，以对患者情况进行全面的评估。X线、CT、MRI、PET、放射性核素骨扫描、磁共振骨扫描都可用于肿瘤疼痛的辅助诊断。通过相关检查了解肿瘤累及的范围，判断肿瘤与疼痛的相关性。生化和肿瘤标志物的检查对肿瘤的诊断和监测也有一定的作用。

2. 量化评估

疼痛量化评估是指使用疼痛程度评估量表等，量化标准来评估患者疼痛主观感受程度，并要求患者密切配合。量化评估疼痛时，应该着重评估患者最近24h内最严重和最轻的疼痛程度，以及通常情况的疼痛程度。量化评估应当在患者入院后8h内完成。

（1）视觉模拟评分（Visual Analogue Scale，VAS）

VAS方法是在白纸上画出一条长10cm的粗直线，这条直线的一端为无疼痛，另一端为难以忍受的剧烈疼痛，患者根据自己感受到的疼痛程度，在直线上的某一点上表达出来，然后用直尺测量从起点到患者确定点的直线距离，用测量到的数字表达疼痛的强度。另外，也可以使用疼痛测量尺，正面是无刻度的10cm长的滑道，上面有一个可以滑动的标定物，患者可以通过疼痛的强度滑动标定物至相应的位置，疼痛测量尺的背面有具体的刻度，根据标定物的位置可以直接读出疼痛程度指数。在测量时要求患者视觉和运动功能是正常的。

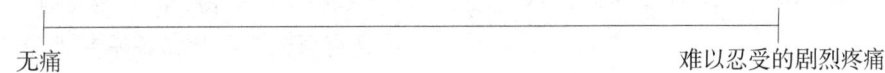

图5-1 视觉模拟评分

此外，与之类似的疼痛缓解视觉模拟评分法（Visual Analogue Pain Relief Scale，VAP）能够用于评价疼痛缓解的情况，在线的一端标上"疼痛无缓解"，另一端标上"疼痛完全缓解"。疼痛的缓解评分是初次疼痛评分减去治疗后的评分。

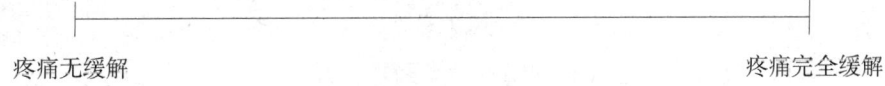

图5-2 疼痛缓解视觉模拟评分

（2）疼痛数字评分量表（Numerical Rating Scale，NRS）

NRS法是VAS方法的一种数字直观的表达方法，它比VAS方法更为直观，患者需要用数字（0~10）表达出感受疼痛的强度，由于患者容易理解和表达，明显减少了医务人员的负担，是一种简单、有效、使用最广泛的评价方法。不足之处是患者容易受到数字及描述的干扰，降低了其灵敏性和准确性。

（3）面部表情疼痛评分量表法（Faces Pain Scale Revised）

由医护人员根据患者疼痛时的面部表情状态，对照"面部表情疼痛评分量表"进行疼痛评估，适用于语言表达困难的患者，如儿童、老年人以及存在语言或文化差异或其他交流障碍的患者。其中，1~3分为轻度疼痛（睡眠不受影响）；4~6分为中度疼痛（睡眠受影响）；7~10分为重度疼痛（睡眠严重受影响）。

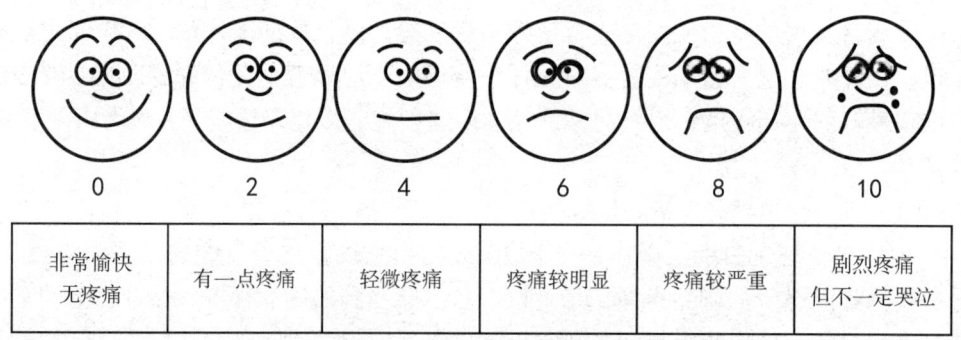

图 5-3　面部表情疼痛评分量表

（4）主诉疼痛程度分级法（Verbal Rating Scale，VRS）

根据患者对疼痛的主诉，将疼痛程度分为轻度、中度、重度三类。

①轻度疼痛：有疼痛但可以忍受，日常生活正常，睡眠无干扰。

②中度疼痛：疼痛明显，不能忍受，需要服用止痛药物，睡眠受干扰。

③重度疼痛：疼痛剧烈，不能忍受，需要使用止痛药物，睡眠受严重干扰，可伴自主神经紊乱或被动体位。

二、疼痛的护理

（一）癌痛的治疗

1. 三阶梯止痛治疗原则

第一阶梯：以阿司匹林为代表的非阿片类药物。

第二阶梯：以可待因为代表的弱阿片类药物。

第三阶梯：以吗啡为代表的强阿片类药物。

2. 癌痛治疗的基本原则

（1）按阶梯给药：根据三阶梯止痛治疗原则给药。

（2）口服给药：首选口服镇痛药，仅在严重恶心呕吐、不能吞咽等情况下的患者才考虑其他给药途径。

（3）按时给药：即按照规定的间隔时间给药，而不是"必要时"给药。

（4）个体化给药：对麻醉药品的敏感度个体间差异很大，所以阿片类药物并没有标准量，应该说凡能使疼痛得到缓解的剂量就是恰当的剂量。

（5）各注意具体细节：对用止痛药的患者要密切观察疼痛的发展，以便及时调整治疗。

（二）癌性疼痛的管理

1. 止痛阶梯

药物的选择应根据疼痛程度由轻到重按顺序选择不同强度的止痛药物。

2. 神经阻滞手术治疗

对晚期癌症采用神经阻滞手术治疗，可以减少和防治并发症，提高止痛疗效。

3. 物理止痛

（1）按摩：其主要作用是松弛肌肉，均匀拍击疼痛区域，心理和生理上起安慰和镇痛作用。

（2）冷热疗：冷疗法能降低神经传导速度、减轻炎症和水肿，对急性疼痛效果较好；热疗能促进组织血液循环，松弛局部肌肉，减轻疼痛。常用热疗方法有：热水袋、电热毯、红外线和紫外线、烤灯、热浴等。

（3）经皮神经电刺激：应用电脉冲刺激治疗仪，将低频或高频脉冲电流透过皮肤刺激神经，达到提高痛阈、缓解疼痛的目的。适用于慢性疼痛及术后急性疼痛的治疗。

（4）针灸止痛：根据疼痛的部位，选用不同的穴位用针刺疗法，使人体经脉疏通、气血调和，达到止痛的目的。

（5）减少疼痛刺激的方法：身体疼痛部位的支撑例如垫好软枕，选择舒适的体位或正确的挪动可避免不当姿势所引起肌肉、韧带或关节牵扯引起的疼痛。

（三）护理干预

1. 健康教育

健康宣教要贯穿于护理的全过程，教育时尽可能包括家属，介绍疼痛的机制、原因、预防疼痛的目的和意义，及如何选择镇痛的方法，纠正患者及家属对癌痛治疗易成瘾的错误观念，需向患者及家属传达的信息，疼痛的缓解非常重要，忍受疼痛没有任何益处，疼痛大都可以通过口服药物得到很好地控制，如果这些药物无效，还有很多其他选择，要将疼痛状况及不良反应及时告知医师和护士。护理人员还应与患者保持良好的护患关系，以全面准确地收集患者资料，及时准确地对患者的躯体疼痛及心理疼痛进行评估。然后根据患者的心理动向与需求，进行相应的护理，帮助患者更好地恢复。

2. 心理支持

（1）尊重患者对疼痛的反应，鼓励患者表达其疼痛的感受及对适应疼痛所做的努力。

（2）减轻心理压力：精神状态与癌痛呈正相关，紧张、焦虑、抑郁等不良情绪能加重对疼痛的感受，而疼痛的加剧又会影响情绪，形成恶性循环。因此在为患者实施止痛治疗的同时，应以同情、安慰和鼓励的态度支持患者，设法减轻患者的心理压力。根据患者对疼痛的主诉和要求，制订相应的护理计划和措施。

（3）运用情境处理法：经由患者自我控制或经由暗示性的情境来分散对疼痛的注意力，或减少紧张、焦虑、压力等心理因素对身体所造成的影响。其方法包括：松弛技巧、呼吸控制法、自我暗示法、注意力分散法、音乐疗法、引导想象法。

3. 观察并记录疼痛的特征

包括疼痛的部位、发作的方式、性质、程度、开始时间、持续时间以及其它的症状。

4. 环境支持

为癌痛患者创造良好舒适的治疗环境，包括病室安静、清洁、光线充足、空气新鲜、室内温湿度适宜等，以协同药物作用，提高止痛效果。

（四）出院随访

疼痛患者出院时，应告诉患者和家属阿片类药物需在家中妥善保管，小心使用，不能与酒精或其他违禁药物混合放置或使用；医护人员可与患者共同制订随访计划，根据患者用药情况，安排定期门诊随访；也可为患者及家属提供咨询联系方式，患者在家期间有问题可通过电话咨询、微信咨询等；也有医护人员通过电话提供定期主动随访，随访间隔可根据患者的疼痛情况和用药情况进行合理安排。

第三节 疲劳的护理

一、疲劳的概述

（一）疲劳的定义

疲乏又可称为疲劳，是一种倦怠、无力、耗尽和疲惫的感觉，是一种主观的不愉快体验。一般认为疲劳具有两层含义：一是因体力或脑力消耗过多而需要休息；二是因刺激过强或运动过度，使细胞、组织或器官的功能或反应能力下降。

正常人也常有疲乏无力的感觉，但通常只要经过一定时间的休息就会消失，故属于生理性疲乏。由疾病引起的疲乏则属于病理性疲乏。由于癌症本身或其治疗所导致的疲乏，是一种顽固性疲乏，称为癌性疲乏（cancer related fatigue，CRF）。美国国家癌症综合网络（National Comprehensive Cancer Network，NCCN）将癌因性疲乏定义为：与癌症和癌症治疗有关的持续性、主观性疲倦劳累体验，它严重影响患者的日常生活，是一种扰乱机体正常功能的非同寻常的、持久的、主观的劳累感。

与健康人的疲乏相比，癌性疲乏具有以下特点：程度重、发生快、不可预知、持续时间长、休息后无法缓解。

疲乏是癌症治疗中的一种重要现象，是癌症患者最常见的症状之一。疲乏极大地影响了癌症患者的自理能力和生活质量。癌因性疲乏的发生须满足两个条件：①具有癌症的诊断和治疗；②个体必须有意识和认知能力，能主观评价自己的感受。

（二）癌因性疲乏的诊断标准（国际疾病分类标准第10版）

疲乏症状反复出现，持续时间超过2周以上，并伴随有如下症状中的5个或5个以上：

1. 全身无力或肢体沉重。
2. 不能集中注意力。
3. 缺乏激情、情绪低落、兴趣减退。
4. 失眠或嗜睡。
5. 睡眠后感到精力仍未恢复。
6. 活动困难。
7. 存在情绪反应，如悲伤、挫折感或易激惹。
8. 不能完成原先能胜任的日常活动。
9. 短期记忆减退。
10. 疲乏症状持续数小时不能缓解。

（三）疲乏相关症状

1. 疼痛

疼痛是对癌性疲乏影响作用最大的症状因素，疼痛程度越重，患者因癌因性疲乏的程度也越重。其病因是疼痛本身会使患者活动耐力下降，诱发沮丧或抑郁，导致疲乏的发生；疼痛亦影响患者的食欲和睡眠，使患者体能下降。

2. 营养不良

营养与疲乏密切相关，肿瘤患者的能量、糖、脂肪及蛋白质代谢均有很大程度的改变，食物的利用率下降。同时肿瘤生长及肿瘤导致的感染、发热、呼吸困难等引起机体能量消耗增多。另外，由于化疗等各种原因引起的食欲减退、恶心、呕吐、肠梗阻、腹泻，使食物摄入量减少。这会导致机体的能量供应不足引起营养不良，从而引起疲乏。

3. 睡眠障碍

研究发现，疲乏程度与睡眠效率呈负相关，与夜间觉醒时间、入睡时间、24h睡眠时间呈正相关。由此可见，睡眠障碍和疲乏存在直接关系，睡眠障碍程度越高，其疲乏感越明显。原因可能是在住院期间，由于放疗的不良反应、对疾病的担心、环境陌生、住院时间长等因素。患者的睡眠障碍和疲乏程度随住院时间的延长而不断增加。

4. 焦虑、抑郁

癌症患者不仅是生理上的痛苦，同时也带来强烈的心理刺激，可诱发不同程度的心理应激反应，焦虑和抑郁是最常见的反应。

（四）疲乏产生的原因

1. 精神因素：抑郁症或其他类似的精神系统疾病是导致疲倦的最普遍原因。

2. 药物因素：一些噻嗪类的利尿剂及抗抑郁药会破坏人体平衡，导致出现疲乏感。

3. 缺少运动：缺少运动，人的中枢神经系统因缺少兴奋感，肌肉变得虚弱，新陈代谢过程减慢觉得疲乏。

4. 体内毒素积聚：体内积存毒素时，身体的免疫系统和解毒器官因忙于排除，会使体力减退。

5. 肥胖：超重会加重心脏的负荷，从而引发疲劳感。

6. 内分泌失调：会造成新陈代谢迟缓，让人感到疲倦。

7. 睡眠不足：通常睡眠时间少于 7h 或长期晚睡者，会经常性地感到疲倦。

8. 酸性体质：酸性体质的人易出现疲倦感。

9. 缺锌：人体内锌含量过低容易疲倦，同时还容易出现伤风感冒、食欲减退、伤口愈合慢等症状。

（五）疲乏的影响因素

1. 心理因素：由于癌症所致的心理反应，如焦虑、忧伤、抑郁、烦躁、情绪不稳、失眠、失落感等都会导致患者消耗精力并高度疲乏。

2. 社会支持和环境因素：缺乏社会支持、对生活的意义和目的失去信心的患者易出现疲乏。

3. 其他：患者的性别、教育水平、职业、家居与疲乏的程度存在一定的关系。

4. 疾病本身：恶性肿瘤本身代谢产物的蓄积，癌症引起的疼痛；肿瘤与机体竞争营养物质或机体处于高代谢状态使其对能量的需求增加，同时缺乏食欲、恶心、呕吐、腹泻等症状使机体对能量的摄入减少导致机体营养缺乏；瘤体快速生长或感染、发热以及贫血、气短导致的有氧能量代谢障碍都可产生疲乏；伴随手术、放疗、化疗、生物治疗而发生。

（六）疲乏患者的护理评估

对 CRF 的评估是进行及时有效干预 CRF 的前提。测评疲乏的工具分为单维评估量表和多维评估量表。首先，医护人员应对所有的癌症患者进行 CRF 的筛查，如存在疲乏，应进一步评估疲乏的严重程度。如果患者为中、重度疲乏，应使用多维疲乏量表进行进一步评估，包括收集疲乏史、体格检查、评估与 CRF 同时存在的可治疗因素。此外，医护人员应对疲乏进行连续评估，因为即使在癌症治疗结束后，CRF 仍可能持续存在。

1. 单维评估表

此类量表操作简单，易于回答，用于测量 CRF 的程度。数字评估量表（number rating scale，NRS）是常用的 CRF 筛查和评估工具，由 0~10 共 11 个数字组成，0 代表没有疲乏，10 代表最严重的疲乏，1~3 代表轻度疲乏，4~6 代表中度疲乏，7~10 代表重度疲乏。其他量表有：简短疲乏量表（the Brief Fatigue Inventory，BFI）、视觉模拟量表（Visual Analogue Scale，VAS）、口述等级量表（Verbal Rating Scale，VRS）。

2. 多维评估量表

多维度疲乏评估量表可用于评估疲乏的性质、程度及影响因素等，为 CRF 的治疗和研究提供依据。包括：癌症治疗功能评估疲乏量表（Functional Assessment of Cancer Therapy-Fatigue，FACT-F）、Piper 疲乏量表-12（Piper Fatigue Scale，PFS-12）、Schwartz 癌症疲乏量表修订版（Schwartz Cancer Fatigue Scale Revised，SCFS-R）、多维疲乏量表（Multidimensional Fatigue Inventory，MFI）、多维度疲乏症状量表（Multidimensional Fatigue Symptom Inventory，MFSI）、癌症疲乏量表（Cancer Fatigue Scales，CFS）、疲乏症状量表（Fatigue Symptom Inventory，FSI）。

不同量表有各自的优势及应用的局限性，尚无统一的标准去衡量这些量表的准确性。因此，选择量表时除了考虑量表的测量特性和使用特性外，还需要综合考虑患者的情况、评估的目的及频率。

二、疲乏患者的护理

尽管 CRF 不可控性影响因素很难改变，但可给予心理情感方面的支持，改善患者主观对于疾病的认识，鼓励患者建立积极的抗癌观念，帮助患者从主观淡化客观存在且不可改变的影响因素，从而改善患者的疲乏，提高患者的生命质量。

1. 健康宣教

患者对癌因性疲乏的理解往往基于他们过去的经历，护士应提供有关癌因性疲乏的有关信息，例如癌因性疲乏的生理感受（疲乏的感觉与疼痛、恶心呕吐等其他生理症状的关系）、时间规律（疲乏何时开始、持续多久、何时最严重等）、环境特征（活动、休息和睡眠、饮食和集中注意力的方法等）、疲乏产生的原因（如过多的活动或过多的休息），帮助患者建立对癌因性疲乏正确的理解，要让患者知道癌因性疲乏不同于他们以往所经历的疲乏，不同于由于运动、缺少睡眠或者因为流感而导致的疲乏，加强患者对健康照护的调节能力，保持应对信心，解除患者恐惧心理。

2. 良好生物节律的建立

生物节律在维持生理功能、社会功能和生活质量方面起着重要作用。生物节律紊乱会引起患者疲乏、食欲减退、情绪低落。故在治疗康复期间，必须养成良好的作息习惯，每天保证充足的睡眠。对于睡眠障碍的患者，要消除精神因素对睡眠的影响，尽量为患者提供一个良好的睡眠环境，临睡前用热水泡脚、喝热牛奶，或指导患者做自我催眠法、放松疗法，有利于促进睡眠，提高睡眠质量。

3. 鼓励适当的有氧运动

活动锻炼是目前为止应对癌因性疲乏的有效干预措施。特别是有氧运动，如散步、慢跑、广播体操、太极拳等。研究表明，通过有氧运动可以提高心脏的输出量，增加血液中的氧含量，改善情绪状态和睡眠质量。有氧运动时机体神经系统产生微电刺激，这种刺激能提高中枢神经系统的反应能力，能提高机体对强刺激的耐受力，缓解肌肉紧张和精神抑郁，使大脑皮质放松，减轻心理紧张。因此可提高患者自控、自立的能力，增强他们的自信心，使他们具备更好的社会活动能力，减少焦虑及恐惧。

4. 饮食指导

癌症患者由于疾病本身及其治疗，营养摄入常较缺乏，应指导患者摄取营养价值高、易咀嚼和吞咽、易消化、高维生素、高热量的食物。蛋白质能够构建和修补人体组织，所以富含蛋白质的食物，对于维持体力、缓解疲乏有重要作用；含铁质丰富的食物，有助于改善贫血；维生素C能够促进铁质的吸收，所以应多食富含维生素C的瓜果。必要时采取完全胃肠外营养以维持最佳营养状态。

5. 提供心理社会支持

医护人员主动关心、同情患者，认真地进行心理疏导，耐心聆听患者的倾诉，并进行有针对性地讲解、开导，让患者情绪稳定获得心理上的安慰，并且为患者提供良好的住院环境。帮助患者减轻与环境有关的压力，帮助患者争取多方面的支持。医务人员应与患者商讨应对癌因性疲乏的有效措施。引导患者积极主动地参与改善疲乏的过程，或安排病种相同、病情相似的患者居住一室进行交谈，相互倾听在治疗过程中的感受，交流体会，让患者从治疗好的患者身上看到希望，激励其积极配合治疗。因此医护人员对患者及家属进行心理情感支持时，要注意观察的长期性、动态性和连续性。

6. 指导癌症患者的自我管理

自我管理来源于心理行为治疗领域。自我调节理论基于两个假设：①通过对发生事件的感觉和理解来管理自己的反应和行为；②患者目标是在日常生活中维持情绪稳定，减轻疾病带来危害。癌症自我管理主要通过采用自我管理教育等，教会患者自我管理技巧，调动患者自我管理能力，如鼓励患者参加社交活动。建立健康社会关系等，缓解患者症状严重性，提高患者生命质量以及自我效能感。

第四节 便秘、腹泻的护理

一、便秘的概述与护理

（一）便秘的定义

便秘不是一种疾病，而是一种症状，因为某种原因使肠内容物在肠道内潴留时间过长，所含的水分被过度吸收导致排便次数减少，每2~3d或更长时间排便1次，没有规律性，排出过干过硬的粪便，且排便不畅、困难。在临床当中，近一半的肿瘤患者均会发生便秘。

（二）便秘的原因

1. 某些器质性病变及代谢紊乱，如低血钾、血钙过高、甲状腺功能减退、尿毒症等。
2. 排便习惯不良，排便时间或活动受限制。
3. 饮食习惯不良、食量太少、低纤维素饮食、饮水量不足等。
4. 中枢神经系统功能障碍。
5. 某些药物的使用：肿瘤患者治疗药物中能引起便秘的药物是长春碱类，如长春新碱、长春碱和长春地辛。另外，抗呕吐药物，尤其是5-HT_3受体拮抗剂、雷莫司琼等，便秘发生率为3%~5%，大剂量甲氧氯普胺有时也可引起一定程度的便秘。抗乙酰胆碱类药物，如吗啡、可待因也可导致便秘。经常服用泻药或灌肠可使直肠的黏膜反应性降低，甚至造成对药物或灌肠的依赖，导致便秘或使便秘加重。
6. 其他：如麻醉药、抗惊厥药、抗抑郁药、镇静药、肌肉松弛剂等，可减弱胃肠道蠕动而引起便秘。
7. 代谢性疾病：如糖尿病。
8. 肿瘤压迫肠周围的脊髓神经根：T_8~L_3的脊髓神经结节受压。
9. 强烈的情绪反应，如焦虑、恐惧。

（三）便秘对机体的影响

1. 腹部不适或疼痛。
2. 食欲不振，恶心或呕吐。
3. 肛门裂伤或撕裂。
4. 痔疮加重或发生炎症。
5. 导致生活质量降低。
6. 患有冠心病的便秘者用力排便可造成心肌严重缺血，轻者心悸气短，重者可导致猝死。
7. 因为便秘而不愿或拒绝进食阿片类药物导致疼痛控制不佳和生活质量降低。

(四)便秘的诊断标准

便秘症状持续 3d 以上,排除器质性病变及具有以下两种或者两种以上条件:

1. 自发性排便次数每周少于 3 次;
2. 25% 以上的时间排便困难;
3. 25% 以上时间大便呈块状或有硬结;
4. 25% 以上时间排便费力,有排便不尽感。

参考《美国癌症研究所常规毒性判定标准》,依据护理记录及医嘱用药进行分级:

0 级:护理记录中无记录及医嘱无便秘相关用药即为无便秘;
1 级:需要用大便软化剂(如开塞露等)或食物调整;
2 级:需用缓泻剂;
3 级:需要灌肠;
4 级:肠梗阻或中毒性肠麻痹;
5 级:便秘相关性死亡。

(五)便秘的评估

1. 全面的病史评估和体格检查,包括肿瘤情况及治疗情况。评估排便次数、间隔时间、性状、排便容易度、腹部饱胀感、残便感、有无肛裂、出血等;既往肠排空模式(尤其是过去 2 周内)、频率、数量和时间;最后一次大便时间、数量、性状、颜色、便中是否带血;腹部疼痛、腹部隆起、腹胀、恶性呕吐、直肠胀满。
2. 了解便秘发生的原因,直肠或肛门有无阻塞性病变,是否有腹部手术史,大肠、直肠的运动有无异常,有无长期用药史,有无内分泌性疾病及其他慢性疾病。
3. 评估年龄、性别、情绪、压力、运动量、生活习惯及方式、其他环境因素等。
4. 了解是否有使用的灌肠剂和缓泻剂情况,及使用后效果如何。
5. 评估是否因机体摄入量过少,食物中缺少纤维或摄入水分不足导致粪便变硬发生便秘。
6. 评估是否因患者长期卧床、缺乏运动、肌肉张力降低而导致的排便困难。

(六)便秘的护理措施

1. 健康教育

向患者和家属解释便秘对人体的危害、预防便秘的重要性及方法,有助于患者及家属正确认识维持正常排便习惯的意义并获得有关排便的知识;告知患者及家属长期应用泻药,会使患者对泻药产生依赖,从而引起肠蠕动次数减少,自主排便反射减弱。

2. 定时排便锻炼

建议患者每日早餐后排便,即使没有便意也应定时蹲便,养成按时排便的习惯。指导患者在早晨或清晨起床后不管有没有便意,都要用力做排便动作,反复多次,在模拟排便过程中,要将双手压在腹部,做咳嗽动作,以增加腹压,促进排便,同时应集中精力，避免阅读报纸或做其他事情，保持良好的排便习惯。不随意使用缓泻剂及灌肠等方法。

3. 合理安排膳食

多食用蔬菜、水果及含高纤维食物；多饮水，病情许可时每日液体摄入量不少于2000ml。避免油腻、产气的食物，不要吃面包、牛奶、油炸干硬辛辣食物和坚果一类的食品，多喝稀饭，或者每天清晨空腹喝杯淡盐水，刺激胃肠蠕动，有助于排便。

4. 便器使用训练

卧床患者、手术患者应训练其在床上使用便器。鼓励患者适当运动，如散步、打太极拳等。指导患者进行增强腹肌和盆底部肌肉的运动，以增加肠蠕动和肌张力，促进排便。

5. 腹部按摩

用手沿结肠解剖位置自右向左环形按摩腹部，可促使降结肠的内容物向下移动，并可增加腹内压，促进排便。指端轻压肛门后端也可促进排便。

6. 穴位按压

如取足三里做按压30~50次（2~3min），可改善症状。

7. 人工助便

对已发生便秘的患者尽早处理，协助其排便。切忌在排便困难时勉强排便、过度用力，以免导致头晕、虚脱。为减轻患者痛苦，在上述方法无效时，要实施人工助便。助便时先在患者身下垫上尿垫，患者侧卧屈膝，助便时戴上乳胶手套，在食指上涂抹液状石蜡后，缓缓伸入患者肛门，慢慢将粪石掏出，动作要轻柔，以免肠黏膜损伤。

8. 灌肠的护理

传统灌肠方法易引起患者腹部不适、腹痛，多次灌肠会引起肛门刺激症状。年老体弱的患者有时候还会难以忍受。目前，临床多采用甘油灌肠剂代替温肥皂水克服传统方法的弊端。甘油灌肠剂是一种新型通便药物，作用温和，进入直肠后不被吸收，应机械性刺激直肠平滑肌，反射性导致降结肠、乙状结肠和直肠的收缩，从而导致肛门括约肌舒张，腹肌和膈肌收缩增加腹压，促进粪便和气体排除。

二、腹泻的概述与护理

（一）腹泻的定义

腹泻是正常排便形态发生改变，大便成水样（每日大便多于300ml）及大便次数增多，轻者每日排便2~4次，重者每日可达10次以上，大多伴有里急后重。对肿瘤患者来说放疗、化疗都可以导致腹泻。

与肿瘤或肿瘤治疗有关的腹泻发生率大约是全部住院患者的6%，在晚期肿瘤患者中腹泻发病率为10%，而在接受腹、盆腔放疗的患者中有20%~49%的患者发生腹泻，接受氟尿嘧啶和拓扑异构酶治疗的患者腹泻发生率为50%~87%，骨髓移植的患者43%会发生腹泻,另外腹泻还会发生于接受鼻饲营养和长期接受抗生素治疗的患者中。

与腹泻相关的症状主要包括腹部的疼痛、痉挛、压痛、急于排便、会阴部不适以及排便失禁。持续严重的、无法控制的腹泻会导致脱水、电解质和酸碱平衡紊乱以及肾功能不全,若腹泻患者没有得到恰当的治疗,就会危及生命。

(二)腹泻的评估

1. 病史评估

了解患者肿瘤类型、药物的应用、饮食形态以及既往排便状况,排便状况包括排泄形态、部位和范围、排便的次数、间隔的时间、大便的气味、颜色、形状、量,是否有里急后重;是否伴有腹痛和其他因素,如老年人肛门括约肌松弛,肠道控制力下降出现腹泻。

2. 体格检查

临床症状和体征(生命体征、体重、神志、营养状况、皮肤弹性)、腹部及直肠的状况(腹部有无压痛、肠鸣音是否亢进、肛门周围皮肤情况、肛门指检情况)、脱水程度。

3. 实验室检查的评估

血电解质的平衡状态、全血细胞分析判断是否有感染的发生、粪便病原学检查等。

4. 与疾病有关的因素

(1)肠道本身的疾病或身体其他系统的病变均可导致排便次数增加。

(2)药物的使用,如长时间服用抗生素,可抑制肠道正常菌群的生长,从而导致腹泻。

5. 心理因素

情绪紧张焦虑可导致迷走神经兴奋,肠蠕动增加引起腹泻。

6. 饮食结构

喜食油腻、辛辣、高纤维的食物,导致肠蠕动加快。

(三)腹泻可造成的危害

1. 迫使患者治疗剂量减少和治疗延迟。

2. 限制肿瘤患者可接受的治疗。

3. 会导致疗效下降和病情加重。

4. 导致继发性脱水、代谢失调、感染和营养不良。

(四)护理措施

短时的腹泻可以帮助机体排出刺激物质和有害物质,是一种保护性反应,但持续严重的腹泻,可使机体内的大量水分和胃肠液丧失,导致水、电解质和酸碱平衡紊乱,长期腹泻者还会因机体无法吸收营养物质而导致营养不良。因此,注重肿瘤腹泻患者的护理，对后续治疗和减轻患者不舒、提高生活质量有积极意义。

1. 心理护理

对精神紧张、烦躁的患者，应耐心讲解与疾病有关的知识，以减轻患者的心理负担。

2. 环境

营造舒适、安静、整洁的环境，病房保持空气流通，温度、湿度应适宜。

3. 保持皮肤完整性

保持皮肤清洁干燥，每次便后用清水擦洗。指导患者采取定期清洗局部皮肤、便后温水坐浴、局部涂擦防湿乳剂或氧化锌软膏等措施，使患者达到肛周皮肤清洁、干燥和舒适。有效地预防和避免了肛周皮肤糜烂或溃疡，明显减轻了患者的痛苦。

4. 病情观察

记录大便的量和次数，严密观察生命体征的变化，注意排便情况，如大便的次数、间隔的时间、性状等，及时遵医嘱采集标本做化验。

观察患者的进食情况，定期测量体重。

频繁腹泻应卧床休息，腹泻伴进食困难时可给予胃肠外营养支持。

5. 饮食指导

恰当的饮食调节或肠道休息可使一些患者腹泻症状减轻，食用质软、易消化、高热量、少纤维素的流质和半流质饮食，避免能刺激肠黏膜的食物，如水果、冷饮、多纤维素的蔬菜和其它刺激性的食物，忌食乳制品和牛乳。应少量多餐进食，病情许可时可增加液体摄入，约 3000ml/d。实践证明通过恰当的饮食治疗和患者的自我饮食调节对腹泻起到了积极有效的控制作用。

6. 药物指导

在癌症相关腹泻中最多见的是分泌型腹泻，因而选择性用药物进行治疗非常重要。对轻中度腹泻患者可采用苯乙哌啶加易蒙停进行治疗，此药抗腹泻活性在于阻断胃肠道中的阿片受体，减弱了小肠、大肠分泌和蠕动功能，能使传导时间延长，大便体积减小，而黏度增加。对严重腹泻患者可采用苯乙哌啶加阿托品进行治疗。新近的研究较为推崇特异的药物生长抑素类似物奥曲肽，它可直接作用于肠上皮细胞以抑制胃肠道激素的释放，刺激钠氯吸收，减少液体和电解质分泌，延长肠传导时间，有利于液体和电解质更有效地吸收，达到减轻腹泻的作用。护士在遵医嘱进行药疗时，要注意其禁忌证，观察用药后的效果、副作用及不良反应。

7. 对症治疗

输液疗法，补充水、电解质及葡萄糖等。医护人员一定要认真观察患者病情变化，注意观察各项电解质检验指标结果。发现异常，及时报告处理，防止出现低钾、低钠、低钙等电解质紊乱现象。患者腹泻症状严重时考虑停止放疗、化疗。

第五节 口腔并发症的护理

一、口腔黏膜炎的概述

口腔黏膜炎是肿瘤及血液病患者在放化疗过程中的一个常见并发症。据估计，接受标准化疗的患者中口腔黏膜炎的发生率有15%~40%，接受骨髓移植患者中口腔炎发生率为76%。而在接受常规放疗或放化疗同时进行的头颈部肿瘤患者口腔黏膜炎的发生率为85%~100%。严重的口腔黏膜炎可引起溃疡、感染、出血，疼痛，使患者的舒适发生改变。严重者会影响进食，影响了患者正常的工作、生活和学习，降低了患者的生活质量，有的必须停止化疗，影响了肿瘤的治疗，甚至导致死亡。因此，口腔黏膜炎的护理显得尤为重要，因此，应积极预防和处理口腔黏膜反应治疗。

（一）口腔黏膜炎的定义

是指由于化疗或放疗导致的口腔黏膜上皮组织的一类炎症和溃疡性的炎性反应，可表现为口腔黏膜的感觉异常、多发红斑、肿胀、淡黄色或白色区域的假膜、黏膜出血等，如出现创面称为溃疡。口腔黏膜是由非角质的鳞状上皮细胞组成，一般每7~14d更新再生1次。

（二）原因及影响因素

口腔黏膜炎是癌症患者中较为突出的问题，其总体发生率40%，影响口腔黏膜炎发生的因素主要包括：

1. 与化疗药物使用有关

化疗药物引起的口腔黏膜炎的严重程度与药物种类、给药途径、药物剂量有关。化疗和放疗同步进行可促发或加重口腔黏膜溃疡的发生和发展，原先多次接受化疗的患者更易发生口腔黏膜炎。

2. 与放疗有关

放疗引起口腔炎和口干的程度与照射剂量、累计照射剂量、放疗的深度、照射频率以及受照射的面积有关。

3. 某些药物

大量抗生素及肾上腺皮质激素的应用，破坏口腔正常菌群，某些致病菌异常繁殖，引起口腔黏膜炎症、溃疡、感染。化疗患者合并口腔并发症的风险取决于药物种类、剂量和给药频次，药物剂量大且持续时间长，发生黏膜炎的风险增加，主要药物有5-氟尿嘧啶、甲氨蝶呤及嘌呤拮抗剂等抗代谢类药物。

4. 肿瘤本身

血液系统恶性肿瘤（如白血病）的中性粒细胞减少，趋化、吞噬功能异常，增加感染的危险性。

5. 个体因素

年龄是影响因素之一，儿童容易发生口腔黏膜炎，因为黏膜上皮细胞代谢活跃，对细胞毒性药物作用更敏感。老年人一旦发生口腔黏膜损伤修复较慢，症状持续时间长。治疗前的口腔健康状况也是主要的影响因素，健康清洁的口腔不易发生口腔黏膜损伤，而口干和佩戴义齿的患者则容易发生。

6. 其他不良反应的影响

如恶心、厌食使患者饮水、进食减少，口腔自洁能力下降，口腔内环境受到破坏，引起口腔黏膜受损而形成溃疡；口腔卫生不良、龋齿、齿龈疾病、不合适的义齿、脱水、营养状况差，尤其是蛋白质摄取不足，都会增加口腔黏膜炎的机会。

（三）口腔黏膜炎分类

可分为滤泡性口腔炎、口腔霉菌感染、坏死性口腔炎。

（四）口腔黏膜炎临床表现

1. 化疗性口腔黏膜炎

在化疗的4~7d间容易发生口腔黏膜炎，表现为轻度的红斑、水肿、口干、有烧灼感，症状进一步发展可出现疼痛、溃疡甚至出血。在化疗后12~14d白细胞下降到最低点，可因感染发生口腔黏膜炎，革兰阴性菌感染时口腔溃疡较深，边缘肿胀，中央有黄白色坏死物；真菌感染多为白色念珠菌，表现为颊黏膜及舌上干酪样白斑；病毒感染多为单纯性疱疹病毒，表现为单个或多个成簇状水疱伴有疼痛。

2. 放射性口腔黏膜炎

其特征包括口干、味觉改变、弥漫性红肿、白膜形成及溃疡，白膜最易发生的部位是软腭、口底、舌的侧缘和腹面。随着治疗剂量的加大，炎症累及全部口腔黏膜，出现弥漫性充血和糜烂。患者因口腔、咽部不适，疼痛而影响进食或吞咽困难。通常在放疗1周后逐渐显现，12~21d达高峰，放疗停止后10~15d开始消退。

3. 间接性口腔黏膜炎

以细菌性感染、真菌感染和病毒感染最常见，主要表现为感染和出血。通常在化疗后12~14d出现。细菌感染时溃疡常较深，边缘肿胀，中央有黄白色坏死物；真菌（主要为白色念珠菌）感染时，表现为颊黏膜及舌上干酪样白斑，白斑易刮去，露出红色溃疡面，可有烧灼感和金属味；病毒感染则多为单纯性疱疹，好发于口角等皮肤黏膜交界处和硬腭，表现为单个或多个成簇状水疱伴有疼痛。

（五）评估

1. 评估口腔黏膜炎程度

（1）目前普遍用于评估口腔黏膜炎程度的工具为美国国立癌症研究所发布的常见化疗药物常见毒性反应标准（Common Terminology Criteria for Adverse Events, CTCAE 4.0），将口腔黏膜炎分为5个等级：

1级：无症状或轻微症状，不需要干预。

2级：中度疼痛，不影响经口进食，但提示需改变饮食结构。
3级：中度疼痛，影响经口进食。
4级：威胁生命的后果，需要紧急干预处理。
5级：死亡。

（2）WHO抗癌药口腔急性及亚急性毒性反应分级标准评估。
0级：无症状。
Ⅰ级：无痛性溃疡、红斑或中等程度的疼痛，没有损伤。
Ⅱ级：疼痛性的红斑、水肿或溃疡，能吞咽。
Ⅲ级：疼痛性的红斑、水肿或溃疡，不能吞咽。
Ⅳ级：严重的溃疡，需要管饲。

2. 评估相关因素

了解口腔不适感开始的时间、程度，有无疼痛和吞咽困难；了解原发疾病，评估引起口腔并发症的原因及相关因素；治疗方法、放射剂量、照射面积、用药情况、患者的机体状况等；有无口腔龋齿、义齿、断牙残根等。

3. 评估口腔黏膜情况

治疗期间每天常规检查口腔情况，可使用手电筒和压舌板。检查部位：口腔内所有部位黏膜的完整性，包括口唇、舌体、舌下、两颊、口腔上颚、牙龈、牙周及咽部。如有黏膜发红、白斑、牙龈肿胀、淡黄色假膜、干裂、溃疡等，应能够做到及早发现；观察口腔黏膜的同时询问患者有无疼痛、口干、味觉改变、吞咽困难及咽痛等不适。也可教给患者自己每天对着镜子观察，如有不适或异常表现及时通知医护人员。

（六）治疗

口腔黏膜炎治疗的目的是减轻疼痛，防止感染，促进黏膜愈合，恢复口腔功能。

1. 口腔冲洗

据国际健康学会报道，防治口腔黏膜炎的方法包括肿瘤放、化疗前的口腔疾病的治疗或放、化疗中运用抗生素及细胞保护制剂冲洗口腔。但目前最有效最普通的防治方法是利用温和的口腔冲洗剂，如生理盐水、无菌用水、碳酸氢钠等进行口腔护理，以稀释口腔内有害菌群浓度，从而保持口腔清洁。

2. 使用漱口液

用局部麻醉药和（或）镇痛药配置漱口液，如将地塞米松、庆大霉素、利多卡因、维生素B_{12}加入生理盐水中配成漱口液，可有效减轻化疗和头颈部放疗引起的口腔黏膜炎所致的口腔疼痛。

3. 抗感染

口腔溃疡伴感染治疗尽可能依据病原学的检查和药敏试验使用抗生素；真菌感染时主要应用制霉菌素；病毒感染处理原则为缓解症状，避免继发感染，促进溃疡愈合。

4. 卵黄油

卵黄油中含有丰富的维生素 A、D 及多种磷脂，具有消炎、促进口腔溃疡黏膜上皮修复、改善溃疡局部的血液循环而促进溃疡愈合。

5. 素高捷疗口腔膏

素高捷疗口腔膏是一种脱蛋白为主要治疗成分的药物，含有血清氨基酸、羟基和酮基酸、脱氧核糖、嘌呤、肽、无机盐和其他微量成分，不含蛋白质和抗原，可以增强氧和营养物的输送，并提高氧和营养物在细胞内的利用率，能刺激细胞内能量的代谢作用，并提高磷酸盐的贮存量，促进细胞的再生，从而加速组织的修复。

6. 碘伏

碘伏对各种细菌、病毒、真菌、原虫有广谱杀菌作用并能维持较长时间。碘伏性质温和、无味、无毒、无致敏性，对黏膜无刺激性，具有清洁作用，放疗患者禁用。

7. 口腔降温

有报道从化疗前 10min 至化疗结束后 10min 持续口含冰块，将口温降至 35℃ 以下，可减轻口腔炎发生的程度。其机制是：当口腔温度下降时，末梢血管会收缩，血流速度减慢，液体从血管中向组织间隙转移，并在组织间隙中稀释，减弱了药物对细胞的毒性作用，并且在降温条件下组织细胞对各种有害刺激的反应减弱，细胞对药物的毒性作用不产生应答反应。另外，温度降低，细胞的代谢率、细胞的耗氧量也同时降低，中和了一部分因药物的毒性作用而导致的细胞代谢障碍，因此保护了黏膜细胞。

8. 细胞因子

细胞因子具有免疫调节作用，其中干扰素能增加吞噬细胞和自然杀伤细胞的活力，增加淋巴细胞组织相溶抗原的表达，对淋巴细胞的免疫活力起到调节作用，也保护正常细胞不受破坏。

9. 吹氧疗法

有数据显示将氧气直接吹至口腔黏膜溃疡糜烂面上，对化疗导致的重度口腔糜烂有明显疗效。其原理可能是氧气一方面对厌氧菌的生长和繁殖能直接抑制；另一方面，因为局部组织氧张力的提高，致使毛细血管收缩，通透性降低，创面渗出减少，水肿、充血程度减轻。大大减少继发感染，防止溃疡糜烂面加重；局部组织氧张力的提高，可促进细胞分裂活跃，合成胶原纤维和新生血管加快，促进了肉芽组织和上皮的形成。

10. 放疗前静脉注射氨磷汀

能降低急性和慢性口腔干燥症的发生率。

二、口腔黏膜炎的护理措施

（一）护理目标

1. 患者和家属能讲述口腔炎发生的原因和自我护理的措施。
2. 改变不良的口腔卫生习惯，能保持清洁的口腔卫生。
3. 改善自觉症状，增加舒适度，使疼痛减轻或消失，保证正常的饮食摄入，尽量完成治疗。

（二）措施

1. 识别高危人群，给予监测

熟悉口腔黏膜炎发生的影响因素，识别高危人群，如接受头颈部放疗、应用5-氟尿嘧啶、甲氨蝶呤等抗代谢类细胞毒性药物化疗、接受干细胞移植、血液肿瘤、中性粒细胞减少肾衰竭、营养状况差、佩戴义齿、吸烟、饮酒等患者，以及儿童和老年人。积极采取正确的预措施，包括口腔清洁、化疗前治疗口腔基础疾病、加强营养等，并在治疗期间对高危人群进重点监测。

2. 连续评估，密切观察

熟悉口腔黏膜炎的常见症状和体征，治疗期间连续评估口腔黏膜情况，如有异常及早发现。可指导患者照镜子自查，或有不适及时通知医护人员。观察口腔黏膜的颜色、性质，有无新的溃疡，溃疡的大小、颜色；检查患者口腔卫生情况、饮水能力、机体状况。发现潜在引起口腔黏膜炎的问题，如牙周疾病、龋齿等其他的潜在感染，应及时治疗。

3. 加强口腔卫生

（1）指导患者正确刷牙和漱口：包括选择软毛牙刷、牙刷风干保存、定期更换牙刷和全面刷洗牙齿、牙周及牙间隙；指导患者勤漱口，可使用清水、生理盐水或苏打水，或生理盐水和苏打水的混合物；高危发生口腔黏膜损伤者，可用软毛泡沫刷沾漱口液全面刷洗口腔。

（2）保持良好的口腔卫生习惯：医护人员应告知患者用餐后要及时漱口，用含有氟元素的牙膏进行牙齿清洁，定期检查口腔、牙齿状况，对有龋齿的患者，要在放射治疗前及时修补，无法修复的龋齿，需要拔除。经常用清水漱口，保持口腔黏膜湿润，同时指导患者经常张口做示齿运动，主要是为了缓解张口困难等症状，让口腔黏膜皱襞处充分进行气体交换，破坏厌氧菌的生长环境，预防口腔感染。

4. 指导患者正确的局部用药方法

为了让药物能与口腔黏膜更好地接触，充分发挥药物的治疗作用，应先用生理盐水或清水漱口，充分清洁口腔后再用药，用药后30min以内禁止进食和饮水。漱口液在口腔内需保留5min以上，片剂需在口腔内含服直至溶化。

5. 口腔黏膜反应的处理

每日用复方硼砂液、氯己定（洗必泰）液含漱，以保持口腔清洁；严重口腔炎可用庆大霉素、地塞米松、维生素 B_{12} 雾化吸入；疼痛剧烈可用2%利多卡因喷雾。如出现真菌感染时可以在口腔内涂抹制霉菌素和碳酸氢钠漱口液，细菌感染时选用低剂量的碘伏溶液漱口；软激光治疗也能减轻患者临床症状；口干者可用麦冬或金银花泡茶饮。缓解疼痛的方法有口腔冷疗、止痛药物、辅助心理护理；疼痛患者可口含蜂蜜、冰块，轻度疼痛选用在漱口液中加入利多卡因漱口，重度疼痛遵医嘱服用止痛药物和自控镇痛泵等。

6. 心理护理

口腔溃疡、疼痛发生时，会使患者的舒适度降低、营养摄取不足、睡眠障碍，使患者产生焦虑情绪，导致生活质量及治疗效果的下降。根据患者受教育程度、经济收入、具体病情等情况采取针对性的心理干预措施，耐心聆听患者诉说，及时予以心理安慰和精神鼓励，帮助患者树立战胜疾病的信心。要主动同患者进行沟通，减轻患者心理压力，对出现恐惧、紧张等不良情绪患者进行心理疏导，让患者保持良好心态。同时对相关疾病知识进行讲解，介绍口腔黏膜炎病理机制，使患者提高主观防护意识，增强其依从性。因此，护理人员应向患者讲述口腔溃疡发生的原因、观察及预防方法，以及营养支持对加速口腔溃疡愈合的重要性。

7. 饮食护理

建议患者多吃富含维生素、膳食纤维及微量元素的食物，保证营养全面摄入，多吃新鲜的水果及蔬菜，增强机体免疫功能，保证饮食温度适宜，禁食刺激、辛辣、酸性、质硬、粗糙及高温食物，宜少食多餐，保持大便通畅，禁忌烟酒。根据患者具体情况，可给予流质或半流质饮食，减少黏膜损伤。

第六节 发热护理

一、发热的概述

发热是肿瘤患者的常见症状之一，据报道约30%的恶性肿瘤患者病程中会出现发热。肿瘤引起的发热常称之为"肿瘤热"或"癌症发热"。一般因肿瘤坏死引起，而多数系肿瘤诊治过程中引起的继发性感染所致，抗生素药物治疗疗效不佳。发热时间可短也可长，有的长达数月，甚至贯穿整个病程，呈现间歇性发生，严重影响患者的生活质量。表现多为不规则热和弛张热，少数呈现稽留热。发热时全身症状不明显，有的患者甚至感觉不到，通过定期测量进行判断。一般抗感染药物无效，对解热镇痛药反应良好。单纯的癌性发热常以低热为主，或仅自觉身热，但体温并不升高，外周血中白细胞计数及中性粒细胞比值大多正常。癌性发热者多无恶寒和寒战，表现为中低度发热，以下午和夜间发热为主。

（一）原因及影响因素

1. 感染发热

（1）肿瘤患者免疫机能受抑制：肿瘤发展过程中由于肿瘤细胞本身所产生的免疫抑制作用常使患者出现免疫抑制；抗肿瘤药物大都具有不同程度的抑制机体免疫功能的作用；长期应用肾上腺皮质激素治疗时，会降低免疫功能；放射治疗引起的骨髓功能抑制。

（2）中性粒细胞减少：肿瘤患者中性粒细胞减少的程度和持续时间是发生严重细菌和真菌感染的最明确的原因。肿瘤患者接受化疗也能造成中性粒细胞功能缺陷。

（3）营养不良：恶性肿瘤系消耗性疾病，尤其在晚期肿瘤患者中营养不良更为严重。肿瘤患者常因出血、胸水、腹水，抗肿瘤治疗中因药物反应导致黏膜溃烂、恶心、呕吐等，均可使血清蛋白低下而加重感染的严重性。

（4）神经心理因素：癌症的诊断是一种恶性刺激，一旦诊断明确，会产生强烈的负性情绪，表现出恐惧、否认、悲观的心理过程。恶劣、消极的情绪可使交感神经抑制，内分泌功能紊乱，免疫功能下降，此时极易发生感染。

（5）其他因素：①占位性病变引起机体管道系统梗阻会增加感染机会，如肠、胆道梗阻。②放射治疗引起的溃疡、皮炎等，易被细菌或病毒感染。③长期使用广谱抗生素，易发生耐药菌、真菌或病毒感染。④肿瘤坏死组织引起的脏器穿孔可致严重感染，如胃、肠穿孔引起腹膜炎，食管穿孔引起食管气管炎、脓胸等。

2. 非感染性发热

（1）血液和造血系统恶性肿瘤：如急、慢性白血病，恶性淋巴瘤，恶性组织细胞病等。这些疾病导致发热的机制是肿瘤细胞增生和破坏非常旺盛，在细胞分裂和溶解的过程中有大量异常核蛋白进入血液，刺激体温调节中枢引起发热。发热很少超过39℃，多为持续性发热。

（2）某些实体肿瘤及某些肿瘤的骨转移均可使体温升高。

（3）药源性发热：临床所见的大多是超敏反应所引起。应用生物制剂免疫治疗时，如白细胞介素、干扰素、细胞因子等使用后常出现发热。上述原因所引起的发热，大多不影响抗肿瘤治疗。

（4）导管相关性发热：肿瘤患者应用深静脉导管、输尿管和引流管时，导管放置时间过长后，容易引发细菌感染，应及时拔出导管进行细菌培养及药敏实验，选用抗生素治疗。

（二）诊断标准

1. 临床和病理学检查诊断为恶性肿瘤，体温至少出现一次＞37.5℃，持续时间2周以上。

2. 实验室检查、影像学检查缺乏感染依据，排除过敏、药物热等。

3. 不存在变态反应的机制，例如药物过敏、输液反应、放疗或化疗反应。
4. 抗生素应用 7d，但发热、血象无变化者。
5. 通过萘普生治疗，体温可恢复正常者。

二、发热的护理措施

（一）严密观察病情的变化

1. 严密观察体温、脉搏、呼吸、血压、神志的变化。高热者每 4h 测体温、脉搏 1 次。必要时可重复监测，并做好记录。
2. 应注意观察患者的面色、呼吸、血压、食欲、出汗等，询问是否伴随寒战、皮疹，有无眩晕、疼痛加剧；观察患者的饮水量、饮食的摄入量、尿量及体重的变化，皮肤的弹性如何，并认真做好详细记录。
3. 老年人在使用解热镇痛剂后，应密切观察有无虚脱、休克现象，发现异常应及时报告医生，及时处理。
4. 定期监测患者的血象，必要时可做尿、便常规和血培养、痰培养等检查。

（二）降温的护理

1. 物理降温

临床上常用局部冷敷和全身疗法。

局部冷敷：如将冰袋置于前额、腋下及腹股沟等处，通过冷传导的方式起到散热的作用；或用冷湿毛巾敷于额部，同时用温水湿毛巾（或酒精加一半水）擦拭颈部、四肢至腋窝、腹股沟处。适用于体温 38.5℃ 以上的患者。也可以利用 10% 氯化钠溶液制成冰袋降温。这样形成的是冰霜或者霜水状态，制成的冰袋松软，接触体表面积多，容易固定不摔落。

全身疗法：可用乙醇擦浴、温水擦浴、冰水灌肠。乙醇擦浴一般选用 25%~35% 的乙醇。擦患者腋窝、腹股沟等血管丰富处，禁擦胸前区、腹部、后颈、足底，以免引起不良反应（但凝血机制差者不宜采用酒精擦浴方法）。温水擦浴：采用 32~34℃ 的温水进行全身擦浴，促进散热。适用于体温在 39℃ 以上者。同时在病情允许范围内让患者多饮开水。

2. 药物降温

遵医嘱使用退热剂，如口服消炎痛、奈普生片，或消炎痛栓塞肛。应用退热药物后应注意观察不良反应，对年老体弱及小儿更要加强监护，警惕因大量出汗、大量丢失液体从而导致身体虚脱或者休克。对原因不明的发热不要轻易使用。

（三）基础护理

目的是提高患者的舒适度，预防并发症的发生。

1. 休息：休息可减少能量消耗，有效防止病情恶化。
2. 口腔护理：高热患者唾液分泌减少，口腔黏膜容易干燥，容易发生口唇干裂、口干等现象。应保持口腔清洁,协助患者漱口,以减轻口唇干裂现象,防止口腔感染。

3. 饮食：以清淡、易消化、高维生素、高热量、高蛋白质的流质或半流质为主。高热时鼓励患者多饮水，不能进食者给予静脉输液或鼻饲，以补充水电解质和营养物质。

4. 皮肤护理：高热患者在退热的时候会大量出汗，要及时擦干汗液，换掉衣服及床单，注意保暖，保持皮肤的清洁干燥。对长期持续高热者，协助其改变体位，防止褥疮、肺炎等并发症。

5. 高热伴呼吸困难者给予氧气吸入，随时监测动脉血气的变化，以观察疗效。

6. 保持病室安静及空气清新，室温适宜。

7. 心理护理：肿瘤患者高热或发热不退时病人的心理会造成不同程度的反应，主要表现为情绪不稳定，对疾病的担心与焦虑，担心疾病的发展恶化和肿瘤细胞的转移等。因此，对不同的病人要进行有针对性地心理护理。

8. 预防感染：保持室内空气流通，避免直吹"穿堂风"，预防感冒。医务人员接触每位肿瘤患者前后应仔细洗手；做任何操作，尤其是导管护理或侵入性操作时应严格执行无菌操作规程。

9. 肿瘤并发感染护理：首先应抗感染治疗，尽早使用广谱抗生素，最好联合用药，有足够的治疗时间。一旦发生感染，应进行严密的消毒隔离措施，防止院内感染。当患者粒细胞低下时，应住单间，每日紫外线消毒2次，巴氏消毒液空气喷洒2次，地面湿式擦拭。

（四）健康教育

1. 演示并解释正确测量体温的方法。

2. 指导患者及家属识别并及时报告体温异常的早期表现和体征，包括皮肤颜色，出现湿冷、头痛、疲劳、食欲下降等。

3. 患者因持续高热引起不适，往往会出现不安、烦躁、焦虑等情绪，护理人员应给予患者精神安慰，向患者解释其发热的过程，使其了解疾病进展，树立康复的信心。

第七节 凝血功能障碍的护理

一、凝血功能障碍的概述

凝血功能障碍与出血是恶性肿瘤常见并发症，也是导致肿瘤患者常见死亡原因之一。恶性肿瘤凝血功能异常已被广泛研究，有文献报道90%的晚期恶性肿瘤患者存在凝血指标的异常。恶性肿瘤能够通过多种途径打破机体凝血和抗凝纤溶系统的平衡，使机体处于高凝状态，再加上一些抗肿瘤治疗能够加重这种失衡，导致患者出现高凝状态。目前恶性肿瘤发生高凝的主要机制包括：肿瘤细胞自身促凝、肿瘤细胞与凝血因子间相互作用促凝、肿瘤治疗相关促凝因素等。

（一）原因及影响因素

肿瘤患者因疾病本身或放、化疗导致骨髓抑制，营养不良或肝脏病变造成凝血因子产生减少，药物引起纤维蛋白分解、高凝状态或合并感染等因素，致使其血液系统的恒定遭受破坏，凝血功能发生异常，极易导致出血倾向。

1. 血小板数量异常

（1）血小板减少症（thrombocytopenia）：表现为血小板生成减少和血小板破坏增加两种形式。血小板是由骨髓内的多核巨细胞分裂而来，肿瘤患者因疾病本身致使骨髓造血系统受侵，如血液系统恶性肿瘤、乳腺癌、前列腺癌的骨髓转移等，或在接受放化疗时，因射线及化疗药物的作用，导致急慢性的骨髓抑制，使骨髓内的多核巨细胞缺乏，引起血小板减少。另外，某些合并脾脏肿大的原发肿瘤患者、肿瘤合并弥散性血管内凝血（DIC）患者，其血小板的破坏增加，导致血小板数量减少。当血小板减少或血小板破坏增加，致使血小板含量不足 5×10^4/ml，则可出现凝血障碍。

（2）血小板增多症（thrombocytosis）：肿瘤患者中有 30%~40% 的患者可出现继发性血小板增多症，致使血液呈高凝状态，易发生血栓，严重者可发生弥漫性血管内凝血而危及生命。此外，造血干细胞功能异常时可发生原发性血小板增多症。

2. 血小板功能异常

部分肿瘤患者的血小板计数虽然正常，但其功能不正常，常表现在促凝血活性下降，凝聚能力下降，或胶原反应的血清素释放下降，从而影响凝血机制的正常运行。如白血病等血液系统疾病会抑制血小板的凝血功能。

3. 凝血功能异常

由于恶性肿瘤自身或治疗药物导致的低度弥漫性血管内凝血（DIC）或静脉血栓栓塞，导致肺部、胰腺和胃肠道肿瘤患者更容易发生高凝状态，肿瘤细胞对凝血和纤溶系统的激活加速了肿瘤的侵袭和转移。另外，肿瘤组织压迫邻近血管而影响静脉血流，诱导炎性细胞因子的产生而引起高凝状态。以上机制影响了肿瘤患者的预后，延长患者病程，增加并发症和死亡风险。高凝状态随着肿瘤的进展而恶化。虽然已经对恶性肿瘤患者高凝状态和血栓栓塞并发症的原因进行了大量研究，但是其机制还不完全清楚。因此，明确肿瘤患者的凝血机制对于肿瘤治疗和改善预后具有重要意义。常见恶性肿瘤患者到了中晚期可能会引起凝血功能障碍，主要是因为患者血液的高凝状态，各种淀粉样变性患者合并的获得性因子 X 缺乏症、循环中的肝素样抗凝集素、纤维蛋白溶解作用和骨髓瘤蛋白对纤维蛋白聚合作用的抑制，以及对其他凝聚蛋白质功能的抑制作用等因素也是导致出血的原因。

(二)评估

1. 评估患者病史及家族史

有无出血倾向、家族成员中是否有血液方面的异常、患者目前及过去治疗用药中是否有影响凝血或导致出血的药物、患者的一般状况及活动能力以协助判断疾病的影响或是否有并发症产生、目前的输血情况、患者的营养状况,用来判断患者是否缺乏维生素K或维生素C、患者有无贫血症状。

2. 身体评估

护士应仔细评估患者的出血症状和体征,做身体评估时应按从头到脚的顺序。

3. 实验室检查

筛选实验:包括出血时间、凝血酶原时间、血小板计数、血小板聚集功能、全血细胞计数、APTT/PT、血浆纤维蛋白原测定等。

二、凝血功能障碍的护理措施

(一)预防出血的护理措施

1. 保持病房环境安全并整洁,湿度适宜,一般湿度为50%~60%,防止空气干燥引起鼻黏膜出血,有防止磕碰或摔倒的安全措施,如地板应防滑,病床设护栏、夜间保持室内照明等。

2. 尽量避免引起出血的侵入性操作,如血管穿刺、灌肠、导尿、肛塞栓剂及肌内注射等。若必须用时应先检查血小板及凝血时间,若有血小板缺乏或凝血时间延长,则应先补充血小板及改善凝血时间。若不可避免行各种穿刺后,应在穿刺后增加按压时间,并密切观察伤口出血情况。留置各种导管时,应充分润滑导管,宜选择小号导管,每次更换敷料后至少按压5~10min以减少渗血,观察其受压处皮肤及黏膜情况;注射时选用小针头,避免使用止血带。

3. 避免使用非甾体类抗炎药(如阿司匹林、布洛芬等)。

4. 指导患者预防压迫、摩擦、扭伤、打架及外伤;保持口腔和鼻腔的清洁、湿润,不要用手挖鼻痂或用牙签剔牙,防止黏膜损伤,刷牙时用软刷刷牙。

5. 早期发现DIC的症状和体征,如发热、寒战、肌肉触痛、皮肤瘀点瘀斑等。

(二)控制出血的护理措施

1. 患者严格卧床休息,保持镇静,必要时遵医嘱给予镇静剂,适时给予心理安慰。

2. 协助患者采取舒适体位,大咯血的患者应患侧卧位,呕血患者应注意头偏一侧以免误吸。

3. 严密监测生命体征及意识变化,保持呼吸道通畅,防止窒息、失血性休克及心包填塞等并发症发生。

4. 给予较高浓度的湿化氧气,以保证重要脏器的氧供,减轻组织缺氧。

5. 表浅部位出血应给予加压止血、冰敷,冰敷时防止冻伤,并抬高患肢;鼻腔出血时，可用明胶海绵填塞鼻腔，并配以冰敷；如为鼻咽腔出血，可行鼻咽腔填塞压迫止血，必要时可局部使用肾上腺素止血；大量出血时，应立即建立静脉通道，遵医嘱输血、输液，同时给予较高浓度的氧气吸入，详细记录出入量。

6. 加强基础护理，保持床铺整洁，注意口腔和鼻腔的清洁、湿润，避免用手挖鼻或用牙签剔牙，防止黏膜损伤，做好皮肤护理，防止压疮和感染的发生。

7. 每次更换中心静脉导管的敷料后至少按压 5~10min 减少渗血。

8. 配合医生采取各种止血措施的实施，准备好各种抢救物品及药品，出血窒息立即配合医生抢救。

9. 注意患者出血部位的清洁以预防感染，比如擦身、更换被服、口腔护理、会阴冲洗、坐浴等。

10. 心理护理：出血时易引起患者情绪不安、紧张，应安慰患者，向患者及家属讲解出血原因及预防方法，指导患者及家属养成良好的自我保护习惯，剪短指甲，使用电动剃须刀，远离锐器，保持情绪稳定，不做剧烈运动，不用力擤鼻或挖鼻。

11. 饮食指导：嘱患者进食流食或软食，避免刺激性粗糙食物。

12. 保持大便通畅，防止因用力排便导致颅内出血。

第八节 恶性积液的护理

恶性体腔积液（胸腔、腹腔）是肿瘤患者常见的并发症之一，经常是肿瘤晚期或肿瘤复发的表现，大量或迅速增长的恶性积液严重影响患者的生活质量。恶性体腔积液为恶性肿瘤或转移瘤所引起的并发症，进展迅速，对生活质量影响很大，可导致病情恶化及死亡，主要包括胸腔积液、腹腔积液或心包腔积液。恶性心包积液是肺癌晚期的表现。由于积液影响到血流动力学，以及其他脏器的转移，患者出现胸痛、气急、咳嗽、肺充血，甚至多器官功能衰竭，往往危及生命。

一、恶性积液的概述

（一）恶性胸腔积液

1. 病因

恶性胸腔积液是一种常见的肿瘤并发症，46%~64% 的胸腔积液患者由于恶性肿瘤所致，约 50% 的乳腺癌和肺癌患者在发病过程中出现胸腔积液。大多由于肺内肿瘤直接侵犯胸膜、肺外肿瘤经淋巴或血行转移至胸膜所致。一旦出现积液，即提示病变有局部转移或广泛播散。支气管肺癌是恶性胸腔积液的最常见病因，大约占 45%；其次是乳腺癌，占 25%，主要是淋巴转移所致；恶性淋巴瘤和卵巢癌分别占 10% 和 6%，而血液肿瘤只占 4%。

2. 发病机制

肿瘤并发胸膜转移，使胸膜通透性增加，胸液渗出，大量肿瘤细胞内蛋白进入胸膜成胸膜腔胶体渗透压增高；肿瘤直接浸润及伴有的炎症使毛细血管通透性增加，导致液体形成；肿瘤及其形成的瘤栓阻塞血管和淋巴造成回流障碍。由于胸腔积液增长迅速，对心肺造成机械性压迫，限制了肺的扩张，使肺容量减少，尤其造成肺不张或继发感染时，常出现呼吸困难、胸闷、气急、不能平卧等急性症状，短期内患者的周身状况急剧恶化，生活质量显著降低，并伴随大量的蛋白和体液流失，甚至会危及到患者的生命。

3. 临床表现

呼吸困难、咳嗽和胸痛是最常见的症状，其轻重与胸腔积液发生的速度有关，与胸水量关系不大。少量积液时症状不明显，仅见患侧呼吸运动减弱；大量积液则可以引起呼吸困难、咳嗽、胸痛、消瘦、乏力、不能平卧及食欲减退等。体征表现为呼吸急促，叩诊呈浊音或实音，听诊呼吸音减弱或消失，支气管偏移至对侧。25%的患者继发胸腔积液时无症状，50%~90%的原发或继发胸膜转移瘤患者开始就有症状。

4. 辅助检查

（1）胸膜活检和胸腔穿刺是胸腔积液最常用的诊断方法。

（2）影像学检查，如胸部 X 线摄片和 B 超检查可显示胸腔积液的量及部位；CT 扫描或磁共振（MRI）检查可显示纵隔淋巴结肿大和肺间质受侵情况。

（3）内镜检查、纤维支气管镜检查可获得肿瘤病理组织。

（二）恶性腹腔积液

1. 病因

恶性腹腔积液又称恶性腹水。通常是肿瘤的晚期表现，患者的中位生存期仅为数周或数月，一年生存率低于 10%。腹腔内多种原发或转移性肿瘤均可能引起不同程度的腹腔积液，常见于肝癌、肝转移癌、胰腺癌、大肠癌、胃癌，女性以卵巢癌发病率占首位。其成因主要有腹膜毛细血管通透性增强；膈下淋巴管或静脉回流受阻；营养不良、低蛋白血症；肝脏广泛转移，肝静脉回流受阻。

2. 发病机制

主要是腹腔脏器的恶性肿瘤侵及腹膜，使腹膜毛细血管通透性增加或低蛋白血症，使体液渗出增加，腹腔静脉和淋巴管的堵塞引起回流障碍等，从而增加腹腔内液体。

3. 临床表现

症状与体征：轻者可出现食欲减退、有饱食感，大量腹腔积液可出现身体形态的改变、腹部膨隆、行动受限。腹部检查有移动性浊音及波动感，也可出现腹部包块，腹部压痛及反跳痛。此时患者可有明显的腹胀、腹痛、消化不良、消瘦等，甚至可出现黄疸、发热、呕血、黑便、肝大、脾大、腹部包块、出血倾向及恶病质等症状。

4. 辅助检查

B超和CT检查有助于腹腔积液的诊断，腹部B超易查出腹腔积液，腹部CT即可查出腹水，也有助于查找病发灶。腹腔穿刺除了进行腹腔积液引流和腹腔内用药外，还包括腹腔积液细胞检查。腹腔穿刺抽出液体观察腹水的性状后再分别进行细胞学检查、生化检查、细胞遗传学检查或者将腹腔积液离心沉淀后进行涂片染色镜检或用石蜡包埋切片病理检查以明确诊断。

二、恶性积液的护理措施

（一）恶性胸腔积液

1. 治疗原则

（1）全身治疗：恶性胸腔积液治疗的重点为控制原发病。对于无症状或症状较轻的胸腔积液患者无须处理。对于化疗敏感的肿瘤如淋巴瘤、激素受体阳性的乳腺癌、卵巢癌、小细胞肺癌和睾丸恶性肿瘤以全身化疗为主。

（2）局部治疗：目的是通过胸腔内注药，引起胸膜广泛炎症、间皮纤维化、小血管闭塞，导致脏层和壁层胸膜粘连、闭塞，阻止胸水的产生。

治疗方法如下：

①胸腔穿刺：既是诊断方法，又是治疗手段，可缓解呼吸窘迫症状，同时通过胸腔内用药，使胸膜产生炎性反应，发生纤维化甚至胸腔闭塞，使积液不再产生。

②胸膜腔硬化治疗可诱发化学性胸膜炎，促进脏层与壁层胸膜粘连，闭合胸腔，达到控制积液再生的目的。目前常用的硬化剂有白细胞介素-2、香菇多糖等生物制剂，使用后有不同程度的发热、疼痛性胸膜炎等副作用。

③放疗：适用于继发于纵隔淋巴结、淋巴管阻塞的恶性胸腔积液或胸腔积液合并同侧支气管肿瘤阻塞的患者，在化疗的基础上，对原发灶进行放疗，远期效果较好。

④手术分流：胸腹腔分流术是指将胸水通过导管引流至腹腔，再经大网膜吸收。总有效率为70%~95%，且并发症较少。

⑤外科治疗指征：经胸腔闭式引流或胸内注射药物不能控制者；肺萎缩；在剖胸探查或肿瘤切除时发现的胸腔积液。

⑥其他：还可通过外照射胸膜、胸膜切除术等来达到控制恶性胸腔积液的目的。

2. 胸腔穿刺注意事项

（1）操作中严密观察患者的反应，如有无头晕、胸闷、面色苍白、出汗、心悸。出现胸部压迫感、剧痛、昏厥等胸膜过敏反应及连续性咳嗽、气短、喉咙痛、分泌物多等窒息感，应立即皮下注射0.1%肾上腺素0.5ml，协助患者平卧，给予吸氧及对症处理。

（2）胸腔减压速度不宜过快，排液量不宜过多，以免造成纵隔的移位及复张性肺水肿，加重呼吸困难和咳嗽。第一次排液量不得超过 600ml，以后每次不超过 1000ml。

（3）操作中要严格执行无菌操作原则，操作中防止空气进入胸腔，始终保持胸腔负压。

（4）避免第 9 肋间以下穿刺，以免穿透膈肌损伤腹腔脏器。

（5）诊断性胸腔穿刺时，放胸腔积液不能超过 1000~1500ml，若大量放胸水可由于肺重新膨胀，导致肺水肿。

3. 护理措施

（1）病情观察：严密观察体温、脉搏、血压、胸痛的反应。观察有无呼吸急促、咯血、气胸、皮下气肿呼吸困难等；并观察引流液的量、颜色及性质，做好详细记录。

（2）心理护理：操作前应向患者说明穿刺目的、注意事项，消除顾虑，使患者配合操作。治疗期间患者因对侵入性操作缺乏了解，加之胸闷、呼吸困难，使患者出现恐惧、紧张及多虑等心理问题。因此，要向患者及家属讲明穿刺的必要性、目的和方法，及时给予心理疏导，鼓励患者建立战胜疾病的信心，积极配合治疗。

（3）积极预防感染：治疗期间全身或局部化疗的患者易出现血象下降，机体免疫力降低，应指导患者注意加强保暖，预防感冒，避免去公共场所，防止交叉感染的发生。

（4）穿刺部位的护理：注意观察穿刺部位有无出血、皮下瘀血或积液外渗等。积液外渗者应及时更换敷料，同时变换体位及局部加压包扎，保持敷料及贴膜的干燥及平整。胸内用药治疗时，嘱患者术后更换体位，使药物在胸腔内分布均匀，用药后及时观察用药反应。保持管路通畅，避免打折、打弯，引流不畅；管路妥善固定，防止意外脱出，造成病人不必要的伤害。

（5）饮食护理：给予患者高蛋白、高热量、高维生素饮食，注意保持充足的营养多食新鲜水果和蔬菜，以增强机体免疫功能，保证饮食温度适宜，禁食辛辣、刺激性、酸性、硬而粗糙及高温食物，宜少食多餐。根据患者具体情况，恶心、呕吐严重者给予止吐药。

（6）提供安静舒适的环境：保持室内空气清新湿润，环境安静、整洁，有利于患者休息，助于咳嗽及排痰等。

（二）恶性腹腔积液

1. 治疗原则

（1）对症治疗。

①腹腔穿刺术：既是诊断又是治疗方法。

②积极纠正低蛋白血症：可以改善血浆胶体渗透压，减轻腹腔积液。

③使用利尿剂时应注意用药个体化，从小剂量开始循序渐进；生物治疗联合应

用效果较佳；腹膜静脉分流术对控制顽固性恶性腹腔积液有较好的疗效，但要注意适应证。

（2）全身治疗。对化疗敏感的肿瘤如卵巢癌、淋巴瘤、乳腺癌引起的腹腔积液采用有效的全身化疗时即可得到控制。

（3）局部治疗。对于大量腹腔积液或全身治疗无效时，可采用局部治疗的方法。腔内注射放射性核素 ^{32}P 后，85%的腹腔积液患者有效，也可向腹腔内注射生物制剂。腹腔内灌注化疗是治疗恶性腹腔积液的有效方法，常用的药物有铂类、丝裂霉素、5-氟尿嘧啶等，主要不良反应为化疗性静脉炎、粘连性肠梗阻、肠穿孔、出血等。

2. 腹腔积液引流注意事项

（1）操作中严密观察患者的反应，应注意呼吸、脉搏、血压的变化。如有头晕、胸闷、面色苍白、出汗、心悸、胸部压迫感或剧痛、昏厥等症状，应停止操作，给予平卧、吸氧和扩容等对症处理。

（2）放腹腔积液时，应控制引流速度。速度过快、大量放液会使腹压突然下降，血液重新分配，导致血压下降，甚至休克。因此一次放腹腔积液量不超过 3000ml。

（3）如腹腔积液引流不畅时，嘱咐患者变化体位，有助于液体流出。

（4）操作中要严格执行无菌操作原则，防止空气进入腹腔，并始终保持腹腔负压。

（5）术后腹带包裹不宜过紧，以免影响患者休息，甚至会造成呼吸困难。

3. 护理措施

（1）心理护理：恶性腹腔积液患者活动受限、呼吸困难、腹痛，而且对侵入性操作缺乏了解，会出现恐惧、紧张、多虑，甚至对治疗失去信心。因此，要向患者及家属讲明穿刺的必要性、目的和方法，解除患者心理压力，鼓励其树立信心，积极配合治疗。

（2）病情观察：密切观察患者的呼吸、脉搏、血压、体温及面色的变化，如有异常及时报告医生，给予对应处理，并做好记录。

（3）休息：嘱患者注意休息，减少活动，维持舒适的体位，以减轻呼吸困难。指导患者勤更换卧位，保持床单位清洁、干燥、无渣屑，防止压疮发生。

（4）穿刺部位的护理：注意观察穿刺部位有无出血、皮下瘀血或积液外渗。外渗量大时应及时更换敷料，同时变换体位及局部加压包扎。

（5）饮食护理：给予清淡易消化营养，足够蛋白质、维生素，适量的高糖与脂肪的食物。根据腹腔积液量适当限制钠盐及水分的摄入。

（6）记录：定期测量体重及腹围并做好记录，记录每日出入液量。使用利尿剂时，应注意监测电解质变化，以免发生电解质紊乱。腹腔引流结束后正确记录量、颜色和性质，观察有无不良反应。

第九节 上腔静脉症候群的护理

一、上腔静脉症候群的概述

近年有报道97%上腔静脉综合征是由恶性肿瘤引起的，以支气管肺癌最为常见，占75%，尤其是小细胞未分化癌，其他恶性淋巴瘤占15%，转移性癌占7%。发病时具有典型临床表现，面部浮肿，甚至躯干和上肢浮肿，头皮、颈静脉怒张，呼吸急促，甚至出现中枢系统症状。如护士能严密观察病情，及时发现病情变化，预知病情进展，采取积极正确的护理措施，不仅能为患者争取有效地治疗时机，甚至还减少并发症，延长患者的生命

（一）定义

上腔静脉综合征（superior vena cava syndrome，SVCS）是上腔静脉或其周围的病变引起上腔静脉完全或不完全阻塞，导致经上腔静脉血液回流到右心房的血液部分或完全受阻，导致上肢、颈和颜面部瘀血、水肿以及上半身浅表静脉曲张的一组临床综合征。可表现为头颈部及上肢肿胀、胸壁静脉怒张、呼吸困难、口唇发绀等一系列临床表现。如长时间阻塞，可导致不可逆的血栓形成或中枢神经系统损害和脑部并发症。属于肿瘤科常见急症，需明确病因从速处理。

（二）病理

上腔静脉位于纵隔腔中间，主动脉的右方及气管的右前方。周围有若干相对较硬的组织胸骨、气管、肺动脉、右主支气管和淋巴结，因此附近任何组织出现病变，都容易挤压至上腔静脉发生阻塞。上腔静脉综合征的严重程度取决于阻塞的速度、程度、位置、肿瘤的侵犯以及侧支循环的建立等因素。

当上腔静脉完全或部分阻塞时，回流到右心房的静脉减少，导致了阻塞位置上方的静脉压力增高，静脉高压可引起头部、手臂、胸腔上部静脉的滞留。浅表静脉的扩张充血，颈部、胸腔侧支循环静脉的发展促进了阻塞的旁路形成。

（三）病因

上腔静脉阻塞的原因有血栓形成、外来压迫、肿瘤侵犯等，而肿瘤或增大的淋巴结压迫血管是上腔静脉受阻最常见的原因，其中恶性肿瘤如支气管肺癌（尤其是小细胞未分化癌）所致占97%。

1. 与上腔静脉综合征相关的恶性疾病

（1）腔静脉综合征中85%是肺癌患者，以小细胞肺癌最常见，其次为鳞状上皮细胞肺癌。而且因为上腔静脉位于右肺部，因此，由右肺癌引起上腔静脉综合征的概率较高。虽然如此，也只有6%~7%的肺癌患者会发生上腔静脉综合征。

（2）非霍奇金淋巴瘤：7%~20%的非霍奇金淋巴瘤患者会发生上腔静脉综合征，

主要是弥漫性大细胞和淋巴母细胞瘤。

（3）在儿童，常见疾病为心血管手术后的医源性因素，恶性病因为非霍奇金、霍奇金淋巴瘤以及白血病等。

2. 引起上腔静脉综合征的非恶性疾病

最常见的原因是血栓，中心静脉导管、心脏起搏器引起的血栓导致上腔静脉受阻呈增长趋势；另外，上腔静脉狭窄、甲状腺肿、主动脉瘤等也可导致上腔静脉综合征；肿瘤放疗后继发性慢性纤维性纵隔炎，在伴有非特异性诱因的作用下，其右上纵隔受压症状可进行性加重，从而引起上腔静脉部分或完全性闭塞。

（四）临床特征

1. 初期症状

常发生在清晨，包括颜面水肿，领口紧缩及眼眶周围结膜水肿，起床后几小时症状会改善。

2. 中期症状

手臂、手指及手部肿胀感，鼻出血，脸、颈及躯干发红。

3. 晚期症状

心血管系统：颈部、上胸及手部静脉扩张，声音嘶哑。

呼吸系统：咳嗽，呼吸困难，呼吸急迫。

中枢神经系统：头痛、思维混乱、焦虑、视力改变、颅内压高。

消化系统：吞咽困难。

4. 体征

颜面部充血、水肿、发绀，颈静脉、胸壁静脉怒张，上肢水肿、球结膜水肿、腹壁静脉曲张。

（五）治疗及预后

治疗原则及预后放疗和化疗是常用方案，同时应用激素、利尿剂、抗凝剂来减轻局部的炎症、水肿，防止血栓形成。

1. 一般治疗

若尚未出现严重的神经系统并发症或气道压迫症状时，可先对症处理。

（1）体位：半坐卧位或高枕卧位能减少上半身静脉血量。

（2）饮食：低盐饮食能减少水钠潴留，减轻水肿症状。

（3）利尿：减少抗利尿激素的异常分泌，减少回心血量。

（4）抗凝及糖皮质激素的应用：预防血栓形成，减轻脑水肿或放疗引起的炎性反应。

2. 放射治疗

放疗既可缓解上腔静脉综合征的症状，也可延长其无复发生存期，适用于恶性肿瘤引起的上腔静脉综合征。临床上采用高能射线，总剂量可达 45~50Gy。放疗野除了包括全部肿瘤外，还包括纵隔肺门。非小细胞肺癌、淋巴瘤对放疗敏感，一般放疗后 3~4d 症状开始缓解，1~2 周症状基本消失。

3. 化疗

（1）恶性淋巴瘤、未分化小细胞肺癌：对化疗敏感，可作为首选的治疗方法。一般非小细胞肺癌对放射敏感，首选放疗。

（2）因非霍奇金淋巴瘤致上腔静脉综合征的治疗：患者可选择化疗，同时结合放疗用于治疗上腔静脉的阻塞。

（3）血管内支架：它可以在短时间内缓解肿瘤引起的上腔静脉压迫综合征，增加患者放疗和化疗的耐受性及治疗后的生存质量。因此，在进行放疗或化疗前，可进行血管内支架治疗。

4. 外科治疗

用于良性疾病引起的上腔静脉综合征，80% 上腔静脉分流术的患者血管保持通畅可达 15 年，大多数患者症状消失。

5. 血栓引起上腔静脉综合征的治疗

溶解纤维蛋白是治疗常用的方法。另外拔除导致血栓形成的导管，同时用抗凝血剂治疗以预防栓塞。

6. 预后

取决于原发肿瘤的组织学诊断、肿瘤的分期、肿瘤对化疗或放疗的反应性、诊断期间患者的行为表现、治疗效果和侧支循环建立情况。淋巴瘤的预后要好于肺癌，复发的概率很小而小细胞肺癌的复发较常见。恶性上腔静脉综合征的患者有 10%~19% 的概率复发。对于未治疗的恶性上腔静脉综合征预后较差，生存时间通常少于 6 周。

二、上腔静脉症候群的护理措施

（一）护理目标

护士掌握 SVCS 的典型症状和体征，能够识别有潜在 SVCS 风险的患者，并提前告知患者出现哪些症状和体征应及时就诊。对于已确诊的患者，应密切观察病情，准确实施治疗护理措施，做好症状护理。

（二）护理措施

1. 心理护理

肿瘤患者伴有不同程度的焦虑、恐惧、孤独、抑郁、不安，尤其是 SVCS 出现的呼吸困难、颜面肿胀、咳嗽等症状，极易使患者产生忧虑、悲观情绪，如不正确引导会加大其精神负荷，影响疗效。在护理中掌握患者的心理特征，对患者进行成功病例的举例说教，介绍化疗的目的和意义及可能出现的不良反应，并对放疗可能出现的情况进行说教，建立战胜疾病的信心，引导家属多关注和支持患者，必要时可遵医嘱给予止痛剂或镇静剂以减轻疼痛和焦虑，避免患者精神紧张，使其顺利完成全部治疗。

2. 基础护理

观察患者头颈部肿胀、皮肤发绀、呼吸困难、咳嗽咳痰及各项治疗不良反应。由于患者右肱动脉压力增高，右上肢血压随之增高，因此不宜采用右上肢测量血压，必要时测量双上肢血压对照。严格记录24h出入量，尤其是应用利尿剂的患者，每日准确测量空腹体重及上臂围、颈围，颜面部以双眼睑睁开的程度为准。

3. 病情观察

严密观察病情变化，定期监测生命体征、观察颜面、颈部及上肢水肿情况，并做好出入量记录。注意体温、脉搏、呼吸、血压、意识变化及有无缺氧症状，并做好记录。严密观察神志及生命体征的变化，注意有无颅内压增高的征象；测量血压时尽量避免使用上臂，最好测量腿部血压。如果呼吸和神志发生了改变可能是脑部静脉血栓形成扩大的信号。

4. 呼吸困难的护理

患者可出现呼吸困难，夜间尤甚，应采取半坐卧位，白天将床头抬高45°，晚间将床头抬高30°，以促进头颈部血液回流，使膈肌下移，增加肺通气量，减轻对心肺的压迫，缓解呼吸困难，协助患者翻身、叩背，勤更换体位，保持呼吸通畅。观察患者有无咳嗽、咯痰、咯血及胸痛等症状；保证病室通风，湿度维持＞60%。观察呼吸频率、深度、发绀情况，血氧饱和度值以及血气分析指标，给予患者持续低流量吸氧。如果患者喘憋症状未改善可应用平喘药物，如伴有咳嗽、痰液黏稠不易咳出，给予雾化吸入及化痰治疗，必要时可吸痰，防止发生窒息。观察痰液量及性状，必要时留取痰液标本做细菌培养，遵医嘱行抗感染治疗。观察有无缺氧症状，缺氧明显时给予持续低流量吸氧。

5. 静脉输液的护理

遵医嘱使用脱水剂、利尿剂及激素等药物；禁忌上肢静脉输液，宜下肢输液；较安全的输液方式是由股静脉置入中心静脉导管给药；准确记录24h出入量，维持体液平衡。如需静脉输注化疗药物时，特别是发疱剂和刺激性较强的药物，推荐选择中心静脉导管进行股静脉置管术给药，尽量避免在指趾端进行侵入性和压迫性的操作。同时要严格限制液体输入量，控制输液速度。

6. 皮肤黏膜护理

由于SVCS患者局部皮肤水肿，缺血缺氧，呼吸困难导致活动受限，加之细胞毒性药物、激素等刺激因素，皮肤、黏膜易发生压疮和感染，需做好预防及护理措施。包括：保持皮肤清洁，禁止使用热水袋避免烫伤；保持口腔、会阴、肛周清洁；及时清洁眼睛分泌物，避免眼结膜感染。放疗照射野皮肤以温水轻轻沾洗，不使用化学性清洁剂，避免抓挠照射野皮肤；被动体位的患者，根据病情评估压疮风险，采取针对性预防措施；指导患者穿柔软宽松的棉质上衣，勤换内衣；协助患者定时变换体位，检查皮肤的完好性，班班交接；保持床单位清洁；水肿部位禁做穿刺点。

7. 疼痛的护理

对于 SVCS 出现疼痛的患者，护士遵循疼痛评估与护理规范，全面评估患者疼痛部位、强度、性质、加重或缓解因素，服药及药物不良反应；教会疼痛患者正确使用疼痛强度评估量表，准确汇报基础疼痛和爆发痛；按时接受止痛治疗。如果疼痛部位、性质发生改变或出现便秘、恶心等不良反应及时报告医生。

8. 抗凝治疗的护理

有血栓时可用抗凝剂，需按时遵医嘱给予抗凝药物，用药期间每天血检凝血酶原时间、纤维蛋白原并注意有无出血倾向，有无鼻衄或牙龈出血及有无发热、恶心、呕吐等不良反应。一旦出现上述症状应立即减量或停药。

9. 放化疗时的护理

（1）大剂量化疗可使骨髓抑制，白细胞减少，患者免疫力降低，应遵医嘱给予升白细胞治疗的同时，做好保护性消毒隔离工作，并指导患者注意保暖，避免受凉。尽量少去或不去公共场所，以免交叉感染。

（2）化疗患者易出现恶心、呕吐、全身乏力等症状。除常规应用止吐药治疗外，在呕吐时应将头偏向一侧，防止误吸引起呛咳和窒息。协助患者漱口，做好口腔护理。

（3）做好放射野皮肤的护理，指导患者不要用手抓挠，不要用刺激性皂液清洗，避免阳光直射，如出现干性脱皮，不要手抓，可涂皮肤防护液，如出现水疱、渗出等皮肤湿性反应时，暂停放疗，暴露皮肤并保持清洁干燥，预防感染。保持射野标记清晰，穿宽松棉质内衣，观察照射部位皮肤有无红斑、疼痛。

10. 饮食护理

给予高蛋白、高维生素、高碳水化合物、易消化的低脂低盐饮食。鼓励患者饮食多样性，食物以清淡为主，避免辛辣刺激，宜少量多餐，并多食新鲜水果蔬菜。放化疗患者食欲缺乏，建议少食多餐，避免油腻，饮食清淡易消化。

11. 提供安静舒适的环境

保持病室光线充足，温湿度适宜，创建良好的环境，有利于患者的休息。提倡采取湿式打扫，保持空气流通，每日定时用消毒机进行空气消毒，避免患者吸入刺激性气体及冷空气。适当限制探访，嘱患者家属 24h 陪护，防止碰撞和摔伤。同时根据患者的生活习惯，引导看书、看报、看电视、听音乐，增加其生活情趣，分散其注意力。

12. 活动指导

注意休息，勿劳累，活动时有家属陪同；避免突然站立、向下弯腰、前倾、平躺等使症状加重的活动；注意保暖，避免上呼吸道感染，减少外出，避免交叉感染。

第六章 肿瘤患者康复

第一节 肿瘤康复的概述

一、肿瘤康复的起源与发展

（一）肿瘤康复的起源

美国康复医学发源于20世纪初对伤残士兵的体能和职业训练，直至40年代，康复医学在理论和实践上已经较为成熟，并逐渐诞生了肿瘤康复的理念。1944年Bierman等主编的《物理医学通用实践》（*Physical Medicine in General Practice*），首次提出采用电凝法治疗恶性肿瘤。1946年，美国康复医学之父Howard Rusk等的专著《残障人士的新希望》（*New Hope for the Handicapped*）中首次提出肿瘤是一种"特殊、需要康复治疗的综合功能问题"。1958年Rusk在其专著《康复医学》中用了一整章来讨论肿瘤康复的内容。1972年Rusk在其专著《需要关注的世界》中，不仅仅详细回顾了肿瘤患者所面临的特殊医疗问题，而且也详细论述了政府为解决这些问题所需要的特别法案，并推测了在美国很少有肿瘤的康复治疗的原因，最后和读者分享了他在20世纪60年代为建立肿瘤康复计划的初步努力。

（二）与肿瘤康复相关的法案支持

20世纪60年代中期，约翰逊总统成立了一个探索减少冠心病、肿瘤、脑卒中的发病率的总统委员会，委员会包括了25位不同领域的专家，Rusk是该委员会的康复医学专家，在任职期间从理念和实践上卓有成效地推动了康复医学的发展，创立了康复小组委员会并制定康复医学方面的规划。委员会提交的报告促使美国国会1965年通过了89-239号公法，即《心脏病、肿瘤、中风法案》，开启了肿瘤康复治疗的特殊规划并持续到20世纪70年代。Rusk还推动了《康复法案》的立法，这项法案极大地推动康复医学的发展，1971年，美国国会通过《国家肿瘤法案修正案》，扩大了美国国家癌症研究所（National Cancer Institute, NCI）的研究范围和工作职权，并制订了国家癌症研究计划，以法律形式保证了NCI的权威和职责，NCI主要任务是推动国家癌科研究计划的执行，采用多元化的运作模式，其内容包括相关人员培训、健康资讯传播、拟定探讨癌症致病原因、进行早期诊断和临床治疗的计划以及关注癌症患者的康复等工作。1973 年，美国国会通过了《1973 年国家康复法案修正案》，其中明确禁止任何联邦政府部门和机构对包括肿瘤患者在内的残障人士的歧视。此后 1990 年颁布的《美国残疾人法案》将禁止对包括肿瘤患者在内的残疾人工作权利的歧视扩展到所有雇主。

二、中国康复医学教育发展概况

（一）我国康复医学与教育的发展

我国康复医学事业虽然起步较晚，但发展很快。残疾人康复始于 20 世纪 50 年代，以伤残军人疗养院、康复医院、荣军疗养院等为载体。康复事业的蓬勃兴起是在 20 世纪 80 年代以后，并开始从原先的经验医学向循证医学跨越。1984 年 3 月，中国残疾人福利基金会成立，与此同时，经国务院批准，中国康复研究中心开始筹建。1986 年 4 月，中国残疾人福利基金会康复协会（后改名为中国残疾人康复协会）成立。1988 年 3 月，中国残疾人联合会成立；同年 10 月，中国康复研究中心成立。在中央和地方各级部门的领导下，从白内障复明、儿麻矫治、聋儿语训的"三项康复"，扩展到"低视力康复""精神病防治康复""智力残疾康复"以及"社区康复工作""残疾人用品用具供应服务"等，再到目前各类残疾人康复全面推进，机构建设和社区康复齐抓共管，康复工作与社会各个领域的工作相结合，约有 1300 万残疾人得到不同程度的康复。中国的康复医学教育工作从 20 世纪 80 年代初开始起步，1982 年中山医科大学率先设立了康复医学教研室，随后，南京、上海、武汉、北京等地高等医学院校也相继成立了康复医学教研室。1983 年，中山医科大学和南京医科大学被确定为康复医学进修教育基地。1984 年，卫生部确定医学院校本科增设康复医学课程，向医学学生普及康复医学知识，对于在职医务人员的康复知识培训卫生部也给予了重视。1983 年卫生部即与世界卫生组织合作在石家庄市首次举办了康复医学培训班，此后，各种不同规模和专业的康复医学培训班每年都在举办。1992 年 8 月，卫生部医政司发布了《康复医学教育方案》，制订了康复治疗师（士）、康复医师和物理治疗师（士）的培养方案和教学计划。2000 年，首都医科大学与中国康复研究中心合办康复医学院。目前，我国已开展了多层次的康复医学教育计划，培训康复医学专业人才，第一层次包括康复医学博士、硕士研究生和住院医师的培养（包括出国进修），目前中国康复医学与理疗的硕士点已有 20 多个，博士点 5 个，全国已毕业的硕士研究生 200 多名；第二层次包括在职医师的进修教育；第三层次包括在医学院校本科或专科的教学中，开设康复医学课程或开设康复医学专业。2016 年 6 月，受国家卫健委委托，由北京大学第三医院康复医学科牵头，联合全国 31 个省、市、自治区的康复医学专家开始创立国家级康复医学专业质控中心的工作。2017 年 11 月国家级康复医学专业质控中心在北京大学第三医院正式成立，成为国家康复医疗机构质控工作的里程碑。

（二）康复护理的重要性

随着医学技术的发展和疾病管理模式的转变，康复护理工作在临床中越来越凸显出重要地位。康复护理被定义为诊断和处理个人或者群体对自身现存或潜在的机体功能和生活方式改变等相关健康问题反应的学科。其目标是协助个人或群体恢复或保持身体、心理和精神健康。对于术后患者的恢复也至关重要，可有效降低并发症的发生，保证患者的安全。目前国内专业人士已逐渐认识到康复护理是康复医学工作中的重要组成部分，但目前我国对康复护理的研究着重在骨科、神经科、心脏科等临床专科患者的康复工作中，且多为护理体会和经验总结。到目前为止，缺乏大范围、系统的国内康复护理工作的现状研究。

三、康复的概念

（一）康复与精准康复

WHO 提出："康复是一个帮助病员或残疾人在其生理或解剖缺陷的限度内和环境许可的范围内根据其愿望和生活计划，促进其在身体上、心理上、社会活动上、职业上、业余消遣上和教育上的潜能得到最充分发展的过程。"

随着临床医疗的快速发展，今后临床治疗的模式将越来越呈现个性化、精确化、远程化、微创化；因此精准医学的出现正是符合了医学发展的这一趋势，康复医学的发展也符合这一发展趋势。精准康复也将是康复医学今后发展的方向，与目前现有康复治疗相比具有的一定的优势。第一，强调精准，通过目前先进的医学影像学或康复医学相关仪器设备，对脑卒中患者的脑损伤区进行"精准定位"；同时分析患者功能障碍的病因与发生机制，判断功能障碍的程度和预后，做出"精准诊断"；再通过相关康复治疗的仪器和有效的康复治疗方法做到"精准康复"。第二，精准康复是强调从单个功能康复到全面功能康复，精准康复是为每个患者量身定制康复治疗方案，促进某个功能恢复，再从单个功能障碍恢复到全面功能障碍恢复，是一种对患者康复治疗全过程的优化。

（二）中医康复

中医康复是指在中医学理论指导下，针对残疾者、老年病、慢性病及急性病后期者，通过采用各种中医药特有的康复方法及其他有用的措施，以减轻功能障碍带来的影响和使之重返社会。在我国古代，康复医疗就产生了，并随着中医学的发展而发展。在历代医家的努力下，中医康复学的内容不断得到完善，康复方法不断得到补充，其中包括了大量的药物疗法和非药物疗法，如中药疗法、针灸疗法、按摩疗法、熏洗疗法、气功疗法、运动疗法等。这些方法都是在中医学理论指导下，与现代康复方法相比，独具特色而历经实践检验行之有效的治疗方法。现代康复学中障碍的观点与中医康复学中证候的概念不是同一层次的问题。两者相比，证候反映了机体内在生理功能的障碍，而康复学中的障碍反映的是外在形体和行为的功能障碍。中医康复学中既有证候的概念也有障碍的概念，这就是中医康复学的特色。

（三）术后加速康复（ERAS）

1. 术后加速康复的起源与概念

快速康复外科早期的倡导者及实践者是丹麦外科医生 Kehlet，早在 2001 年就率先提出了此概念，并在许多的手术患者中积极探索其临床可行性及优越性，取得了很大的成功。术后加速康复也称为快速康复外科（FTS），是指以降低并发症的发生、促进患者快速康复为目的，控制炎症，减少应激反应，加速器官功能恢复，并应用一系列具有循证医学依据且多学科参与的围术期优化处理措施。ERAS 并不是一项新的手术技术，而是一种围手术期的全新管理理念，是对传统外科学的重要补充。ERAS 运行模式是多学科协作（MDT），包含外科、麻醉、护理、手术护理、营养、心理、康复等学科，以及患者和其亲属的配合，这是进行 ERAS 的前提，这里必须强调患者及其亲属积极参与配合的重要性，否则无法充分发挥 ERAS 的效果。MDT 中各学科优化围手术期管理措施以及手术流程的再造，常用的措施包括术前宣教、术前评估及预防并发症、缩短术前禁食水的时间、鼓励使用微创手术、短效全麻药及局部麻醉、多模式镇痛、尽量不放置引流、术后早期经口进食、早期下床活动、早期拔除导尿管等。每一项优化措施均应有循证医学证据的支撑，在术前、术中、术后的管理中，围手术期 MDT 组合应用于同一患者，密切协作、贯穿始终，以取得最佳效果，达到减少疼痛和降低风险，实现快速康复的目的。

2. 围手术期管理措施

（1）术前管理措施

①禁烟、禁酒。吸烟可至组织氧合降低、伤口感染、肺部并发症增加及血栓形成等；戒烟的好处有缩短住院时间，降低并发症和病死率，改善预后。术前即完成戒烟、戒酒，同时进行深呼吸的训练。

②配合做好术前评估。术前全面完成营养筛查、心功能及基础疾病评估，并经相关科室会诊予以纠正，将机体调整至最佳状态，以降低围手术期严重并发症的发生。

③术前营养支持。配合做好各项检查，BMI ≤ 18.5kg/m^2，血清蛋白 ≤ 30g/L，应配合做好营养支持，首选肠内营养，肠内不能满足可结合肠外营养支持，改善营养状况，降低术后并发症的发生。

④学会踝泵运动、腓肠肌挤捏、股四头肌的锻炼，防止术后深静脉血栓形成。

⑤学会疼痛评分，以备术后及时使用止痛措施减少疼痛。

⑥术前肠道准备。术前禁食 6h，术前 2h 可饮用清饮料（如糖水等，但需在医务人员指导下饮用），这样可以减轻患者饥饿、口渴、烦躁、紧张等不良反应，一般情况下不进行常规清洁灌肠（肠道特殊手术除外）。

(2)术中管理措施

①必要时根据病情预防性使用抗生素。

②优化麻醉方式。选择合适的麻醉方式以满足外科手术的需要，患者能快速苏醒，利于保护肺功能，减少心血管负担和术后肠麻痹，有效地止痛，保护免疫功能。

③术中输液。术中输液可以保证机体体液量的平衡，防止术中低血压。

④手术方式。医生会根据病情选择合适的手术方式，减少术后并发症以促进术后康复。

⑤术中保温。术中保温可降低出血、提高免疫、缩短麻醉苏醒时间，避免心脏并发症的发生，降低切口感染率。采取加温床垫、暖风机、液体及冲洗液的加温、肢体的保温等措施，以维持中心体温不低于36°C。

(3)术后管理措施

①早期活动。早期活动可促进呼吸、胃肠、肌肉骨骼等功能恢复，有利于预防肺部感染、压疮和下肢深静脉血栓形成。无禁忌者术后即可半卧位或床上活动，术后第1d即可下床活动，逐日增加活动量。

②疼痛管理。可以使用多模式镇痛来控制疼痛，达到无痛。

③术后饮食。术后尽早恢复进食、饮水及辅助营养液，有助于维护肠黏膜功能，防止菌群失调和异位，促进肠道功能恢复。由流质到半流质再逐步过渡到富有营养的普通饮食，适当添加口服营养剂。

④术后引流。根据手术情况常规不放置引流管，有利于患者早期下床活动，加速康复过程（特殊患者除外）。

⑤鼻胃管留置。一般手术常规不放置鼻胃管减压，可避免肺不张及肺炎的发生率（特殊患者除外）。

⑥导尿管的留置。除特殊患者外，一般24h拔除导尿管。

第二节　头颈部肿瘤患者康复

一、甲状腺癌康复

1. 颈部淋巴结清扫术后功能锻炼：甲状腺癌患者通常在甲状腺切除同时行颈部淋巴结清扫，手术范围较大，创伤恢复后会出现粘连，严重者出现患侧肩部的肌肉萎缩、肩下垂和抬肩困难等症状，而切除胸锁乳突肌及软组织可引起颈部外形塌陷。进行性的纤维化可引起肩部固定、疼痛，谓之"肩部综合征"。尽管颈部改良性淋巴结清扫及择区性淋巴结清扫的应用显著减少了这些并发症，但有些患者即使保留了副神经和胸锁乳突肌，仍出现相应症状，甚至肩部残废。抬肩困难和疼痛的治疗主要在于预防，因此在颈淋巴结清扫术后应指导患者进行适度循序渐进的颈肩部功能锻炼，增大肩部活动范围，减少疼痛。

2. 甲状腺癌患者在术后一周要开始恢复肩部、颈部肌肉功能的康复训练，术后两周内要保持患肢高于健肢，以纠正肩下垂的趋势。

（1）颈部锻炼动作如下：

①低头和抬头：低头时尽可能下颌贴近胸壁，抬头时头向后仰。

②转动颈部，左右转动接近 90°角。

③左右屈颈，耳贴近肩头。连续做以上动作，每次至少 10 遍，动作幅度由小及大，锻炼时间逐渐延长。

（2）肩部锻炼动作如下：

①练习用患侧手臂越过头顶摸到对侧耳，并练习将双手放于颈后，开始可低头位，逐渐到抬头挺胸位，3 次 /d，3~5min/ 次。

②练习肩关节功能，包括梳头运动、耸肩运动，3 次 /d，3~5min/ 次。

③肩关节运动功能恢复锻炼，包括耸肩、前举、后伸、侧举、内收、内旋和外转等 7 项动作，为避免患侧与健侧差别，应共同用力；每项运动 3 次 /d，3~5min/ 次。开始宜缓慢，不要用力。颈部要尽量放松，肌肉不宜紧张。

④臂部功能锻炼，包括屈肘运动、抬举运动、爬墙运动、绕头运动、划臂运动，3 次 /d，3~5min/ 次。增强肌力的康复锻炼，直到颈肩部功能完全恢复。锻炼方法：除继续上述的锻炼外，还进行力量练习，包括抬高肩臂运动、提举重物运动、扩胸伸展运动，3 次 /d，3~5min/ 次。康复锻炼应循序渐进，锻炼的内容应逐渐增加，如果配合理疗、按摩等，效果会更好。

3. 出院后至少坚持 3 个月的功能康复训练。

二、喉癌康复

喉癌患者行喉大部分切除后，因有部分残留的声带具有发音功能，患者术后可发音，但相对来说声音嘶哑比较严重，有部分患者可能会出现发音不清楚。对于全喉切除的患者，术后会失去发声，甚至不能与其他人进行正常的交流，必须要重新学习新的讲话方式，可以通过以下三种方式来作为言语补偿：

1. 食管音训练：食管言语是全喉切除术后最简便可行的言语康复方法，不需要借助人工装置，不需要手术，音色和清晰度比较好。食管音训练即学习使咽缩肌收缩形成类似声带的皱襞，并设法使空气进入食管，以嗳气的方式徐徐放气，振动肌肉皱襞而发出基音，并经唇、颊、舌等构音器官加工发声，形成言语。食管音的清晰度较好，但基音低，音量较小，有时因大量气体进入食管，容易引起胃胀痛、打嗝等症状。

2. 人工喉：对于食管音训练失败者，可以采用人工喉的方式，以肺部气流通过人工喉发音及气流进入口腔发音器官的协同工作，形成言语。其优点是发音清晰洪亮，但需随身携带人工喉装置，同时在说话时要将发音装置两端的管子分别插入口腔内和颈前呼吸空气，操作上有所不便。插管的操作技术，包括清洁消毒方法，均要教会患者。

3. 发音重建术，通过手术的方法制造一个管道，比如在气管后壁、食管前壁和咽部造口安装一个通气管，在发音时空气经过管道进入食管和咽腔而发音。鼓励患者多与他人交流，建立自信心。可以打电话给熟悉的亲朋好友，他们会耐心地倾听并给予鼓励,打电话前将要讲的话提前准备好。另外,口与话筒或手机的距离近一些，使声音集中，并用另一只手按住气管造瘘口，以减少杂音。

三、口腔癌康复

1. 吞咽困难训练

（1）训练治疗：①用力咬牙，舌头抵于上牙与下牙间,舌肌、颈肌处于紧绷状态，做吞咽动作。②舌头伸出并置于上牙与下牙间，做吞咽动作。当患者有口干症状时，可饮用适当水，然后再做吞咽动作。③通过鼻子深呼吸，然后紧闭嘴屏住呼吸，做吞咽动作，在吞咽时舌需抵住硬腭，患者有喉部提升感。在喉部有提升感时使用手指握住甲状软骨处，延长喉部在最大提升位置时间，停留时间不低于5s。完成吞咽动作之后，患者自主咳嗽。

（2）感觉刺激：可通过改变温度、味道、压力等感觉刺激的训练方式来提高吞咽器官的感觉能力，包括冷热刺激、酸刺激、电刺激、针灸等。针灸时宜选择风池、廉泉等穴位，只有廉泉穴位单侧，其余穴位均为双侧。风池穴：针尖朝下，向鼻尖斜刺约1.0寸；完骨穴：斜刺深度大约为0.5寸；翳风穴：直刺大约为1.0寸；廉泉穴：针刺大约为0.5寸；解语穴：直刺0.5~1.5寸。以上穴位提插捻转得气之后留针约30min。

2. 饮食指导

合理安排饮食，勿进食过硬、过辣、过烫及刺激性食物，进食后用柔软的牙刷刷牙、使用漱口液漱口，保持口腔清洁。

3. 供皮区护理

行皮瓣修复的患者应提醒为其进行治疗的医护人员避免在供皮区肢体进行注射、输液等操作，同时加强功能锻炼，促进肢体功能的恢复。

4. 赝复体的护理

使用赝复体的患者伤口愈合后即开始佩戴。由口腔进食后，要摘下赝复体彻底清洗并漱口，再重新戴好赝复体，以清除食物残渣，预防口臭，防止感染。下颌骨切除后的患者使用斜面导板应维持半年以上；上颌骨切除者预成赝复体要佩戴至口腔内情况良好、咬合关系恢复时（2~3个月），再制作永久性赝复体，以防止瘢痕挛缩，减轻面部畸形，恢复语言及进食功能。

5. 心理护理

口腔癌术后患者大多数有不同程度的外形改变及社交功能障碍，特别是语言功能障碍，患者可因此而影响心理及精神状态。护理人员应与其家属建立良好的关系，指导家属尽量体贴、关心患者，鼓励患者参与康复训练。

6. 体育锻炼

指导患者适量地参加体育锻炼，预防感冒，增强机体的抵抗力。量力而行地进行一些室外活动及体育锻炼，如散步、打太极拳等。

7. 定期复查

指导患者在出院后1个月、3个月、6个月、12个月或遵医嘱门诊定期复查，如出现颈部肿块、伤口红肿、硬结、疼痛等，及时到医院就诊。

四、鼻咽癌康复

鼻咽癌患者根据TNM分期选择治疗方式，行放射治疗患者执行放疗患者的康复；行化疗患者执行化疗患者的康复，局麻下行淋巴结切检术患者应注意观察伤口有无渗血。

第三节 乳腺癌患者的康复

一、鼓励患者居家训练

（一）鼓励并指导患者尽早开始居家康复训练

如果没有专门的训练仪器，可在医生或康复师的指导下在家中选择一些简单有效的方法进行训练，如洗漱、梳头等自理活动或从事一些轻体力家务劳动，如清洗小件物品等；另外，可以通过一些游戏进行训练，如使用小皮球来做手部的抓握及抛球训练；用跳绳来做摇摆绳子的练习；也可用手将旧报纸弄皱，以加强前臂及手的肌肉强度；平时也可以面对镜子观察两边肩膀是否平衡、高度是否对称，以随时提醒自己调节姿态。

（二）积极预防患肢淋巴水肿及患肢感染

1. 预防患肢淋巴水肿

（1）适宜的运动锻炼：乳腺癌相关淋巴水肿患者可出现患肢肿胀、沉重、疼痛、麻木和僵硬等症状，严重影响其生活质量。乳腺癌相关淋巴水肿是一种慢性并发症，可发生在手术后任何阶段，其中手术或放疗患者发生率较高，一旦发生难以逆转，国内外尚无有效的治愈方法，所以，需要患者终身自我预防。国内外多项研究均强调适宜的抗阻力运动和有氧运动是贯穿乳腺癌患者整个生存期重要的自我管理行为，其不仅可以增强患肢的活动能力，还可通过肌肉的收缩作用促进淋巴液循环，是患者预防和控制淋巴水肿的有效措施。包括术后抬高患肢；徒手或选择绳索拉力器、弹力带等辅助用具循序渐进地进行抗阻力训练等。关于运动中是否需要佩戴弹力袖套的问题，建议淋巴水肿患者使用，但不建议有淋巴水肿高危风险的患者使用，因为对于淋巴水肿高危患者而言，其淋巴回流尚可代偿，自我管理的重点是避免损伤而非使用弹力袖套促进淋巴液回流，过早使用弹力袖套可能会加大损伤的风险与经济负担。

（2）保持健康体重：长期以来，肥胖被认为是淋巴水肿的主要危险因素，在淋巴水肿进展期间，肥胖会加剧淋巴损伤，从而导致淋巴水肿恶化。医护人员应让患者充分认识到肥胖对淋巴水肿的不利影响，鼓励其通过均衡膳食和规律的运动锻炼保持健康体重。

（3）良好的心理状态：面对伴随终身的淋巴水肿风险，乳腺癌患者可能存在不同程度的焦虑情绪；而生理功能受损、生活质量差及社会孤立等问题可能给淋巴水肿患者造成持续的心理痛苦。这些负性情绪和心理困扰不仅影响患者的心理健康，且可能影响患者自我管理淋巴水肿的积极性与持续性。因此，医护人员应关注患者的心理状况，引导其通过放松训练、倾诉等方式调节负性情绪，保持良好的心理状态。

2. 预防患肢感染的方法

（1）避免患肢测血压、注射、抽血或者是静脉输液等。

（2）保持皮肤表皮的清洁柔软，避免太阳灼伤，使用防晒霜。

（3）避免患肢佩戴戒指、手表、手镯等首饰。

（4）避免患肢长期负重或受压，禁止抬重物和剧烈运动。

（5）进行修剪花草或使用刺激性去污剂清洗时要戴保护性手套。

（6）使用驱蚊剂，防止昆虫叮咬，如果被蜜蜂蜇到，要联系医生并由其判断是否感染。

（7）避免煎炸食物时被油溅伤；避免开水或微波食物时造成的蒸汽伤。

（8）洗浴时避免水温过热或水压过大冲击患肢。

（9）乘坐飞机时应戴弹力袖带等。

二、平衡膳食，控制体重

1. 建立合理的饮食结构，因钙与维生素 D 的补给可起到预防和治疗骨质疏松症的作用，所以要多食用牛奶、奶制品、大豆、豆制品、虾皮等含钙和维生素 D 丰富的食物（钙质摄入要适度，1200mg/d，以食物补钙为主）。大量研究表明，最健康的膳食是高碳水化合物、低盐、低脂、低蛋白饮食。每天摄入的碳水化合物 99% 应来源于纯天然的水果、蔬菜和谷类，尽量从豆类、花生、瓜子等坚果种子中摄取营养素，不吃营养提纯剂和腌制含添加剂的食品。

2. 大量流行病学资料显示，术后乳腺癌患者由于受辅助治疗、体育活动、心理因素、社会因素等多种因素的影响，约一半以上的患者会出现体重增加，然而体重增加有可能是一个不容忽视的影响预后的因素。因此，术后乳腺癌患者的体重变化越来越受到人们的关注。一项1490例乳腺癌患者参加的前瞻性调查研究显示，多摄入蔬菜水果、多运动消耗能量、维持体重稳定，其死亡风险降低44%。因此，建议乳腺癌患者在日常饮食中增加新鲜蔬菜、水果的摄入量，减少肉类等高脂肪类食物的摄入，同时适当参加体育锻炼，使体重维持在理想水平。

三、功能康复

可采用以下两套康复训练操。

第一套

适用对象：适用于术后康复的第一阶段，即麻醉清醒（2~4h）后至拔除引流管2~3d者。运动时间：5~20min/次，每天1~2次。

运动处方：

1. 呼吸运动

（1）取卧位或坐位，全身放松。

（2）将健侧手置于患侧肋弓下缘感受胸廓起伏。

（3）鼻吸气，口呼气。吸气时，胸廓扩展；呼气时，胸廓恢复正常。

2. 上肢运动（第一组）

（1）拳掌练习，取卧位或坐位，两手紧握拳，拇指在外，稍停，五指充分用力张开，掌心向上。

（2）绕指，从小拇指开始依次屈曲，绕腕翻掌从小拇指开始依次伸展。

（3）扣十宣，两手自然屈曲，掌心相对，两手十指尖相互叩击。

（4）拔指，两手交叉相握，十指尽力夹紧，沿手指两侧相互按摩用力扒开。

（5）振掌根，两手交叉相握，手腕用力振掌根，感觉前臂肌肉颤动。

（6）搓手，两手重叠，将健侧手掌指关节置于术侧手心，交替按摩手心、手背。

3. 上肢运动（第二组）

（1）取站位或坐位，两臂自然下垂。

（2）术侧上肢握拳，肘关节用力屈曲，健侧上肢体侧伸展，术侧上肢、健侧上肢交替。

（3）双臂体侧伸展、握拳，肘关节同时用力屈曲，稍停，体侧伸展。

（4）双臂握拳，屈肘90°，胸前内收交叉，稍停，五指分开，外展。

（5）两手自然置于胸前，拍手、放松。

4. 颈部运动

（1）取站位或坐位，用健侧手托住术侧手臂。

（2）低头，下颌触胸骨，稍停，还原。

（3）头尽量后伸，仰望天，稍停，还原。

（4）头转向左侧，眼看左后方，稍停，还原。

（5）头转向右侧，眼看右后方，稍停，还原。

5. 肩、胸、背部运动

（1）取站位或坐位，用健侧手托住术侧上肢手臂。

（2）左肩向上提，右肩向下沉，稍停，还原。

（3）右肩向上提，左肩向下沉，稍停，还原。

（4）双肩同时上提，感觉要去碰耳朵，头颈保持正直，稍停，重复做上下提压。

（5）两臂自然下垂，双肩以肩关节为轴，由前向后做环绕动作。

6. 辅助按摩

（1）取站位或卧位，术侧上肢屈肘抱胸前。

（2）用健侧手依次按摩术侧上肢上臂外侧、内侧。

（3）术侧上肢自然下垂，用健侧手依次按摩术侧上肢外侧、内侧。

（4）用健侧拇指指腹点压、揉按合谷穴2~3min。

（5）用健侧拇指指腹点压、揉按内关穴2~3min。

（6）用健侧手食指、中指点压、揉按肩井穴3~5min。

7. 放松运动

（1）取站位或坐位，用健侧手由下向上揉捏术侧上肢，放松术侧手臂肌肉。

（2）肩关节不动，屈肘置胸前，手指向上，腕关节旋转、抖动，手部放松。

第二套

适用对象：适用于拔除引流管2~3d后者。

运动时间：10~30min/次，3~5次/周（或1次/d）。

运动强度：最大心率的60%~70%为运动适宜心率。女性最大心率=220－年龄，男性最大心率=205－(0.5×年龄)。

运动处方：

1. 准备运动（摆臂散步）

（1）站立，两臂自然下垂，挺胸抬头，全身放松，自然呼吸。

（2）迈步，脚跟先着地，依次脚掌、脚尖落地，两臂前后用力摆动，加大步伐，逐渐用力，坚持步行5~10min。

（3）迈步，脚跟先着地，依次脚掌、脚尖落地，双臂共同用力胸前左右摆动。

2. 健肢助力运动（用健侧手协助术侧上肢训练）

（1）第一组

①两腿开立，腹前用健侧手握住术侧手，缓慢抬起至最大幅度，稍停（根据疼痛感控制用力程度）。

②屈前臂，两肘靠拢，尽力上提，同时脚跟提起，逐步加大幅度，重复3次，还原。

③两腿开立，两手背腹前相靠，提腕上抬，至最大幅度，同时脚跟提起，逐步加大幅度，重复3次，还原。

（2）第二组

①两腿开立，两手腹前交叉相握，缓慢抬起至最大幅度。

②肘关节外展，双手交叉相握于胸前，掌心向内。翻掌上体前屈，向前推掌，重复2次。

③用健侧手带动术侧手，逐渐向前上方伸展。

④用健侧手握住术侧手腕关节，缓慢向上牵拉，停留（根据疼痛感控制程度和时间），还原。

（3）第三组

①两手抱肘，用健侧手抱住术侧肘关节，缓慢抬起，至最大幅度。

②用健侧手牵拉术侧肘部，依次摸耳、头顶，停留，还原至胸前。

③用健侧手牵拉术侧肘关节，弓步，低头，含胸，以脊柱为轴心，顺时针环绕一周，逆时针环绕一周，重复4次，还原。

（4）第四组

①两腿开立，两臂外展屈膝，幅度逐步加大，犹如小鸡展翅飞翔。

②上肢外展，身体左侧屈，尽量利用身体倾斜度抬起右侧上肢，还原；身体右侧屈，抬左臂，还原。

③两腿开立，两手背后交叉相握，上体前屈，臂后伸，还原。

3. 颈部助力

（1）两腿开立，双手枕后抱头，低头含胸，两肘抱头内收停留，抬头，肘关节用力外展，停留，还原。

（2）两腿开立，双手枕后抱头。

（3）头左侧转，挺胸，左肘外展，停留，还原。

（4）头右侧转，挺胸，右肘外展，停留，还原。

4. 胸背运动

（1）两腿开立，两臂肩侧屈。

（2）胸前合掌，肘关节内夹，含胸，稍停，肘关节尽量外展，扩胸，还原。

（3）两腿自然站立，双手叉腰。

（4）胸部左侧移，胸部右侧移。

（5）上体前屈，双臂自体侧尽量向前伸展，背部拉伸，停留，还原，重复3次。

5. 联合运动

（1）术侧弓步，两臂屈肘体侧握拳。

（2）两臂前伸，上体前屈，从上向下用力做划船动作。重复3次，还原。

（3）再由下向上，做划船动作，重复3次，还原。

（4）术侧弓步，用健侧手握住术侧手，顺时针做体前大环绕，重复4次，还原。

（5）术侧弓步，用健侧手握住术侧手，逆时针做体前大环绕，重复4次，还原。

6. 放松训练

（1）原地踏步，双手依次自胸前、平肩、平耳、至头顶。

（2）甩手抖动放松，重复2次，还原。

四、正确佩戴义乳

仿真乳房为硅胶材料，具有手感柔软、耐用等特点，在佩戴过程中应选择大小合适的义乳，且一定要使用专用文胸，除保证舒适外，还能很好地保护、固定义乳，不会因活动不当而致义乳脱出，保障患者安全，消除其心理负担。如果乳房过于丰满可另加衬垫，防止过重而加重肩部负担，缩短文胸使用寿命。合理保养是延长义乳使用寿命的关键，切勿与锐利物品接触，勿用力搓拧，放在小孩不易拿取的地方，用柔软毛巾、温水清洗，未使用时一定要放在专用包装盒内妥善保管。在使用过程中经常与医护人员保持联系，反映存在问题和新的需求。城市职业女性希望有更好质量的义乳和文胸以达到她们完美的身体外观和心理感受，可与商家联系，提出建议，不断改进，以达到满意效果。

五、和谐性生活及安全受孕指导

患者返回家中将要面对与配偶的夫妻生活的问题，尤其是生育期女性还将面对生育、避孕等问题。出院前护理人员采取多种方式主动与患者沟通，给予有针对性地解答，提高患者的认知水平和应对能力。居家生活期间患者要尽快恢复角色，学会与爱人进行沟通交流，获得情感支持及家人的关爱。通过适当的性生活促进夫妻感情，使患者压抑的心情得到有效缓解，使其心情愉快，从而能更积极地面对生活，提高机体免疫力，有利于身体的康复。同时还应采用安全有效的防护用具，避免年轻乳腺癌患者在化疗阶段怀孕，降低配偶化疗药物暴露的风险。

第四节 肺癌患者康复

肺癌患者术后肺功能恢复锻炼是十分重要的环节，需伴随全身运动进行，可改善肺癌切除术患者各项血气指标（血氧、血二氧化碳含量等），增强肺部呼吸功能，促进肺功能恢复。如患者的情况比较好，可自行锻炼；如患者自己行动不便时，家属要帮助患者做好训练恢复。

一、肺癌根治术术后1周内的患者

康复训练的目的是加快切口的愈合，建议患者尽早下床活动，协助患者床旁做背部躯干和四肢的轻微活动，但要避免剧烈运动、抻拉切口，逐渐增加上肢、躯干无辅助的主动运动，增加举、捏、拉运动。如抬举肘部，使肘部尽量靠近耳朵，然后固定肩关节将手臂伸直；抬高肩膀，肩膀向前向后运动；将手臂高举到肩膀高度，将手肘弯成90°，然后旋转肩膀而将手臂向前、向后划弧线等，运动量以患者不感到疲乏和疼痛为宜。其原理是运动加快了患者的血液循环，促进新生肉芽组织的形成和坏死物质的吸收，同样还预防长期卧床所致的下肢静脉血栓形成。

二、根治术术后半年内的患者

由于切除了部分肺组织，余下肺组织尚未处于良好的代偿状态，患者仍会出现胸闷气短等不适，处于该时期的患者可选择散步、太极拳、踢毽球、广场舞等中低强度运动，每天锻炼1~2h，促进余肺膨胀，改善患者肺功能。临床上比较常用且易行的方法包括以下几种：

1. 吹气球训练法

患者深吸气后将气球吹起，每分钟进行3~5次，单时段训练15min，每日分时段练习3次。通过吹气球可以有效地防止小气道出现过早闭合的情况，能有效排出肺内残余气体，从而改善气体的顺利交换，有利于术后胸腔残余液体和气体通过引流管排出，也可锻炼主要的吸力肌肉。

2. 缩唇呼吸法

患者取坐姿，慢慢吸气后稍停顿，然后半闭唇缓慢呼气，给予一定呼气阻力，吸气和呼气的时长比例为1:2，每分钟进行10次左右，每时段练习10~15min，每天分时段锻炼2~3次。通过吸气末停顿法，可以改善吸入气体的不均匀分布和缺氧现象，提高气体交换效率，使一些萎缩性肺泡有机会重新开放。

3. 腹式呼吸

患者吸气时，引导患者双手要分别放在前胸和上腹部位，深吸气同时将腹部挺出，腹手抬起，胸手不会原地移动，从而抑制胸的运动；之后嘴唇半闭呼出气体并同时将腹部内收，腹手下沉，帮助膈膜肌肉放松。每分钟进行10次左右，每时段练习10~20min，每天分时段练习2~3次。

三、根治术半年后的患者

由于剩余肺组织逐步代偿，患者肺功能恢复，可适度增加运动强度，可多做一些譬如慢跑、快走、打羽毛球和乒乓球等有氧运动，每日锻炼2h左右，但仍尽量避免做快跑、马拉松等剧烈运动。

四、对于尚处在化疗期间的患者

在不适症状缓解后，可进行一些轻体力运动。

五、中医康复

八段锦健身操能有效改善呼吸系统疾病患者运动耐量及生存质量,包括 COPD、尘肺、肺结核、慢性支气管炎等患者,且对 COPD 患者焦虑、抑郁情绪具有良好的改善作用。八段锦的体势有坐势和站势两种,八式动作分别为:两手托天理三焦,左右开弓似射雕,调理脾胃须单举,五劳七伤往后瞧,摇头摆尾去心火,两手攀足固肾腰,攒拳怒目增气力,背后七颠百病消。大量研究表明,对非小细胞肺癌术后康复期患者实施八段锦训练,能有效改善患者焦虑、抑郁情绪,提高运动耐量及生存质量。

第五节 造口术患者康复

一、回肠造口者的饮食注意事项

1. 多吃富含维生素 C 的水果(如橙、柚、柠檬、山楂等)和新鲜蔬菜。
2. 注意补充水和无机盐,每天的饮水量至少达到 1500~2000ml。
3. 避免进食易产气及腹泻食物,如豆类、空心菜、碳酸饮料、油炸食物等;不吃口香糖,避免进食易引起便秘及造成造口阻塞的过高纤维食物,如芹菜等;避免进食易产臭味的食物,如洋葱、蒜等。进食时应细嚼慢咽,摄入足够液体,注意饮食卫生,不吃生冷的食物。饮食应该定点定时,少吃油腻的食物。

二、泌尿造口的饮食注意事项

1. 多喝水、吃流质饮食、饮果汁,以防止感染和肾结石的发生。
2. 多吃新鲜的蔬菜和水果。
3. 保证足够的饮水量,每天饮水量应在 2000ml 以上。

三、肠造口袋的使用

肠造口的患者要暂时或永久性使用造口袋。

1. 肠造口袋的选择:根据不同患者的不同要求,可选用不同类型的造口袋,如一件式、两件式,闭口式、开口式,透明式、不透明式。
2. 更换造口袋的步骤:去除旧袋,清洁造口及周围皮肤,擦干造口周围皮肤,观察造口及周围皮肤有无并发症,如有则给予相应处理。测量造口大小,裁剪造口袋底盘,适当使用造口护肤粉及其附件用品粘贴造口袋。
3. 根据患者术后情况,为患者及家属做更换造口袋的指导。
(1)术后第 0~2d:清洗造口及粘贴口袋,指导患者家属观看换袋过程,鼓励患者观看和接触造口。

（2）术后第3~4d：指导患者及家属观看换袋的过程，指导家属清洗口袋，讲解正常造口的形状、活力、大小等。

（3）术后第5~8d：指导患者参与换袋过程，指导如何清洗和测量造口大小，详细介绍拆除造口袋、裁剪和粘贴造口袋的技巧和注意事项。向患者及家属讲解造口袋的种类、特性、价格，指导患者使用合适的造口袋。

（4）术后第9~10d：评估患者及家属的换袋技能，并及时给予纠正，拆除造口缝线和支架管，指导患者选用造口用品，并指导患者如何储存造口用品和清洁造口袋。

四、肠造口的注意事项

造口周围皮肤一定要清洗干净并保持干燥，若造口周围皮肤存在并发症需要处理好之后再使用造口袋，根据造口的大小裁剪造口底盘，底盘内缘与造口距离2cm左右为宜。粘贴造口袋时要保持腹部皮肤平整、无褶皱，如有体毛应予剃除，以防造口粘贴不牢而引起渗漏。

五、肠造口灌洗指导

（一）优点

1. 养成定时排便的习惯。
2. 清洁灌肠后24~48h内无粪便排出，可不必使用造口袋。
3. 减少臭味，增强自尊和社交信心。
4. 减少对造口周围皮肤的刺激。
5. 节省开支，提高生活质量。

（二）适用条件

适用于肠道功能正常、体质好的乙状结肠或降结肠永久性单腔造口患者，患者有自理能力，能接受灌洗方法，有学习精神，家庭支持，有独立卫生间并且时间充足。

（三）禁忌条件

1. 年龄：婴儿肠穿孔的机会大，儿童不能做太久，高龄患者可能难以保持体质或精神状况，肢体灵活度有限。
2. 结肠造口情况：临时性结肠造口、升结肠式结肠造口，术前排便无规律，造口脱垂或造口旁疝，结肠持续性病变。
3. 全身系统：关节炎、帕金森病、瘫痪、心脏或肾脏疾病，预后差或临终患者。

（四）开始灌洗时间

术后1个月左右，化疗后3~6个月以后，放疗后3~6个月以后。

（五）灌洗方法

灌洗最好在每天固定的时间，一般在早餐后或晚餐后1~2h进行，以便利用进食刺激产生的肠蠕动，备温水 500~1000ml（39~41℃），调节压力，水液面至肠造口的高度为 45~60cm，去除造口用品，清洁造口及造口周围皮肤，润滑灌洗锥头并轻轻插入造口，打开管夹让水流入肠道内，将所需要水量灌入后，把管夹关紧，圆锥头仍需在造口停 3min，约 15min 后，大部分排泄物已经排出，灌洗者可将袖带尾端扎起来，待 30~40min 后粪便才能排除干净，当完全结束时，除去袖带，清洁造口并戴上造口用品，收拾好用具，适当保存。

六、患者的衣着

衣服以柔软、舒适、宽松为原则，不需重新制作特别服饰。但应避免穿紧身衣裤（裙），腰带松紧适度，以免摩擦或压迫造口，影响造口的血液循环。

七、休息、活动指导

为了保持健康及生理功能，仍然要维持适度的运动，原则上不应该限制患者运动，但应该采取一些预防措施。术后初期可散步、做操、打太极拳等；术后 3 个月逐步恢复至原活动量。但应尽量避免引起腹压增高的动作，如提重物、剧烈咳嗽等。由于严重撞击可能会对造口产生伤害或者造口袋滑落，一些医生不允许患者进行接触性运动，但这些问题也可以通过特殊的防护来克服。举重可能会引起造口旁疝，建议患者慎重选择。康复后外出旅行可调节身心健康，建议携带足够的造口护理器材，以备腹泻等特殊情况下使用。在飞机上由于压力的变化胃肠道内产气会多一些，应使用开口袋或有过滤片的造口用品。外出旅游时也应保持良好、规律的生活方式，避免过于劳累和情绪激动。坐飞机旅行时，应随身携带造口袋和必要的装备，以应对旅途中的紧急情况。为了避免过海关或者行李检查时出现问题，建议提前开具医生证明以确保可随身携带造口装备和药物。沐浴时可佩戴或取下造口器材，中性肥皂或浴液不会刺激造口，也不会流入造口。沐浴时最好用防水塑料薄膜覆盖在造口处，以免影响造口底盘的使用寿命，或在两次更换之间沐浴。游泳时可选择小型迷你便袋；可以使用防水胶带或纸胶带粘住边缘作为保护，游泳前少进食，并清空造口袋。

八、预防粪水性皮炎

1. 对患者进行术前造口定位，可以降低造口并发症的发生率。

2. 饮食指导：嘱患者进适量粗纤维饮食，如红薯、麦片、绿叶蔬菜等，使粪便成为糊便及软便。

3. 使用造口附件用品，使用皮肤保护膜和防漏膏、护肤粉进行造口护理，可以加强黏性，使粪性皮炎的发生率明显下降。同时加强凸面造口底盘和腰带的联合使用，使回缩的造口黏膜及排放口突出皮肤平面，黏膜与皮肤交界处的间隙消失，以利于排泄物的排出和收集。

4. 对造口底盘圈的形状和大小与实际造口的形状和大小不符的患者，要教会其正确的底盘测量及剪裁方法，必要时将已剪好的底盘背衬纸留给患者，以便参考。对不规则形状的造口，可先用透明的塑料板描好形状，塑料板剪裁好，再画在底盘上进行剪裁。

发生粪水性皮炎应处理：

（1）用 0.9% 氯化钠注射液或温水彻底清洁造口黏膜及周围皮肤。

（2）用脱脂干棉球轻轻蘸干造口周围皮肤水分后均匀涂抹造口护肤粉，暴露 5~10min，用干棉签拭去多余的粉末。

（3）将无醇皮肤保护膜顺时针涂抹于造口周围皮肤，涂抹面积与底盘大小一致，并在造口黏膜根部均匀涂抹防漏膏，用湿润的棉签塑型。

（4）将造口底盘裁剪至比造口实际大 2~3mm 后粘贴，用指腹由内向外轻轻按压，以加固底盘的黏性。

（5）在发生造口周围皮肤粪水性皮炎期间造口袋的使用时间宜 2~3d 更换 1 次，及时清洗、更换，减少粪便对皮肤的刺激。

九、建立规律排便

造口灌肠是训练肠道规律蠕动、定时排便的方法，一般在灌肠 1~3 个月后即可定时排便。每日晚饭后用 1% 的肥皂水或生理盐水 500ml 灌肠，温度 39~40℃，深度 10~15cm，1~2 周后排便即可控制在每日 1~2 次。每日清晨空腹喝一杯温水也可刺激排便。

十、造口狭窄及造口疝的预防

1. 造口狭窄

主要由于造口周边愈合不良，感染后形成瘢痕环，皮肤或腹壁内肌肉层开口太小，术后未定时扩肛引起。应从术后 2 周开始扩肛，每周 1~2 次，以后 2 周 1 次，持续半年左右，使内径保持在 2.5cm 为宜。若造口狭窄影响排便应到医院检查处理。

2. 造口旁疝

因腹直肌外筋膜切口过大，腹部肌肉软弱引起，多见于年老体弱、肥胖、持续增加腹压的患者。嘱患者 6 周内不要提举超过 6kg 的重物，同时进行适当锻炼以增加耐受力。

十一、性生活指导

有些患者未得到有效指导，满意度下降，造成婚姻关系紧张，应鼓励患者在身体允许的情况下，可恢复性生活，尤其是 50 岁前的已婚患者。但在性生活前，双方除了做好心理准备外，还要做好造口的检查工作，确保造口袋稳妥不渗漏，最好使用迷你型造口袋。

十二、中医康复

饮食保持均衡，多食新鲜蔬菜和水果，保持大便通畅。进食时，尽量做到干湿分开，以使大便成形，同时可增加饮用乳酸菌制品以调节肠道菌群。不食不易消化、产气较多或有刺激性的食物，如糯米类、碳酸类饮料、引起异味的辣椒、洋葱等。根据患者的体质、辨证分型和症状选择合适的汤、粥或药膳。药膳是在中医辨证配膳理论指导下由药物、食物和调料三者配置而成的一种既有药物功效又有食品美味、用以防病治病强身健体的食品，如：①补虚正气粥：炙黄芪20g、党参10g、粳米100g、适量白糖煮粥或加汤骨煲汤，具有补气益血、滋补强身的作用；②安神睡眠汤：大枣10枚、小麦20g、冰糖30g，先将大枣、小麦水煎去渣取汁，调入冰糖饮服，睡前饮服，具有改善睡眠的作用；③开胃健脾饮：用黄芪30g，加水煮30min，去渣，加入山药片60g，再煮30min，加白糖即成，每日早晚各服1次，具有益气活血、增加食欲、提高胃肠吸收功能的作用。

第六节 妇科肿瘤患者康复

一、性生活指导

子宫切除术以后，性生活并不会受到很大影响，术后一般需要12周的适应期，经妇科检查完全恢复正常，即可恢复性生活。患者及配偶存在性生活会导致出血、疼痛、疾病复发和肿瘤细胞传染等认识上的误区而对恢复性生活存在恐惧心理，此时应告知患者术后早期开始性生活的好处，使其了解术后性生活有利于组织重新变得柔软，促进性生活恢复，提高生活质量。对于需切除部分阴道的Ⅱ级以上手术患者，开始性交时可能感觉不舒服甚至疼痛，指导患者及配偶要动作轻柔，此时如果阴道干涩，可以选用医用胶状物润滑。行宫颈癌根治术且切除双侧卵巢的部分年轻宫颈癌患者的性功能会相应减退，通过雌激素替代治疗以后，仍然可以有适当的性生活。根治性子宫切除对性生活基本无影响。

二、膀胱功能问题的康复训练

1.针对膀胱功能如尿失禁、尿潴留的问题，可以进行升级版的盆底康复。

（1）术后3~5d可以在床上锻炼盆底肌功能，依次收缩肛门、阴道、尿道，使盆底肌产生上提感，于呼气时放松，吸气时收缩，每次收缩6~10s，然后放松，每天3次，每次锻炼5~10min。

（2）术后4~6d可以尝试间断式夹闭尿管，膀胱比较胀或尿意明显时放尿，采用意念法，使患者逐渐恢复正常排尿反射意识。

（3）术后1周进行腹式呼吸锻炼（见本章肺癌康复），每天2次，每次5~10min，逐渐增加训练力度。

（4）保持会阴部清洁、干燥，每日摄水量保持2000ml以上，以碱化尿液预防感染。

2.阴道哑铃是一种很常用的盆底肌肉康复器，通过盆底肌的负重训练更有效地加强盆底肌肉的收缩力，并帮助纠正不正确缩放肌肉的一种方法，可作为长期居家盆底训练的方法。

（1）患者使用阴道哑铃进行盆底肌肉收缩训练时一般从1号哑铃开始，维持每日1次，每次训练10~20min，如康复器在行走训练时可控制在阴道内不滑落出来，可以模拟下列方式逐级训练：下蹲、上下楼梯、搬重物、咳嗽、跳动等。

（2）如果能够轻松地控制并完成所列动作，说明肌力已上升，可换大一号的哑铃继续训练，共有5个型号，可以长期坚持训练以预防术后并发症。

三、下肢淋巴水肿康复

下肢淋巴水肿是宫颈癌术后远期常见并发症，其主要因盆腔淋巴结清扫后使淋巴与静脉回流受阻导致，应尽早采取行为干预可避免或减少水肿的发生。

（一）主动运动

1.踝泵运动：①患者平卧，大腿放松，缓慢的尽最大角度地做踝关节跖屈动作，也就是向上勾起脚尖，坚持5s，之后再向下做踝关节背伸动作，让脚尖向下，保持5s左右；②绕环动作就是踝关节的跖屈、内翻、背伸、外翻组合在一起的"环绕运动"，分顺时针、逆时针两个方向，交替时行。

2.股四头肌的训练：患者于床上做直腿抬高运动，不要求抬起的高度，但要有5s左右的滞空时间，20次为1组，每天2~3组。

3.髋关节全范围训练：患者取仰卧位，全身放松1min后，先行踝泵运动，接着行膝关节伸展屈曲运动，后为直腿抬高运动，最后行髋关节伸展屈曲、内旋外旋、内收外展运动（类似空中骑车），15~20次/组，每天早晚进行1次训练。

（二）被动运动

1.空气压力治疗仪：可采用空气压力循环治疗仪对患者下肢进行促回流治疗，每次治疗时长为30min，每天治疗2次。

2.被动按摩训练：患者出院前由护理人员教会家属被动按摩方法，自下肢踝关节处至大腿根部，行力度适中的腿部肌肉按摩（依次从趾长屈肌、比目鱼肌、胫骨前肌、腓肠肌、髌骨上缘、股内侧肌、外侧肌、股直肌、缝匠肌、阔筋膜张肌），注意顺序由远心端向近心端，不可逆向，20min/次，早晚各1次。

（三）针灸护理

取患肢足阳明胃经、足少阳胆经循经针刺气冲、阴谷、地机、阴陵泉、足三里、三阴交、悬钟、太溪、照海、血海、丰隆等穴位进行针灸,每穴位 5min,每 3d 1 次,5 次为 1 个疗程;并辅以神灯红外线热疗,每次 30min。

四、随访指导

术后第 1 个月复查,以后每 2~3 个月复查 1 次;第 2 年每 3~6 个月复查 1 次;第 3~5 年每半年复查 1 次;第 6 年开始每年复查 1 次,如有不适,如阴道出血、伤口出血、感染等,应及时就诊。

第七节 骨肿瘤、软组织肿瘤患者康复

一、术前锻炼指导

术前 1 周开始指导患者掌握术后运动锻炼方法。如:股四头肌收缩锻炼;踝关节、足趾主动活动;腘绳肌锻炼:患者平卧,足尖朝上,患肢被、主动抬高,尽可能与床面垂直;坐位时两腿下垂,患肢平抬与地面平行;健侧下肢锻炼:健侧下肢各关节的主动活动和肌力练习;直腿抬高、髋膝踝抗阻屈伸运动等;以增加健肢耐力,教会患者用拐杖进行患肢不负重触地式步行。

二、术后功能锻炼

1. 功能锻炼应循序渐进,患肢逐步负重,早期以被动锻炼为主,2 个月后以主动锻炼和抗阻运动相结合,并可扶拐下地非负重行走。

2. 床上功能锻炼:按医嘱术后第 2d 开始股四头肌收缩、腘伸肌锻炼,重复数次循序渐进、被动与主动、等长等张运动,在无痛的情况下进行。活动角度一般从无痛可动范围开始,依手术部位、类型和要求而定,以防关节囊或关节周围组织松弛而造成关节脱位。置引流管者在运转时应夹闭引流管。手术伤口愈合,主动关节活动无疼痛、肿胀停止或消退即可停止。膝关节主动锻炼:鉴于肌肉主动活动力弱,被动锻炼同时指导患者做主动伸屈运动,嘱患者平卧,足跟紧贴床面滑动,膝关节伸直牵拉压腿。

3. 起立步行训练:指导扶双拐患肢不负重下地行走,手术切口及周围纤维疤痕化,关节周围韧带及软组织固定较牢固,不易发生脱位时,以增强肌力为主,扩大关节活动,增加运动量。可扶拐试行患肢负重行走。禁止完全负重下屈曲膝关节,防止关节不稳定而发生意外、二次损伤。

4. 髋关节置换术后活动指导:指导患者日常生活中患肢的正确位置,预防可能造成关节脱出的危险动作出现,建议不做或少做提重物、爬山、爬楼梯、跑步等有损人工关节的运动,以免出现关节脱位。

术后6周内指导患者不要交叉双腿、不要卧于患侧、不要坐沙发或矮椅、坐位时不要前倾、不要弯腰拾物、不要床上屈膝而坐；术后3个月内不能坐小凳、不能下蹲、不能爬陡坡。平卧位睡眠时两腿之间放一枕头，避免交叉双腿；侧卧位时两膝之间放置2个枕头，应尽量保持健侧卧位；坐位时要保持髋、膝关节弯曲不大于90°，避免坐矮椅或软沙发，若必须坐矮椅时，先将患肢伸直方可坐下；如厕时只能使用坐便器，保持膝关节低于髋部；穿鞋、袜时在伸髋屈膝下进行，穿无须系带的鞋，鞋底宜用软胶，不穿高跟鞋或滑底拖鞋。

5. 骨转移瘤发生截瘫的患者康复期要注意预防长期卧床的并发症。

（1）预防压疮，定时给予轴线翻身，床铺要平整、清洁，保持皮肤干燥，在翻身时避免拖、拉、拽等动作。

（2）预防坠积性肺炎，在翻身时扣背，促进咳痰。

（3）预防肌肉萎缩，有部分自主活动者，加强自主功能锻炼，无自主活动者以被动活动为主。

（4）预防便秘，培养大便习惯，每日定时（如晚8点）用开塞露或按摩等促进排便，养成规律排便的习惯。

（5）预防尿路感染，留置尿管者应夹闭尿管，定时开放，以免膀胱挛缩，每日1次或2次膀胱冲洗。长期留置尿管患者，一般每3d更换1次尿袋，如果采用抗反流尿袋，可每周更换1次，如尿液混浊或呈血性尿液必须每日更换尿袋；普通导尿管每2周更换1次，硅胶材质尿管应每月更换1次。

三、心理康复

1. 鼓励患者说出截肢后的感觉，对患者失去肢体表示同情。
2. 术后早期鼓励患者正视自己的残肢，并尽可能地参与残端护理。如果患者不情愿这样做也不要勉强，以免给患者增加压力。
3. 向患者介绍治疗进展的前景，鼓励其参与治疗过程及制订康复计划。
4. 向患者提供有关义肢的知识，教会患者使用义肢的方法。
5. 指导家属给患者以心理支持，使患者坚强面对现实，同时注意培养其生活独立性，以使患者正确认识自身价值。

第八节 肿瘤患者健康教育常用处方

一、PICC置管后功能锻炼教育处方

1. 置管1h后轻轻行抬手摸头动作,用4指按压针眼(避免按压搓揉血管内导管)。
2. 置管侧上肢轻轻行上肢抬高、握拳及旋腕运动，每次5~10min，每日2次以上。

每日进行室内外散步运动30min以上。卧床者给予被动运动。

3. 置管侧肢体避免过度外展、屈肘及旋转运动，日常活动正常进行，勿提重物。

二、PICC置管后自我护理健康教育处方

1. 局部保持清洁干燥，贴膜勿擅自撕下。
2. 置管后如出现以下情况请及时与护士联系：
（1）贴膜出现松动、卷曲及潮湿。
（2）穿刺点及周围疼痛、红、肿、渗出（白细胞低时应加强观察）。
（3）导管外露刻度发生变化。
3. 输液时置管侧肢体保持舒适体位，自由摆放，适当抬高。睡眠时，尽量避免压迫置管侧肢体。
4. 淋浴前使用保鲜膜将PICC贴膜上下10cm严密包裹，淋浴后及时将保鲜膜取下，勿浸湿PICC贴膜。
5. 治疗间歇期或出院后每7d到医院更换贴膜和外露接头并冲管，保持导管功能状态。

三、白细胞减少健康教育处方

1. 避免外出，减少探视，预防呼吸道感染。
2. 保持会阴部清洁，预防肛周脓肿，大便后温水清洗。
3. 餐后漱口，保持口腔清洁。
4. 预防消化道感染，注意饮食卫生。
5. 升白细胞药物按时注射。
6. 按时监测白细胞计数。
7. 白细胞计数$< 2.0 \times 10^9$/L时，限制探视，保护性隔离。
8. 多进食富含蛋白质食物，增强机体抵抗力。

四、鼻咽肿瘤放疗健康教育处方

1. 放疗前治疗口腔疾患并清洁牙齿。
2. 放疗期间进清淡温凉软食，忌刺激性、过热食物。
3. 多饮水，保持口腔清洁湿润，餐后及时漱口，漱口水在口咽部尽量保留5~10min。
4. 鼻咽如有出血，及时告知医师。
5. 放疗区域皮肤每日温水清洗，忌用化学性及肥皂护肤品，避免日照。
6. 每日坚持鼻腔冲洗，勿用力过猛，注意冲洗压力。
7. 放疗结束后3年内不能拔牙，坚持鼻腔冲洗3~6个月，坚持功能锻炼。

五、鼻咽肿瘤放疗功能锻炼健康教育处方

1. 促进唾液腺分泌，舌头在口腔内转动，充分接触并按摩口腔黏膜及牙龈。
2. 张口功能的康复：每日3次，每次30min。
（1）张口运动：嘴巴尽量张至最大，然后闭合。
（2）叩齿运动：相互叩击上下齿。
（3）鼓腮运动：闭住口唇向外吹气，使腮部鼓起，用手心轻轻按摩两腮及颞颌关节。
（4）弹舌运动：微微张口，使舌头在口腔内弹动，发出"嗒嗒"的声音。
（5）鼓水运动：每次进食后口含10~20℃温盐水含漱行鼓水运动。
3. 颈部旋转运动：按顺时针和逆时针旋转颈部，严重高血压或颈椎病者慎做。
4. 自行鼓膜按摩术：食指扣住外耳道，做压、松运动，以改善听力，防止鼓室粘连。
5. 放疗结束后，以上功能锻炼仍需坚持3~6个月。

六、便秘健康教育处方

1. 病情许可，宜下床活动。
2. 多饮水，进食粗纤维食物。
3. 每日晨起喝一杯温开水，顺时针按摩腹部，促进肠蠕动，养成定时排便的习惯。
4. 酌情使用开塞露或缓泻剂。

七、发热健康教育处方

1. 监测体温变化，体温升高及时告知护士。
2. 进高热量、易消化饮食，多饮水。
3. 勤漱口，保持口腔清洁。
4. 出汗后及时更衣，保持皮肤清洁。
5. 持续发热者，勤更换体位，预防压疮。

八、乏力健康教育处方

1. 作息时间合理安排，避免消耗体力的活动。
2. 为促进体内代谢产物的排泄，多饮水。
3. 改善营养状况，保证体内能量供给。
4. 勤更换卧位，预防压疮。
5. 家属协助日常生活，预防跌倒。

九、放射治疗健康教育处方

1. 放疗后静卧 30~60min，放疗前后半小时暂禁食。
2. 放疗中保持摆位时体位，切勿自行移动。
3. 放射野标记线保持清晰，如标记线模糊切忌私自添加及涂改，及时找医师填补。
4. 照射野皮肤保持清洁干燥，穿宽松柔软的棉质衣服，避免摩擦。
5. 禁涂含重金属或刺激性的药物，忌用皂类擦洗，防止阳光直接照射。
6. 饮水量 3000ml/d 以上，以利于毒素排泄。
7. 热性食物少食，头颈及胸部肿瘤忌食过冷、过热、过硬及油煎等刺激性食物。

十、放射治疗的饮食健康教育处方

1. 放疗可产生热毒，宜食滋阴生津和清热解毒的食物，如藕汁、萝卜汁、梨汁、绿豆汤、海带、冬瓜汤、菱角等，还应补充牛奶、鱼、肉、蜂蜜、水果、新鲜蔬菜等。
2. 忌食热性食物，如兔肉、狗肉、羊肉、黄鱼、荔枝、橘子、龙眼等。
3. 忌食香燥辛辣等刺激性食物，如胡椒、蒜、葱、韭菜等。
4. 头颈部肿瘤放疗期间，口咽疼痛不能进食者可选择"超食疗法"即优质浓缩的食物，如新鲜橘汁加糖、牛奶中加奶粉等。

十一、非霍奇金淋巴瘤健康教育处方

1. 首选 PICC 途径注射化疗药物。
2. 重度贫血者绝对卧床休息，轻度贫血者适当活动。
3. 胸腔积液者或上腔静脉压迫综合征，取端坐卧位或半卧位。
4. 排尿不畅时及时告知医师。
5. 高钙血症者注意安全，避免病理性骨折。

十二、肺肿瘤健康教育处方

1. 戒烟，避免被动吸烟。
2. 正确咳痰：宜先深呼吸 5~6 次，再吸气后迅速将痰咳出。
3. 胸腔引流时，避免引流管堵塞、扭曲、过度牵拉、脱落，引流袋应低于穿刺点水平。
4. 上腔静脉压迫征者避免在上肢静脉输液，卧位时抬高床头 30°~45°，进低盐饮食。
5. 放疗期间预防受凉、感冒。

十三、肺肿瘤术后功能锻炼健康教育处方

（一）呼吸训练

1. 伤口疼痛时行腹式呼吸。
2. 疼痛减轻后行自然的胸式呼吸。
3. 拆线后行胸部深呼吸，再逐渐过渡到吹瓶子、吹气球等有阻力的呼吸运动训练。

（二）局部呼吸功能锻炼

1. 肺上部通气：双手叉腰、深呼吸、放松。
2. 肺下部通气和膈肌运动：深呼吸，吸气时双手高举，呼气还原双手，吸呼时间之比为 1:2 或 1:3。
3. 一侧肺下部通气和膈肌运动：身体屈向对侧做深呼吸，吸气时高举双手，呼气还原双手，吸呼时间之比同上。

（三）咳嗽训练

1. 用手按压术侧胸壁，吸气时两手放松，咳出时再紧按胸部。
2. 经常震动、叩击胸背部。

十四、骨髓抑制的饮食健康教育处方

1. 预防血小板及白细胞下降
（1）宜食瘦肉、动物内脏、蛋黄、鱼、泥鳅、黄鳝、河蟹及牛肉等。
（2）配合药膳，如党参、当归、黄芪、红枣和花生等。
2. 预防和纠正贫血
（1）宜食含铁丰富的食物，如瘦肉、动物内脏、蛋黄等。
（2）蔬菜类有芹菜、菠菜、西红柿等。
（3）水果类有红枣、杏、葡萄干、桃子、橘子、菠萝、柚子等。

十五、呕吐健康教育处方

1. 呕吐时宜侧卧位，预防呕吐物误吸入呼吸道。
2. 呕吐后及时漱口，保持口腔清洁，观察呕吐物性状及记录呕吐次数，如有异常及时通知医师。
3. 遵医嘱使用止吐药物。
4. 化疗期间进食清淡食物，餐前、餐后 1h 限制饮水量。

十六、贫血健康教育处方

1. 注意休息，床边活动。
2. 血红蛋白 $< 60 \times 10^9$/L 时，绝对卧床休息。

3. 进高热量、高蛋白、易消化饮食。
4. 有缺氧症状时吸氧。
5. 遵医嘱服用补血药物。

十七、乳腺肿瘤健康教育处方

1. 重塑形象，如佩戴假发、义乳、帽子或头巾遮挡等。
2. 为保护照射野皮肤，放疗时涂抹比亚芬。
3. 积极预防和配合治疗各种毒性反应。
4. 坚持功能锻炼。

十八、乳腺肿瘤的乳房自查方法健康教育处方

一看：站在镜前以各种姿势（两臂放松垂于身侧、向前弯腰或双手高举枕于头后）比较双侧乳房的大小和外形是否对称；有无凹陷、局限性隆起或皮肤橘皮样改变；有无乳头抬高和回缩。

二摸：于不同体位（仰卧床上、被查侧的手臂分别放于身侧及枕于头后）将对侧手指并拢平放于乳房，从乳房外上象限开始检查，依次为外上、外下、内下、内上象限，然后检查乳晕、乳头，最后检查腋窝，轻捏乳头有无溢液，注意有无肿块。

十九、乳腺肿瘤的乳房自查时间健康教育处方

1. 20岁以上女性，每月月经后5~7d自查1次。
2. 绝经后妇女，每月固定时间自查1次，定期体检。
3. 40岁以上妇女和乳腺癌术后者宜每年行钼靶X线摄片检查。
4. 患者的女儿和姐妹属于高危人群，应乳房发育后每月自查1次，定期体检。

二十、乳腺肿瘤术后功能锻炼健康教育处方

1. 摆动运动：立位或坐位，身体前倾→患肢自然下垂→前后内外方向摆动（内侧摆动需超过身体中线）。
2. 旋肩耸肩运动：立位或坐位，缓慢耸肩→到耳朵水平→下降至肩平面→内旋或外旋活动。
3. 双臂上举运动：立位，双手握紧伸肘缓慢上举过头→达到尽可能的高度→缓慢放下。
4. 爬墙运动：立位，面壁，足趾离墙约30cm→双手指尖抵墙面→缓慢向上爬，双臂保持平行；侧立，术侧肩对墙壁→单手指尖抵墙面→缓慢向上爬。
5. 扩枕展翅运动：坐位，双手十指交叉→上举至额部→移向后枕部→双肘移向前方→分开移向耳部→将交叉的双手举至头上→降回到始部。

6. 出院后可重复上述锻炼，再增加患肢旋转、反旋转和后伸运动，可试行提、拉、举、抬物品的动作，注意量力而行。

二十一、乳腺肿瘤术后淋巴性水肿的康复健康教育处方

1. 患肢抬高至心脏水平，避免下垂或重体力活动。
2. 患肢皮肤防止破损，避免接触腐蚀性物质；避免在患肢采血、测血压、输液。
3. 患肢做向心性按摩或适度活动。
4. 低盐饮食。

二十二、上腔静脉综合征健康教育处方

1. 卧床休息，抬高床头 30°。
2. 吸氧。
3. 低盐饮食。
4. 避免上肢静脉输液。
5. 准确记录 24h 出入量。
6. 如有不适及时通知医师。

二十三、食管肿瘤健康教育处方

1. 宜少量多餐、细嚼慢咽、由稀到干，进食后饮少量温水、取半卧位 30min。
2. 忌过硬、过烫、油煎、腌制、霉变、辛辣食物及碳酸饮料，忌烟、酒及浓茶。
3. 放疗期间饮金银花茶和菊花茶。
4. 口服药应磨成粉末状服用。
5. 勤漱口，加强口腔清洁。

二十四、疼痛健康教育处方

1. 遵医嘱按时服药，勿自行调节服药时间及止痛药剂量。
2. 分散注意力缓解疼痛。
3. 持续性疼痛采用腹式呼吸。
4. 使用止痛药期间，可能出现以下不良反应：
（1）便秘：遵医嘱按时服用缓泻剂。
（2）恶心、呕吐：用药初期可发生，一般 4~7d 内可缓解。
（3）镇静：用药初期可出现嗜睡现象，发现异常及时通知医师。
5. 勤更换卧位，保持会阴部清洁，防止压疮。

二十五、胃癌健康教育处方

1. 禁烟酒。
2. 规律进食,少食多餐,忌油炸、坚硬、过甜、过咸、辛辣刺激食物。
3. 术后早期,每次进食后平卧 10~20min。
4. 奥沙利铂治疗期间,手足保暖,禁冷 3d。
5. 出现呕血、腹痛、便血时,及时通知医师。

二十六、胸、腹部放射治疗的饮食健康教育处方

1. 胸部肿瘤放疗:宜服止咳化痰、滋阴润肺食物,如莲藕、冬瓜、丝瓜、银耳汤、红萝卜、百合、杏等。
2. 腹部肿瘤放疗:宜服养气补气、健脾胃食物,如薏米粥、杨梅、山楂、鲜姜等。发生放射性肠炎应食低纤维、少渣食物,并鼓励多饮水。
3. 泌尿生殖系统肿瘤放疗:宜服清热补肾养肝食物,如西瓜、无花果、苦瓜等。

二十七、血小板减少健康教育处方

1. 忌辛辣刺激、油炸、坚硬食物,预防消化道出血。
2. 避免碰撞,防止外伤,勿搔抓皮肤。
3. 勿剔牙,用软毛刷刷牙,防止牙龈出血。
4. 勿搓揉鼻部及挖鼻孔,防止鼻黏膜出血。
5. 如有出血及时告知医师。
6. 血小板 $< 20 \times 10^9 /L$ 时,需预防颅内出血。
（1）绝对卧床休息。
（2）保持情绪稳定,避免激动。
（3）避免用力排便,保持大便通畅。
（4）如有头痛、恶心、呕吐,及时告知医师。
（5）遵医嘱输注血小板。

二十八、肿瘤患者的饮食健康教育处方

1. 宜食:优质蛋白质食物,如鸡蛋、牛奶、瘦肉、鱼类、豆制品及坚果类食品(花生、核桃等)。增加免疫功能食物,如香菇、蘑菇、木耳、银耳等。具有抗肿瘤作用的食物,如红薯、洋葱、芦笋、大蒜、菱角、芋头、藕、萝卜、百合、南瓜、青萝卜、杏仁等。含维生素的蔬菜、水果,如胡萝卜、柑橘、西红柿;深绿色叶菜,如菠菜、莴苣叶、韭菜、卷心菜、菜花等。
2. 忌食:"发物",如鲤鱼、公鸡;油煎、过热、粗糙、盐腌、辛辣、霉变、隔

夜等食物；避免肉烧焦、鱼直接熏烤；忌饮浓茶。

3. 少食：热性食物如羊肉、牛肉、狗肉等。

4. 限制油类和脂肪摄入。

5. 禁烟、酒。

第七章 肿瘤患者的营养支持

第一节 肿瘤患者的营养评估

营养平衡是肿瘤患者遇见的首要健康问题。40%~80%以上的肿瘤患者都会出现营养不良的问题，以消化系统症状和头颈部肿瘤影响营养的均衡更常见。大约有40%的肿瘤患者死亡主要由于营养不良。而营养照护的主要目的并非为了治疗肿瘤，而是治疗营养素状态不足，通过提高营养素状态来提高脏器功能、免疫力状态，降低或抑制对肿瘤治疗所产生的毒副作用，进而起到改善患者预后的效果。

一、膳食调查

膳食调查是营养调查的基础。通过询问、记录患者的膳食摄入数量和能量，经过化学分析了解患者膳食的质量及对营养需要的程度。

二、人体测量

包括两大内容：①生长发育测量，包括体重、身高（长）、头围等测量；②机体组成测量，如上臂围、皮褶厚度、腰围、臀围等测量。

体重（BW）：体重反应机体脂肪、肌肉储备情况和体内水平衡状况。该方法简单，易操作。一般选晨起空腹，测量前排空大小便，着内衣、内裤。体重秤的敏感性＜0.5kg。

标准体重：

身高165cm以上者，标准体重（kg）=身高（cm）-100

身高165cm以下者，标准体重（kg）=身高（cm）-105（男）

标准体重（kg）=身高（cm）-100（女）

判断标准：标准体重±10%为正常体重，超过10%~20%为过重，超过20%以上为肥胖，低于10%~20%为瘦弱，低于20%以上为中度营养不良，低于31%为重度营养不良。

实际体重占理想体重百分比（%）=（实际体重/理想体重）×100%

理想体重=身高（cm）-105，以及身高（cm）-100×0.9（男性）或0.85（女性）

判断标准：实际体重占理想体重百分比 90%~110% 为体重正常，<80% 为消瘦，80%~90% 偏轻，110%~120% 为超重，>120% 为肥胖。

皮褶厚度：

三头肌部皮褶厚度（TSF）：被测者直位，上臂自然下垂，取左肩峰至骨鹰嘴的中点连线。测定者以左手拇指与另四指将皮肤连同皮下脂肪捏起呈皱褶，用压力为 $10g/mm^2$ 皮褶厚度测量卡测量。连续 3 次取平均值，计算实测值占正常值的百分比。

正常值男性为 11.3~13.7mm，女性为 14.9~18.1mm。实测值占正常值的 90% 以上为正常，80%~90% 为轻度营养不良，60%~80% 为中度营养不良，低于 60% 为重度营养不良。

上臂中点围（mild arm circumference，AC）：被测者上臂自然下垂，取上臂中点，用软尺测量。

上臂肌围（arm muscle circumference，AMC）：

AMC（mm）= AC（mm）－3.14 × TSF（mm）

上臂肌面积（arm muscle area，AMA）：

$$AMA（cm^2）= [MAC（cm）-3.14 \times TSF（mm）]^2 / (4 \times 3.14) = \frac{(AMC)^2}{12.56}$$

AMC 正常参考值：男性 22.8~27.8cm；女性：20.9~25.5cm。实测值占正常值的 90% 以上为正常，80%~90% 为轻度营养不良，60%~80% 为中度营养不良，低于 60% 为重度营养不良。

体形的判断：采用腰 / 臀比与 BMI 等指标结合，判断患者的营养状况和疾病风险。

身高：要求被测者赤脚站立于地面上，两脚根部靠紧，脚尖呈 40°~60°，膝伸直，两上肢自然下垂，肩自然放松，头正，眼耳在一水平线上。

体质指数（body mass index，BMI）= 体重（kg）/ 身高（m）^{2}

18 岁以上中国成人标准：18.5~23.9 为正常，低于 18.5 为消瘦。

三、临床检查（Laboratory examination）

包括询问病史、主诉症状及寻找与营养状况改变有关的体征，包括自觉症状、客观体征、部分营养缺乏的典型症状、体征等。

四、实验室检查（Laboratory examination）

（一）血浆蛋白

包括白蛋白、前白蛋白、转铁蛋白和维生素 A 结合蛋白等。长期蛋白质摄入不足可使血清蛋白与白蛋白含量降低，当发生感染时可因球蛋白增加而使血清总蛋白含量增加，因此测定血清白蛋白浓度及白蛋白与球蛋白的比值很有意义。

我国正常成人血清总蛋白为 6.5%~7.5%，白蛋白（A）为 4.0%~5.0%，球蛋白（G）为 1.8%~2.5%，A/G 比值为 1.5~2.5。血红蛋白：健康成人男性 > 13.0g%，女性 > 12.0g%。

（二）氮平衡与氮利用率

氮平衡表示所摄入蛋白质可满足基本需要，慢性营养不良、高分解代谢者氮摄入不足又因氮丢失而处于负氮平衡。因此，有效的营养支持可以迅速改善氮平衡，通过测定摄入氮与排出氮来评价人体蛋白质营养状况（一般认为 1g 蛋白质含 160mg 氮）。

（三）其他生化指标的测定：

1. 肌酐指数、3-甲基组氨酸、总淋巴细胞计数、迟发性变态反应试验等。
2. 血糖、三酰甘油、尿素、肌酐、ALT、AST、ALP、胆红素测定。
3. 维生素营养状况的检验与评价。

五、营养筛查与营养评估

肿瘤患者在营养素疗法实践过程中，需要持续实施再评估，掌握营养素疗法成效，才能有效调节医疗方法。目前，中华医学会肠外肠内营养学分会（CSPEN）建议住院患者采用欧盟肠内肠外学会（European Society of Parenteral and Enteral Nutrition，ESPEN）在 2002 年发布的住院病人的营养风险筛查 PG-SGA，专门为肿瘤患者设计的营养状况评估方法。具有简便、易行、特异性高的特点。

（一）NRS 2002 营养风险筛查

营养素风险检测是指由医务人员、营养师等进行的快捷、简单检查，用以判断是否必须建立并执行营养素保障方案。检测工作通常涉及四个问题：近期的体重变化趋势、近期的饮食摄入状况、近期的身体指标（BMI）、近期的疾病情况以及其他造成营养素不足的危险性因子。在 ESPEN 指导和 CSPEN 指导中，营养风险的概念为"现在的或潜在的与营养素相关的各种因素造成患者不好临床结局的危险性"。而营养风险的概念则包括了两个层面的含义：①有营养风险的病患发生不好临床治疗结果的风险可能性较大；②有营养风险的病患则较有概率在营养素疗法中获益。

（二）营养评估

PG-SGA（病人自我主观总体评价），是在自我主观总体评价（SGA）的基础上开发出来的，是专为肿瘤患者设计的营养素状态评价方式，由患者自己评价和医务人员评定构成，内容主要涉及体重、摄食情况、症状、身体活动与躯体功能、病情与营养素需要的比例、代谢等方面的需要以及体格检查等七个方面，前四个方面由患者本人评定，后三个方面则由医务人员评定，总体评价分为定性评估和定量评价。临床研究成果表明，PG-SGA 是一个高效的肿瘤患者营养状况评价工具，从而获得广泛的推广与应用。

(三) PG-SGA 评分标准

见表 7-1~5。

表 7-1 体重丢失评分表

1 个月体重丢失情况	评分	6 个月体重丢失情况
10%	4	20%
5%~9.9%	3	10%~19.9%
3%~4.9%	2	6%~9.9%
2%~2.9%	1	2%~5.9%
0%~1.9%	0	0%~1.9%

评分 = 急性 + 亚急性 = _____ 分

注:体重丢失包括急性和亚急性两种情况,亚急性是指过去 1 个月体重丢失情况,只有在不能获得 1 个月体重丢失的情况下需要包括过去 6 个月体重丢失的情况。急性:指过去 2 周的体重丢失,在亚急性的基础上增加 1 分。如过去 2 周体重不变或增加不计分。

表 7-2 疾病状态评分表

分类	计分
癌症	1
AIDS	1
肺源性或心源性恶液质	1
出现褥疮、开放伤口或瘘	1
存在创伤	1
年龄在 65 岁以上	1

计分:_____ 分

表 7-3 代谢应激评分

应激因素	没有(0 分)	轻度(1 分)	中度(2 分)	高度(3 分)
发热	没有发热	99 < T < 101	101 ≤ T < 102	T ≥ 102
发热持续时间	没有发热	< 72h	72h	> 72h
激素	没有使用激素	低剂量< 10mg/d 强的松	≥ 10mg/d < 30mg/d 强的松	≥ 30mg/d 强的松

华氏度(T)= 摄氏度 ×1.8-32

表 7-4　体格检查部分评分

	脂肪储存			
颊部脂肪垫	0	1+	2+	3+
三头肌皮褶厚度	0	1+	2+	3+
下肋脂肪厚度	0	1+	2+	3+
总体脂肪缺乏程度	0	1+	2+	3+
	肌肉情况			
颞部（颞肌）				
锁骨部位（胸部三角肌）	0	1+	2+	3+
肩部（三角肌）	0	1+	2+	3+
骨间肌肉	0	1+	2+	3+
肩胛部（背阔肌、斜方肌、三角肌）	0	1+	2+	3+
大腿（四头肌）	0	1+	2+	3+
总体肌肉评分	0	1+	2+	3+
	水分情况			
踝水肿	0	1+	2+	3+
胫骨水肿	0	1+	2+	3+
腹水	0	1+	2+	3+
总体水评分	0	1+	2+	3+
没有异常	0 分			
轻度异常	1 分			
中度异常	2 分			
严重异常	3 分			

计分：

注：体格检查是对身体组成的 3 方面主观评价：脂肪、肌肉和液体状态。

表 7-5　PG — SGA 总体评估分级

类别	A 级	B 级	C 级
	营养良好	轻度营养不良或可疑营养不良	严重营养不良
体重	没有体重丢失或水潴留	1 个月体重丢失 5%（或 6 个月丢失 10%） 体重不稳定，不增加（如持续丢失）	a：1 个月体重丢失 > 5%（或 6 个月丢失 > 10%） b：体重不稳定，不增加（如持续丢失）

续表

类别	A级	B级	C级
	营养良好	轻度营养不良或可疑营养不良	严重营养不良
营养摄入	没有障碍或近期明显改善	摄入减少	摄入严重减少
影响营养的症状	没有或近期明显改善，有影响营养的症状存在	影响营养的症状存在	允许足够的摄入
功能	没有障碍或近期明显改善	轻度功能障碍或近期功能恶化	严重功能障碍或近期功能明显恶化
体格检查	没有损害或有慢性损害近期明显改善	有轻度到中度脂肪和/或肌肉组织丢失和/或肌肉张力下降	有明显的营养不良症状（肌体组织严重丢失，可能有水肿）

第二节 体重下降和恶病质

一、恶病质的概念

是以虚弱和厌食、体重下降为特征的临床/代谢综合征，包括身体各组织器官消耗与萎缩，器官功能障碍，水、电解质代谢紊乱，生理功能进行性减退。恶病质是恶性肿瘤晚期全身衰竭的表现，常导致患者内脏和躯体蛋白质消耗，损害机体组织结构和器官功能，减弱机体免疫力，增加宿主易感性。

二、临床表现

皮肤黏膜苍白、脸庞消瘦、皮肤松弛、肌肉严重萎缩、皮下脂肪显著减少、厌食、进行性体重下降（不可解释的体重下降）、贫血、低蛋白血症等，有时水肿可能掩盖这一体征。

三、恶病质发生率

恶性肿瘤患者营养不良的发生率很高，在各种肿瘤患者中有30%~60%可发生恶病质，70%恶性肿瘤患者在疾病终末期出现恶病质，终末恶性肿瘤患者中5%~23%的直接死因是恶病质。因为食物摄入受限，恶病质最常见于上消化道肿瘤患者，其次是胰腺癌与肺癌，如胃癌83%、胰83%、食管79%、头颈部72%、支气管66%、肺61%、结肠60%、前列腺56%、直肠40%、睾丸25%、乳腺9%。

四、恶病质发病机制

（一）厌食

厌食（substrate）是引起肿瘤患者营养不良的主要因素之一。引起厌食的原因主要是大脑进食调节中枢功能障碍所致。目前认为，有两大神经介质系统即儿茶酚胺和色氨酸系统在进食行为中起重要作用。此外引起厌食因素还有：①肿瘤局部作用，如消化道肿瘤压迫食道而致进食障碍；②化学药物作用于中枢的化学受体激发区，也作用于胃肠道，导致恶心、呕吐和厌食；③肿瘤细胞释放的恶病质素可作用于下丘脑的摄食中枢而导致厌食；④心理因素、抑郁、焦虑等影响食欲和进食习惯。

（二）营养物质代谢改变

1. 机体能量代谢改变

有报道认为恶性肿瘤患者能量代谢率比正常人高10%。

2. 细胞因子介导

有资料表明，TNF-α、IL-1、IL-6、IFN-7和白细胞抑制因子（LIF）在肿瘤恶病质中起着重要作用。

3. 蛋白质代谢变化

肿瘤患者在恶病质时蛋白分解代谢增加及肝脏蛋白合成增加。

4. 脂肪代谢变化

脂肪消耗是恶病质的主要特征之一，并且可发生在肿瘤早期。其中血浆三酰甘油酯水平增高、脂肪分解作用增加、脂肪存储分解代谢增加。

5. 水、电解质代谢变化

浸润性肿瘤患者常发生水和电解质代谢失衡，如低钠血症、低蛋白血症等。晚期肿瘤患者约10%可发生以上并发症，肺癌、乳腺癌、多发性骨髓瘤并发此症较多见，如不采用有效药物治疗可导致患者死亡。

6. 碳水化合物代谢异常

主要是葡萄糖转化增加、葡萄糖耐量降低和外周组织利用葡萄糖障碍、糖原异生增加。

7. 激素与神经递质

正常状态下，神经递质如5-羟色胺、去甲肾上腺素和阿片制剂可影响摄食和饮食的选择。与肿瘤代谢异常有关的激素有促胃液素、血管活性肠肽、血清素、胰高血糖素、胰岛素、血管升压素、甲状旁腺素以及类似物、生长激素、生长抑素等。

第三节　肿瘤患者的营养支持

对恶性肿瘤患者来说，根据临床营养不良类型和恶性肿瘤的预后，参考综合的抗肿瘤治疗强度和疗效，确定营养支持途径和营养处方，提供优质、充足的营养，满足患者机体需要，改善其营养状况，增强免疫功能，提高患者对手术、放疗、化疗的耐受力，对积极改善肿瘤患者的预后及生存质量有重大意义。

一、营养支持治疗目标

1. 改善宿主营养状况。
2. 改善机体免疫功能。
3. 减少并发症与改善预后。

二、营养支持途径

（一）肠内营养

肠内营养素（EN）是指经消化系统中给予较全面的营养素，按照组成成分不同还包括了整蛋白型肠内营养素、短肽类肠内营养素和氨基酸型肠内营养素等。根据给予途径的不同，还包括了口服和鼻饲。肠内营养支持适应范围广泛，方法简单，并可使消化系统维持在适当负担，以保护消化系统功能，并防止因胃肠皮肤黏膜失用性收缩而对身体免疫力和营养物质代谢功能所带来的损伤。在原则上，只要恶性肿瘤患者胃肠功能正常存在，就必须事先考虑肠内营养，对肠胃功能损害者可选择特殊药物，以保护或提高恶性肿瘤患者的营养状况。

1. 肠内营养治疗的适应证

小肠内营养疗法的可行性，主要决定于小肠是否具备能消化吸收供给身体的所有营养素的功能。所以，如果肿瘤患者原发病变或由于医疗条件和诊断标准的要求而无法或不愿经口摄入，而肠胃功能允许但也可忍受时，则首先就应该考虑选择肠内营养疗法。目前临床上主要有下列几种情况可以适用于肠内营养素。

（1）经口摄食不足或禁忌。

（2）不宜经口摄入，因口腔内和咽部的发炎物及食管肿瘤切除术后。

（3）经口摄取的营养素不足而需求量增大或摄取不够时，如严重大烧伤、创伤、脓毒病、甲亢、恶性肿瘤以及化疗和放疗时。另外，又如厌食，蛋白质能量营养不良、抑郁，以及恶心或呕吐时。

（4）经口摄入的禁忌：中枢神经系统机能障碍、感觉损害、心脑血管意外和吞咽反射失常等而无法吞咽者。

（5）胃肠道疾病：各种原发性胃肠道病变，进行肠道滋养对诊断很有益。其主要原因就是肠内营养中的营养素较全面，要素肠内营养素不需经消化吸收，非要素肠内营养素易消化，且经过黏膜体积较小的消化道便可消化及吸收，有能改善肠菌组、无渣或无乳糖水解，及对胃肠和胰外分泌刺激性物质较轻等优势。而此类疾病则大致有下列几类。

①短肠综合征：由于克罗恩病，肠系膜血管及静脉血栓，以及肠扭转等原因急需小肠切除术的患者，尽管在术后应用短肠外营养素作为营养支持，有的人甚至要求长期肠外营养素，也有的人在适当阶段选用，并兼用肠内营养素，更利于小肠发生代偿性增殖和适应。

②胃肠道瘘：肠内营养物质，适合于供给的营养物质素没有完全从瘘孔排除的患者。而基本要素胃肠营养物质则比非要素胃肠营养物质更能减少瘘液的排泄量，特别适合于低位小肠瘘、结肠瘘和远端喂食用的胃十二指肠瘘。高位胃和十二指肠瘘，则由空肠造口管给予要素营养物质。而至少在近端，有约10cm功能正常的小肠瘘，可直接由胃肠内喂食。

③炎性胃肠疾患：溃疡性结肠炎与克罗恩病在病情严重时，应采取肠外营养素（PN）以使胃肠得以休息。待病症逐渐减轻，小肠功能适度修复并能耐受要素肠内营养时，进行审慎地持续管饲，亦可供给足够的热能和蛋白质。

④胰脏病主张在为治疗胰腺炎的手术并发症而需要开腹时，或疾病并不严重的胰腺炎患者在麻痹性肠梗阻完全缓解后，用空肠喂养也是适宜的，因它可减轻胰液外分泌量，并可予以适当营养保障。

⑤结肠切除术与检查准备：要求肠内营养丰富无渣，应用于结肠切除术以及结肠镜检查和放射照相的准备上，因它能使消化道保持清洁、菌群改变，并减少感染。

⑥憩室炎、消化吸收功能不好综合征以及顽固性泄泻。

（6）其他。

①术前及术后营养补充需择期术后的营养素供应不足患者，通常在术前已经给予2个周期肠内营养素，使代谢情况有所好转。在腹部切除术后24h，小肠蠕动和消化吸收功能逐渐恢复。所以，在主要切除术结束后安装空肠造口喂食管，术后即可进行喂食。

②心血管疾病、心脏病、恶病质等时，若经口摄食的热能低于4180kJ/d，则应给予肠内营养素的补足。若不足2090kJ/d，则宜使用全份肠内营养素以保证其正常代谢需求。

③对肝脏和肾脏衰竭者分别采取特殊措施应用肠内营养。

2.肠内营养的禁忌证

（1）年龄不足3个月的新生儿，无法承受高张液体及肠道营养的喂食。宜用等张的婴幼儿肠内营养，但应用时要小心可能会形成的电解质紊乱，并补给适当的水分。

（2）大小肠广泛切除术后，宜采用肠外营养6~8周。以后采用逐渐增加的肠内营养。

（3）在胃肠部分切除术后因无法承受高度渗糖的肠道养分，容易形成倾倒综合征，但是有的患者可以承受缓慢的滴注。

（4）空肠瘘的患者无论在对瘘的上端还是下部喂食时，都有问题。因为没有充分的小肠吸收面积，所以不要贸然实施管饲，以防加重疾病。

（5）对于严重的应激状态、麻痹性肠梗阻、上消化道大出血、顽固性吐血、腹膜炎以及腹泻急性期等，则不能给肠内营养。

（6）重度消化吸收不良综合征或虚弱的患者在肠内营养之前，宜给予一段时间的PN，以提高其小肠蛋白质的生物活性和黏膜细胞的健康状态。

（7）对于表现突出的慢性糖尿病，以及采用过高类固醇治疗的患者，都不能承受肠道营养素的高糖负担。

3.肠内营养的投给途径

肠内营养物质投给渠道的选择，决定于患者一般状况、病情本身、喂食时间长短以及肠胃功能。

（1）经口或鼻胃管途径

①适应证：胃消化道完全，代谢要求提高，短期内使用；昏迷（短期内使用）；需匀速输液的（如腹泻、高血糖）；补给能力（厌食、炎性消化道疾患、恶性肿瘤、生长发育延迟）。

②禁忌证：严重反复腹泻、胃酸反流、食管炎、食道狭窄。

③并发症影响：如反流、吸入性肺炎、鼻腔血管破裂、鼻腔坏死（鼻胃管所致）。

（2）鼻十二指肠（鼻空肠）管或空肠造口途径

①适应证：胃内喂养有吸入危害、胃肠蠕动不佳时。

②禁忌证：远端小肠阻塞、小肠消化吸收不好、小肠内细胞繁殖过盛、人体小肠功能障碍。

③主要引起消化道穿孔（因使用硬质聚氯乙烯喂养管）；倾倒综合征（高渗肠内营养）；消化吸收不佳（因与胰液及胆汁混匀不全）；或转移至胃。

（3）胃造口途径

①适应证：昏迷（长时间使用）；吮吸或吞咽不全；先天性畸变（食管闭锁，气管食管瘘）；长时间高新陈代谢，对热能以及蛋白质的需要增多。

②禁忌证：严重食管或胃反流、胃癌、胃溃疡、恶心或呕吐、胃淤积。

③并发症：幽门梗阻（包括由于喂养管移位造成的扭结），倾倒综合征，反流。

4.肠内营养制剂的分类及其组成

临床胃肠道营养药物可分为整蛋白质型胃肠道营养药物（非要素型）,氨基酸型、短肽型胃肠道营养药物（基本要素型），以及组件类型的胃肠道营养药物。肠道营养素制剂因其不同的组成成分，其临床效果有所不同，须针对患者病情、代谢状况以及机体营养素需要加以选用。

（1）氨基酸类、短肽类肠内营养素制剂（要素型）

要素型肠内营养素制剂是指氨基酸或肽类、葡萄糖、脂类、矿物质以及维生素的混合物，人类科学家曾提出蛋白质需要分解为氨基酸形式才能更容易消化吸收，所谓"要素制剂"。而目前的人类小肠中除存有游离氨基酸运输系统之外，其皮肤黏膜细胞的刷状缘上还含有二肽和三肽类的运输系统，低聚肽经刷状缘上的肽酶水解为氨基酸，后入血液。此药剂不含残留或残渣量极少，易于消化吸收，且能使大便量明显下降；但其氨基酸和短肽的气味和口感均不佳，适宜于管饲患者应用（也可服用），也适用于对胃肠消化系统和吸收功能部分损害严重的患者，如肿瘤大切除术后、重症患者、短肠综合征、胰腺炎等患者，其渗透压一般为400~700mOsm/L。

（2）整蛋白质型的肠内营养素药物（非要素型）

这类肠内营养药物氮的主要来源为整蛋白或蛋白质游离物，渗透压近似等渗，大约300mOsm/L，能量密度为 2.1~8.4kJ/ml，口感较好，对促进肠功代偿的效果也较强，可适用于具有相应肠胃功能或胃肠功能较好，但无法独立进餐或意识不清的患者，口服给药及管饲皆可，为目前临床上使用得最为普遍的肠内营养药物。

（3）组件型肠内营养制剂

组件型胃肠道营养药物通常仅含有一种或某类营养物质，也可用作均衡型胃肠道营养药物的补液或强化剂，以补偿病理状况下采用均衡型胃肠道营养药物的不均衡，但亦可通过两种或两种以上的组件型胃肠道营养药物加以弥补与完善，以满足患者的个别需求。该类药物主要分为蛋白质部件组成、脂类组成、碳水化合物组成以及维生素组成和矿物质组成。蛋白质成分主要应用于外伤、重大手术等必须添加蛋白质的特殊情况下，也适用于肾功能衰竭以及肝性脑病等需要控制蛋白质的患者。

5. 肠内营养制剂的配制

（1）基本要素药剂的使用方法：按照所要求的浓度称量出适当量要素药剂，首先用少许温热水调和成糊状，然后再用 60~70℃的温水稀释至适当浓度（10%~25%），并充分拌和为均匀溶液，置 10min 后即可使用。一般每天配置一日剂量，于 0℃~4℃的冰箱冷藏，约 24h 后废弃。使用时应该本着"循序渐进"的原则。大多数患者在起始时要将浓度稀释50%，以防止产生化学不耐受，然后浓度从 10% 逐步增加至 25%，同时灌注速度和总容积也应该逐步提高。

（2）匀浆奶的使用方法：按照原料或选用特定食品按总量称重后备用，将奶油、豆浆与蔗糖等先开锅灭菌，并与所有食品混匀，再放入电子搅拌器内磨碎搅成匀浆。每天配置一日剂量，于 0~4℃的冰箱中冷藏，24h 后丢弃。实际应用中，也须本着"循序渐进"的原则。

（3）肠内营养药剂在使用过程中，须格外小心避免环境污染。商品制剂中尽管有无菌敷料，但也可因不同渠道而被环境污染。对于管饲的患者，由于免疫功能缺陷或降低，或者缺少对胃酸的抑菌作用，可能存在消化道菌群失调等。

6. 肠内营养的投给方式

（1）一次性投给：把配制好的肠内营养药物用注入器穿过喂食管，慢慢地加入胃里，一次 200ml 以下，一天 6~8 次。但大部分患者较不易忍受，容易产生腹胀、腹痛、腹泻、恶心、呕吐，但部分患者经过一段时间的适应后亦可逐渐耐受。此投给方式适合胃内喂养的患者，而空肠喂养的患者，不应一次性投给。

（2）间歇重力滴注：将准备好的肠内营养液置于肠内营养输液袋中，然后慢慢滴注，一次 250~500ml，速度为 60~80ml/h，一次维持 30~60min，每天点滴 4~6 次。如患者胃肠道状况一般或疾病不严重时，大多能够忍受，此方法也比较普遍，其优势较连续输注有较多的活动时间，并相似于一般饮食的间隔时间。

（3）连续灌注：利用重力或输液泵，持续 12~24h 灌注。目前多倡导用此种投给的方法，尤其适合于危重患者和空肠造口患者。输入的容积、浓度、速率需要由低慢慢调整至患者可以承受的程度。通常速率由 40~60ml/h 起步，3~5d 后再逐步提高至 100~125ml/h，然后再逐步提高浓度、容积。通常需 7~10d 时间才能达到肠内营养需要。

7. 肠内营养支持的护理

（1）一般护理

保持睡眠和休息，当营养液输完时可将头部抬起约 30°，并维持在该体位下直至输注药物结束后半小时。给予口腔护理每天 2 次，保持口腔清洁，防止口腔感染，胃造瘘者注意造瘘口周围皮肤，有红肿者予以氧化锌软膏外涂。

（2）喂养管护理

妥善固定：定期检查喂养管粘贴胶布有无松动，造瘘口处缝线有无松脱。

保持畅通：在输完营养液前后用温开水冲洗喂养管，连续输注者每 4~6h 冲洗 1 次。

（3）并发症的观察及护理

①误吸可导致吸入性肺炎、呼吸困难、呛咳等。护理措施：选择斜坡输注体位；输注前后确定喂养管位置；检查有无胃潴留，胃内残余量大于 150ml，需延迟输注；一旦发生误吸，立即停止输注，吸出误吸的营养液，报告医生。

②腹泻的常见因素，主要是营养液渗透压不足、输注速率较快、营养液水温不足、细菌污染及某些药物副作用。护理措施：监控营养液的含量和渗透压，输液泵调节营养液速率，从 20ml/h 的速率起步，逐步过渡到 125~150ml/h，日进液量也从 500~1000ml 起步，逐步到需要量；调整营养液温度，以接近体温为宜；防止污染，护理人员配置、喂养前均洗手，所用容器及时清洗、消毒、更换。

③胃潴留：由于创伤、大手术后引起胃排空延迟，停营养液 30min 后，回抽液 >150ml，考虑胃潴留。护理措施：取右侧卧位；控制输注量及速度；使用胃动力药物；停用鼻胃管，改为鼻空肠管输注。

（4）肠内营养治疗护理监测

每日记录患者出入量、体重；定期检查血常规、肝功、血糖、尿糖、电解质、血浆白蛋白等。

（5）心理护理

倾听患者主诉，进行肠内营养支持指导。

（二）肠外营养

肠外营养素疗法是为无法从肠胃摄取营养物质或摄取营养素后无法适应身体新陈代谢要求的患者，经由胃肠外通道（即静脉路径）输注含有氨基酸、脂类、碳水物质、维生素和矿物质等组成的营养物质，以供给身体热能，从而改变及防止营养素恶化，以提高营养素状况，并让肠胃进行完全消化的健康营养方式。

1. 肠外营养的分类

按照对患者营养需求的满足程度，也可以把肠外营养分为全部肠外营养（TPN）和组成部分肠外营养（PPN），前者是指患者需求的全部营养均由静脉渠道输送；后者也就只有部分提供，而其他营养都可以透过经肠的渠道（口服或管饲）补给。

按照置管方法，还可以把肠外营养素分为中央静脉营养（CPN）和周边静脉系统营养（PPN）两类。中央静脉营养物质多由上腔静脉穿刺置管输送，在通过肠外营养支持时应按照患者的实际状况调节配方，欠缺与过度均达不到理想疗效；而外周静脉营养物质则多由周边静脉穿刺置管输送，是在患者肠道内的营养物质摄入量不够状况下使用，患者能够从胃肠摄取一定量的营养物质，而缺失组成部分则由静脉途径补给，其好处是对人类机体全身代谢产生的负面影响相对较小、并发症也很少。

2. 肠外营养的适应证

（1）疗程显著的强适应证。

（2）无法利用胃消化道摄食者，如食道瘘、肠瘘、消化器官手术初期等。

（3）胃肠道梗阻如贲门癌、幽门梗阻、高位肠梗阻、新生儿胃肠道闭锁等。

（4）胃肠道吸收功能障碍。

①广泛小肠摘除术后（短肠综合征）：指切除了70%以上小肠的疾病。

②小肠病变：有些病症可以直接影响小肠的消化吸收功能，如硬皮病、系统性红斑狼疮、一些类胶原毛细血管病、口炎性腹泻、不能手术的小肠出血、多发性小肠瘘、广泛的不能手术切除的克罗恩（Crohn）病等。此类患者通常可通过肠外营养支持维持良好的身体营养状况，或更适合长期的家庭肠外营养支持计划，并可保证较好的生活质量。

③放射性肠炎：严重的放射性肠炎，可使胃肠的消化吸收功能显著下降，从而导致放疗后患者的严重营养障碍，是影响放疗后患者长期存活率的最主要原因。

④严重腹泻：无论是因为原发的胃肠管的病变所引起的剧烈腹泻，又或是因为病毒或细菌性肠炎所引起的剧烈腹泻，在恢复经口饮食时，都应该给予适当肠外营养。

⑤长期顽固性的恶心呕吐：由不同因素所引起的长期顽固性的恶心呕吐，在呕吐病因明确以前或呕吐状况得不到合理控制的情况下，均应使用肠外营养支持以保证患者的正常营养状况。至于因化疗所致的剧烈腹泻患者，如腹泻反应时间较长，则应予以肠外营养支持。

（5）大剂量放疗、化疗以及进行过骨髓移植的患者，这一类患者常因为药物治疗反应而形成剧烈的恶心、呕吐、厌食和腹泻，从而造成饮食缺乏，肠外营养支持可以保证患者的正常营养素状态、减少营养素缺乏并发症的出现，使患者可以长期承受较大剂量的放疗、化疗，并不受胃肠管反射的影响。

（6）中、重症急性胰腺炎。

（7）严重营养不良伴胃肠功能障碍。

（8）严格的分解代谢状况，伴随着或不伴有重度营养不良，而胃肠内物质在5~7d内不获得有效利用，处在严格分解代谢状况中的患者，如大规模烧伤、重大的复合创伤、破伤风、大规模的术后、重度败血症等。

2.肠外营养支持的适应证

（1）大的手术伤口或复合型外伤经大手术后，估计胃肠吸收功能不足以于术后5~7d复原者，宜尽早予以肠外营养支持。这一类手术还有全结肠切除术、完全胃切除术、胰十二指肠切除术、盆腔广泛淋巴结清除术、前路嵴椎骨融合术等。肠外营养支持通常应当在术后2d内进行，直到患者已有足够的肠内营养。

（2）在中度感应状况下，若胃肠吸收能力在7d内无法恢复正常，则应予肠外营养素支持。这一类患者通常包括：中度手术及外伤、30%~50%体表面积的严重烧伤、中度急性胰腺炎、周围神经系统外伤及其他类似的应激状态。

（3）小肠瘘高位、大流量小肠瘘由于所进饮食都会自瘘口流出，导致营养及消化吸收功能障碍，大量消化液流失，使患者迅速出现严重脱水和电解质紊乱，再加上大小肠瘘患者常同时伴有腹腔内感染和脓肿，更使机体严重耗竭，在短期内就可以造成大量患者的死亡。

（4）肠道炎性疾病。

（5）妊娠剧吐或神经性畏食。

（6）严重需要进行大手术或强烈化疗后的中度营养不良。

（7）炎性粘连性肠梗阻。

3.对肠外营养支持无一定效果的弱适应证

肠外营养支持对该类患者并无显著好处，但亦有特例，须依据患者的具体临床状况确定。

（1）营养好的患者在轻微应激或外伤状况下，其消化系统功能在10d时即可复原。如小于20%体表面积的严重烧伤、轻型急性胰腺炎和局限性软组织损伤等。

（2）肝、小肠等重要脏器移植后功能还没有恢复正常期间。

（三）肠外营养支持的禁忌证

1. 无明显治愈目的或已确认其无法治疗、无治愈希望，并继续盲目延长治愈者。

2. 心血管功能正常及严重的代谢障碍，需要控制及改善者。

3. 对于患者的胃肠管功能正常，并可适合肠道内营养素者。在胃肠功能正常并可使用时，肠外营养支持与肠道内营养素支持并无优良之处。在胃肠功能良好的情况下，应当充分予以使用。一旦上消化道近端有严重梗阻，如位于食道、胃及十二指肠等，宜在高位胆道梗阻的远端置造瘘管，实施胃肠道营养支持。而对于任何接受过肠外营养支持的患者，均应当密切观察胃肠功能的恢复状况，并及时安全可靠地将肠外营养支持转移至胃肠道营养支持。

4. 胃肠吸收功能一般，需要肠道营养素或在 5d 内恢复正常的胃肠吸收功能者。

5. 原有疾病需要及时实施抢救手术者，如需要术后引流的腹腔脓肿患者或需要急症手术的巨大的腹腔外伤、彻底性肠梗阻患者等，不要强求于术前肠外营养支持，以防耽误对原病变的处理。

6. 当预期出现肠外营养并发症的风险远超过了其所可能产生的益处者。

（四）肠外营养制剂

1. 碳水化合物：葡萄糖来源丰富，物美价廉，是肠外营养的重要能量产物。而较高浓度的肠外营养葡萄糖对血管壁影响也较大，且外科患者应激后易出现"胰岛素抵抗"，使其利用率降低，过量输注可能导致代谢紊乱，目前主张与脂肪乳合用，减少葡萄糖的用量。

2. 脂肪乳：主要提供能量和必需氨基酸，常用的有 10%、20%、30% 不同浓度。20% 的乳剂可使磷脂摄取降低，以避免过高磷脂导致的人体脂肪代谢失常。严禁将高浓度电解质及其他药剂（如肝素钠）中加入脂肪乳剂，输注速度不宜太快，10% 500ml 或 20% 250ml 乳剂均需输注 6h。

3. 氨基酸：是组成机体蛋白质结构的基础单元，因可以输注白蛋白、血浆全血中供给的氮源既不经济也不适合生理学，有可能引起身体某些病变。复方氨基酸也是肠外理想的氮源，它由 8 种必需氨基酸与几种非必需氨基酸混合而成，有平衡型与特殊型。特殊类型氨基酸适用于多种特定病症，如肝、肾功能不全。

4. 电解质溶液：种类较多，如生理盐水、林格溶液、10% 氯化钾、10% 葡萄糖酸钙、25% 硫酸镁、碳酸氢钠、乳酸钠等。依据每日正常需求量、额外丢失摄入量、疾病状况、尿液检验结果等变化，调整每日的电解质需求量。

5. 维生素：机体中并没有水溶性营养物质储存，行肠外营养者须每天常规给予，因水溶性营养物质在阳光辐射下可能变性或降解，宜避光使用。机体有一定数量脂溶性氨基酸储备，在短期行肠外营养时也可暂不补充，长期肠外营养需适量补给。

6. 微量元素：接受肠外营养 4 周以上患者需要供给微量元素，如铁、锌、锰、铜、铂、氟、碘等。

（五）肠外营养输注途径的选择

进行肠外营养输注用的静脉置管方式包括中央静脉置管方式和外周静脉置管方式。中央静脉营养是导管末端在中央静脉，一般在上腔静脉和右心房交汇处。而周边静脉营养则是导管在周边静脉，一般在上臂。

1. 中心静脉营养

中心静脉营养适合于预计肠外营养治疗后需要14d以上的患者。但由于选用直径较粗，且血流速度较快的上/下腔静脉为主要营养输液渠道，故一般采用高渗溶液（>900mOsm/L）和较高浓度营养液。经腔静脉置管输液量不受输送液浓度和速率的影响，并且可在24h内连续或不断地输注液体，这样就可以最大限度地根据机体的需求，最大幅度地调节输液容量、输送液的浓度和输液速率，以确保与机体需求一致，并可减轻患者受到多次的深静脉穿刺的疼痛，从而防止表浅静脉栓塞、炎症等的发生。主要置管方法有：经颈外静脉注射及颈内静脉置管，以及小儿较多经股静脉置管。

2. 周围静脉营养

周围静脉营养疗程通常在15d之内，重点是改善患者术前的营养状况，以纠正营养不良。由于采取了外周静脉穿刺，因此操作较中心静脉营养简单，并可在一般病房内进行，但所用营养液的渗透压宜低于900mOsm/L（以600mOsm/L以下为宜），以防止对静脉产生损伤。

（六）肠外营养支持的护理

1. 一般护理

保持适宜体位，并合理安排输液途径与次序，最好使用输液泵调节输液速率。

2. 输液导管的护理

（1）中心静脉导管每次输注完后用肝素钠液封管，避免反复穿刺。

（2）中心静脉置管严格执行无菌操作技术；禁止从导管取血标本、输血及监测中心静脉压；检查导管是否牢靠，防止出现空气栓塞。

3. 并发症的观察与护理

（1）因低血糖输注了大量的高浓度葡萄糖后，使血液内胰岛素水平升高，如骤然停止葡萄糖的输注，会由于胰岛素的延迟效应而引起低血糖。如果发生低血糖症状，应及时服用并静脉补给葡萄糖。

（2）非酮症性高渗性昏迷：大量葡萄糖在短时间内输注，引起血糖和血浆渗透压升高，多见于应激状态下的年老体弱者和隐性糖尿病患者。防治该症，宜严格控制肠外营养速度，并合理应用胰岛素，同时严密监控血糖、尿糖。如果出现晕厥，立即终止输液，使用低渗或等渗生理盐水加胰岛素降血脂。

（3）肝、胆、肠损害患者长期接受肠外营养后出现肝、胆、肠等器官损害，表现为丙氨酸氨基转移酶和天冬氨酸氨基转移酶升高、轻度黄疸、结石、腹泻。一旦发现即停用 PN 或减少用量，尽早恢复肠内营养。

（4）气胸、血胸由于穿刺损伤胸膜、血管所致。

（5）空气栓塞导管接头松脱时空气进入静脉所致。

4. 肠外营养监测

（1）临床指标记录出入水量、体重。

（2）生化指标监测电解质、血糖、血气分析、肝肾功能、血清白蛋白、淋巴计数等。

（3）观察穿刺部位有无红肿、压痛、渗出，留置导管者每周行细菌培养。

（七）肠外营养支持的并发症

1. 中心静脉置管、输液设备等问题引起的疾病

手术者必须熟练掌握技能，并严格遵照操作规程和解剖标志，因此大部分并发症都是能够防止的；尽管出现了几个较小的问题，如果处置得当并不会造成严重后果。但以下情形都应该避免再做锁骨下/上静脉穿刺。

（1）对全身的肝脏蛋白酶化以及凝血机制上有严重障碍者。

（2）重度的肺气肿患者，肺尖部位温度过高易引起重度气胸者。

（3）因胸廓畸形而致解剖标志不明显者。

（4）做过颈或胸部手术改变了解剖关系者。

2. 感染

如果在治疗过程中发现了感染情况和不明原因的发热，就应该立即查明原因，并检查输液瓶内残液，同时进行细胞培养和血液培养，在拔除导管时对管尖部进行细胞培养，感染情况往往就能够获得准确治疗和控制。细菌移位，也可能引起败血症。

3. 与代谢有关的并发症

（1）与输入高渗葡萄糖相关的问题并发症。现应用由脂肪供应 30%~50% 能量后，此并发症已很罕见。

（2）与输氨基酸相关的严重并发症。

①高氯性代谢酸中毒和高血氨症现在已极少出现。

②肝毒性反应：在临床诊断治疗上经常可出现肠外营养疗程中转氨酶、碱性磷酸酶和血清胆红素增加等，但通常以为是由患者对氨基酸的耐受能力较差所引起，而长时间使用高糖和脂肪乳剂时也可引起，尤其特别缺少必须氨基酸时。但是，肝毒性反应是可逆的。

③由于在有的氨基酸水溶液中用二硫化钠作色氨酸的稳定剂，其分解物质有毒，可致肝损伤，最近已考虑不要或少用稳定剂，目前这个临床相关并发症已较少出现。

④谷氨酰胺缺乏：已有的复方氨基酸静脉制剂含谷氨酰胺及双肽。

（八）肠外营养的监测

1. 临床监测

（1）在中心静脉插管后，监测的中心静脉插管可采用在上、下腔静脉分支的多

种改革进路插入方式，但在原则上是相同的，即管道尖端必须在上、下腔静脉系统的根部。

（2）体液稳定，检测重点是对水分、电解质、氮平衡等的检测。每例应有平衡记录表，平衡表格是了解肠外营养支持时的重要依据。临床监测的基本项目包括：

①中心静脉插管后若检查有并发症，则应摄X线片。

②插入导管部分的皮肤应该每日换敷料，并使用碘药剂做局部灭菌处理。

③准确的输液速度，最好用输液泵。

④每2~7d测1次体重。

⑤测上臂的中点周径和皮褶厚度，每2周1次，做全血细胞检测，每周1次。

⑥平均体温、脉搏一日检查4次，平均血压每日检查1次。

⑦留24h尿，记总尿量；记总出入液量。每天分析K、Na、N的排泄量。

⑧病区主治医生、住院医生和护理人员之间必须每日共同讨论。

⑨使用临床观察表格，逐日进行。

2. 实验室监测

通常要有氮稳定、血浆蛋白、血糖和电解质等项目。

三、肿瘤患者的营养膳食及护理

医院膳食分为基本膳食与治疗膳食两大类，根据肿瘤患者的不同需要酌情选用。

（一）基本膳食

1. 普食

适用对象：消化功能正常、无发烧患者及治疗恢复期患者。

膳食特点及护理：与正常人饮食相同，但对油炸及不易消化的食物少用为宜，还应注意食物的色、香、味、型、质和多样化。每日供应三餐，总热量为9.2~10.88kJ（2200~2600cal），蛋白质70~90g。

2. 软食

适用对象：有轻微发烧、消化不良、肠道手术后恢复期、口腔或放疗后咀嚼不便的患者。

膳食特点及护理：介于半流质到普食之间的一种饮食，食物要易于消化，便于咀嚼，因此一切食物烹调时都要切碎、炖烂、煮软。不用油炸的食物，少用含粗纤维的蔬菜。注意补充维生素C含量丰富的食物如番茄、新鲜果汁等。

3. 半流质

适用对象：发烧较高、身体虚弱、有较严重消化道疾病、咀嚼吞咽困难，施行手术后的患者。

膳食特点及护理：较软饭更为细软、易消化、易咀嚼、含纤维少而营养较高，呈半流质状态的食物。少食多餐，每日可供应5~6餐，其热量在6.28~8.37kJ

（1500~2000cal）之间，蛋白质应达到健康人供给量。胃肠道手术后不能立即给含纤维素及胀气的食物，如蔬菜、水果、牛奶、豆浆及过甜的食品。可用各种米粥、各种肉末粥、蛋花粥、面汤、馄饨、面包、蛋糕、饼干等。禁用油炸、油煎、生冷食物及辛辣调味品。

4. 流质

使用对象：高烧、咀嚼吞咽困难、大手术后初期和危重患者。

膳食特点及护理：食物为液体或易于融化的液体。每2~3h供应1次，每日6~7次，每次200~300ml。凡胃肠道手术患者，为避免胀气不给牛奶、豆浆及过甜的液体。头颈部手术后患者应给冷流质，同时禁止过酸、过咸的饮料，以免切口受刺激疼痛。凡用鼻管喂入的流质，禁用蛋花汤、浓米汤，以免管道堵塞。可用米汤、芝麻糊、枣泥糊、杏仁茶、鸡汤、排骨汤（去油）、牛肉汤、肝泥汤、嫩豆腐脑、蒸蛋羹、赤和绿豆汤、麦乳精以及各种菜汁、果汁。流质饮食所供热量及营养素均不充足，只能短期采用。

（二）治疗饮食

治疗饮食（therapetltic diet）也称成分调整饮食（modifled diet），是指根据患者不同生理病理状况，调整膳食的成分和质地，从而起到治疗或辅助治疗疾病、促进患者康复作用的饮食。

1. 高能量饮食

适用于高消耗、体重不足及大手术后恢复期患者。

（1）配膳原则：尽可能增加主食量和菜量，除正餐外可加两餐点心如奶制品、甜点、巧克力等含热量高的食物。

（2）肥胖症、糖尿病、尿毒症患者不宜食用，应注意患者血脂和体重的变化。

2. 高蛋白饮食

适用于营养不良的各种恶性肿瘤患者。膳食要求每日蛋白质要达到1.5~2.0g/（kg·d），但总量不超过120g/d，总热量为10.46~12.55MJ/d，碳水化合物每日为400~500g为宜，脂肪每日60~80g。宜选择含蛋白质高的食物，如瘦肉、动物内脏、蛋类、乳类等，碳水化合物高的食物，如谷类、薯类等，并选择新鲜水果和蔬菜。

3. 低蛋白膳

仅用于肝、肾功能衰竭者。

配膳原则：每日蛋白质不超过40g，应选用动物食品作为蛋白质的来源，主食可用一部分小麦淀粉代替。

4. 少盐膳

适用于心、肝、肾功能不佳、水肿、高血压等患者。

配膳原则：禁用腌制的食品如咸肉、香肠、咸蛋、皮蛋、酱菜、甜面酱等。每日食盐量不超过2g（或酱油10ml），为调剂口味可用糖醋烹饪。

5. 无盐膳

适用于严重心、肝、肾功能衰竭者。

配膳原则：每日膳食中含钠量不超过 500mg，可选用含钠量低的食物如加碱的馒头、面条。

6. 少渣膳

用于咽喉部及消化道肿瘤术后、肝门肿瘤及腹泻患者。

配膳原则：所有食物应切小、剁碎、煮烂，蔬菜做成泥。

7. 高纤维膳

用于便秘、冠心病、高脂血症及肿瘤并发糖尿病患者。膳食要求采用含纤维多的食物如韭菜、芹菜、黄豆芽、山芋和各种粗粮、豆类及其制品。

8. 低胆固醇膳

适用于肝、胆部位肿瘤及高胆固醇血症患者。胆固醇每日限制在 300mg 内，不用肥肉及动物油，少用动物内脏、蛋黄、脑、鱼子等高胆固醇食物。

四、恶性肿瘤患者在不同治疗期间对营养的需要

（一）围手术期肿瘤患者的营养需求

一般手术期患者营养素供应方式是由肠内营养逐渐到肠外营养，再由肠外营养过渡到肠内营养。肠内营养相比肠外营养更符合机体生理状态，可增加内脏血流，增加胃肠蠕动，而且能为肠黏膜细胞提供直接的腔内营养物质，维护和改善肠黏膜屏障功能，同时也缩短胃排空恢复时间，具有经济、安全和有更好的营养支持效果。应用预消化型短肽配方及应用游离氨基酸、双脂分子、微量元素等配方制剂的肠内营养可以改善患者营养状况。肠外营养仅限于肠内营养不能实施的特殊情况下应用，长期应用对肝、肾功能有损伤。

（二）化疗患者的营养需求

肿瘤患者的营养状况，对于化疗的效果有一定影响。据研究表明，体重下降的化疗患者与体重没有下降的化疗患者相比，前者的生存时间明显缩短。同时化疗可在很大程度上改变机体的营养状态，这种影响可以是直接的，也可以是间接的。许多抗肿瘤药物可刺激化学感受器的触发区，导致患者恶心和呕吐，同时消化道黏膜细胞增殖更新快，对化疗极敏感，易发生炎症、溃疡及吸收能力下降，这些结果均可导致营养物质的摄取及吸收减少。

（三）放疗患者的营养需求

患者营养状况与放疗损伤的严重程度、放射性类型与放射剂量、照射野尺寸及组织被照射量、患者症状、治疗持续时间有关。应做好放疗患者的饮食指导和营养支持，增加患者耐受能力和治疗效果。

(四)营养底物在治疗中的作用

营养底物(nutritional substrate)包括谷氨酰胺、精氨酸与脂肪酸等。有关营养底物在肿瘤治疗中的有效性目前仍有争议,但已有临床资料证明谷氨酰胺对骨髓移植患者及危重患者有效。因为肿瘤细胞是主要的谷氨酰胺消耗者,与宿主细胞竞争循环中的谷氨酰胺,恶性肿瘤患者伴随谷氨酰胺的消耗。

五、癌症患者饮食

(一)手术前

早期、中期肿瘤患者手术前消化吸收功能一般是比较良好的,在体外消化吸收良好的条件下应尽量提供各类营养素。如优良的蛋白质、糖、油脂、多种无机盐,还有各类维生素。此阶段加强营养素补充,可以改善身体素质、提高抵抗力、预防或者推迟恶病质的发生等。若在临床应用治疗之前就较早行营养素干预,则机体就可以比较全面地接受营养素,因此该类情况很好的患者对手术耐受性比较好,身体恢复能力也较好。

1. 多吃低蛋白质、高热量、高维生素、丰富微量元素的食品,如瘦肉、鸡蛋、黄豆制品、牛奶以及补充的各种必需氨基酸。

2. 每日补充500g左右的新鲜蔬菜、250g左右水果。

3. 宜常食香菇、海带、紫菜、人参、枸杞子、山药、灵芝、冬虫夏草等,它们所富含的硒也有着抗肿瘤效果。

4. 正常饮食摄入量不够时,可每日服用或补充均衡型的肠内营养素制剂2~3次,每次50g。

(二)手术后

1. 术后6h后进少许温开水、果蔬汁、清淡稀粥等,术后第1~2d进流食,如鱼汤、排骨汤、青菜粥、面食等,并根据患者的身体状况,在术后第3~5d内过渡至简单普餐。

2. 患者在手术后一个月内,除进行完全流质、半流质的食物之外,还可通过适量口服或补充些肠内营养素制剂,以确保机体摄入充足的营养素。

3. 不吃刺激性的美食,不吃火熏、烧烤、腌泡、煎炸、过咸的食物。

4. 可适量食用某些有养阴润肺、止咳等功效的食品,如荸荠、莲子、山药、百合、银耳等。

5. 术后多吃小米、紫米、红薯、土豆、番茄、芹菜、南瓜、洋葱、鸽肉、海参、鱼类、海带、蛋、奶、豆浆、豆腐等食品。患者经常有味觉改变或减退以及厌食等现象,家属从食物配备方面调节饮食结构,但不宜过度忌口。

六、化疗期间的饮食调理

（一）化疗前

化疗前平衡膳食，每天食谱中含有谷薯类（米饭、面食）、蔬菜水果类（600~800g）、肉禽蛋类（瘦肉或鸡肉或鱼肉 50~100g，鸡蛋 1 个）、奶及豆制品类（牛奶 1 袋，豆制品 50~100g）、油料类（约 25g）等五大类美食。一般每天 4~5 餐，加餐则以蔬果类居多。化疗前每天吃低油脂、高碳水化合物、高维生素和矿物质的健康饮食。选择食品如米面条、鱼类、鸡肉、蛋类、瘦肉、豆类、青菜、果蔬等。

（二）化疗中

化疗阶段，由于药物在杀伤恶性肿瘤细胞的同时，也难免会使功能正常的细胞遭受相应损伤，从而形成了一定的毒副反应，如免疫功能低下、白细胞数下降、消化道黏膜溃疡、脱发等。

此时，患者还应增补高蛋白质饮食，如优质牛奶、瘦肉、鱼、动物肝、红枣、赤豆等。黑鱼、牛肉罐头等也可以增加白细胞。但若发生饮食功能障碍、消化不良等，可添加健脾开胃的食品，如山楂、白扁豆、萝卜、香蕈、陈皮等。

滋阴健脾粥：可减轻在化疗时期胃口不振、口干、疲劳等病症。一般做法是用桂圆 2g、莲子 20g、山药 50g、薏苡仁 50g、粳米等，加水煮粥。如果治疗反应较重，则食物以流质居多，也可以食用菜汤、米汤、果汁和某些要素食物等。可遵医嘱口服胃复安或阿瑞匹坦等药物。

（三）化疗后

化疗后人体比较虚弱时，应选用营养素充足且便于消化吸收的饮食，如软饭、稀饭、面包、包子、鱼、蛋类、鸡肉、肉汤、土豆、香蕉、果酱等，少食多餐。

大枣龙眼枸杞粥：有健脾补肾、骨髓生血的作用，特别适于经化疗后血象明显降低的患者。一般做法是用大枣 10 颗、龙眼肉 15g、枸杞 15g、薏苡仁 100g、冰糖 10g，加水煮粥。也可以用姜来促进食欲。如果体重减少明显，用酸奶替代牛奶，避免腹胀，适度锻炼。

（四）骨髓抑制时

化疗药物"杀敌一千，自损八百"，在杀伤恶性细胞的时候，对增殖旺盛的人骨髓细胞也形成了影响。所以在化疗时期，人体内骨髓的抑制效应很明显，白细胞数减少，感染危险性也增大。在化疗时期，除打升白针，饮食护理也很关键。化疗时期，要适量提高蛋白质的摄入量，多食用一点优质奶油、豆制品、瘦肉、深海鱼、哺乳动物骨髓汤、花生或核桃、适量牛肉罐头、海参、赤小豆等。而目前常用的一些食疗方，也可以迅速增强抵抗力。如五红汤、牛尾骨汤、棒骨汤、泥鳅汤、鲫鱼汤、猪脚羹、野猪脊骨羹、龙眼枣米粥、牛肉罐头鹌鹑羹、黄芪乌鸡羹。

七、服用靶向药期间的饮食禁忌

口服靶向药的时候，患者在饭前 1h 或是饭后 2h 服用效果比较好，也就是能够防止与食品中特定的化学成分产生相互影响（当然也会有特别的药物是注明与食品同服的）。但是肿瘤患者在口服靶向药的时候，由于或多或少地还会有某些正常的副效应而急需另外新药辅助治疗，甚至肿瘤所产生的相关并发症也需要服用药物。所以，有些在服用药物时候的禁忌也必须注意。

（一）合并心血管疾病

许多年纪大的患者都会面临最普遍的问题是，既患有基础的某些心血管疾病，例如心脏病和高血压，也患有恶性肿瘤。这样，他们就必须口服心血管疾病药品（降血压和降血脂药物），而且也必须口服靶向药品。

降血压药（钙离子拮抗剂）：硝苯地平、非洛地平、维拉帕米等。

降血脂药物：阿托伐他汀、洛伐他汀等。

（二）合并胃肠道疾病

无论是在口服靶向药时期，或是在中老年的日常生活中，恶心、呕吐，或者便秘、腹泻等肠胃病症其实一直都是主要问题。在防治肿瘤应用靶向药的同时，需要格外重视的还有以下用药。

1. 控制胃酸产生的主要药剂：西咪替丁、雷尼替丁、法莫替丁等。
2. 影响肠胃蠕动的一般药品：胃复安（甲氧氯普胺）、吗丁啉（多潘立酮）、莫沙必利、西沙比利等。

（三）合并感染

一些患者，会在口服靶向药期间出现感染的状况，包括女性的外阴道炎，或者是身体其他部位的感染。有部分的抗菌药是和靶向药有交互影响的，另外抗结核药和激素类药也和靶向药有交互。

1. 抗生素（抗真菌和抗病毒的药品）：克拉霉素、伊曲康唑、酮康唑、环孢霉素、红霉素、茚地那韦、洛匹那韦、奈法唑酮、泊沙康唑、利托那韦、伏立康唑等。
2. 抗结核药物：利福平、异烟肼、链霉素、乙胺丁醇等。
3. 激素类药物：地塞米松。

（四）合并失眠

部分患者可能会产生失眠，甚至一些精神紧张或者压抑情绪的状况，患者可能会要求口服一些镇定催眠的药品，在这些药品中，也有部分与靶向药物是有作用的。苯二氮䓬类镇静安眠药：阿普唑仑、三唑仑、咪达唑仑、地西泮（安定）、圣约翰草等。

（五）饮食调理

患者在口服靶向药品时期的膳食是否合理，对医疗效果有重要影响。配伍合理，配餐适当，会增进药品消化吸收，增强疗效，降低不良反应；相反则会削弱效果，增加药毒性，或者形成新的不良反应。食物方面可以多食蔬菜水果，但不要服用高油脂类、油腻和刺激性食品。

1. 口服靶向药的患者千万不要食用西柚、石榴、阳桃这种果品，用这种果品制作的果汁也不可饮用，因这种果品中富含西柚苷、呋喃香豆素类和类黄酮物质柑橘素类等，可抑制肝肾消化道管理系统中的 CYP3A4 酶的活力，进而影响靶向药的氧化代谢过程，会影响靶向药的效果。

2. 辛辣刺激食物不能吃。靶向药的副作用有可能导致肠胃症状，一旦再服用胡椒、生姜、大葱、生蒜、花椒等辛辣刺激性食品，会增加肠胃压力，使得肠胃症状更加剧烈。此外，还要减少接触油烟、香精等，容易引起恶心呕吐，以呵护肠胃。

3. 油炸、烟熏、烧烤、腌制食物。这种食品没有营养素且不易消化吸收，其中含苯并芘、亚硝酸盐等致癌化学产物，正常人食用都很有可能给人体造成影响，恶性肿瘤患者更不可食用。

4. 生鱼片、贝类。这种食品中可能会含有寄生感染虫，由于肿瘤患者自身免疫系统就发生了重大问题，吃下靶向药物的期间，免疫系统就遭到了控制，因此很容易被寄生感染虫所传染，所以尽量少食用这种可能会含有寄生感染虫的食品。

5. 戒烟限酒。烟酒都是致癌物，因此肿瘤患者抽烟或饮酒很有可能会增加疾病，而且还会影响靶向药物的效果。

6. 控制糖类的摄入。恶性肿瘤患者在膳食方面限制糖的摄入量，维持合理而平衡的体重，以免增加心肺负荷。

此外，在用药时期虽然有食物禁忌，但不能以偏概全，也不能过度忌口，最后造成患者营养不良，人体机能和抵抗性都极度减退，特别是对晚期的患者，营养支持很关键，而良好的身体素质才是治愈的基石，一旦身体状态很差，很有可能会造成治愈中断。

第八章 肿瘤患者的安宁疗护

第一节 安宁疗护的概念

中国《安宁疗护实践指南（试行）》中对安宁疗护的界定为：安宁疗护以生命终末期患者和家庭为中心，以多种专业合作模式开展实施，重点内容包括痛苦及其他症状防控、舒适环境保护、心理健康、精神教育和社区保障等。

一、安宁疗护概念

安宁疗护以临终患者和家属为中心，以多学科协作模式进行，主要内容包括疼痛及其他症状控制，舒适照护，心理、精神及社会支持等。安宁疗护的宗旨是："维持生命，把濒死认作正常过程"；"既不加速也不拖延死亡"；"控制疼痛及心理精神问题"；"提供支持系统以帮助家属处理丧事并进行心理抚慰"。安宁疗护并非放弃对患者的积极救治，也不是"安乐死"，而是用专业的方法帮助患者，确保其拥有最佳的生活质量，同时帮助患者的家庭和亲属能够平静面对亲人的离世。

二、安宁疗护目标

1. 现代安宁疗护之母西西里·桑德斯所指出的安宁疗护目标为：减少内心矛盾，复合人际关系，完成特殊愿望，安排尚未完成的事业以及和亲人道别。

2. 减轻患者疼痛：安宁疗护目的不再采取积极方法治疗病症，而是采取抑制各种病症，减轻症状给患者造成的不适感，缓解患者疼痛，改善其生存质量。

3. 维护患者尊严：通过尊重患者对生命末期治疗的自主权力，尊重患者的文化和习俗，采取患者自愿接受的治疗方法，并在照护过程中，将患者当成完整的个人，而不是疾病的代号，提升患者的尊严感。

4. 帮助患者平静离世：通过与患者及家属沟通交流，了解患者未被满足需要、人际关系网络及在生命末期想要实现的愿望，并帮助其实现，达到内心平和、精神健康的状态，患者能平静离开人世。

5. 减轻丧亲者的负担：通过安宁疗护多学科队伍的照护，减轻家属的照护负担，并给丧亲者提供居丧期的帮助和支持，帮助丧亲者度过哀伤阶段。

三、安宁疗护的原则

1. 人道主义原则：是指以救治患者的生命，尊重患者的权利和人格为中心的医学道德的基本原则之一。以关心人、敬畏人，以人为中心作为分析问题、解决问题的基本原则，在长期安宁疗护实践活动中，要求医护要具有敬畏和尊重生命的意识，关爱每一位终末期患者，重视患者的生活品质和价值、尊重终末期患者的合理意愿，并提供对患者身体、心灵、社会、精神上全面的关怀和对亲属的哀伤指导。

2. 以护理为先的原则：安宁疗护服务于生活终末期患者，主要以改善患者生命终末期生存质量为目的，尽可能地根据患者和家人的期望来护理。

3. 全方位护理原则：为患者和亲属提供全天候服务，涵盖了对生活终末期患者的生理、心理、社会、精神等方面的照护与关怀以及帮助患者家属尽快摆脱居丧期的痛苦，顺利恢复正常生活。

四、安宁疗护服务对象

2017年全国卫生计生委颁布的《安宁疗护实施准则（试用）》中明确提出，安宁疗护服务以生命终末期患者和家庭为中心。其中患者符合以下条件就可获得安宁疗护服务：

1. 疾病终末期出现症状。
2. 拒绝原发疾病的检查、诊断和治疗。
3. 接受安宁疗护的理念，具有对安宁疗护的强烈要求与愿望。目前对于生命末期的划分尚无统一标准，目前的医疗技术手段不能正确预测生命期，只要患者有要求和愿望，均可获得安宁疗护。

五、安宁疗护的服务内容

主要表现在五大方面，即"全人、全家、全程、全队、全社区"。

1. 全人照顾的终末期患者，于人生最后阶段通常会遇到身体酸痛、呼吸困难、水肿等各种身体不适症状，并且面临疾病以及人生中的变数时，常会产生不安、抑郁、悲痛等负性社会情感反映，加之家庭社会支持网络的变化及缺失，更容易造成病患感到生命中没有意义或存在价值感，觉得无力、无助，甚至会有轻生的危险。因此，对于终末期患者，安宁疗护需要提供身体、心理、社会、精神多维度的全人照顾。

2. 全家共同照料的终末期患者最后会趋于去世，但生死仍然是一家人乃至一个大家庭共同的事，家属责任也是安宁疗护团队必须关心的重点。在护理终末期患者时，因为护理时限过长、护理技术不够等多种原因，家属也会产生躯体、心理多方面的问题，所以除护理患者以外，也要关心家人，处理体力、心理、悲伤等问题。

3. 全程关怀式。安宁疗护并不仅局限于住院的终末期患者，从病患进入安宁疗护病房开始直至所有患者的接受教育（包括住院及居家照顾），所有安宁疗护人员都会全程对患者实施情绪管理，其间甚至包含了对患者父母的悲伤辅导。

4. 全队照顾。安宁疗护是由一个专业或团体共同合作的工作，组员分为医生、看护员、社工师、志工（义工）、营养师、心理导师、宗教人士等，当然这些人员之间也没有固定的，但凡是患者所要求的服务都可能成为团体的一员。在团队中，每个成员都负责终末期患者照顾的一部分，如症状控制、心理辅导、社会支持、精神照护等。凡是与患者照护有关的都需要加入团队服务，不是只靠某一专科就可以做好安宁疗护的工作。

5. 全社区照顾。安宁疗护照护不仅是医疗机构、护理院的责任，也是全社会的职责。作为安宁疗护工作者，要主动地寻求和联结社会资源，并动用整个社区的正能量，为生活困难的生命终末期患者和家属进行实际帮扶，并献出爱心。

六、安宁疗护实践指南

1. 症状控制

终末期患者具有疼痛、呼吸困难、厌食、吞咽困难、恶心、呕吐、便秘、无力、昏迷和压疮等不适症状，使患者在身体上受到极大的痛苦。因此，终末期患者常见症状控制及护理是安宁疗护的核心内容，是心理、社会、精神层面照护的基础。安宁疗护通过症状管理措施减轻了终末期患者的症状负担，有效缓解身体疼痛，从而最大程度改善了患者的生存质量。

2. 舒适照护

随着死亡脚步的临近，终末期患者的症状更加恶化，会出现呼吸困难、痰鸣音、神志不清、指甲苍白或发绀、出冷汗、四肢厥冷等症状。因此，为终末期患者提供舒适照护是安宁疗护不可缺少的一部分，舒适照护包括：

（1）病室环境的管理。

（2）床单位的管理。

（3）口腔护理。

（4）肠内、外营养看护。

（5）静脉管道的维护。

（6）导尿管的养护。

（7）会阴护理。

（8）帮助沐浴和床上擦浴。

（9）在床边洗护。

（10）协助进食饮水。

(11) 排尿、排便异常的护理。
(12) 卧位的护理。
(13) 体位变换。
(14) 智能轮椅及平车的使用。

3. 心理支持与人文关爱

(1) 心理支持。安宁疗护在终末期患者接近死亡时倍感温暖，使每一患者的尊严得到维护，心理得到安慰。一个人在知道自己不久于人世时，恐惧、惊慌、悲伤等情绪都有可能产生。美籍精神科医生 Kubler Ross 曾明确提出"临终心理五阶段说"，即否认期、愤怒期、协议期、抑郁期和接受期。受不同的文化背景、传统死亡观念以及医学机制的影响，中国国内的患者临床观察也证实，在终末阶段患者的心理活动并不一定按照顺序发生。安宁疗护工作者要正确区分患者的心理分期，利用动作、语言、姿态等影响和改善生命末期患者的心理状况与活动，减轻他们的痛苦和焦虑；同时利用与患者的沟通，掌握患者的心理需要与愿望，协助其减轻情感上的紧张，适应临终这个突发事件。合适的心理支持和人文关怀可以与症状控制互相作用，以提高终末期患者的生命质量。

(2) 社会支持。终末期患者基本脱离社会，人际关系网络发生改变，易导致患者产生支持度不够等感受。根据现代生物—心理—社会医学模式转变，安宁疗护工作人员要关注、保护生命终末期患者，掌握患者心理要求和变化规律，并进行宣教、讲解与交流。引导有条件的医疗机构进行医疗社工和志愿者服务项目，为有需要的患者获得社会工作资源提供支持；同时，引导亲属积极参与护理，及时传达对患者的关怀，使他们体会到外界的关怀和帮助，尽量满足患者的需要和期待，让他们从精神上获得宽慰与安抚，陪伴患者直到其死亡。

(3) 精神抚慰。濒死患者在情绪上会出现否认、害怕、忧郁等，尤其是离开存活世界的离体经验增强，死亡须独自面对时，害怕被遗弃及死后留下挚爱的家人，他们也会常常思考：①"为什么是我得了这种疾病？"②"我的生命还有什么意义？"③"我还有一些心愿没有完成。"此时，在精神上，他们往往希望找到一种信念，如生命、平安、喜乐的源头，有些患者会表示自己来日不多，希望与亲人告别，期望在临终前了却恩怨、得到宽恕与安慰，期待在自己熟悉的环境中在亲人陪伴与关怀下安然离世。安宁疗护工作者应采用聆听、同理、冥想等精神安慰方式解除患者精神的困惑，包括协助患者在生命末期时寻找人生的新意义、自我实现、希望与创造、信念与信任、安宁与舒适、祈祷、给予关爱和谅解等。

(4) 死亡教育。死亡教育是一种人文关怀的表现。大部分终末期患者和家属面对即将来临的死亡会具有恐惧感，可能来源于对死本身的恐惧，也可能来自对死亡过程及死后未知的一种畏惧。在我国传统文化里，人们普遍认为死亡是一个禁忌议题，故对于生死问题或冷淡处之，或讳莫如深，或是以不切实际的幻想自我安慰，对于终末期患者而言，很多家属更是不愿意谈及死亡，认为"死亡"这些字眼会给患者带来厄运。人们不能正确认识死亡、忽视死者临终意愿等做法，不仅不利于安宁疗护工作的开展，也会导致忽略患者自身的感受和意愿，增加终末期患者和家属的痛苦。因此，通过生死教育普及正确的生死观，可以帮助人们正确地对待自己之死与别人之死，从而认识生与死是人们自身生存经历的必然组成部分，从而减少了人们对死亡的害怕、不安等心态，坦然地对待生死。

（5）哀伤辅导。亲人面对终末期患者即将逝去，极其悲伤，也是悲哀的高峰期。家属是患者的生活依靠和精神支柱，大多数终末期患者希望有家属陪伴，度过生命的最后行程。部分家属在居丧时期，或难以接受丧亲的现实，或不能承受丧亲的痛苦，抑或无法适应丧亲后的环境改变，从而表现出严重的焦虑、烦躁和愤怒，甚至自毁行为。安宁疗护工作者可以与家属交流沟通，进行死亡教育，聆听家属的诉说，鼓励和引导其宣泄情感，做好患者的生活起居，料理好患者遗体等。在患者去世后，安宁疗护工作者可通过电话、邮件或探访的方式，与家属保持联系，通过哀伤辅导技术帮助他们摆脱丧亲痛苦，尽快恢复正常生活。

第二节 终末期肿瘤患者常见症状及护理

终末期是指身体日趋恶化，特别是体力、食欲和知觉出现恶化的阶段，通常预期生存时间不超过 6 个月。终末期最常见的症状有疼痛、恶心呕吐、躁动和气促。在生命最后数天或数小时常见的问题包括：无力吞咽、排泄形态紊乱、呼吸道分泌物增多、出血及抽搐。对终末期患者的护理目标是维护患者尊严和舒适。

一、恶心呕吐

恶心呕吐本是机体的一种防御反应，对人是有利的。晚期癌症患者发生恶心呕吐通常由多个因素引起，较常见的是药物如阿片类止痛药，阿片类止痛药引起胃肠功能减弱导致患者出现厌食、饱腹感和慢性恶心。阿片类药物最常见的并发症是便秘，如果服用阿片类止痛剂而没有服用缓泻剂，90% 的患者会出现便秘，而便秘是晚期癌症患者引起恶心呕吐最常见的原因。同时与便秘有关的药物还包括非甾体类抗炎药、利尿药、钙离子拮抗剂、制酸剂和含钙或含铁等药物。其他引起慢性恶心的原因还有颅内压升高，代谢异常如高钙血症、低钠血症、尿毒症、脱水等。另外恶性肠梗阻、胃十二指肠溃疡、口腔、咽和食道炎症也会引起慢性恶心呕吐。

抗癌药引起的恶心呕吐则有弊无利，直接影响患者生存质量。恶心常为呕吐的前驱感觉，但也可单独出现，主要表现为上腹部的特殊不适感，常伴有头晕、流涎、脉搏缓慢、血压降低等迷走神经兴奋症状。大多由药物或化学性毒物的作用引起。抗癌药所引起的恶心呕吐与一般由于饮食不当引起的恶心呕吐截然不同，不论何时都可以发生，而且持续数小时，甚至更长时间。并常伴有交感神经活动亢进现象，患者有多汗、颜面苍白、唾液分泌增加、眩晕等多种现象。

护理：

1. 评估患者恶心呕吐的程度，记录呕吐次数、呕吐物的性质、颜色和量。

2. 了解引起晚期癌症患者恶心呕吐的常见原因，协助医生明确病因，正确执行治疗相关的护理措施。

3. 对使用阿片类药物止痛的患者，指导其正确服用缓泻剂，以预防药物引起的便秘。对发生恶心呕吐的患者注意评估患者的排便情况，如果由严重便秘引起，当解除了便秘，恶心症状就会消失。

4. 肠梗阻患者通常恶心呕吐症状严重，护理人员应评估患者的排气排便情况，评估梗阻是否可逆，是部分梗阻还是完全梗阻。留置鼻胃管患者，做好鼻腔、口腔护理，定时冲洗鼻胃管，保证引流通畅，观察并记录每日引流液的颜色、性状和量。

5. 呕吐严重的患者不应再经口给任何液体和药物，可改用其他途径给药。

6. 严重呕吐可导致电解质失衡和脱水，护理人员应了解相应的临床表现和体征。注意血压、脉搏及体重变化。记录每日液体出入量，准确记录液体丢失，检测血电解质变化情况，以及时调整补液的速度和量。

7. 由于终末期患者卧床，身体虚弱，应嘱其头偏向一侧，以免呕吐时发生吸入性肺炎，观察患者有无呼吸频率加快、心动过速、发热、咳嗽、痰多等症状和体征。如有发生，能够做到及时发现，及时通知医生治疗。

8. 中医治疗：指压双腕内关穴、针刺内关、中脘、足三里可有一定止吐作用。

二、躁动

终末期患者的躁动可以有许多原因，包括疼痛、尿潴留、腹胀、恶心、易激动、焦虑和恐惧、代谢紊乱以及药物副作用等，酒精或安定类药物撤药引起的躁动也应考虑，这些都是可逆转的问题，因此，明确引起躁动的原因，针对病因治疗可以迅速减轻症状。如确定疼痛引起的躁动可及时控制疼痛，尿潴留可导尿，便秘可通便治疗。在一些脑肿瘤或肿瘤颅内转移合并脑水肿的患者在终末期，可以引发突发和严重的头痛以及躁动，可给皮质类固醇激素治疗。虽然很多因素可引起患者躁动，但是仍有超过50%的病例不能明确原因。

护理：

1. 了解引起终末期患者躁动的常见原因，全面评估相关症状和体征，评估有无疼痛、尿潴留、便秘、缺氧、代谢紊乱等，协助医生明确病因，及时处理。

2. 做好治疗相关的护理，正确实施采取非药物措施，并及时评价效果。

3. 允许专人陪住，病床加床档，提供安静安全的治疗环境，尽量减少有创操作。

4. 护理人员相对固定，保证护理行为的连续性，给患者以安全感。

5. 评估患者的意识状况及焦虑情绪的程度，确定有无相关因素的影响，允许亲属陪伴，及时给予心理咨询和干预，必要时请多学科专家会诊。

三、呼吸道分泌物／死亡怒吼

患者到了终末期经常不能自主清除呼吸道分泌物，这种状况称"死亡怒吼"，这种情况发生在92%以上的终末期患者。大部分患者都意识模糊或丧失，也无法评价排痰的有效性。而"死亡怒吼"给患者家属带来更大的精神上的痛苦，因此，清除患者呼吸道分泌物不但可减轻患者的痛苦，同时对于减轻家属和照顾者的痛苦也非常必要。常用方法有改变体位和药物治疗，必要时吸痰，吸痰会给患者带来不适，操作前可使用镇静剂。

呼吸道分泌物不能清除可导致呼吸困难。呼吸困难是一种主观症状，表现为气促和焦虑，很多因素影响其程度和感受。当患者进入终末期阶段，也不可能明确所有原因，治疗的目标在于减慢呼吸频率和焦虑程度。

护理：

1. 评估患者的意识和自主清除呼吸道分泌物的能力，意识清楚的患者可协助其采取合适的体位，教会患者正确咳痰，自主清理呼吸道的方法。
2. 正确给药，尽量减少口服给药，可皮下注射或直肠给药，并及时评价效果。
3. 吸痰操作要轻柔，间歇时给氧，监测血氧饱和度。
4. 评估患者的焦虑程度，提供非药物护理措施如指导意向、抚触、放松技术等。呼吸冷空气有时也可以减轻气促症状。

四、营养不良

营养不良在终末期肿瘤患者中普遍存在。主要出现的营养问题有：①厌食和体重下降：可见于各种肿瘤或手术、放化疗和其他药物治疗的患者。厌食以消化道肿瘤最为常见，尤其是食管癌、胃癌和大肠癌。②肿瘤患者的代谢异常：能量代谢增高，一般认为肿瘤患者的能量代谢比正常情况下高10%，体重下降是肿瘤患者常见的一种现象，一方面是食欲下降引起的摄入减少，另一方面是消耗增加引起的。

护理：

1. 向患者说明营养的重要性，鼓励患者自愿进食。
2. 增进饮食的色、香、味、形来刺激食欲，也可在餐前半小时适当活动来增进食欲。
3. 采取少量多餐来保证摄入足够的蛋白质和热量。
4. 尽可能使患者同家人和朋友一起进餐，创造良好的进餐气氛。
5. 由于化疗、放疗，或由于肿瘤本身可引起味觉迟钝，可少量多餐，或多进食新鲜水果、蔬菜，增加食物的色泽和香味，并避免可能引起异味的某些蛋白质食物。
6. 头颈部放疗之后，由于唾液腺分泌减少可致口干。可进食多汁的饮食和水果，固体食物可与汤汁共进，咀嚼无糖口香糖也可以增加唾液分泌，酸辣食物虽可减少口干症状，但因有刺激性故要慎用。

7. 头颈部放疗或口腔手术后可能出现吞咽困难。如症状不严重，可进软食、切细煮烂固体食物，或进食时佐以汤汁的方法来克服，但不主张进流质饮食，避免食物吸入呼吸道。如症状严重，则需用管饲或静脉营养。

8. 由于胃肠道消化能力下降，食物通过的时间延长所致腹胀。可少量多餐，餐前餐后坐起或者适当行走，避免进食肥腻、油炸、产气食物以及牛奶和碳酸饮料。

9. 由于缺乏膳食纤维、活动减少和使用麻醉品等常导致便秘。膳食中应增加新鲜蔬菜、水果、全谷面包和麦片，也应增加进液量，必要时可用缓泻剂或灌肠。

10. 因化疗、头颈放疗或肠道手术所致腹泻。可先进流食，使肠道休息，之后逐步增加无渣或者少渣食物，如米饭、面条、土豆泥、香蕉等，再过渡至低渣软食，再至正常饮食。可采用家制口服液（1L 开水加 1 匙半苏打和 4 匙食糖）并适当补充钾。腹泻时应避免进食油腻、辛辣、刺激、过冷以及含纤维素多的食物。

11. 化疗或头颈区放疗常可引起食管炎，造成吞咽疼痛和困难。吞服止痛液（生理盐水 500ml+2% 利多卡因 25ml+ 维生素 B_{12} 5mg+ 庆大霉素 80 万 U）每次 10ml，于三餐前及临睡时缓慢吞服，可缓解疼痛和刺激；也可用自制液（1~2 茶匙苏打和 1 茶匙食盐溶于 1L 温水中），进食前咽下 2~4 汤匙有助于缓和对食管黏膜的刺激。必要时可口服解热镇痛药或可待因来减轻痛苦。

五、贫血

临床表现随肿瘤种类、发生部位及转移扩散程度不同而异。消化道肿瘤贫血发现较早、症状重，常与其易引起出血和合并营养吸收障碍有关，甚至贫血为肿瘤的首发症状而引起医生注意。相反，肺癌发现较晚，贫血轻，贫血症状往往被肿瘤本身症状掩盖。肿瘤晚期贫血症状较初期严重，多为化疗或放疗引起骨髓抑制、骨髓转移、患者免疫低下、继发感染、营养吸收不良等综合因素引起。

护理：

1. 执行造血系统疾病的一般护理常规。

2. 限制活动，以减轻组织耗氧和临床症状，具体程度依据贫血发生的速度和贫血的严重程度而有所不同。轻度贫血可适当休息，严重贫血必须卧床或绝对卧床，注意患者保暖。

3. 给予高热量、高蛋白、高维生素及含无机盐丰富的饮食（瘦肉、豆类、动物肝肾、新鲜蔬菜及水果）并根据贫血的病因不同对饮食成分做调整。

4. 采取措施预防与注意观察可能合并出现的出血或感染的早期临床表现，及时通知医生。

5. 需输血治疗时应做好输血治疗前的准备并密切观察有无输血的反应。

六、感染及发热

发热是恶性肿瘤患者常见的症状，约 2/3 的肿瘤患者病程中伴有发热，而直接与肿瘤有关的发热（即癌性发热）约占恶性肿瘤发热的 40%。现代医学认为癌性发热与肿瘤坏死、肿瘤细胞自身产生内源性致热源等因素有关。肿瘤性发热有三种发病类型：肿瘤本身引起的发热、化疗后药物热和肿瘤合并感染所致发热。肿瘤本身引起的发热，即肿瘤性发热，多与肿瘤自身坏死或分泌致热原，以及免疫反应形成致热原有关。大多为弛张热和不规则热，多数体温在 38℃左右，甚至 40℃以上，应用抗生素无效。

护理：

1. 阻止外部细菌的侵入。应保证病室的环境卫生，严格消毒隔离制度，限制探视，防止发生院内交叉感染，对白细胞过低的患者采取保护性隔离。操作时严格无菌操作。

2. 限制体内细菌传播，改善患者的卫生条件，做好口腔护理，预防口腔及呼吸道的感染。保持床单元及衣物的干净整洁。

3. 认真观察患者有无发热和存在感染的局部症状和体征。如有可疑及时通知医生。

4. 因感染而出现高热寒战的患者，在寒战时应给予保暖，在高热时适当给予降温，可采用物理降温或药物降温，并将降温结果准确记录。对出汗多的患者，应注意出入量，鼓励并协助患者饮水。

5. 注意观察合并感染的患者病情的变化及有无抗生素使用中可能出现的副作用，感染未得到控制时，应警惕感染性休克和低血容量休克时临床症状和体征的出现。

6. 对患者家属做好卫生宣教。

七、压疮

大部分患者在终末期会出现恶液质，极度疲劳、长期卧床、被动体位增加了皮肤压疮的危险。特别是大小便失禁、腹泻、肠瘘、阴道膀胱瘘等患者更容易出现皮肤压疮。

护理：

1. 做好预防，做到"七勤"，即勤翻身、勤擦洗、勤按摩、勤换洗、勤整理、勤检查、勤交代；"二保持"，即保持床褥平整、干燥，保持皮肤清洁、干燥；"一避免"，即避免托、拉、推、擦动作。年老、体弱、长期卧床、瘫痪以及不能自动翻身的患者，应定时更换体位（1~2h 翻身 1 次）。患者如有大小便失禁、呕吐及出汗等情况，应及时擦洗干净，保持衣被清洁、干燥、平整无折。

2. 评估患者出现压疮的危险因素和危险系数。目前常用的评估工具为 Norton 评分表和 Braden 评分表。

3. 对于有高度压疮危险的患者，护理方面应及早采取预防措施，定时协助患者变换体位，建立翻身卡或翻身记录督促各班连续执行。

4. 在骶尾部、骨隆突出处及其他受压部位垫气圈或软垫，以减轻压迫。长期卧床无多发骨破坏的患者使用气垫床，可减轻身体受压程度，改善局部血液循环，有效预防压疮。目前临床应用的多种敷料对于早期预防压疮和促进压疮的愈合起了很大作用。

5. 出现压疮时，按照压疮分级处理。

八、疼痛

（一）疼痛的概念

2018 年全球疼痛研究学会（International Association for the Study of Pain，IASP）将疼痛界定为"由已有的或可能存在的组织损害引发或与损害相关的感官和精神情绪上不愉悦的感受"。癌性疼痛（又称癌痛）是指由癌症直接诱发或肿瘤治疗引发的剧痛（广义的癌性疼痛指癌症患者的所有疼痛）。难治性癌性疼痛是指由癌症本身或肿瘤内有关原因所引起的，疼痛在通过规范化药物处理后 1~2 星期对疼痛的减轻不满意，和（或）对不良反应不能忍受的癌性疼痛。

（二）疼痛的种类

1. 按病理生理学发展机制分成损伤体验性疼痛与神经系统病态疼痛。

（1）损伤体验性疼痛：由于损伤直接作用于身体或脏器组织，从而使得结构受到破坏所产生的疼痛。而损伤体验性疼痛则与实际引起的结构损害以及潜在的损害有关，是指人体对结构损害时所显示出来的合理疼痛感觉神经系统信号传递和应答的步骤。损伤感受性疼痛分成肢体痛与内脏疼痛。肢体痛又包含了浅表痛和深部痛。浅表痛指由身体浅表（皮肤、皮下或黏膜）的痛觉感受器，受到伤害性冲击所产生的强烈疼痛；而深部疼痛则指由肌腱、筋腱、筋膜、关节或骨骼的伤害性感受器受到伤害性刺激引起的疼痛。肢体痛常表现为钝痛、锐痛和压迫性痛，但位置正确。而脏器痛指脏器遭受牵拉、挤压、扭曲以及炎症激发所致的疼痛，常表现为弥漫性剧痛和绞痛，但位置不正确。

（2）神经病理疼痛：由感觉神经损伤将疼痛传入周围神经纤维以及疼痛感觉中枢产生的异常神经冲动所引起。神经病理疼痛可表现为牵扯样痛、烧灼样痛、放电样痛、枪击样痛、麻木样痛、幻觉疼痛和膨胀样痛等，其特点包括自发性疼痛、触诱发疼痛、痛觉敏感和对疼痛感知的超敏锐。部分癌性疼痛如内脏痛等虽无明确感觉神经系统受损，但具有神经病理性疼痛的部分特征，治疗时仍应考虑神经病理性疼痛相关方法。

2.按发作持续时间区分为急性疼痛、慢性疼痛。

(1)急性疼痛:指持续时间少于1个月的疼痛。其产生机理多为伤害感受性疼痛。

(2)慢性疼痛:持续时间超过3个月,或大于疾病正常病程的痛苦。癌性疼痛是包含急性疼痛与慢性疼痛的混合性疼痛。慢性疼痛和急性疼痛的发病机理有共同点但也有区别。慢性疼痛的出现,除了破坏感受性痛苦的基本传导调节过程之外,还可显示出不同急性痛苦的神经系统炎症,如损伤感受器过度激动、损伤神经系统的异位放电活动、对痛苦感受传导调节枢纽机制敏感性的过度提高、离子通道和接收器表达失常、中枢神经系统重建等。但与急性疼痛相比,慢性疼痛时间相对延长,机理尚不了解,疼痛严重程度和组织的破坏程度也可呈离散现状,并可能伴随着疼痛感觉的过敏和异常痛苦,因此常规镇痛疗法通常效果不佳。肿瘤骨转移导致的疼痛随着疾病的进展而不断变化,是一种机制复杂而又特殊的混合性疼痛,既包含有伤害感受性疼痛又包含神经病理性疼痛。

(三)护理

1.药物护理

(1)给药途径首选口服,有明确不宜口服指征的患者可选择其他途径,如皮下、静脉肌肉注射给药等。

(2)给药时指导患者按时间间隔规律地口服镇痛药,及时给药可保证合理的血药浓度。

(3)阿片类药物。

①剂量滴定:剂量滴定过程需要医生、护士、患者及家属共同参与。疼痛评估也是进行剂量滴定的第一步。护士需对患者进行全面的评估,并在给予干预措施后及时进行评估。护士需准确及时地执行用药医嘱,观察镇痛效果及药物的不良反应,详细记录滴定开始时间、滴定过程、滴定结束时间及患者情况。

②不良反应护理。

a.便秘:便秘可能伴随阿片类药物治疗的全程,需积极防治。对患者便秘进行全面评估,了解病因,明确诊断。必要时行直肠指诊、腹部X线等检查可以确诊。及时解除便秘产生的影响,如添加膳食纤维、合理体育锻炼等;对于长时间服用阿片类药的患者,应使用药物以防止便秘。防治便秘的口服药物主要包括大便软化剂和刺激性泻药,部分药品或复合药剂兼具以上作用。口服药物在诊断便秘患者之前应确定患者是否有直肠内的粪块滞留。发现患者直肠内存在无法清除的粪块时可先行选择在直肠使用通便的药,如没有则应灌肠,以上措施均失败时可考虑人工取便。

b.恶心、呕吐:是阿片类药物中最常见的症状之一,但患者恶心、呕吐的病因及诱因多种多样,如同时接受化疗、放疗等治疗,并发胃肠道炎症、肠梗阻等均可导致恶心呕吐,在治疗前应首先明确病因。呕吐、腹泻主要发生于患者在初次应用阿片类制剂后数日内，应考虑同时给予甲氧氯普胺等止吐药物治疗，如症状基本消失，则可停止使用。为患者提供适宜的休息环境，以减少不良影响，并避免误吸，在必要时监测生命体征以及水、电解质平衡情况。发生严重呕吐时，需禁饮禁食，按医嘱补给水分和电解质。如恶心持续1周以上，需要重新评估病因，考虑更换阿片类药物。

c. 谵妄：由阿片类制剂引起谵妄的发病率一般不到5%，多见于初始大剂量应用并迅速加大用量时。评价患者的意识水平、注意力、思考、记忆、精神活动、情感和觉醒等规律的变化，并判断发病的药物和环境等因素。积极消除可逆性诱因，对用药引起的严重谵妄，一经诊断即刻减量或停用。遵医嘱给药，保持环境安静，避免刺激和外伤。

d. 手术后尿潴留：同时应用镇静药的患者中，手术后尿潴留发病率超过2%。尿潴留重在防治。老年患者尽量避免应用镇静药，以防止膀胱尿道过分充盈，并积极防治前列腺增生。尿潴留发作时应先试用引导方式排尿，可考虑中医手段。以上办法无效时可考虑导尿。对长期尿潴留无法改善的患者，可选择改用止痛药。

e. 嗜睡与过分镇静：重在预防，避免快速增量，特别是对老年患者，如果出现以上症状，汇报医生及时采取措施，避免呼吸抑制的发生。

f. 发痒：皮脂腺分泌减少的老年患者、肌肤干涩的患者以及晚期肿瘤、黄疸或伴有高血糖的患者在应用阿片类制剂时易发生肌肤发痒。应指导患者保持肌肤湿润，防止摩擦、抓挠，选择棉质内衣等。瘙痒严重者可局部或全身用药。

g. 眩晕：多发生于药物治疗的初期。轻度眩晕可在使用药物数日后症状消失；中、重度眩晕则需要调整药物剂量；严重者可考虑应用抗组胺类、抗胆碱能类或镇静催眠药物。引导患者卧床休息，在变更体位时动作宜缓慢，以避免发生意外。

h. 药物过度和中毒：当解热镇痛药物用药剂量不合理，特别是结合肾功能不全时，容易发生呼吸阻滞。注意及时评估和监测患者的呼吸频率、节奏等，保证呼吸畅通，备好急救器材，必要时可给予疼痛刺激或遵医嘱给予纳洛酮解救治疗。

（4）NSAIDS与辅助镇痛药。

① NSAIDS：最典型的不良副作用为消化道溃疡、血小板功能障碍和肝、肾功能损伤等，使用时选择恰当的药物种类（应首选COX-2特异性抑制剂），并限制药物用量，可结合应用抗酸药、米索前列醇防治消化道溃疡；关注低血容量、低蛋白血症以及并发症的危害。

② 辅助镇痛药物：此类药物种类较多，在用药选择、剂量及持续用药时间方面缺乏统一标准。联合用药时注意药物不良反应的防治及护理。

2. 非药物护理

恰当应用非药物治疗时经常能够取得较好的辅助和镇痛疗效，涉及按摩、冷热敷、经皮神经电刺激、松弛练习、转换和发散注意力、冥想、催眠等。对于简单易行的方法，可指导患者家属自己实施，有些方法需要专业人员引导开展。对于介入治疗镇痛的患者，需做好术后伤口的观察、预防感染等相关并发症等。无论哪一种方式，均需在实施前做好评估和宣教，实施后应及时记录，以便为下次治疗提供依据。

（四）健康教育

1. 教育覆盖治疗全过程，包括入院时宣教、住院期间教育、出院指导、出院后随访及门诊复诊。

2. 可采取一对一或集体宣教的形式。为患者提供疼痛相关的健康教育资料，宣教后评估其学习效果，鼓励家属参与宣教活动。

3. 宣教内容包括疼痛管理的理念、疼痛评估的方法、治疗手段、不良反应的处理、常见的认知误区等。

4. 自我监测，指导患者记录疼痛日记。疼痛日记将重点记录患者的疼痛程度以及对日常活动的影响，止痛措施的具体落实情况，为个体化的疼痛管理措施提供依据信息。护士还将引导患者在日记中记载如下信息：所应用的药品和疼痛管理方式、疼痛的感觉程度和部位、疼痛加重原因、疼痛减轻的方式、疼痛对日常活动的影响、用药的不良反应等。日记记录频次可随着疼痛管理效果而加以调节。

5. 在对疼痛患者随访的全程管理工作中，以患者出院后随访为主要部分。疼痛随访时需注意的一些主要方面：

（1）当疼痛患者出院时，医疗工作者应同患者和家属一起制订随访计划，并提供疼痛咨询电话，安排患者定期到门诊随访，或由医务人员采取通话、录像、上门等方法进行主动随访工作。

（2）如疼痛患者在出院后由疼痛门诊部共同统一随访，必须有由病房至疼痛门诊部的转接过程，以保持患者信息管理与随访支援系统的连续性。

（3）随访周期依据患者的疼痛情况和服药状况科学合理地确定。但对于初次服药和疼痛症状控制不理想的患者，宜在出院3d内开展首次随访。伴随疼痛症状逐渐减轻，可适度拉长随访，可每1~2周开展1次随访。

（4）疼痛管理随访人员须相对稳定，需经专业训练、具有丰富疼痛管理经验。

6. 随访内容。主要包括患者的当前疼痛程度及改善情况、服用止疼药状况以及用药后不良反应的发生情况等内容。如疼痛控制不满意，须做出全面评价以判断是否出现止痛不够、用药时机与方式不恰当、带药不够、用药不良反应无法耐受等问题，根据具体情况予以适当引导并安排治疗。

7. 规范记录。癌症疼痛的随访记录单记录内容应当连续，每一次的随访结果将作为设定下一个随访日期的依据，若中断随访应写明具体原因。

8. 建议为患者录入疼痛日记，录入居家时期的疼痛变化情况、用药状况和对药品产生不良反应的严重程度，以便于在随访中给医生提供正确的信息。

9. 在医院门诊随访治疗时，医务人员应采用药品计量的方式评价患者对用药的依从度。对发现药品不能正确应用或存在滥用药品等高危原因的患者，可适度提高医院门诊随访治疗的频率。

九、呼吸困难

（一）呼吸困难的概念

在呼吸系统疾患中较为普遍，呼吸困难是指对患者的一种不同程度、各种性质的空气供应不足、通气不畅、通气费力或窒息等呼吸系统不适感的主观感受，伴有或不伴通气费力症状，如张嘴通气、鼻翼扇动、通气肌辅助或进行通气活动等，还可伴随着通气时间、力度和节奏等的改变。与患者的精神状态、家庭条件、文化教育水平、社会心理因素和疾患性质等对其呼吸困难的描述产生了一定的关系。因此呼吸困难的定义也是研究呼吸困难的重要依据。

（二）护理

1. 药物护理

根据病情，正确选择用药。注意用药的时间、剂量、方法及不良反应的观察与护理。

2. 非药物护理

（1）异常通气的观察：严密监测呼吸频率变化、节奏改变，对于濒死期患者常发生浅表不规则性通气，有时呈现叹息样。①确保病房环境安全适宜、湿度合理，并每日进行门窗通风。对有哮喘的患者，房内应避免任何可能的变应原，如花粉、尘螨等。②患者的衣服要宽松、舒适、透气，出入病房放慢脚步，操作轻柔。③协助患者选择合适的卧位，如胸腔积液、心包积液、慢性心肺疾病的患者需抬高床头，取半卧位或端坐位，提供枕头或床边桌椅等作为支撑物，帮助患者采取舒适的体位增加舒适感。④根据患者呼吸困难的程度以及病情，告知患者及家属合理安排休息，在病情允许下，为患者提供拐杖、助步器，协助患者在床边进行适量走动，提高耐力，将日用品放于患者触手可及的地方，控制耗氧量。⑤引导患者控制能量消耗，通过手势或笔来进行沟通交流，取得家属理解配合，减少患者能量消耗。⑥指导患者摄入高营养、高蛋白质、清淡易消化的饮食，少食多餐，避免便秘。

（2）心理护理。①放松疗法：呼吸困难多表现为胸廓和呼吸肌紧张。在日常护理清洁、体位变换中对患者进行身体接触按摩来减轻不适感。轻轻按摩患者头部、前胸部、腹部、背部、双上肢，如患者感觉舒适，可以用热毛巾在前胸部和背部进行湿搓。另外，手浴和足浴也可以帮助患者松弛肌肉。②呼吸辅助法：患者常常因呼吸困难而陷入恐慌，为更好地呼吸而集中于吸气，得不到充分的呼气而恶性循环，呼吸辅助法是帮助他们有效缓冲的方法。具体方法：将手放在患者胸廓间，使其与患者的呼吸同步，在患者呼气末阶段用有效的手法用力弯曲肘部、紧贴患者胸部，轻柔包住胸廓，将胸廓向骨盆的方向向下拉，而后在开始吸气的时候双手在放松的状态下自然诱导吸气,不要因患者胸廓的扩张而放开手,以充分呼气为目标,与患者同步呼吸。

(三)健康教育

1. 健康教育的形式和时机。可采取面对面谈话、多媒体、电话等多种形式,受益群体包括患者及其照顾者。健康教育的时机为患者入院时、住院期间、出院随访等,从环境、饮食、呼吸功能锻炼、用药以及心理等多种方面进行宣教。

2. 加强疾病常识宣教。向患者和家人介绍呼吸困难的原因、特点、诊断和护理要求、药物的作用和不良反应,以及治疗的并发症等,鼓励患者及家属积极配合治疗。

3. 告知患者及家属正确的呼吸方法。呼吸困难时降低室温和湿度,开窗通风,取合适体位,轻轻按摩患者头部、前胸部、腹部、背部、双上肢,放松肌肉。

4. 告知患者和家人的日常注意事项。在病情允许下,给患者提供手杖、助步器,帮助患者进行适当走动,以增加耐力,并把所有日常生活必需品都安置在患者触手可及的地方;进食高营养、清淡易消化的食物,少吃多餐,避免便秘。

十、咳嗽咳痰

(一)咳嗽咳痰的概念

干咳是由咳嗽感受器受刺激而产生的一个呈骤然、暴露性的呼气运动,以排除内呼吸道成分。当干咳时喉部、气管或大支气管内较多的成分及异物也随即排出体外,因此干咳锻炼实质上是一个保护性的反射活动。咳痰(expectoration)是借助于支气管黏膜上皮的纤毛运动、支气管平滑肌的收缩运动及咳嗽反射,将呼吸道分泌物经口腔排出体外的过程。

(二)护理

1. 药物护理

根据病情、咳嗽性质正确选择药物。注意用药的时间、剂量、方法、用药效果和不良反应观察和护理。

2. 非药物护理

(1)病情观查:密切观察咳嗽、咳痰的状况,并仔细记下痰液的色泽、性质、量,及时留取痰标本并送检。

(2)环境和休息:给患者创造宁静、愉快的环境。

(3)体位护理:选择适宜的体位,全站式或半坐位可以促进通气和咳嗽排痰。

(4)饮食上给予高蛋白质饮食,多吃水果蔬菜,并适当提高维生素的摄入量,尤其是维生素 C 和维生素 E;减少油腻、辛辣刺激以及产气较多的饮食。若无心肺、肾脏受限,需要补给适量的水(>1500ml)。

(5)提高有效性干咳与排痰。

①有效性干咳:有效性干咳适合于神志清、通气状况良好、愿意主动配合的患

者。方法：患者尽可能坐位，先深而慢地腹式呼吸 5~6 次，随后吸气到膈肌全部降低，屏气 3~5s，继而缩唇，慢慢地经口将肺部废气呼出，再深吸一口气屏气 3~5s，身子前倾，从胸腔开始 2~3 次急促强力的干咳。干咳时同样紧缩腹肌，或用手按压小腹，有助于痰液咳出。

②气道湿化：主要分为湿化疗法与大气雾化护理，主要适合于痰液黏稠者。目前临床上最普遍的方法是小容积大气雾化，如射流、超声波雾化和振动筛孔大气雾化。喷流大气雾化主要应用于肺部疾病及感染、气道分泌物增多，特别是有低氧血症严重气促者；超声雾化不适用哮喘等急性肺水肿疾病；振动筛孔雾化效率高且废气残量较低，患者应优先选择密闭式面罩雾化。对于终末期患者来说，用雾化吸入法可将患者的痰液咳出，从而增加了其舒适度，但由于对不同药物的不良反应可能会产生口腔干燥、味觉障碍等，因此应该做好口腔护理，按时洗净容器以免药物残留，并且适时翻身拍背，以促进黏附于气管和肺泡上的痰液咳出，并保证呼吸畅通等。

③胸部叩击：该法适宜于长时间平卧、排痰无力者。禁用于咯血、低血压以及肺水肿等患者。具体方法：患者取卧位，叩击者右手手指指腹并拢，使掌成杯形，以手腕力由胸腔底部自下而上、由外向内，快速而有节奏地捶击胸壁。每一肺叶叩击 1~3min，120~180 次 /min。

④体位引流：主要应用于肺脓肿、支气管扩张症、大量痰液排除困难者。但禁用于有明显呼吸困难和发绀者、近 1~2 周内有多次咯血的病史、年高体弱不能忍受者，以及心血管疾病患者。引流原则：抬高患肺位置，使引流支气管开口向下，同时辅以拍背，借助重力作用使痰排出。

⑤机械吸痰：适宜于因痰液黏稠而无力咳出、意识不清以及形成人工气道者。吸痰是一项比较痛苦的操作，可根据情况与患者及家属沟通后进行。注意事项：一次吸痰时间 <15s、两次间隔时间 >3min。在吸痰前后增加氧浓度。

⑥气道分泌物的护理：对于很多患者，晚期可出现气道分泌物。唾液及口咽分泌物的积聚可能导致患者在每次呼吸时发出咕噜声、噼啪声或咔嚓声，称为"死前喘鸣"。停用非必需的静脉内补液或肠内营养有助于分泌物排出气道。

⑦心理护理：与患者主动交谈，倾听患者诉说，主动耐心诱导和开解。

（三）健康教育

1. 环境：指导人员外出佩戴口罩，保证室内外空气清新流通、温度湿度适宜，减少灰尘等的影响，并做好保暖，避免受凉。

2. 休息及身体指导：保持舒适体位，痰多时适当改变体位，也有助于将痰液咳出。

3. 饮食指导：指导患者少吃多餐，高蛋白饮食，多吃水果及新鲜蔬菜，适当增加维生素；避免辛辣刺激和产气多的食物，可服用川贝炖梨、百合银耳羹。

4. 促进有效咳痰方法：指导患者如何有效咳痰以及指导家属有效的胸部叩击方式。

5. 用药指导：向患者说明药物的用途，指导患者及家人按时用药并重视用药的效果与不良反应。

6. 心理指导：对于终末期患者，予以心理疏导，减少其因咳嗽咳痰带来的心理压力。

十一、咯血

（一）咯血（hemoptysis）的概念

咯血指喉或喉以下呼吸道或肺部组织的毛细血管破裂所引起的大出血，并经咳嗽动作后自口流出。咯血量分为：少量咯血，<100ml/d；中量咯血，100~500ml/d；大量咯血，>500ml/d 或一次咯血量>300ml。

（二）护理

1. 由护士严密观察患者咯血的量、颜色、性质和出血的速率，当出现大量咯血时要做好补血补液的准备，并记录 24h 出入量，以便纠正电解质紊乱；咯血时轻捶打健侧背部，嘱患者不要屏息，以防引发喉头痉挛，使血引流不畅产生大量血块甚至引发窒息。

2. 及时发现早期征兆：如患者咯血突然停止，并伴随着明显缺血体征（胸闷、气促、通气功能障碍、发绀）、脸色苍白、大汗淋漓、心烦意乱、精神失常、牙关紧闭等死亡征兆时应进行急救。

3. 密切观察患者体温、脉搏、呼吸、血压和咯血先兆，有无肺部感染及休克等并发症的表现。

4. 心理护理：安抚患者，针对病患的情绪状况，实施有针对性的情绪引导，调节患者情绪状况。对于精神极度紧张的患者，可建议给予小剂量镇静药，以防止由于精神过分紧张所引起的血压突然上升而进一步加剧病情。

5. 口腔护理：保证口腔清洁，以免由于口腔咽部异物的刺激而导致严重咳嗽，或引起咯血。

6. 小量咯血者以静卧休养为主，而大量咯血患者则绝对平卧休养，并尽可能减少搬动患者。取患侧卧位时，可降低患侧胸腔的活跃度，阻止疾病进一步向健侧蔓延，同时又促进了健侧胸腔的透气功能。

7. 饮食护理：大咯血患者应禁食；小量咯血者应食用一些温水、凉流质的饮食，因为太冷或太热都很容易引起或加剧咯血。多喝水，多吃丰富的纤维素饮食，以保证大便畅通，并防止大便时腹压增高而再度诱发咯血，必要时也可用缓泻药辅助通便。

8. 环境：相对湿度和气温分别为 50%~60%、18~22℃，保证空气的流通，并保持室内环境安静。

9. 用药护理。

（1）垂体后叶素：能降低心输出量、降低肺血流量，但同时又可导致子宫、胃肠平滑肌的收缩和冠状动脉收缩，故冠心病、高血压患者和孕妇禁用。静脉滴注时注意滴速不要过快，以防产生呕吐、心悸等严重反应，使用药物期间应密切关注血压变化。

（2）镇定药和镇嗽药：对于年高体弱、肺功不全者在应用后，应当注意观察呼吸中枢和咳嗽反射受到抑制的状况。

（3）靶向药物：对于癌症治疗药物（如贝伐珠单抗）引起的咯血，应遵医嘱立即减少药量或停止用药。

（三）终末期大咯血患者的抢救护理

大咯血是一种危及生命的紧急情况，若不进行干预，死亡率高达50%~85%。对大量咯血尤其存在窒息的患者，需要做到以下几点：

1. 需要维持患者的呼吸道通畅，安宁疗护人员熟练运用急救技巧，以帮助患者取头低脚高俯卧位休息，同时也要及时地把患者咽部、口及气管里的血块和积血抽出。

2. 使用鼻导管给氧，恢复患者气道的有效通气，一旦患者发生窒息，可以依据具体情况实施气管内插管和紧急气管切开，有效消除患者气管的积血，酌情考虑使用呼吸机，如家属已签订放弃抢救，则不予考虑。

3. 病情变化时密切观察，床旁监测血压、心电图及其血氧饱和度，以保证患者血氧饱和度>95%。

4. 按医嘱合理选用止血药并对患者进行适当处理，如氨甲环酸、垂体后叶素等。另外，当发生大量咯血时，还必须暂时禁食。

5. 患者在因为咯血而引起的肺水肿、肺不张、肺部感染以及肺功能不全等并发症时，及时清除患者气管内的积血，并合理选用抗生素。

6. 发生咯血1~2d之内，需要再次评估咯血者病情变化，根据需要酌情考虑采用支持生命的措施，如输血。

（四）健康教育

1. 加强疾病常识宣教：向患者和亲属介绍咯血的原因、特点、诊断和护理要求，介绍药品的功效和不良反应，以及治疗的并发症等，鼓励患者及家属积极配合治疗。

2. 告知患者和家属的日常生活注意事项：咯血期间注意保证室内通气好、空气清新，以免加重感染；注意软质饮食，不要吃坚果、鱼肉等硬质带刺的食物；便秘时不要过于用力，可用开塞露通便。

3. 教会家属观察患者咯血先兆，若咯血及时通知医护人员。

4. 指导患者及家属记录咯血的时间、频次和咯血量，以便医生根据病情调整治疗方案。

十二、呕血与便血

（一）呕血的概念

是由于上消化道病变（指屈氏韧带之间的消化吸收系统脏器，包含食管、胃、十二指肠、肝胆胰疾病）及全身性病变所引起的急性上消化道出血，血液经胃肠向口呕出的现象。

（二）便血的概念

指在消化道内出现鲜血从肛门流出的现象。少量流出而不引起大便色泽变化时，需经隐血实验方可判断是否为隐血便。

（三）护理

1.常规护理

（1）休息和体位：尽量卧床休息，在呕血急性阶段头部偏向一边以保证呼吸畅通，避免因大量呕血导致窒息。大出血时应绝对卧床，采用去枕平卧位或者侧卧位，以免呕吐液体被吸入气管，引起窒息和肺炎。

（2）环境：定时开窗通风，保持病房无异味、安静，避免噪声和强光刺激。

（3）饮食：对少量大出血患者给予少量的温水、凉流质饮食，或少量多餐，并依据病情适当摄入蛋白质；对大出血患者应禁食。在大出血停止后，可少量饮用牛奶、豆浆等碱性流质饮食，不得食用辛辣酸甜食物。

（4）出血患者的口腔护理：①呕血患者口腔中常常残留大量细菌，容易造成感染，应及时清理呕吐物并用温开水漱口。②应用棉棒或软毛刷蘸取生理盐水或漱口液每天行口腔护理，早晚各1次。③注意舌头的卫生，刷牙必须刷舌头，这样能够去除引起异味的细菌。④为保持口腔清新，可含漱柠檬水祛除口腔异味。

（5）皮肤护理：①对病情较重、长期卧床患者，特别是老年患者，应注意翻身拍背及双下肢的按摩，以促进血液循环，尽可能避免压力性损伤。②在病情稳定期，可协助患者沐浴，保持身体干净整洁，预防皮肤感染，使患者感到舒适。

（6）严密监测病情变化，并正确记录：①密切监测患者生命体征，当患者急性大出血时，因病情极不稳定，宜每15min测定脉搏、呼吸、血压1次，直至病情稳定。②密切观察呕血、黑便的量及颜色、次数，并注意有无畏寒、头昏、精神疲乏、面色苍白、四肢厥冷等急性大出血的表现。出现任何不适情况及时报告医生。③准确记录患者的尿量和出血量，尿量和出血量可以反映整个循环系统情况和血液状况，同时可以为临床补充液体量提供准确依据。大量出血时，在征得患者与家属同意的前提下，可遵医嘱插入胃管，抽出胃内容物计算出血量。若患者的尿量为20~30ml/h，说明其肾功能在正常范围之内。输注液体后，患者每小时尿量在50ml左右，说明血容量补充充足。④观察有无再出血的迹象：上消化道大出血患者发病往往多次，在出血得到有效控制后仍需仔细观察有没有再出血。若患者多次呕血、黑便，色由暗黑转为暗红,甚至呕吐物也变成鲜红,且血压脉搏不平稳均提示再次出血。⑤输血、输液,改善循环容量:若患者出现大量呕血、便血时,应考虑进行适量输液、输血以补充血容量。输液开始时,速度应快,可使用一些代血浆用品。对于老年患者,输液速度应适中,避免发生肺水肿。对于肝硬化患者,应输入新鲜血液,防止血压过高引起患者症状加重。必要时测量中心静脉压作为调节输液容量与速率的基础。在补足血容量时,若脉率 >120 次 /min,或术后尿量 <20ml/h,收缩压 <10.6kPa(180mmHg),则每小时补液 1000ml;当血压 >10.6kPa 时,补液的速率应适当减慢,以免引起心肌衰竭、肺水肿以及因血压过分增高而引起再出血。

(7)三腔二囊管压迫止血护理。

①对胃底静脉曲张和胃肠内静脉完全破裂的病人,娴熟的技术和在插管后的严密观察和细致护理,是成功止血的关键。

②在插管前仔细检查,保持食道排液管、胃管、食道囊管、胃囊管的畅通并依次做好记号,在检查气囊均无漏气后吸尽囊中空气,备用。

③配合医师给患者做鼻咽、喉处局部麻醉治疗,经鼻或口插管至胃内。插管至 65cm 时吸取胃液,经检查后管端在胃内,并吸取胃内的积血物。先向胃囊注气 150~200ml,至囊内气压约为 50mmHg(6.7kPa)并反折管端,而后缓慢地向外牵拉管,使胃囊挤压至胃底的曲张静脉。若单用胃囊压迫已止血者,则食道囊不能充气。若无法止血,则向食道囊注气约 100ml 至袋内,压力约为 40mmHg(5.3kPa),并封闭管口,使气囊挤压食道下部的曲张性静脉,用牵拉架进行连续牵拉。将食管吸引管、胃管等连接负压吸引器或定时不送气,看出血有无停止,并记录吸引液体的性质、色泽和量;经胃管冲洗胃腔,可以排除积血,并降低氨在小肠中的吸收。

④大出血终止后,松开牵引,放出囊内气体,并保存导管持续观察 24h,出血停止者可选择拔管,对昏迷患者亦可持续保存导管用以注射流质食物和药液。拔管前服用液状石蜡 20~30ml 以润滑黏膜和管、气囊的外壁,抽尽囊内气体,以缓慢、轻柔的动作拔管。气囊压迫一般以 3~4d 为限,对持续出血者,应适度延长。

⑤在放置管道期间,定时进行鼻、口的清洗,并用液状石蜡润滑鼻、口唇。床旁置备用的三腔二囊管、血管钳及换管所需用具,便于急诊换管时使用。

⑥留置气囊管给患者的不适应感,有过插管经验的患者尤其容易产生恐慌或不安感,故应多巡视陪伴患者,说明本护理方案的目的和过程,予以安抚和引导,获得患者的配合。

2. 用药观察与护理

严密遵照医嘱执行,熟练掌握常用剂型药物之间相互作用,避免不良事件发生等,如滴注垂体后叶素止血时的速率不能过快,以防诱发腹痛、心律失常以及心肌梗死等;凝血酶一般现配现用,口服时用生理盐水或不超 37℃的温开水将药物溶解后吞服,局部用药时应用氯化钠溶液调配,且不得与强酸碱和重金属等药品配伍;

在应用冷盐水胃内减温进行止血时，应用氯化钠溶液 100ml，在 –4~–2℃ 条件下加入去甲肾上腺素 8mg，分 3 次加入胃内等。

3. 心理护理

（1）患者出现呕血时，为保持其情绪稳定，可使用深色毛巾擦拭并掩盖血渍，减轻恐惧心理，必要时可注射镇静剂（肝脏功能异常者禁忌使用哌替啶）。

（2）评估患者及家属的心理变化，适当进行心理疏导，减轻其紧张、恐惧心理，从而提高护理质量。

（3）可根据患者的需求，选择音乐疗法、正念冥想或精油抚触等方式帮助患者放松，促进心情愉悦。

（四）健康教育

1. 呕血、便血期间绝对限制饮水，严格卧床休息。
2. 告知其引起呕血、便血的常见原因。
3. 向患者或家属说明、指导其关于急性上消化道出血时的应急处理措施。
4. 嘱出院后保持乐观情绪，定时定量服药，定期检查。
5. 膳食指导：嘱食用较清淡、易消化的饮食，少量多餐，忌辛辣刺激。针对未来出血的风险对患者及家属进行宣教，帮助他们制订适当的应急预案，如在家无法满足需求时可以选择转至临终关怀或舒缓医学机构。
6. 长期随访：建立出院、门诊呕血和便血的患者跟踪机制，并定期对患者实施长期随访。指导患者居家出现呕血黑便时，对出血量做好适当的评估与药物护理，并建议患者及时就诊，做好长期随访记录。

十三、腹痛

（一）腹痛的概念

腹痛是由不同因素引起的腹内压增大，可体现为胃肠膨胀、嗳气、肠鸣音亢进，伴或不伴腹围增大。既是一种表现，也是一种症状，可能表现为一部分或全腹的胀满；但同时，也可能是生理性的，也可以是病理性的；可以是人体消化系统的本身病变，也可能是全身性病变在胃肠管上的症状。轻者只表现为腹稍饱胀感觉，重者则全腹膨胀，严重影响呼吸功能，甚至影响工作与日常生活，是消化系统常见的症状之一。

（二）护理

1. 一般护理

（1）病情观察：密切观察腹胀的程度、伴随症状等。

（2）环境和休息：为患者创造安静、舒适的病室环境。依据病情帮助患者选择最适宜体位，若无禁忌采取半坐位，有助于改善因腹胀导致的呼吸困难。

（3）饮食护理：指导患者少食多餐，多进食蔬菜、高纤维饮食，并限制进食易产气以及容易导致便秘的饮食，如碳酸饮料、豆制品、牛奶、坚果、干果等。治疗后的患者宜摄食高蛋白质、高热能、高营养、低钠食物。一般的急性腹水患者并不需要控制饮水量,但如果血钠约 130mmol/L 时,则需控制饮水量至约 1500ml/d。

(4)缓解严重腹痛时的护理措施:

①减轻肠腔内容物。应用灌肠及软便剂导泻都可以清除肠腔内容物,从而减轻胃胀。

②腹水引流。患者有大量腹水时,可以腹腔内穿刺放腹水。在穿刺时应说明注意事项,排空膀胱尿道以防误伤,在多次穿刺中及术后监测生命体征时,观察有无不良反应,术后用无菌敷料遮盖,多次检查穿刺部位,如有外渗要及时更换敷料以维持局部的整洁、干燥,必要时可加压包扎处理;记录腹水的量、性质和色泽,标本及时送检。若置管引流时要做好引流管的维护,以保证引流的畅通,并防止因感染引起导管松动、阻塞,一次放腹水不要过多,约为 1000ml/ 次;大量放腹水后,患者宜卧床休息 8~12h。

③腹部精油按摩及腹部热敷。评估腹腔内有无肿瘤,有肿瘤者禁止按摩,以免造成肿瘤破裂,引起患者生命危险。实施腹部按摩不仅可以通过改善腹腔内的气压,还可以使胃肠道副交感神经兴奋性增加,从而对胃肠产生一种机械和反射性的影响,促使胃肠内气体排除,而且会加快肠蠕动,促进肠道的排空。腹部按摩使用手指以大鱼际形贴近体表,手法温和,以患者所能承受为度,一般从右下腹部起,用两手按一前一后顺时针沿升结肠、横结肠、降结肠和乙状结肠方位做单向螺旋按摩,能促进气体移往肛门部位,也有利于气体排泄。在用精油按摩 15min 后再加以腹部热敷,腹部热敷可促进血液循环,增加肌肤温度和脏腑热度,进而促进肠蠕动,并促使大便排出。热敷最多不超过 30min,否则会造成相反后果。

④中医护理。遵医嘱针刺中脘、内关、天枢、三阴交、足三里等穴位。

2. 用药护理

(1)合理安排给药时间。腹胀患者常用药物为利尿剂和缓泻剂,应根据药物的起效时间选择给药时机,避免影响患者休息或增加其他安全风险,如跌倒、坠床等。

(2)观察药物的不良反应。如使用利尿药,则应格外注意保持水电解质平衡与酸碱均衡,对有高血压、心脏病、糖尿病、肾功能不全合并便秘的终末期患者,应选用安全的缓泻剂,肠梗阻患者禁忌使用胃肠动力药物。

3. 卫生教育

对腹胀患者,轻者应予控制活动,重者则一定卧床休养,期间应适当加强患者在床上进行活动;长时间卧床者应防止身体出现压力性损害,失代偿期的重症患者多数体弱,需长时间卧床,加上腹水的形成以及下肢水肿,影响床上活动,因此患者身体大多容易出现压迫性损害。预防措施:

(1)提高床铺的松软度,有条件者采用可调节的压力褥垫,铺软棉布面料。

(2)保证肌肤清洁,避免汗水、尿液、消毒液等对肌肤的刺激。

（3）协助翻身，及时、按序、按标准地调整位置，以缓解身体局部受压情况，并检查局部皮肤。

（4）对于皮肤瘙痒的患者，指导患者不要抓挠，嘱患者勤洗澡、穿棉制内衣，用炉甘石洗剂等涂抹。

（5）发生压迫性损害后，根据压迫性损伤程度做好护理工作。同时注意严密观察患者的生命体征，以避免不良并发症的发生；及时记录出入量，严密监测尿量和体重的变动情况。

（6）患者在住院后，应向患者介绍医院周边自然环境、患者的主管医生和看护人员，并推荐同室病友，以减少患者的陌生感，并向患者说明疾病，以缓解患者的焦虑与担心。安宁疗护护理人员要全面掌握患者的思想动态、工作情况、家庭经济状况、家属关系，以及人际关系等，寻找产生影响他们发病的原因，并深入病区，积极和患者聊天，尤其注意话语要亲切、简单、感人，对患者有同理心，建立良好的护患关系，同时与患者家属充分沟通，取得理解、支持和帮助。为了更好地评价患者的心理情绪，医生可以通过焦虑症自测表（SAS）加以评价，以便及时发现患者的负面情绪。

（7）长期随访。建立出院、门诊腹胀患者的长期随访机制，定时对患者开展随访，并指导患者在居家时做好腹胀的评价，按时服药，做好长期随访记录。由于终末期患者腹痛产生的因素众多，目前缺乏有效药物能够抑制，尤其是对有腹痛包块和腹水的患者，可以采取排气、排便、胃肠减压、腹水引流等办法，可在短期内稍微缓解胃胀症状，但给患者造成了比较大的困难，也给医护工作人员加大了困难。要求护理人员具有高度的责任心和爱心，认真细致地完成患者的一般护理、减轻腹胀的护理、用药管理、健康教育及心理护理，与患者充分沟通，充分尊重患者的意愿，提高终末期患者的生存质量。

十四、水肿

（一）水肿的概念

水肿（edema）是指细胞间因液体积聚而引发的局部或全身性的肿胀。

（二）护理

1. 皮肤护理

（1）保持床褥干净、整洁，做好全身皮肤清洁及护理，预防压疮。局部水肿较重者需注意穿戴轻柔、舒适，必要时采用气垫床；对平卧持续时间较长者，定期帮助并指导患者变换体位，膝关节及踝部、脚跟部可垫上软枕以减轻局部压力，避免压疮；必要时帮助翻身并利用软垫以减轻压迫。水肿部分肌肤薄，容易引起破损，因此清洗时勿过度用力，以避免破损。用便盆时动作应轻柔，勿强行推、拽，以免擦伤肌肤。用热水袋保温，温度不宜太高，以免烫伤。低蛋白水肿时，身体皮肤弹性降低，营养供给不足，骶尾部皮肤较易发生压疮，应预防性使用减压敷料，如泡沫敷料、胶体敷料等，保护局部皮肤。避免接触锐器；避免强光长时间照射；做好会阴部护理，减少大小便的刺激，保持会阴部皮肤清洁和舒适，及时处理破损皮肤，防止感染；避免医源性损伤，避免水肿部位的穿刺、注射和输液等操作及水肿肢体测血压、体温等。

（2）皮肤观察：观察肌肤上有没有色素变化，有没有红肿、破损和溃烂等状况发生。水肿患者的肌肤弹力较差，易引起损伤，护理人员指导照顾者定时协助患者变换体位，并保持床单位的清洁、平整、干燥。同时指导护理者要每2~3h为患者的受压、骨突处进行轻柔地按摩，在骨隆突处如骶尾等部位按摩后再贴上薄型泡沫敷贴物，以减少局部的压力、剪切力和摩擦力，并注意促进患者的局部血液循环，以避免压疮的出现。

2. 体位护理

（1）血管水肿若仅限于患者下肢且无明显呼吸困难者，可抬高双下肢，以增强静脉回流缓解水肿。抬高肢体时，可应用绵软的枕头或特制的泡沫橡胶；上肢抬举高度应高于心脏水平，下肢抬举高度以舒适为准，同时可配合使用抗栓（弹力）长袜，注意弹力袜末端肢体肿胀情况，做好受压部位、骨突处的皮肤护理，降低压迫性溃疡的风险，密切关注患者体位舒适与安全。当患者发生明显呼吸困难或胸腔积液、急性腹水加重时，可予以高枕躺椅或半坐位。

（2）由于长期肢体水肿可导致患肢感觉障碍，因此在进行体位护理时要加用床档，防止坠床。嘱患者起床下地适当活动，防止下肢感觉障碍，切忌避免劳累。

3. 膳食护理

（1）控制钠盐摄入量，给予低钠盐或少盐食物，控制钠摄入量，一般每日以2~3g为宜。告知患者及家属低盐膳食的重要意义，并督促实施；告知控制含钠较高的食物，如腌制及熏制品香肠、罐头、海鲜、苏打饼干等；告诉其家属注意烹调技巧，使用糖、代糖、食醋等调料以提高食欲。

（2）控制液体流入量：液体入量包含不同渠道的液态流入，如进食、喝水、用药、输液等不同形式或渠道流入人体的水分。液体流入的量视水肿程度和尿量而定，结合患者病情，遵医嘱进行液体管理。对临床上的严重急性心力衰竭患者，进液量宜控制在1.5~2.0L/d，有利于缓解病症和充血；肾源性水肿者，如术后每日尿量达到1000ml以上，则一般不需要严格限制用水，但不能过多饮水；如术后每日尿量不足500ml，或有严重慢性水肿则必须控制水的摄入量，重者应量以出为进，每日液体入量也不能多于前一天的24h术后尿量，加上不显性失水（约500ml）。

（3）补充适量热能、各种微量元素，可避免或引起负氮均衡，每日摄入的能量应不少于126kJ/kg。依据患者疾病，需要供应较高热能、蛋白质、多维生素的饮食。临床营养师每天查房，制订适合患者的营养餐食谱，同时积极引导患者应少量多次进食，尽可能经口进食，保持胃肠道的消化功能，而不是选择静脉营养液输入，同时为患者及其照顾者进行心理支持，提供烹饪建议，以提高患者食欲，增加蛋白、热量的摄入，减轻照顾者的负担和焦虑。

4. 用药护理

（1）输注白蛋白。对继发于低蛋白血症的水肿患者，应输注白蛋白结合利尿治疗。临床上常见对于利尿药治疗无效且症状严重的顽固性水肿患者，可以输注少量高渗盐水加大剂量呋塞米，可显著改善其下肢无力症状和沉重感。

（2）按医嘱合理应用利尿药并于晨间及日间使用利尿药，以防止因夜间小便过频而影响患者正常休息。在使用利尿药时，严密监测患者血清电解质和酸碱平衡状况，并观察有无低钾血症、低钠血症，或低氯性食物中毒。低钾血症可表现为肌无力、腹痛、肠鸣音弱、呕吐、腹泻和心律失常；低钠血症可表现为呕吐、肌肉痛性痉挛、昏睡和意识淡漠；低氯性碱中毒则可表现为呼吸浅缓、手足痉挛、心肌痉挛、嗜睡和谵妄；利尿作用过快或过猛可引起有效血容量不足，并产生呕吐、直立性低血压、口干、心慌等症状。

（3）注意观察用药效果和最严重的不良副反应，噻嗪类利尿药的不良副反应一般有高血糖、高尿酸血症等。氨苯喋啶类药物不良反应一般有胃肠道反应、嗜睡、疲劳、皮肤疱疹，长时间服药后可发生高钾血症，特别是当伴有肾功能严重下降时，少尿或无尿者慎重应用。螺内酯类药物不良反应有嗜睡、运动失调、面部多毛等，肾功能不全及高钾血症者禁用。另外，由于呋塞米等强效利尿药存在耳毒性，可导致耳鸣、头晕和听觉的损害，应尽量避免与链霉素一起应用，作为患者的责任护士要详细了解其所用药物的不良反应，便于观察病情进展情况。

（4）活动指导：①制订活动方案。根据患者身体状况，指导体育运动训练，并指导患者在床上、地下开展适当体能活动（心力衰竭或肾衰竭症状急性加剧期或疑似心肌炎患者除外），并指导保持动静结合，循序渐进地加大运动量。也可按照心功能等级加以调整活动量。当患者心力逐渐衰弱测评至Ⅳ级时，患者宜长期卧床休养，日常生活由他人照料，卧床期间宜开展被动或积极体育锻炼，如四肢的屈伸练习、翻身、脚踝运动等，并每日用温水泡脚，防止因长期平躺引起深静脉血栓，甚至肺栓塞；心功能测评结果为Ⅲ级后，严格控制一般身体活动，以促使患者生活自理，并每日下床走动。心功能评估结果Ⅱ级时，应适当控制一般身体活动，并延长午睡时间，不影响轻体力劳动及家务劳动，鼓励适当运动。心功能检查结果为Ⅰ级时，若不影响一般体力活动，建议进行运动，但尽量避免剧烈运动。②肢体锻炼。疾病晚期患者进行肢体锻炼的原则为维持肢体功能，而非改善肢体功能。可适当进行肿胀肢体的功能锻炼，以增加肌肉的收缩，从而促进潴留液体的回流或吸收。所制订的锻炼计划，应根据患者能力及全身状况随时调整。鼓励患者在卧床期间进行主被动肢体活动，避免剧烈活动，以免损伤浅表微细血管或皮肤。肢体锻炼时可配合打哈欠、伸懒腰和腹式呼吸，以改变胸腔内压力，有助于排除胸部和腹部内潴留液体。散步和其他的肢体运动有助于改善外周水肿情况。各种形式的关节活动可以维持患者关节功能。活动时，应借助适当的辅助设备或器械，如助行器、辅助穿戴设备等。对于严重水肿者，至少应该进行每日2次的被动锻炼，切忌患者单独活动，一定要有人陪伴。

5. 患者检查

（1）记录24h内液体的出入量，密切监测患者尿量，如患者尿量<30ml/h，则立即报告医师；密切观察与记录尿液的颜色、性质等。

（2）密切监测患者生命体征特别是血压，观察有无胸腔积水、急性腹水和心包积液；密切观察有无急性左心衰和高血压脑病的表现等。查房时采用观察法和按压水肿部位法，对患者水肿情况进行密切监测。

（3）严密监测实验室检测结果，如尿常规、肾小球过滤次数、血尿素氮、血肌酐、血浆蛋白血清电解质值等。

（4）定时监测体重：每日晨起排便后及早饭前测体重。在患者体能和精神许可的情况下，可以每日在同一时间着相似服饰用同一个重量计测定重量，对其水肿情况进行监测。此外，由于患者存在腹水，应同时每天测量腹围。

6. 保健指导

（1）告知患者发生水肿的诱因，以及水肿与钠、水潴留的因果关系。

（2）指导患者根据病情，合理安排每日饮食的含盐量和饮水量。

（3）指导患者减少食用腌渍食品、罐头食物、汽水、味精、包子、豆干等含钠丰富的食物，并指导应用食醋和柠檬、新鲜果汁等提高食欲。

（4）告知患者可以根据每日出入液量、体重等衡量水肿的改变。

（5）向患者仔细说明有关药品的名称、用途、剂量、不良反应，并告诫患者及其家属不得私自加量、减量和停用。

十五、口干

（一）口干的概念

口干（dryness of mouth）是人类生活中经常出现的一个主观感受，短暂并可自我调节。一旦口腔中的唾液分泌量下降或总量增大，口腔中就会产生唾液分泌与耗能之间的负均衡，发生口干。

（二）护理

1. 据报道，生命末期患者的口干发病率一般为30%~90%。常见原因：

（1）药物副作用：肿瘤晚期患者和老年患者常用的药物中有80%可致口干（抗胆碱能抗组胺药物、阿片类镇痛药物、利尿剂、抗惊厥药物、抗抑郁或精神病药物等）。

（2）化疗、头颈部放疗、头颈部外科手术等抗肿瘤治疗。

（3）晚期癌症所致黏膜糜烂、肿瘤组织侵占唾液腺、高钙血症脱水、感染。

（4）慢性基础疾病所致，如难治性糖尿病、甲状腺功能低下、自身免疫性疾病等。

（5）焦虑、烦躁、抑郁情绪。

（6）液体摄入不足、脱水、出血。

（7）持续张口呼吸，未经湿化吸氧。

2.治疗：对于晚期癌症和生命末期患者出现的口干症状，首选非药物手段缓解症状，严重者可辅以药物综合治疗。

（1）动态观察患者的唇、舌、牙齿、口腔黏膜、唾液分泌、饮食、营养、睡眠、心理等情况，结合病史、治疗、用药和实验室检查结果，综合评估患者口干的主要原因、症状表现与严重程度。

（2）去除诱发因素，减量或替换可致口干的药物，纠正脱水，控制导致口干的原发疾病。

（3）润滑口腔，刺激唾液分泌：①食酸味的水果或蜜饯（柠檬、橘子、猕猴桃、菠萝等）。②饮冷饮和酸味果汁饮料。③口中滴入酸味滴剂或2%柠檬酸滴剂。④含食冰块、硬糖、维生素含片。⑤咀嚼无糖或木糖醇口香糖、木糖醇含片。⑥必要时可以应用人造液或唾液代用品。

3.鼓励患者少量多次经口适量补充水分，有吞咽障碍者可含食冰块和雪糕，可于饮用液体中加入凝固粉（食物增粉）以防呛咳。

4.保证口腔干净和湿润，预防龋齿和口腔内继发感染。

（1）鼓励清醒的患者保持洗漱用具的清洁，每日多次用清水、淡盐水及淡茶含漱，以及早晚用软毛牙刷和含氟牙膏刷牙。

（2）指导患者进食后使用洁牙线或牙线棒清洁牙缝，有条件者可使用电动水牙线和洗牙器冲洗牙缝。

（3）酌情使用含氟漱口液，避免使用含酒精的漱口液，以防损伤口腔黏膜。

（4）唇部抹润唇膏预防干燥皲裂。

（5）使用人造唾液、唾液替代品和口腔润滑剂，如口腔保湿喷雾、口腔润滑凝胶，必要时予专用漱口液。

（6）对于意识不清或无自理能力的患者行口腔护理，早晚及进食后使用口腔海绵棒以淡茶水或清水清洁口腔及舌面，每小时以棉棒蘸温水湿润口腔黏膜及舌体。

（7）对于濒死患者，可用小喷壶、滴管和海绵棒等工具以水湿润舌头和口腔，或将小冰块置于舌底缓慢融化滋润。

（8）为防止口腔内白色念珠菌感染，对病危易感人群口腔局部应用碱式及含有抗真菌制剂的漱口液和含片。

5.房间保持通风，维持室内温度和湿度适宜，可使用空气加湿器、喷雾电风扇、氧气湿化等。

6. 指导患者戒烟戒酒，并减少食用含酒精和咖啡因的饮品，饮食清淡湿软，在保证热量和营养摄入的情况下适当增加半流质食物和汤水，避免过干、过硬或油炸烧烤类食品，减少重口味食物和浓味酱汁，少用味精、鸡精、酱油、鱼露、辣椒酱等调味品。

7. 指导戴义齿的患者保持义齿干净，勿戴义齿过夜，在夜间将取下的义齿浸泡于清水、氯己定溶液或专用义齿清洗液中。

8. 舌苔厚的护理。

（1）及时清洁舌体，使用软毛牙刷或舌苔刷，蘸6%过氧化氢洗涮舌面。

（2）将等量的苹果汁与苏打水制成混合溶液，含漱并刷洗舌苔。

（3）将0.25g维生素C泡腾片放置在舌面上，几分钟后用牙刷蘸水刷洗舌苔。

（4）条件允许时，可使用新鲜菠萝切片置入口中，菠萝中含有的天然菠萝蛋白酶属于一种蛋白水解酶，新鲜菠萝比罐头菠萝或干菠萝片含有更多菠萝蛋白酶，可达到清洁口腔和舌苔的作用，并且口感较佳易于接受，对濒死患者也可以尝试使用。

9. 按医嘱使用药剂治疗：毛果芸香碱5mg，3次/d口服；西维美林30mg，3次/d口服；或2%毛果芸香碱口服制剂4滴左右用水稀释漱口。

十六、失眠

（一）失眠的概念

失眠（insomnia）指患者对自己入睡不适应和不满足的某种主观感受，多以影响白天社会功能为主要表现，同时也是睡眠不好的主诉，患者总觉得难以入睡，入睡后多梦、易醒，醒后难再入睡；或早醒、因睡眠时长不足而引起睡眠质量感受差，多伴有醒后疲乏、头痛等感受。疾病晚期和生命末期的患者，反复失眠后往往无法应对身心压力，也难以解决日常生活的困难，更容易出现疼痛、食欲减退、消化不良、精神萎靡、活动无耐力等躯体症状，精力下降导致难以处理情绪问题，生理功能和心理功能均受影响。

（二）护理

1. 重视患者的生活习惯，帮助患者保持规律性的作息时间，避免睡眠颠倒。白天尽量不要躺在床上补觉、大睡，最好放到晚间。白天的入睡时间应该严格控制在1h之内，并避免在下午3点以后入睡。因为白天打盹太多，会造成夜晚入睡时间被剥夺。卧床患者白天适当增加活动量，如力所及的功能锻炼和社交活动，尽量促进自然睡眠，做好晚间护理，协助卧床患者做好睡前准备。

2. 依据患者体力和疾病进行合理的娱乐活动和体育训练，下午运动是帮助入睡的最好时机，而有规律的体育锻炼可以改善夜间睡眠的质量。

3. 进行心理情感引导，以提高患者的心理健康状态，安宁疗护护理人员应该态度和蔼，对新入院患者仔细介绍病区环境、访视情况及作息制度，以减少患者对环境的陌生感；鼓励家人多陪患者，促进与患者的良性沟通，减轻心理压力；及时提供各种诊疗相关信息及注意事项，减轻焦虑和担忧。

4. 合理安排患者护理操作，尽可能地不在夜间进行，以做到"四轻"走路轻、操作轻、关门动作轻、交谈轻，从而减少所有可能使患者觉得不安全的因素。

5. 营造舒适的睡眠环境：包括减少噪声，保证夜间病房光线柔和，降低医疗护理设备运转音量。病室保持适宜的温度和湿度。病室温度稍低有助于睡眠。提供柔软舒适的床铺，使用水床或气垫床，采取半坐卧位睡觉，定时协助翻身，也有助于睡眠。

6. 积极控制躯体症状，积极关注患者的主诉，协助医生查找原因，恰当应用药物治疗和非药物治疗，缓解患者的躯体不适。

7. 睡前 1h 播放轻柔背景音乐舒缓情绪，温水泡足或温水洗澡放松肌肉，进食少量点心和热饮，均可帮助睡眠。

8. 睡前 1h 不要饮食过饱，并尽量避免刺激性的美食及药材，如咖啡、浓茶；避免进行剧烈的运动，可慢速散步；避免睡前精神紧张和情绪激动，如阅读小说、写信，不宜观看紧张刺激的电视剧；睡前不宜看手机超过 30min，手机的蓝光会影响大脑分泌褪黑色素，妨碍入睡。

9. 遵医嘱规律使用促进睡眠的药物，避免过量或突然停药，并积极关注患者用药情况和药物不良反应。

10. 增加患者对环境和人际关系的安全感，例如让患者知道医护人员在病区守护照顾，陪护人员随时在身边可以协助翻身、拍背、按摩等；房间内可播放轻柔的音乐，或播放连续、均匀的背景白噪声（例如风声、海浪声、下雨滴水声、溪河流水声、虫鸣鸟叫声、马达引擎声等），可增加患者的安全感，促进入睡。

11. 应用非药物疗法促进患者睡眠。

12. 定期运用简单易行的睡眠相关量表（如匹兹堡睡眠质量指数量表）为失眠患者进行护理评估，并可作为临床护理失眠患者的评价指引。

第三节 居丧期护理

随着逝者被宣告死亡，那些与逝者有着亲密血缘关系或法律关系的人们就被称为居丧者。居丧者往往会产生各种情感、意识和动作上的反应，身体和社会功能损害，身体病变的发生率和致死的危险性也相应上升。居丧期授予个体一种特殊的状态，他们需要同时承担义务和享有特殊的权利。义务是指对遗体的处置、各种纪念仪式、处理逝者的遗产及根据遗嘱处理各项事务。权利包括在一段时间内可免除社会活动如工作，以及弱化某些角色如家庭角色。

一、急性悲伤期间的心理护理

1. 原则与方式

有的家庭可能因为极度悲痛而引起心血管意外等,所以,及时评估家属的心理健康情况是十分必要的。一旦患者去世,护理人员应先把正处在急性悲伤时期的家属们安排在平静的病室,主要措施包括:

(1) 陪伴和安慰:陪伴和安慰是对他们最好的帮助,一次紧紧地拥抱可能比任何语言都管用。如果身边有一个能够"倾听的人"可能会有很大帮助,不对居丧者所表达的情感行任何评判,家属的倾诉和哭泣都是释放情绪的方法,不要告诉他们控制自己的情感或要求他们坚强勇敢。家属表现出来的由丧亲引发的各种激烈情绪和消极想法,可能不是我们希望看到的,但在居丧者的世界里都是合乎情理的。

(2) 尊重患者或家属的习俗和意愿进行遗体护理:有的患者会交代自己身后事,如房产、存款、丧事、仪式、墓地的选择等,例如在什么地方举行葬礼、在葬礼上的穿戴,以及遗体的处理等。有人希望葬礼上播放生前喜欢的音乐、朗诵他最爱的诗歌等;有人不希望举行遗体告别仪式,仅仅希望以讣告的形式发出;有人希望自己的遗体被捐献;有人希望遗体火化后撒向江河和森林;有人希望自己的骨灰盒沉入海底成为海洋生物的居所等。医务人员应该及时引导家属感知患者的想法,并按他们的想法做好准备,如此才会不留遗憾,如果居丧者觉得自己已按照患者的想法处理了所有的事务,就会感到安心,也容易接受亲人离世的事实,从而更好地应对失落。

2. 帮助家属顺利渡过正常悲伤期

丧亲以后,居丧者会表现出一系列悲伤反应的表现,如果居丧者正常的悲伤被压抑或被阻止,可能在无法控制的状况下,出现难以处理的复杂情绪。因此护理人员首先应理解悲伤的表现形式和程度各不相同,阶段也不尽相同。所以,为识别居丧者对一般的悲伤反应,并准确评估自身的心理需求,有的居丧者之间或许会产生一种重新寻找行为,期望共同在熟悉的地点重新感受和逝者生前一起经历的岁月。这时,护理人员就应该尽力达到对居丧者的要求,在这一阶段,护理人员的主要目标并非被人依赖,是调动居丧者通过自身疗愈的力量,从而能够应对和解决生活上的困难,与逝者进行一场真正的告别。必须注意的重点如下:

(1) 在失去亲属后的几天,居丧者经受了悲伤的痛苦,由于疼痛的程度与语言表达方式各不相同,护理人员应能辨别正常的悲伤反应。

(2) 医护人员应鼓励丧亲者充分表达感情和感受,而不是只说"节哀、保重"。

(3) 恰当应用非语言沟通技巧,陪伴、倾听和鼓励居丧者表达悲伤,以同理心回应他们的情绪反应,引导面对。

二、居丧期随访支持原则与方法

1. 居丧期个体反应差异较大,应从逝者、丧亲者、人际关系及疾病与死亡四个方面的特征评估家属发生居丧不良结局的风险,根据居丧风险探索实施适合的随访模式,既能让居丧随访发挥有效作用,又能实现资源的合理使用。

2. 居丧期辅导的主要形式包括个体辅导、在线支持、家庭哀悼、团体哀悼等,但不仅限于此,可以结合支持性资源采取不同的形式对居丧者进行悲伤支持和辅导。

3. 在居丧者特殊的日子里应提供主动随访,表达关心和支持,如逝者的生日、周年、忌日及某些特殊的节日(比如春节、中秋节)居丧者会格外思念自己亡故的亲人。当有人记得这个日子,并不惜时间"与自己联系",聆听他的生命故事和逝者对自己的影响时,居丧者认为这是真正的支持。这些特殊的日子,无论是医护人员还是社工的主动随访尤为重要。

4. 引导居丧者积极参加活动:作为表现悲伤的方法,丧事活动以及其他的一些哀悼仪式给居丧者带来了社会支持,使居丧者承认亲属已经去世的事实,从而结束了分离的伤痛感,但对于一些居丧者来说,在处理后事的过程中,或者在家庭成员的陪同下,悲伤的情感并未来得及表达,觉得走投无路,对生命也失去了意义,医护人员便可引导居丧者积极参与各种活动,通过和亲友同事们一起看影片、听歌曲、闲聊等,表达心中的情感,得到心灵的安慰,从而尽快从悲痛中摆脱出来,将感情重新注入另一个关系中,从而逐渐地和别人形成新的关系,当居丧的个体重新投入到新的生活时,需要自信也需要他人的鼓励和支持,社会支持对于整个居丧期都非常关键。

5. 居丧支持服务可以由支持团体进行:成立由临床应用护理专家、社会工作者、护理人员、业务指导者等成为主要成员的居丧服务小组,以协助居丧者解决好居丧问题;通过参与逝者的丧事、电话随同探访、书信、卡片、访视、发出有关悲伤抚慰的短讯等多种形式,与居丧者亲属取得联系,并予以适当的帮助与指导,协助他们成功地渡过正常悲伤时期。

6. 发展有组织的支持性团体,发挥同伴支持作用:居丧者可以参与到有组织的支持团体中去,分享彼此的故事。大多数这样的支持团体中的成员都经历了类似的丧亲之痛,他们将这种丧失融入生活,走到一起彼此来交流感受。从对逝者的感情依恋中解脱出来,帮助他们燃起希望,培养助人意识,与他人建立心理亲密性,恢复正常情绪。有的小组成员全部由有类似丧亲经历的人组成,有的小组成员由训练有素的专业人员组成,还有网络悲痛咨询等,这些组织都致力于引导居丧者重新开始新的生活。

三、协助葬礼

1. 向家属讲明丧葬办理程序

患者离世后,向家属讲明丧葬办理程序,以免悲伤中的家属茫然失措、毫无头绪。目前的丧事办理程序为:

(1)出具死亡证明,当亲属去世后,死去亲属个人或单位仍需要取得死亡证明:正常去世的,由医疗机构提供医疗死亡证明;不正常致死的,需要到当地的公安司法部门开具死亡证明。

(2)注销户籍,死亡患者亲属凭死亡证明文件到驻地派出所注销户籍。

(3)联络火化业务:①打电话或派人去往殡仪馆或丧葬咨询服务站联络火化,记录逝者名字、住址、年龄、性别、去世原因、去世日期、尸体地点、死亡患者户籍地址。②记录亲属名字、住址、电话、与死亡患者的关系等。③约定业务项目、业务日期等。④接收尸体按预约日期,亲属凭死亡证到规定场所等待灵车,接送尸体。

(4)将尸体火化:①尸体转运到殡仪馆。②尸体整容。③尸体告别。④尸体火化,购买骨灰盒,办理火化证明。⑤提取骨灰。⑥按选定方法放置的骨灰,不同地域殡丧事宜的程序可能有所不同,医护人员可根据具体情况为家属提供殡丧办理信息。

2. 理解葬礼对于居丧者的意义和重要性

葬礼被认为是人们从摇篮到坟墓过程里所有仪式中最重要的一部分。它作为表达悲痛和人文关怀的载体,对于丧亲者走出悲伤有重要的意义,如何让居丧者在丧葬仪式中获得安慰,从而帮助个体从不良的悲痛模式转变为良性的悲痛模式。通常在葬礼上使用和逝者有关联的物品作为引导他们走出悲伤的工具。范德林·派指出,葬礼在历史上有4个主要的社会功能:

(1)宣布和纪念某人的死亡。

(2)提供对尸体安置的方案。

(3)协助逝者家属重新适应逝者去世后的生活。

(4)表明逝者家属的社会关系和经济关系发生改变。因此,葬礼这一仪式对于居丧者非常重要。

第四节 安宁疗护质量标准

一、安宁疗护质量管理标准

安宁疗护病房应当根据以下规定,进行医学质量管理:

1. 建设质量管理制度,以保证质量管理制度的执行效果,完善和落实各种制度,执行有关的技术规范和准则,严格执行质量控制,制定疗护的有关指导和技能操作规程，以彰显人文主义关爱。

2. 严格依据诊疗护理人员行业标准进行相关管理工作，形成合理、标准化的就诊护理人员服务过程，做到患者实名制管理。

3. 形成在管理工作中出现质量问题逐级上报的制度。发生重大或明显的产品质量问题时，必须适时进行集中分析讨论，协调处理。

4. 科室主任直接领导产品质量管理工作与监控，定期召开产品质量评估，及时发现问题，提供改善建议，根据评估结论做出分析并提供持续改善对策。

5. 根据规范使用和监督管理医用机械设备、医药耗材、消毒药械和医药用具等。对医疗设备做好日常维修，确保设备正常工作。

6. 建立患者医疗护理文书管理制度，医疗护理文书书写及管理应当符合国家有关规定。

7. 形成完善的医疗信息沟通制度，依据规范对患者和家庭做出通知，增进交流，保障患者权益，保护患者隐私。

二、安宁疗护质量管理评价标准

（一）病房配备情况

1. 建筑要求

（1）安宁疗护中心的建筑布置，必须符合消防安全、环境卫生学和无障碍的规定，如在患者活动地方和走廊两端都必须设有扶手，房门出入口也必须方便轮椅、平车等出入。

（2）科室设有病房、护士站、治疗室、处置室等区域。

（3）病区各床位净利用面积不少于 $5m^2$，各床位间隔距离不少于 1.5m。所有病房必须设有洗手间、单独的洗澡间、应急电话设备。

（4）设有患者室内、室外活动等区域，设有谈心室（评估室）、关怀室（告别室）等区域。

2. 设备要求

（1）基本设备：科室内配备听诊器、血压计、温度计、呼叫装置、给氧设备、吸痰设备、气垫床、治疗车、病历车、药物箱、心电图机、血氧饱和度仪、超声雾化机、血糖仪、护理转运车等基本医疗设备。

（2）护理信息系统：科室具备医嘱处理系统、文书书写系统和不良事件上报系统。

（3）病房每个床单元配备基本装置和其他设备。

3. 人员配备

安宁疗护中心实行医疗、护理、药师、营养师等多学科团队的治疗模式。

（1）必须有 1 名具备副高以上专业技术职称工作资历的医师。

（2）每 10 张床位内至少设置 1 位执业药师。根据收治人群的病情状况，可委托有关专业兼职医师开展定时巡诊,解决其专业医学问题。

(3)可按照实际需求配置相应的药师、技师、医疗临床营养师、心理(医疗)师、康复治疗师、中医、行政管理人员、后勤、医疗社区工作人员和志愿者服务工作人员。

(4)必须配有1名同样具备主管护师级别专业技术职务聘任资质的注册护士。

(5)每10张床位中最少配置4名护士,或按与护士1:3的比率配置护理员。

(二)医院组织

1. 组织机构

(1)各医院的主管领导创建机构体系,包括创建科室、医疗部、护理部、制剂科、麻醉科等有关科室负责人。

(2)建立良好的合作协调机制,定期组织对相关工作开展情况进行检查,及时发现问题并整改,并有记录。

2. 制度建设

(1)建立质量管理体系,保证质量管理体系正常高效运转,完善和落实各种制度,严格执行有关技术规范和准则,落实质量控制措施、诊疗护理相关指南和技术操作规程,彰显人文关怀。安宁疗护病房相关制度纳入医院医疗护理质量管理体系,具体措施有效落实。

(2)严格依据诊疗护理操作标准进行相关工作,形成合理、标准化的就诊护理服务流程,做到患者实名制管理。

(3)建立医疗护理质量不良事件逐级汇报制度,在发现明显的质量问题后,必须适时召开集体分析研讨会、协调处理。

(4)科室负责人直接负责质量管理与控制,定期组织质量评估,及时发现问题,提出改善建议,对评估结论做出分析并提出改善对策。

(5)建设安宁疗护特色医院文书管理制度、医患信息沟通机制,根据规定对患者和家属做出通知,做好沟通,保障患者的权益,保护患者隐私。

3. 管理评估

(1)医院有安宁疗护病区创建活动的计划,定期检查终末期患者的护理状况、医护安全保障、患者生活质量、随访状况和病历质量等的记录。

(2)积极配合各级评审工作。

4. 组织管理

(1)以科室主任为组长,成立执行小组,设置专门的医护人员负责安宁疗护病房工作。

(2)安宁疗护病房医护人员熟练掌握相关文件,熟练掌握安宁疗护理念,能独立开展安宁疗护工作。

(3)建立医务人员定期技术培训机制,组织各科医务人员至少每半年进行一期安宁疗护专业技术培训,并有相关记录。

5. 科室组织职责

（1）症状控制

①建立各症状动态评价制度：在患者入院后，由医护人员及时地对患者表现做出全面评价，并有记录。

②病程记录体现对安宁疗护患者各种症状评估及处理，并在护理记录单上有体现。

③可保证疼痛药物及时性，缓解患者的疼痛。

④为确保患者的舒适管理，加强住院环境、病床单位、口腔护理、肠道内外的营养护理、健康饮食、大小便及生活护理管理。

（2）心理支持和人文关怀

①建立心理健康情况动态评价制度：患者入院后，医护人员应及时对患者的心理健康情况进行全面评价并记录。

②科室有心理评估工具、动态评估制度；具有防范住院患者心理危机相关制度及应急预案。

③科室有针地对每例心理危机不良事件进行分析讨论，并有心理危机分析报告，资料完整。

④医务人员具有识别患者心理问题的能力，熟知心理评估流程，科室或院内具有进行心理危机干预的人员。

⑤医务人员心理评估和干预能力的培训与考核每年2次，并有记录。包括安宁疗护理念推广、生死教育等相关内容。

6. 文书及制度落实

（1）落实患者知情同意制度，向患者及家属告知开展安宁疗护的目的、风险、注意事项等。

（2）具有不抢救知情同意书，向患者及家属告知不抢救的原则及内容等。

（3）具有安宁疗护患者处置流程，并有相关文件。

（4）具有死亡病例讨论及记录。

三、安宁疗护质量管理持续改进

强化安宁疗护质量管理工作，为社会各界创造优质的安宁疗护服务是我们关心的重点。安宁疗护质量管理体系是现阶段评价不同组织的服务质量和水平的关键指标体系之一，主要是关于安宁疗护医务人员对工作满意度和基础护理质量的综合评估，也包含了整体护理工作流程，是在医护服务质量构成规律的基石上对构成的各种因素加以细致的综合协调，以实现既定的医护规范和符合患者的需求。持续质量提升是安宁疗护质量管理体系的精髓与内核，是服务质量发展、提升以强化满足要求能力的循环实践活动。

（一）护理持续质量改进概念

医院护理人员的服务质量提升主要是利用四个管理系统之间相对独立且又互相联系的功能特点，以医院护理人员质量信息管理和医院护理人员电子病历数据为基础，通过信息化平台，以电子病历质量管理系统对患者的护理过程实施自动监测，以医院护理人员服务质量管理系统为评价，进行医院护理人员服务质量基础数据收集，医院护理人员服务质量自动分析、监测，服务质量风险前瞻预警等，并利用计算机监测、大数据分析，高效实施医院护理人员服务质量管理系统，以实现医院护理人员管理工作的科学化和医院护理人员服务质量的提高。

（二）安宁疗护护理质量持续改进基本方案

1. 针对医院总体规划，结合安宁疗护特色和管理工作，重点制订全年工作计划、季工作计划、月工作计划和周工作计划。
2. 按照政府职责计划，提出具体的考核办法。
3. 按工作计划及考核办法检查指导安宁疗护护理工作，重点检查实施及落实情况。
4. 由护理部质量控制组、科室质量控制组共同开展安宁疗护护理工作质量检查。
5. 将检查结果进行整理回复给有关工作人员。
6. 针对检查发现的问题及时制订整改措施，并将此措施告之全体安宁疗护护理人员。
7. 护理工作质量检查结果作为安宁疗护工作进一步质量改进的参考，并作为护士长管理考核重点。
8. 对临床实施的新技术、新服务、新项目进行有关技术培训并登记记录，建立有关的护理人员常规，并申请护理部批准、登记备案。

四、安宁疗护安全管理

（一）医疗环境安全管理

随着社会经济的发展，医疗技术水平提高，医院管理模式也有了很大变化。与此同时，公民的基本卫生意识、基础医学知识掌握量的普遍提高，这也对医院安全管理及质量提出了更高要求。而安宁疗护作为一个新兴学科，又有着自己特殊的基本理论架构，是身、心、社、灵四位一体的特殊治疗体系，因此安宁疗护及病房医院安全管理工作都存在着一定的特点，成为医院卫生制度的重要部分，其医院安全管理问题也备受社会关注。

1. 服务流程与规范

（1）风险防治：各医院将对自身健康保障措施加以完善，建立健全医学质量安全管理制度，对安宁疗护流程中的动态管理、环节管理以及环节管理制度进行完善，并将对易发问题的医院设施、诊疗过程和患者群体，制订出具体的解决方法。有条件的医院还可以建立起检验情况危急的报告管理制度、患者身份鉴定管理制度和查对管理制度等,以准确了解濒危患者的身体状况,对症处理,并尽量减轻疼痛,保证其治疗对象治疗方式、治疗效果的准确性,并与家属做好沟通,对疾病转归做好准备,必要时协助家属处理。在医院中建立起医疗责任保险制度和医患纠纷的第三者调整监督机制,使医患纠纷防范措施进一步健全,增强对医院中争议事项的处置能力。

(2)服务高水平科室,采取讲课、座谈和医学安全专项知识竞赛等方法,广泛宣传与安宁疗护工作有关的知识、法规,更有效地增强医务人员的社会责任感、自律性和医学安全意识,规范自我检查、护理的行为,对有关医学操作更加耐心、仔细,从而改善自身服务态度,明显降低医疗差错、医疗事故的发生。同时在治疗过程中,医务人员必须对知情同意、隐私权保障、疾病报告进行规范落实,保障患者的健康利益。

(3)安宁疗护相关人员定期进行学习和培训,扎实的知识功底是提供良好安宁疗护服务的前提。如对疼痛的评估与管理工作基本知识,特别是有关吗啡使用的药物剂量问题和对疼痛的非药物治疗提问;沟通交往基本知识;对患者和亲属的失落、悲痛与居丧和濒死期看护的基本知识;心理健康社会服务与精神支持等方面的基本知识;社会伦理问题基本知识等。尤其注重精神、心理层面的学习,融入实践中,给予患者恰当的支持和鼓励。从根源上提高安宁疗护从业人员的知识水平,是保障医疗环境安全的重要环节。

2. 面对风险实施相应安全管理措施

(1)医院加大培训力度及开展有效监管:①使用前培训,人员轮岗交接培训、定期再次培训;②组织巡查,发现问题及时整改。新到医疗设备后都应先对医务人员给予培训,完全合格后再使用。培训合格后上岗可完全避免上述设备性能掌握程度不够、器械工作原理不知晓等原因所造成的事故。另外,医院还应培养一批专业的设备维护人员,同样通过培训提高其专业水平,才能及时排除设备安全隐患,并定期做好检查。

(2)医院需提升自我保护意识:在使用医疗设备过程中,由于对患者的宣教指导不够,可能会导致患者擅自更改器械参数、工作动态等现象,而最终导致事故的发生,故应加强和患者之间的沟通宣教。

3. 病房环境

(1)安宁疗护病房的建筑布局必须符合消防安全、环境卫生学和无障碍规定。布局合理、功能划分清楚、洁污分离、标志明显、气温湿度合适为基本特点。

(2)执行医疗器械、用具的消毒要求。医务人员遵循手卫生规范,对医疗垃圾进行严格的分类及处理。

(3)在两人以上房间内,每张床间必须配备帷幕或隔帘,以便保护患者隐私。

每床应设有床旁柜和呼叫装置，并设有床挡和调整层高的设备。

（4）病房和厕所地板必须符合无障碍和防水的规定。

（5）洗澡间内需配有扶手，以及应急呼救设备。充分考虑终末期患者的生活需要，并设置相适应的淋浴设备、移动患者设备和防滑倒等措施。

（6）在患者的活动区和走廊两端都必须设有扶手，且房门必须方便于电动轮椅、小平车出入；功能检测用房和心理理疗用房之间必须设置无阻碍通路。

（7）病房设置的关怀室（告别室）可兼顾民族、传统文化的要求，重视民俗习惯，以反映人性、人道、社会关怀的特色，并配置符合家属或辞行亡者需求的设备。

（二）法律安全

《中共中央　国务院关于深化医药卫生体制改革的意见》（《意见》）中提出：深化医药卫生体制改革的总体目标，是建立健全覆盖城乡居民的基本医疗卫生制度，为人民创造安全可靠、高效、便捷、价廉的医疗健康公共服务。"并将医学安全问题明显地置于评估基本医疗服务绩效的第一位。为达到这一目标，《意见》还要求进一步形成规范高效的医疗健康监督管理体系，进一步加强医院业务活动和服务质量的监督管理，进一步完善医院业务规范和服务质量评估制度，进一步规范管理体系和工作流程，推进形成全国统一的疾病诊断标准，进一步完善全国医疗健康质量监督网络。

随着医院制度的进一步改革，也对护理人员岗位提出了更高的要求。要提高医务人员的社会法律意识，使之具有较强的社会责任心，灵活处理工作中所出现的各类问题，以保障医院护理安全，并促进医院的持续化发展。

1. 加大普法宣教力度。为了更有效提高医务工作人员的法律意识。要求医院加大普法宣教的力度，并通过对案件剖析以及有关法制常识的系统掌握，使其辨别是非，并增强应对处置的能力。特别是要组织职工认真学习《医疗事故处理条例》《医疗责任保险法》《传染病防治法》等有关规章制度，并对法制知识熟悉程度进行考评，使其清楚自己的法律责任，并按照规定程序，积极规范自身的行为，以防止差错事故、不规范事故的出现。同时，医疗工作人员也要注意积极掌握有关法制常识，以预防医疗纠纷的发生，并在纠纷发生时，学会运用法律手段来保障病患双方的正当权益。当然，也要重视对医护人员加强业务培训，通过过硬的医护技术、优良的医护服务态度来满足患者的基本需求。

2. 建立严格制度。要对病房的操作加以规定，病房要注意建立严格的制度，并保证使所有医疗护理工作得以顺利完成。

3. 进一步提高医务工作技术人员综合能力。高质量的医疗服务能够给晚期患者带来更舒心的医疗服务，从而提升生活品质，减少患者不良事件的发生。所以，要进一步提高医疗服务技术人员的综合能力，并增强其服务质量意识，才能正确、完善、有效地为患者进行医学护理服务，并保证医疗工作的科学性、严谨性。由于很多患者在病痛的困扰下容易偏激，所以，医务工作技术人员要学会站在患者的角度研究与考虑问题，要有专业的技术操作技能、和谐的语言语气，为病患进行个性化的服务，以增强其安全性，并符合患者的生理、心理护理需要。此外，医护人员还要增强自己的语言素质，要多学习心理、社会学等相关领域方面的专业知识，以熟悉各种疾病的精神心理学特征，并加以有效地沟通，来指导患者，协助其建立对健康的信心，从而使其克服心理疾病，防止因刺激性语言而对患者心理健康产生极大的危害，最后导致不必要纠纷事故的发生。

4. 提升文书书写的质量。护理人员文书具备相当的法律效力，是为支持医师、护理人员之间的相关证明工具，其标准化书写可以减少与护理人员争议事项的出现。所以，对于提高文书书写质量，医院必须要对医疗工作人员做好教学、管理，使之认识规范性公文的意义，并且可以及时、准确、真实地撰写公文，内容包括患者的入院日期、治疗情况、服药状态、患者转归状况等，并仔细审核，定时抽查，对于出现的遗漏、问题要加以及时分析探讨，并指出具体整改措施。使其法制观念得以有效增强，使医护人员在工作流程中，能够客观、公正、准确、全面地记载，从而避免无谓争议的发生。如针对危重患者在急救时的口头医嘱，要督促医务人员在 6h 内给予补写并签名，但在签字时仍要填写医生姓名，并书写日期，以保证笔迹的整齐、清晰，严格遵守文书书写规定。

（三）患者自杀安全管理

护理安全管理中患者的安全管理工作是管理的核心内容，而患者安全管理工作又在整个医疗管理工作中占有着关键的地位，事关患者安全与健康，保证安全是所有管理工作的立足点与出发点，也是安宁疗护工作的重要组成部分。

1. 自杀风险因素

（1）性格上有问题，往往不愿意倾诉、转移或用主动的处理方法来排解自己的压抑情绪，只是以自责、自伤，乃至轻生的方法来逃避社会现实。

（2）对病情并没有很准确的认知与掌握，安宁疗护病房多是终末期患者，饱受各种病痛的煎熬，严重的疼痛、因化疗所引起的身体剧烈的不适反应等等，再加上难以忍受的身体折磨，对未来完全没有自信。

（3）难以承受的经济负担，患者因为家里经济情况并不好，不想给家庭太多的拖累而选择了轻生。

（4）家属的漠视与遗弃，由于生病时期久、花费高而遭家人遗弃，如果再加上病情治愈无望，很容易产生自杀念头。

2. 自杀防范措施

（1）提高工作责任感，消除安全隐患。医院应当将防范患者意外视为患者的安全措施之一，同时做好对安宁疗护护理人员的安全意识教育工作，把安全教学与自杀预防作为对安宁疗护团队继续教育的主要学习内容，并根据实际情况对在岗工作人员开展有关自杀患者的预防培训工作，使之能尽早、正确地判断患者自杀的迹象，并适时采取措施。建立突发事件应对预案和处置流程，并定期开展训练和演习，以增强预防风险的能力。

（2）注意心理护理，评估并确定自杀风险者。积极与患者沟通，耐心听取患者叙述，帮助其处理实际困难，掌握患者有轻生企图的信息。医院还应建立患者的自杀评价表，内容主要涉及：患者曾有过自杀历史、患者情绪不稳定、肿瘤晚期、家里的经济条件较差、家人遗弃等，这也是鉴别高危患者的重要技巧，并要求安宁疗护团队核心人员必须全面掌握患者病情，对高危患者重点交接班，密切监护，并维持较高的警惕性，重视对患者精神异常活动的观察，多联系多交流，以了解其思想动态，并综合评价和确定自杀的风险。

（3）缓解患者疼痛，改善患者的生存品质。疼痛是导致终末期患者自杀的主要因素之一，疼痛直接影响患者的生存品质，应该尽量缓解。安宁疗护护理人员应当及时观察和评价患者的疼痛程度，按医嘱合理规范使用止痛药品，以有效减轻病症，缓解患者疼痛，让其安心治疗。

（4）开展患者自杀预防教育。对患者及其家属以幻灯片、宣传栏等形式开展自杀预防教育，如生命教育、死亡教育、抑郁症防治、心理健康等，提高患者对生命价值的认知，熟悉常见精神障碍和心理问题的临床表现。

（5）对患者与家属进行同步康复教育，争取家属支持。让家属积极参与整个护理流程，引导家属、朋友经常探望，促使家属细心护理，给予患者情感帮助，让患者体会到亲人的关怀，激起其对亲人的眷恋和对生命的信念。在患者发病时期家属常常有担心、不安、无助等负性情绪，而这些心态直接影响患者，可采取对家属进行同步心理健康教育，使家属保持良好的精神状态，发挥家属成为患者主要支持系统的功能，减少患者抑郁情绪，消除轻生念头，勇敢、快乐地面对病情，配合治疗。

（6）精神照顾护理。终末期患者在忍受身心的折磨之外，又往往感到生活虚无与寂寞、没有个人尊严和价值感、没有生活意义等，容易形成消沉的心态，可由医生统筹管理，组建一个提供精神照顾的精神及护理团队，为心理障碍的终末期患者进行心理指导，在平时的护理中树立情感与信心，让其可以坦然对待并接纳死亡。

（7）做好病房周边环境的保护措施。帮助患者及家人进行危险物品的管理，避免危险物品残留于患者周围，如绳索、刀具、药品等，病房门窗轨道增加铁皮，使门窗开口最大尺寸为15cm，这样可以有效防止患者跳楼事故的发生。

3.制订自杀预防及处理应急预案

（1）自杀倾向：先告知患者家属，并安排患者入住靠近护士站的病区，与家属达成24h陪护协议书，以做好对患者的心理引导。科室晨会通报，重点交接班，24h内严密监视患者，防止患者接触危害自己的危险物品，防止各种不良影响，并注意保护患者隐私。请精神科、心理科医生会诊，进行专业心理干预。

（2）自杀未遂：通知患者亲属，并要求病区主任、值班医务人员在第一时间内到达现场，并准备好急救设备，及时抢救患者。封锁现场并维持秩序，同时指派一名护士24h陪护，不让患者脱离视线，以避免患者再次自杀。

（3）自杀死亡：告知患者家属，保护现场，通知医生，配合医院及有关部门的调查，必要时可运用通过第一信息人（配偶、父母、兄弟姐妹）或第二信息人（亲戚、朋友、参与急救的医护人员、自杀的发现者或目击者及其他相关人员）掌握患者自杀原因，深刻分析患者自杀动机，同时提供对患者家属在应激状态下的心理帮助和干预。

（4）不良事件上报。根据患者的实际情况，对自杀未遂及自杀死亡的患者按相关要求进行不良事件上报。

第五节 终末期肿瘤患者的伦理问题

一、肿瘤护理中涉及的伦理道德原则

（一）基本要求

公正：指所有患者不分国别、人种、肤色、宗教、年龄，应给予同等水平的医疗和护理；自主：患者有自己做出决定的权利，有权知道自己的诊断和病情，有权决定自己的治疗（对患者提供必要的信息）；仁慈：指富有同情心。护理人员不可做损害患者的事，并为患者做好事。护理人员根据不同患者个体化需要应该注意调整自己的工作程序，而不应要求患者来适应自己的工作程序。

（二）尊重自主原则

癌症患者对病情有了解和自我决定的权利。在医疗过程中，要告知患者完整的病情。但临床工作中执行时常常遇到困难，有些家属要求医生隐瞒患者病情。事实上患者有知情的权利，也有不知情的权利。这就要求护理人员在护理实践操作中，遵循护理伦理道德原理，思考这个问题不在于是否要不要告知病情，而是如何告知、怎样告知、什么时候告知、谁告知、以什么方式告知？在知情过程中，护理人员告知信息内容应与医生所提供的内容相一致，这样不仅保护具有行为能力的人自主性决定的权利，也能保护无行为能力的人不受伤害。

（三）不伤害原则

肿瘤患者在接受病情诊断及在整体治疗过程中存在心理障碍，护理人员应充分理解患者，在治疗前要将可能的不良反应及处理向患者及家属解释清楚，并做到风险和利益评估，尤其是对临终患者，应及时了解患者及家属的要求，满足患者希望达到的要求，尊重患者人格尊严，对家属尽心安慰和支持关怀，让患者在临终前体会到温情和人性。对化疗患者应掌握精湛的穿刺技术，及时巡视，防止药物外渗对

患者造成危害。

（四）施益原则

癌症不仅是个人的痛苦，也影响和破坏了家庭正常的秩序，使其家属同样经受一个心理应激和适应阶段。从保护健康出发，现代护理学已将护理对象从患者转变为患者/家庭（或家属）。护理人员要主动了解患者的病情变化，掌握患者社会背景、家庭情况、特殊心理活动及患者细微的情绪变化征兆，及时帮助患者调节心理状态，以心理干预的方法，减轻患者的焦虑情绪，提高患者的抗压能力。

（五）公正原则

在同样有限的社会资源和医疗资源允许范围内，公平处理个人的基本需要是新形势下护患关系的要求，所谓基本需要是指营养、健康、护理及公共卫生教育的享用，缺少时就会产生伤害。如果因患者未得到所需的治疗和护理，是不符合公平原则的。同样，对可以使用有效的药物和技术而放弃，偏重采用高技术和高额费用，也是违背公平原则的。

（六）诚实守信、保守隐私原则

肿瘤患者和家属由于病情和治疗过程中的不良反应，都表现出一定的伦理困境，肿瘤专业护理人员应具备必要的伦理道德要求，应用伦理决策能力，考虑影响伦理决策的因素如个人及社会的价值观、个人认证、文化背景、社会环境等，对患者进行伦理道德的支持，严格遵守与患者建立的守信义务，遵守个人隐私保密义务，从伦理角度理解患者，促进患者疾病的恢复。

（七）促进健康，着重身心的完好

关于健康和疾病的概念，传统认为健康和疾病是两个相互联系的统一体，即一个人患病就失去健康。美国通过对108名恶性肿瘤患者所记"健康日记"数据的分析，说明一个人即使患了恶性肿瘤，能充分发挥潜力，从事自己的职责，或完成本角色的责任，即使在接受治疗中，仍能进行锻炼，并不否定是健康的。这项研究将健康和恶性肿瘤看作是两个可以分离的统一体。这与WHO对健康所下的定义相一致，即：在日常生活中，不仅重视身体健康，同时也重视心理和社会的适应，以达到一个理想的健康状态，并不仅仅是没有疾病。随着人们的寿命延长，以及诊断水平的提高，将有更多的人患癌，同时由于治疗水平的提高，将使更多的恶性肿瘤患者治愈或带癌生存，恶性肿瘤已成为一种慢性疾病。20世纪80年代美国由国家资助对一些慢性疾病进行研究课题，目的是提高患者生存质量。促进患者健康就是近年来应用于恶性肿瘤治疗的课题，已取得初步成效。促进健康强调建立健康的行为活动或生活方式，提倡发挥自身潜力，不宜宣传疾病角色、行为和对医务人员及家属的过分依赖，成为现代卫生保健的一种力量和新的方向。研究者对健康生活方式提出六个方面的内容：①锻炼；②充分发挥自己的才能和抱负；③人际关系；④对健康的责任；⑤营养；⑥对压力的适应。特别指出锻炼可促进心血管功能，降低血压，减轻抑郁和焦虑，升高血小板和干扰素水平，降低体重，增强身体耐力，对有些患者可以减轻痛苦。总之，建立健康的生活方式，可以减轻放射和化学治疗的副作用，从而提高生活质量。

二、学习护理伦理学的意义

护理伦理学作为一种特殊的职业道德科学，不只是一种理论，更重要的在于指导护理人员的行为准则。护理伦理学不是人们凭空想象出来的，而是护理人员道德行为在护理工作中规律性的反映，也是社会对护理职业道德的基本要求。护理伦理学的规范是在社会主义医德理论和基本原则指导下，从处理护理工作中人们的相互关系和护理实践需要而制订的具体行为准则。护理伦理学之所以成为一个独立的学科，与护理工作的专业性、职责的特殊性、工作的重要性和学术的科学性有关。护理人员经常面临的伦理问题、价值观念、道德水准、护理伦理推理和判断能力、护士行为、医护与医患关系，尊重患者权利、保守医密等。护理伦理强调支持维护、行动负责、互相合作和关怀照顾。

护理人员与患者亲属关系处理的好坏，关系到整个社会的和谐和安定。面对焦虑不安、情绪紧张、死亡患者的亲属及来自社会四面八方的人际关系应如何对待，这里存在许多伦理道德问题，值得深入探究和认真对待。协调好这方面的关系，就需要护理人员学习护理伦理学，了解医学道德的历史发展轨迹，感受历代医德的优良传统及现代护理先驱者的宝贵经验，弘扬医学事业的优良道德传统，进而树立科学的世界观、人生观和道德观，树立热爱护理事业、忠于护理事业、献身护理科学事业的观念，更好地为护理事业做贡献。

三、临终关怀的道德本质

1. 临终关怀符合我国社会主义的道德标准

目前我国多数患者家属改变了以往众亲人在家中守候临终患者的方式，将患者送到医院使其在医院内死亡，认为这样才尽孝尽责。在我国社会主义条件下，发展临终关怀事业既体现了社会对临终患者实施科学有效的照护，也对完善我国的社会主义医疗卫生体系，以适应社会进步和"老龄化社会""独生子女"具有重要意义，具有一定的社会道德价值。

2. 临终关怀体现了人道主义的真谛

每个人都希望生的顺利、活的幸福、死的安乐。当一个人处于治疗无效的疾病末期或其他状况下的濒死阶段时，特别需要人间的温暖、社会的尊重、精神的照护、亲友的依恋及众人的关怀。当一个人即将逝去，社会人群仍以各种方式使其感到自己生命的尊严，感到自己生命的价值，从而最后体验人道主义的温暖。

3. 临终关怀显示了对死者家属的关怀

在临床我们常常忽略了家属的痛苦，而许多家属往往比临终患者更难接受死亡的事实。临终关怀要求我们尽量减少家属的悲伤,积极安慰和疏导家属的悲恸,提供各种形式的帮助,使其度过悲伤阶段,使家属深切感到人间的情谊,具有极大的道德价值。

4. 临终关怀提高了工作人员的道德水平

没有强烈的责任感和高度的道德水平是难以胜任临终关怀工作的。桑德斯博士主张:选择那些曾经经历过人生挫折而能战胜命运的人,尤其是曾经面临过亲人死亡的人,他们可用亲身经历来鼓励家属及患者。使患者能在有限的日子里,在充满人性的气氛中,安详舒适有尊严地离开。

第九章　肿瘤患者心理护理及社会支持

第一节　患者的心理反应特点

肿瘤患者的心理反应类型与自身个性心理特征、病情严重程度以及对肿瘤的认识程度有关。

一、肿瘤患者主要心理分期及护理

当患者被告知病情后，其心理反应可分为五个阶段，即震惊否认期、愤怒期、协议期、忧郁期、接受期。

（一）震惊否认期

当患者看到化验结果或得知患了肿瘤，顿时呆住了，霎时间分寸紊乱、麻木不仁，甚至昏厥，这种震惊称为"诊断休克"；接着，患者会否认自己得病而怀疑诊断有误，拒绝承认残酷的现实，以维持心理平衡。其实有更多的患者并非完全否认癌症的诊断，而是在压抑自己对疾病的强烈情绪反应。此期短暂，可数时或数日。

否认是一种心理防御机制，此期医护人员及家属在语言上不要急于揭穿患者。

（二）愤怒期

在这个阶段，患者在否认事实时，心中多少还会存有一些希望，当看到事实无法改变时，会由否认转为愤怒。这是可以理解的，因为患者面临着太多的打击。如健康、事业、爱情、人际关系等都会发生变化。对于这一期的患者，常会怨天尤人，把怒气发到家属和医护人员身上。

愤怒多由失落引起，此期要尽可能地满足患者需要，给患者心理支持，允许患者尽可能地宣泄自己的情绪。

（三）协议期

这个时候患者会反反复复去寻找自己以前生活当中的不良习惯、工作的压力，甚至父母及童年经历给自己造成的影响等，悔恨自己没有尽早关注自己的健康，戒掉生活中的一些陋习，比如戒烟戒酒的问题，应该更早地进行规律生活，爱惜自己的身体，这个时候的悔恨、妥协都是存在的。

此期医护人员要用真挚的情感尊重患者，为患者提供耐心地护理，对于患者提出的请求，要采取积极的态度满足其心理需要。

（四）忧郁期

此阶段患者通过手术、放化疗的治疗以后，治疗的副作用难以忍受或治疗效果不佳，癌症复发时，面对残酷事实，患者会表现为被动、少活动、情绪低沉、沉默不语、悲伤、哭泣、食欲不振、忧郁、无助感及绝望感等，这一时期的患者可能出现自杀倾向。

此期要鼓励患者表达悲伤，应用各种交流方式，鼓励患者的家属多陪伴患者，并与患者多交流沟通；对患者表示同情、关注和安慰，支持患者，用音乐或其他娱乐分散患者注意力。密切观察患者的心理变化，预防患者的自杀倾向，予以对症心理支持。

（五）接受期

经过以上几个时期的经历后，有些患者逐渐接受了自己面临死亡的现实，矫正心情，情绪趋向稳定，以至平静地等待死神的降临，从容地离开人世。这一时期的患者能够较为理智接受治疗，这也是医护人员和家属所希望患者达到的状态。

此期要帮助其家人和朋友理解患者对社会交往的需求下降，体谅患者的苦衷，给予情感上的关怀和实际的支持，创造安静、舒适、祥和的环境，帮助患者完成未了的心愿。患者的心理问题不容忽视，只有认真观察患者的心理活动，对他们表示理解支持，才能顺利接受治疗，从绝望与沮丧的深渊里爬出来。

二、临终患者家属护理

一般情况下，临终患者家属也要经历震惊、否认、愤怒、悲伤和接受几个阶段，而这几个阶段并非都必然发生，其发生的次序也有可能有所改变。临终患者家属护理的目的是与家属建立信任关系，提供抒发哀伤情绪的机会，提供有关患者病情及照顾的信息与建议，提供支持与关怀。

（一）震惊、冲击

当得知自己的亲人患癌症或不治之症后十分惊讶，难以接受既成的事实，好像被宣判了死刑，回想以往美满幸福的家庭生活即将破灭，心潮起伏、感慨万千、无限悲痛，甚至痛不欲生。

（二）否认

患者经过一段时间的治疗，病情暂时有所缓解，家属这时往往会幻想病可以治好，或是怀疑医生诊断错了，抱有一线希望而四处求医问药。

（三）愤怒、接受

当患者经过治疗不见好转，且病情日益加重，家属确认医治无望时，就很自然产生了愤怒、怨恨、忌妒情绪，是一种求生无望的表现。同时，患者家属此时已经开始接受患者即将死亡的事实。

(四)悲伤、忧郁

得知患者不能治愈到患者死亡后一年甚至两年时间。此时,家属往往有负罪感,觉得对死者生前没有照顾好,甚至觉得自己对死者的死亡要负责任,同时有失落感和孤独感,空着的床位、死者留下的照片及遗物等都会令人悲伤。

(五)接受、解脱、重组

认清逝者已逝,一切都已成为过去,逐步解脱,重新展望新的生活方向,准备新的生活,重组的过程是渐进的。

三、沟通技巧与方法

(一)促进有效沟通的技巧

1. 参与:集中注意力,不受其他声音、事物干扰,换句话说就是完全注意对方。
2. 核实:接收和给予反馈的方法,即核对个人感受。
3. 反映:是指临终关怀工作人员将患者所表达的语言和非语言信息展示给患者,以便患者能重新评价自己的沟通。

(二)同理他人的技巧

同理是指侦查和确认他人的情绪状态,并给予适当的反应。同理他人的过程分为两个阶段,分别是:

1. 侦查和确认阶段:敏锐的察觉伴随语言行为的非语言信息,是临终关怀工作人员了解患者所传递的感受的先决条件。
2. 适当的反应:适当的反应需要临终关怀工作人员运用良好的沟通技巧让对方觉得,你虽然不是他,但你懂得他的心,了解他的意思,知道他的感受,让晚期患者有一种"真正被理解"的感受。

(三)自我暴露的技巧

自我暴露是指个体在自愿的情形下,将纯属个人的、重要的、真实的内心隐藏的一切向别人吐露的历程。

(四)沉默的技巧

临终关怀工作人员和患者不是在沟通的整个过程中都必须说话,实际上以温暖、关切的态度表示沉默同样会给患者非常舒适的感受。

(五)关注患者需要的技巧

临终关怀应该把重点放在患者及患者的需要上,而不应该放在临终关怀工作人员或自己所进行的护理活动上。

(六)组织治疗性会谈的技巧

治疗性会谈是指临终关怀工作人员和晚期患者及其家属双方围绕与疾病有关的内容进行有目的、高度专业化的沟通过程,是临终关怀实践的基本组成部分,是收集患者健康资料的重要方法。

（七）与晚期患者沟通时应注意的问题

1. 创建并维护舒适和有支持系统的沟通环境：在与晚期患者沟通前，护士自身要有正确的死亡观，能够平静坦然地谈论死亡，坦诚地鼓励患者说出内心的真实感受，进一步分析晚期患者的问题和需要。

2. 坦诚而开放的态度：护士坦诚而开放地向患者表达自己的感受和情绪，还要控制自己的情绪，无情绪发泄现象。当患者准备沟通时要积极应对，共同讨论，正确评估患者言语的含义，给予适度的支持和希望。

3. 主动倾听：主动倾听是分析患者所表达的语言和非语言内容，了解其对死亡的感受，协助患者解析潜在焦虑的原因。

4. 注意避免沟通障碍：在临终关怀沟通实践中，有下列情形可阻碍沟通：

（1）护士总是否认病情的严重程度，总以"没事""好好休息""别太伤心"来托词。

（2）改变和避开与死亡相关的话题。

（3）对晚期患者的沟通意愿充耳不闻，继续手中既有的工作。

（4）强调正在进行的工作，拖延或回避需要回答的问题。

（5）故意制造幽默或轻松的气氛，以试图减轻患者的悲伤。

（6）有意回避患者。

第二节　肿瘤患者的社会支持

社会支持系统涉及面较广，仅就向肿瘤患者提供心理、情感及医疗护理、照护的支持而言，包括家庭、亲朋好友、医务人员、志愿者、工作单位（领导及同事）、社区及提供各类服务的支持机构。所有这些支持方式的基本目的都是为了保证肿瘤患者在生存的各个阶段不至于因为患病而丧失基本的生存条件，维持肿瘤患者最佳的心理及身体健康状态。

家庭支持是社会中最基本的支持形式，良好的家庭支持可以影响患者的行为。当家庭成员提供照护时，可以增强患者的自尊和被爱的感觉，起到相互协调，共同面对疾病的作用。社会支持对于在疾病期满足情感需要，保持生活能力是非常重要的。

1. 家庭成员帮助患者在家里日常的活动。

2. 社会交往中的人如朋友、邻居或同事与患者自由讨论内心的感觉。

3. 对正在经受患病痛苦的人常常由健康照护机构提供支持。

第三节 肿瘤患者的人文关怀

一、诊断期

得知诊断结果的患者有一个震惊时期,患者常极力否认诊断,这是一种自我保护反应。当确认诊断后,又存在极大的心理压抑,表现为恐惧、消极、焦虑、坐卧不安、失眠、食欲下降,甚至出现情绪休克。而恐惧是恶性肿瘤普遍存在的心理反应。根据人文关怀的理念,护理服务要与患者的愿望和需求有机结合。护士要了解患者心理状态,主动热情服务患者,通过收集患者资料和临床信息,制订出个性化的护理计划。对患者初期的心理反应要给予保护性护理。对于失去理智的患者,要多给予理解和照顾,并注意保护患者,以防止患者可能出现过激行为。对于经病理检查确诊为肿瘤的患者,应协助家属做好过渡性保密。

二、治疗期

恶性肿瘤患者在治疗阶段,遭受着肿瘤的诊断和治疗的双重精神压力。外科手术的实施,在切除病灶的同时,也常使机体生理功能受到障碍或造成机体器官的残缺,而放化疗引起的脱发、食欲缺乏、恶心呕吐,常使患者自我形象受损,加重焦虑和恐惧。因此,认真做好解释工作,交代治疗期间可能出现的副作用和注意事项,使患者理解治疗的目的,对完成治疗有不可忽视的作用。

三、癌性疼痛期

癌性疼痛是一个社会性问题,癌性疼痛不仅严重影响患者的生活质量,造成患者心理障碍,使患者丧失生存的欲望和做人的尊严。因此,对忍受疼痛的患者给予充分治疗,是人道主义关怀和道德责任的所在,是患者的基本需求,也是护士的基本责任。

四、对肿瘤患者家属

家属作为肿瘤患者的主要支持者,其对患者的照顾和支持不容忽视,对患者的身心健康有着至关重要的作用。是患者取得心理支持的重要途径,也是取得良好疗效的重要保障。因此,要顾及家属的心理问题,通过思想教育和及时提供疾病相关的信息,完善相关配套服务措施,降低家属对患者疗效的期望程度,维护家属的身心健康。

五、终末期

恶性肿瘤的发展,有它自然的过程。如未经治疗,恶性肿瘤由早期发展到中期,最后至终末期，或虽经治疗，但其后又恶化者，都属于终末期范围。如何使患者在余下的时间里获得尽可能好的生活质量，是终末期患者、医护的主要目的。通过细致入微的人文关怀，帮助患者重新建立自我生存的价值观，减轻患者的痛苦，缓解面对死亡的恐惧与不安，维护其尊严，提高尚存的生命质量，使剩余的生命活得更加充实和有意义，使临终患者安宁、平静地度过人生的最后旅程。

第十章 护士的沟通技巧及职业压力调适

第一节 沟通技巧的应用

沟通就是信息传与授的行为,发送者凭借一定的渠道,将信息传递给接收者,并寻求反馈以达到相互理解的过程。简单来讲是指可理解的信息或思想在两个或两个以上人群中的传递与交换的过程,目的是激励或影响人的行为。沟通在结果上存在有效沟通与无效沟通两种。

一、沟通的形成

生产出复杂思想的主要成就之一是人脑,对于沟通,它执行三项基本的任务,即吸取和加工大脑接收的材料,然后把材料加工生产成连贯而有意义的思想。

(一)吸收印象

大脑每日接受成千上万个印象,它把见到、听到和感觉到的材料,根据人们独特的偏好,形成图画、词语或声音吸收和存储起来。就有些人而言,视觉形象能产生最大的冲击,而对其他人而言则可能是言语、声音或触觉最重要。

(二)加工思想

不同类型的输入材料储存在大脑的不同"记忆库"里,并且为了能生产出思想,各部分必须相互协作。大脑这种找出备选信息并进行必要的关联是非常重要的。

(三)生产语言

已形成的思想传输出去需要转换成语言,这涉及给物体命名、寻找动词并且把名词和动词组装起来,以便形成互为关联的句子。

二、护患沟通的类型

(一)评估性交谈

护患之间的评估性交谈过程是护理人员收集肿瘤患者健康信息的过程。沟通双方关注的是信息本身的内容,目的是获得或提供信息,较少强调关系和情感。患者以往健康问题和目前的健康状况、遗传史、家族史、肿瘤患者的精神及心理状况、住院的原因、护理要求和日常生活方式、生活自理能力等就是通过评估性交谈得到的。这些信息可为确定护理诊断、制订护理计划提供依据。

（二）治疗性交谈

治疗性交谈的主要目的是为患者解决目前存在的健康问题，是护理人员向患者提供健康服务的重要方式。治疗性交谈有两种基本形式，即指导性和非指导性交谈。

1. 指导性交谈：指导性交谈是由护理人员（指导者）向肿瘤患者（被指导者）根据问题发生的原因、实质，指出肿瘤患者对存在的问题，提出具体解决问题的方法，并且让患者执行。

2. 非指导性交谈：非指导性交谈是一种商讨性的交谈。是护理人员、患者以双方平等、互相尊重为前提，共同就问题进行决策商议。其方式注重患者的主观能动性，所以错误决策的机会较少。

三、护患交谈的方式

（一）个别交谈

个别交谈是指针对某些记录，健康问题需要进一步了解或确定，在特殊环境所进行的交谈，一般限于两人之间。

（二）小组交谈

一般指多于3人以上的交谈。其优势在于相互之间可以加深彼此了解，获取别人情感及其他信息。不足之处在于主题不容易把握，谈话内容易受到干扰。

（三）对面交谈

是护患交谈最常见的交谈方式，由于交谈者双方同处于一个空间，都在彼此的视觉范围内，因此交谈就可以借助肢体、表情、行为和手势的帮助，使交谈双方尽可能准确、完整地表达和明了各自的意思，使交谈达到或基本达到预期的目标。

（四）电话交谈

电话交谈是一种跨空间、跨地域的交谈形式，被认为是在更大的空间范围内进行的面对面的交谈。对患者离院后出院回访、心理咨询方面的指导、进行疾病咨询及健康指导，均可采用此方式。

四、沟通的技巧

（一）倾听

倾听是信息接收者集中注意力将信息发出者所传递的所有信息分类、整理、评价和证实，以能够较好地了解信息发出者所说话的真正含义。

（二）核对

指在沟通过程中，为了验证自己对信息的理解是否被准确所接收而给予反馈的方法。核对包括重述、改述、澄清等方式。

（三）反应

是护理人员接到肿瘤患者传递的信息后所表现的态度、行动或意见。这种反应应与患者思维保持同步，对存在疑惑的问题不要急于定论，也不能为了鼓励患者而做虚假保证。

（四）提问

是收集信息和核对信息的手段。包括开放式与封闭式两种方法。

（五）阐述

即阐述观点、进行解释，如诊断、治疗、护理相关问题，病情严重程度，用药或检查前后的注意事项等都需要使用阐述事实。临床上，使用阐述技巧应注意语气的委婉及语言的通俗易懂。

（六）移情

即感情进入的过程，指护理人员站在患者的角度上，通过倾听、提问等交流方式理解、体验患者的真实情感。移情不等于同情，同情是对他人的关心、担忧和怜悯，是面对他人问题时的自我情感的表现；而移情是从他人的角度感受和理解他人的情感，是分享他人的情感而不是表达自己的情感。

（七）沉默

沉默是一种必要的沟通技巧，来自患者一方的沉默，可能表示满意状况，或可能传递对某些问题的害怕、担心，也可能表明对目前谈论的问题有应付及解决的能力。

（八）鼓励

在与肿瘤患者交谈过程中，适时运用鼓励性语言，对其是一种心理支持，可以增强患者战胜病魔的信心。可以介绍一些他人成功战胜疾病的例子和鼓励、安慰患者，使其对前途充满信心。

第二节　肿瘤护理人员压力调适策略

面对纷繁复杂、竞争激烈的现代社会，面对各种各样的压力，每个人会采取不同的应对方式。如何很好地适应工作中的各种压力是每一个护理人员需要思考的问题。而肿瘤科的护理人员承担着比普通科室护士更多的压力，加上患者对护理质量的高要求，还要面对肿瘤患者痛苦不堪和患者家属情绪的变化无常，使得肿瘤科护理人员长期面临高强度的心理压力，长期处于神经紧张的状态，从而会导致心理疾病的出现。学习有关职业压力的理论知识，可以使肿瘤科护理人员进一步认识职业压力并积极应对生活、学习、工作中的压力，能够全面评估自身压力，采取恰当的措施减轻压力，提高身心适应能力并促进身心健康。

一、肿瘤科护理人员职业压力概述

(一)职业压力的概念

压力(stress)是个体对作用于自身的内外环境刺激做出认知评价后引起的一系列非特异性生理及心理紧张性反应状态的过程。压力是一个包括刺激、认知评价及反应的动态过程,并应将三者作为一个整体来看待。职业压力(job stress)就是指当个人的能力与需求不能与工作环境相匹配时所引起从业人员的身心压力状态。

虽然人都有产生工作压力的可能性,但从事医疗卫生行业的人更为明显。护理是医疗卫生行业中压力最大的职业之一。护理工作是一种需要体力及脑力相结合的双重劳动。肿瘤科护理工作的性质决定了肿瘤科护理人员必须经常面对肿瘤患者、家属、医生、其他医务工作者等,多数学者指出,肿瘤科护理人员处于中等压力水平。

(二)肿瘤科护理人员的职业压力源

压力源(stressor)又称应激源,指任何能使个体产生压力内外环境中的刺激。换句话说,任何机体内外环境中的刺激,只要能引发干扰内稳态的就是压力源,包括任何与机体原有的生理及心理状态相异的因素。

肿瘤科护理人员的职业压力源多种多样,是由护理工作的性质及特点决定的。报道最多的主要有护理人员及工作方面的问题、工作量大小及时间分配问题、环境及资源方面的问题、患者护理方面的问题、管理及人际关系方面的问题等。一般认为,肿瘤科护理人员特有的压力源可分为个人、人际与环境三方面因素。

1. 个人因素

(1)个性因素及自我概念:个人性格特征决定个体对压力的反应及处理方式,影响个体自己及他人对自我的评价,个人如对自己产生负向的自我对话如"大家不喜欢我""我没有能力处理肿瘤患者的问题""别人比我好"等将对自尊及自信造成重大的影响。

(2)个人需求:比如努力想获得肿瘤患者的认可与赞赏,以及追求自主性与控制感的需求。一旦个人这些需求无法满足,或觉得无力完成时,将容易产生失望、遗憾甚至自我责备的情绪。

(3)个人动机:动机或驱动力诱发个人的行为表现,会受到自我及他人的期望影响。若动机或驱动力不足,个人对所处情景的评价及压力反应会受到影响。

2. 人际因素

(1)助人关系的建立,其压力表现在以下四个层面:

①以问题为中心的助人关系:一旦问题解决,大多数助人关系也宣告结束,随着肿瘤患者的离开,尤其当患者未能取得好的效果去世时,护理人员容易产生负面情绪感受,如失落感。

②缺乏正向反馈:相比较之下,负向反馈来得更容易、更直接,所以缺乏正向

反馈是一种压力源。肿瘤科护理人员希望自己对患者的悉心照料能够得到患者及家属的认可,但当病情恶化时,患者及家属常不能认可肿瘤科医护人员的付出。

③肿瘤患者情绪压力的影响:当患者情绪问题大到个人无法协助时,会产生罪恶与难以负荷的沉重感,肿瘤科护理人员可能出现冷漠或远离患者的行为,以调适自我内心深处的焦虑。

④肿瘤患者病情:肿瘤患者本身是一个特殊群体,在对其进行护理期间,对于患者的情感体验更为敏感,能够对护理工作产生一定程度的影响。肿瘤患者病情的改善常是逐渐好转,甚至不好转反而恶化。此事实会使肿瘤科护理人员在努力后,感到失败及自我无效性挫折,一旦未处理此负面情绪,就会容易责怪他人,如"医生不早一点输血";或责怪患者本身,如"他自己要酗酒这么多年""有异常不早些返院处理"等方式来表现。

(2)肿瘤的轨道特性:有些肿瘤患者可获治愈,有些则处于缓解期,患者可与疾病共存,但是有些肿瘤却让患者迅速死亡,令人措手不及。这些不同的肿瘤疾病轨道特性,让肿瘤科护理人员在护理患者时有强烈的不确定感,常会以经验来预期患者的疾病轨道,一旦与预期差距过大则会产生愤怒、遗憾与无助感。

(3)治疗结果:治疗成功让人感到有希望;治疗失败容易有罪恶感;见到患者发生因治疗带来的不良反应或并发症,可能产生矛盾心情;加上医疗团队对于患者的治疗目标未达成共识,因此会造成许多压力。由于肿瘤的特殊性,常出现治疗结果不能按预期发展,比预期差的治疗结果会引起护理人员职业压力。

(4)介入期延长:在肿瘤科,护理人员与患者间的助人关系,除在住院期间外,常出现无限期延长情形,甚至直到患者的死亡。对护理人员而言,既要不断获得患者家属的反馈,也同时为满足患者家属更多的需求而付出。当这种介入期延长时,肿瘤科护理人员将情感负荷过度而深感压力。

(5)对死亡的反应:每个人都害怕面对死亡,肿瘤科护理人员经常暴露于死亡情景中,会促使个人看见自己对死亡的害怕,常会联想到的死亡概率。当每一次面对死亡的经历,不能及时与人倾诉分享时,这种对于死亡的感触或压力,通常会积蓄于内心深处。

3. 环境因素

(1)社会环境:随着社会的不断进步,人们对医疗护理质量的要求也不断提高。但由于国内对特殊性职业的保护、相关医疗制度及职业保险尚未完善,社会贫富差距、各阶层间矛盾日益突出,医患关系紧张;中国传统社会对护理工作的认可度低,护理人员地位低,且护理人员工作负荷大、职业风险高,晋级及深造的机会少等社会环境的因素,致使护理人员职业压力高于普通人群。肿瘤患者的护理人员除了承受上述的工作压力外,还需面对特殊的工作压力。

（2）角色压力源。

①角色模糊：由于缺乏清楚的肿瘤护理专科范围定义，致使在医疗团队中不易获得尊重与信任。

②角色冲突：不论是护理人员或其他医疗成员，一旦重新进入新角色领域，都有可能对各自的传统角色产生冲击，如肿瘤专科护理人员角色的发展对护理专业带来的冲击。若角色冲突越大，将导致压力越大，从而使护理人员满意度降低。

③角色负荷过重：当个人无法同时符合多种角色期待，就会出现身体与情绪耗损、成就感降低和对患者、同事以及单位产生负面感受。又可分为质与量两种过度负荷，前者指工作所需的知识技能远超过个人所具备的；后者则指各种角色的工作量超过个人所能承担的，当质与量同时超过负荷时则容易发生疲溃。

（3）自主性与权威性：护理人员需要承担很大的责任，但被赋予职业相应的权利不够，所以更容易因缺乏自主性而产生挫折与无助感。

（4）团体内及团体间的冲突：影响因素如竞争、资源不足、彼此目标分歧以及工作的相依程度等。冲突存在于护理人员之间时，即为集体内冲突，容易因此模糊了专业的定位，影响单位团队的稳定性，产生疏离感以及无法坦诚分享。

（三）肿瘤科护理人员的工作疲溃感

1. 工作疲怠感

高强度的肿瘤护理工作压力如果持续时间过长，就会导致职业性疲溃感（job stress burn out）。所谓疲溃感是一种强烈而持久的工作压力所造成的一种无助、无望的心理体验，它是一种与职业有关的综合征。工作疲怠感是情绪疲倦感、工作冷漠感和工作无成就感的综合表现。

2. 影响因素

（1）对护理人员个人的影响：它将破坏护理人员个人的内稳态而产生生理、心理反应，最终导致身心不健康。

（2）对医疗团体的影响：虽说工作压力是属于个别性的，但也会影响整个团体。如果护理人员因身心的不健康导致工作低效率、请假、辞职等，必将影响所在病区的护理工作，大量的护理人员流失将影响整个医院医疗系统的运作。

（3）对护理质量的影响：护理人员工作压力过大，会造成护理质量下降，导致患者满意度低下。

（4）对家庭的影响：护理人员工作压力过大，也会影响护理人员的家庭生活，影响其生活质量。

二、肿瘤科护理人员职业压力应对

（一）隔离技巧

1. 设置界限

注意区分同情与共情之间的不同，肿瘤科护理人员应定时审视自我的情感表达，不要在工作中掺杂个人情感因素；提供最佳护理实践，保证护理工作的准确和专业；铭记个人的角色和职业范围，不要越界工作或扮演职业外的角色，必要时可与同事、老师探讨自己的执业范围与界限；学会将工作与生活分开，下班后离开工作地点，不再去思考工作上的事情。

2. 远离压力源

允许自己在繁忙的工作中有短暂的休息，如利用午餐时间给自己放个假；当感到工作压力过大，可以通过申请更换照顾对象、调整工作时间和工作内容等方式远离压力源。

3. 原谅

可以将自己的压力和委屈写下来，在文字中表达自己的不满和愤懑，表述自己的理由和观点，以这种方式宣泄内心的压力，如果不奏效，可以重复书写。在书写过程中，理清事件的逻辑和条理，最终原谅对方。完成这一过程后，就可以销毁这些文字，并以此作为事件的终结。

4. 事后总结

在经受压力事件后，医护人员可以向信任的同事倾诉；或向有经验的人寻求指导和帮助；给自己一些时间和空间去回想事件的经过；必要时可以寻求心理咨询或专业干预。

5. 想象

利用想象的方法，帮自己完成角色的转化。例如，当迈出工作单位的大门那一刻，想象有一把刀将你与工作剥离，向自己强调已将患者交给了其他可信任的同事；将下班洗澡的过程想象成洗去身上的压力的过程；将换下工作服的过程想象成角色变化的仪式。

（二）放松技巧

1. 腹式呼吸法

采取放松姿势，深吸气使腹部膨起，憋气，然后经口呼气，每个动作持续 4s。以 3 轮呼吸为 1 个周期，定期利用此法，可帮助护理人员放松。

2. 自我说服法

遇到压力或问题时，第一个反应可能是"不行，我做不到"；这时护士应注意分析事件，分清哪些是真的困难、哪些是臆想出来的困难，直面事实真相和困难本身，以解决问题为最终目的，告诉自己"这件事非常棘手，我需要帮助"；最后，在问题解决时,要肯定自己"我就知道我能做到"。

3. 肌肉放松法

取舒适坐位或卧位,将自己的脚趾尽可能紧地蜷起并坚持 5~10s,然后松开并放松 10~15s。在小腿、大腿、背部、肩部、颈部、面部和头部,依次重复以上的动作。

4. 意向导引法

在一个安静的地方,深呼吸 2~3 次,将思想放松,想想自己在一片海滩上,天空蔚蓝,白云悠闲地飘浮在空中,阳光温柔地照在你的身上,暖洋洋的,沙滩轻柔地托载着你的身体,使你感到舒适而柔软,海浪拍打着岸边,一只海鸥在海边飞翔,不时发出鸣叫。然后想象自己的身体开始下沉……最后,慢慢调整好状态后睁开眼睛,舒展身体。

5. 冥想法

选取一个安静、舒适的场所(光线柔和或采用自然光),在特定的时间(如早餐前或傍晚),取舒适的姿势(坐位),集中注意力想某件事(工作以外事)。每天练习 10~20min。

(三) 团体疗法

1. 团队合作

允许团队中有压力的护理人员暂时离开压力源,转为照顾病情简单的患者,团队为有压力的护理人员提供一些支持和帮助,如哭泣时的纸巾、拥抱、鼓励等,或让其休假以调整自身状态,也可与同事分享自己的经历以减少孤独感。

2. 事件应激会谈

事件应激会谈是以减轻不良事件造成的压力,保护医护人员,减少压力应激反应为目的的群体会议。目前比较常用是由 Mitchell 与 Evans 在 1995 年提出的 Mitchell 模式,分为七步,但必须由专业人员主持。

3. 悲伤支持小组

悲伤支持小组采用公开与自愿的会员制,通常是由一名咨询师或特定人员主持。会员们在小组提供的一个安全隐秘场所或平台中表述自己的真实感受。同时,在悲伤支持小组帮助下,护理人员能够对经历的事件做一个终结,走出哀伤。

4. 技巧培训小组

技巧培训小组是由一名知识丰富的人员领导的一组人员,主要利用成功的案例培训护理人员应对各类事件的技巧,并通过角色扮演的方法,让护理人员熟悉并掌握这些技巧。

5. 社会支持小组

当其面对与职业相关的应激生活事件时会积极主动采用心理调适技术或寻求专业人员等方式缓解并释放压力,从而降低职业压力。以地理位置为主要依据进行分组,主要是自然形成的小组,社会关系对支持小组的形成有着重要影响。

（四）尊重生命，热爱生命

1. 赋予意义

照顾肿瘤患者，能够使护理人员收获很多，能够与人进行更深层次的沟通，通过努力，将痛苦的时光转换为成长和精神疗护的过程；学会珍视脆弱而又神秘的生命过程，发现生活的目标和意义。护理人员要学会接受患者永远地离开，表达哀伤，早日脱离痛苦，重新投身到工作中。

2. 精神放松法

给自己一些时间去欣赏美景，重新发现大自然的神奇；也可以让自己有一些私人的时间和空间，让自己的精神放松一下。

3. 反思练习

每天回想一下自己的经历，无论是积极的还是消极的、成功的还是失败的，可以是某个想法或问题，也可以是某个事件，从中总结出经验与教训。另外，可以每天在纸上写下自己今天做的或遇到的三件好事，可以是成功抢救患者这类的大事，也可以是一个笑容、一个拥抱这样的小事，甚至可以是自己所听到的一个笑话。每当出现负性情绪时，可以拿出自己写下的这些好事，反复阅读，借此让自己心情愉悦，赶走负性情绪。

4. 应对职业道德

护理人员应不断提高自己的技能水平和认知水平，积极参加与自己专业相关的培训和继续教育，以适应快速发展的医疗护理技术。正向肯定自己取得的成功或成就，也可以不断拓展自己的职业范围，规划好自己的职业发展方向。

5. 维持工作与生活的平衡

在工作与生活间划一条界线。护理人员帮助"过量"的信号包括：虽然有同事值班，依然告知患者或家属自己的电话号码；允许家属随时打电话；在非工作时间与患者见面；与肿瘤患者如家人一般地相处；参与到肿瘤患者家庭的决策中；家属反过来安慰你，担心肿瘤患者的病情变化会影响你的生活等。护理人员应学会享受生活，以一种健康的、平衡的方式生活，以一种正常的、积极的方式庆祝生活中的幸福事。建议护理人员去参加健身活动，保证充足的睡眠，与能对自己产生积极影响的人交朋友，去不同的地方旅游，去培养健康的兴趣爱好如唱歌、跳舞、画画、阅读等。

第三节 医患沟通的心理学基础

医患交流是指人与人之间的交流，是灵魂和心灵的对接。沟通最基本的是对人的了解。从心理学的角度考虑，医患双方任何关系到健康和疾病治疗方面的心理变化，都将会影响医患沟通的效果。沟通的形式、技巧和效果等均与心理学密切相关，医患沟通过程中双方的心理活动特点，有助于医患关系的处理，并最终影响医疗服务态度和医疗服务质量。

一、心理学概论

（一）心理学的基本概念及相关知识

1. 心理学的概念

心理学是深入研究人体心理状态及其规律的自然科学，兼具自然科学与社会科学，分为理论心理学与应用心理学。医学心理学是把心理学的理论与技术运用到现代医学应用领域，深入研究身心因素与身体保健和病理及其相互变化过程中的功能机理与规律的一种新兴学科。社会心理学则是深入研究个人与群体之间的社交心理关系和社会心理现象。

2. 医学心理学的研究内容

（1）研究人类心理活动的生物和社会学基础以及在人类保健与疾病中的重要性。

（2）研究身心相互关系及其作用机制。

（3）研究心理社会的影响及其在人类心理健康保持与疾病产生、发展转变等过程中产生的影响，以及作用规律。

（4）研究人类各种发病过程中的心理活动规律以及干预方式。

（5）探究如何把生物心理学知识与技能运用到人体健康促进和疾病防治工作的各个方面。

（二）医学心理学在医患交流中的功能与意义

医学心理学最初由德国政治哲学家洛采（1817—1881）在1852年提倡，在欧美国家的医学教育中占主要地位，它也是国内医学生的必修课程，在培养医生专业能力和人文素养方面都起到了不可替代的重要作用。医学心理学同时兼具了心理学与医学的优点，它既探究并处理人们的身体状态或病症及其二者在互相转换过程中的种种问题，也深入研究了心理因素在疾患原因、判断、处理与防治过程中的作用。

医学心理学强调从整体上认识和掌握人类健康和疾病问题，强调心与身之间、个体与群体之间，以及人与生态环境和社会环境之间的有机联系。在医患交往中使用社会心理学，既可以促进医患间更广泛、深入地相互理解，从而形成良好医疗联盟；也可以合理地调整医患双方的社会背景差别，从而构建医患间相互信任的良好人际关系；有利于改善病人的护理依从性，增加病情的临床诊治效率；有利于取得患者的信赖，提高群众对医患关系的正确理解。

（三）医患交往的心理影响因素

1. 心理应激（psychological stress）

stress一词原译为"压力"，而在心理学领域该词译为"应激"。心理应激是指机体在外部或内在的某些刺激下，出于客观条件与心理应对力量不均衡而形成的一种应对周围环境的压力反射状况。适当的应激训练对身体健康起着积极的作用，但长时间的、超出个人应付能力的心理应激会产生负面的效果。在医患关系中，从医方视角出发，当医务人员觉得自身的技能无法满足患者身心需求的时候，会为自身担负的责任感到紧张不安；当护理人员在长时间值夜班、生活质量低下，而岗位责任又重大的时候也常处在心理应激状态中。从病患方角度考虑，疾病尤其是患有的重大病症本身也可能产生心理应激状态，当对陌生的医务人员工作或服务，或就医环境不满时，又会产生紧张或焦虑的情绪而加重心理应激。一旦医患双方心理情绪过度强烈，超出了他们的心理承受能力，就可能以怒气、恐慌等表现形式爆发出来，会对医患交流产生阻碍，进而形成医患冲突。

2. 动力矛盾（mental conflict）

动力矛盾是指当个人身心同时具有多种动力却无法同时实现时，发生冲突而出现相应挫败感和负性心态的一类状况，称为心理矛盾。因为动力矛盾往往使人的要求部分或完全不能实现，人生目标的达成遭到障碍，也就形成了挫折，而伴随挫折的是人的焦虑心情和不安反应，这样便易于形成异常心态。尽管医患之间的共同目标是战胜疾病，但医疗工作人员却趋向于希望患者不折不扣地履行医嘱，而患者则趋向于希望医务人员用高超的医术为自身消除病痛，并能尊重自己。当医方和患者都不能较好地满足对方的动机要求，则会引起动机冲突。它不但危害医患交流和医患关系，而且还会导致个体发展不均衡、社会不和谐的状况。激烈的心理矛盾以及持久的心理矛盾都可能导致个体的心理障碍。常见的动机冲突有：

（1）双趋矛盾：即有两种对个人都有吸引力的目标同时存在，产生了强度相等的两种动力，但由于受到现实条件制约，只选了其中的一种目标，此时个人心理往往就会显示出"鱼与熊掌不可兼得"的矛盾心理状况，这便是双趋矛盾。

（2）双避矛盾：即两种对个人都产生威胁性的目标同时存在，使个人对这两种目标都产生了回避动机，但又受到社会条件和环境的约束，又不得不选择其中的一种目标，即"前怕狼，后怕虎"的心理紧张状态，做这样抉择时的心理矛盾称为双避矛盾。

（3）趋避性冲突：指一个事件对个人产生利和弊的双重意义时，就会让人同时产生两个动机态度，一方面好而趋之，另一方面恶而远之，即"想吃鱼又怕腥"的矛盾状态。

（4）多重趋避冲突：在现实生活中，人类的趋避矛盾往往显示出一个更为复杂的形态，即人类面临着两个甚至多个目标，而这些目标又各自产生诱惑与厌恶方面的影响。人类无法单纯选定某个目标，而回避或否定另一种目标，需要做出多重选择。由此产生的矛盾即是多重趋避矛盾。例如，临床上对于某些疾病有不同的治疗方案，有的疗效好但风险高，有的风险低但起效慢，患者及其家属在选择治疗方案时往往会拿不定主意。

3. 认识冲突或医患意识矛盾

是指医务人员和患者在诊治过程中对同一个事情和现象认识之间的差别、冲突和矛盾，以及在对健康的观念、对病情的理解、对疼痛的认识、对医学的追求、对死亡的态度等各个方面间的不和谐与差异。因为医师与患者彼此间原有认识模式、理解事件的角度、所处情境的差异，导致医患双方对治疗流程中同一事件认识的不同和矛盾。医患认识矛盾一旦处理不当，就会形成消极影响。一旦发生医患认知冲突，最有效的解决途径是医患沟通。

案例：

某女，40多岁，长期从事美术和雕刻等事业，在5年前因患转移性的乳腺癌后，由1名资深的医师利用当时最先进的科技将其治愈。但是，患者却对未来生活怀有不确定、恐惧、不稳定的感受，更令她意想不到的是在化疗后，胸部严重变形，进行卵巢切除术和激素疗法以后，躯体越来越虚胖多毛，右肩胛窝的肿块让她右手无力，也无法再作画和再进行雕刻工作，化疗引起的恶心和呕吐等副作用令她难受，头发的脱落更令她难过。

评议：

在事件中，患者对病情和心理的主要认识是躯体的臃肿和头发的掉落、无法开展自我喜爱的工作。在患者眼里看见的是癌细胞的蔓延，医生关心的则是对癌细胞的杀伤与肢体功能的保伤。在这里，医生与患者对于患者生命和健康问题的理解出现了矛盾，即使医生运用了最高深的知识，使用了最先进的技术来治疗她的疾病，患者还是觉得自己不被医师所认识，也不被医师所关爱、尊敬。

4. 移情与反移情

移情和反移情是在心理咨询和心理治疗中常使用的技术。迁移情感是指患者对医疗卫生工作人员的整体印象，极易受到其以往对相关角色刻板印象的负面影响，在患者中极易体现出对医务人员的情感依赖性，或不尊重与敌对。在移情反应中，体现为友谊、爱恋或者具有性爱成分的就称为正移情；体现为失望、拒绝、不满甚至敌对、不配合以及将医务人员视为发泄对象的叫负移情。从形式上分析，移情分为直接与间接。前者是直截了当地向医务人员表现自身的感受，后者则是以间接方法表现其感受，包括表情、姿势等。反移情是指医务人员常常基于自己过去与他人的关系，把患者看成重要人物，或出于自己的情感需要对患者的行为进行反驳。它有广义与狭义之分，广义的反迁移情感是指医务人员对患者无意识的理解、情感、意见上的反映倾向；而狭义的反迁移情感则是指医务人员对患者移情现象的反映。美国知名心理医生辛格尔（Paul Singer）曾指出，反移情有以下三个表现：医务人员对患者过于热情和关心；医务人员对病患过于敌意和憎恨；以及医护对待病患一般的紧张心态。

二、医患关系及其影响因素

(一)医患关系的概念

医患关系,是指医护和病患双方在整个医护流程中形成的特定医治伙伴关系,是整个医院伙伴关系中的重要关系。伟大医史学家西格里斯(Henry Ernest Sigerist, 1891—1957)一直认为:"每一类医药行为总是包括医者和病员,甚至更广义地说,医药组织和社区,医药无非是医者和病员之间更多的关系。"西医药的高度发展更加扩充了这一概念,"医方"已由单一的医药人士扩大为参加医疗活动的所有组织和人士;"患方"也由单一的就医者扩大为和就医者有关的每一类人。

(二)中医学对医患关系的认识

医患沟通是建立在患者就医与医生诊疗关系上的医事活动。所以,研究医患关系对合理开展医患交流有着十分重大的意义。古代医患关系的形成,源于春秋时期医巫分离而来。最早巫与患者之间的关系,更接近于神与人的关系,具备了很大的权威性;但只是在医巫之间开始分离,医学逐渐成为一个单独的职业存在之后,才产生了人与人之间的医疗关系。中医学传统的医患关系,是在中国与世界多元文明之间的交叉融汇过程中产生的。成为我国传统文化主要成分的佛学、道教和儒家思想,都对中医医患关系产生了影响。儒家推崇传统医学的仁爱思想和孝道精神,而道家和佛家则倡导行医施药的行善积德学说。由于当时儒家思想占主导地位,使得中医产生了以儒家思想为中心的伦理价值观,而这个价值观也确定了中医医患关系是建立在"仁爱"基础之上的以道义为主体约束方式。

医患关系的特点是由就诊患者人群与其心理特征决定的。医疗各方的地位都是公平的,其中医生是医患人际关系的最重要制约者。医患关系中存在时限性,存在着明显的目的性。在中医医院或综合性医院中医科、针灸科门诊中,就诊人群主要以慢性病、疑难杂病居多,从年龄分布上看,除中医儿科外,多以中老年患者为主。患者的心理特征有因疾病而产生不安、疼痛、害怕;有因被病痛所困扰而产生的愤怒情感;有因生病去求助包括医务人员在内的陌生人而产生不安、孤独感和不信任感。部分患者由于长时间四处就医没有预期疗效,对病情治疗信心一再挫伤,容易产生迷茫、消极、自怜、自卑等消极情绪,但也有在治疗中医时抱有很强烈的期待心、观望心理,也有部分患者对针刺、艾灸、放血等治疗方法具有恐惧怀疑心理等。这些心理特征影响着中医医患关系,并决定了中医医患关系的特点是医患共同参与类型的互动与伙伴关系。

(三)西医学对医患关系的认识

西医学对医患关系的探索经历了早期宗教影响下的医巫不分,到以道德为基础的"希波克拉底誓言",再到1946年讨论患者知情同意权利的《纽伦堡法典》等多个阶段。1956年,美国学者萨斯(Szase,1900—2015)和荷伦德(Hollander)提出了三种类型的医患关系模型，这种分类方法更加符合现代医学模式，并且对临床指导价值较大。内容如下：

1. 主动—被动式

该医疗关系模式指普遍存在于医疗实务中的关系模式。其特点是医务人员占据主动地位，对患者采取单向作用。模式的原型是"父母—婴儿"。其好处是能发挥医学纯技术的优越性，弊端是忽视了患者的个人意愿。一般应用于急症、重伤、麻醉等意识失常状况下的急救医学。

2. 指导—合作模式

该医疗关系模型中医生仍占主导地位，患者能有要求、有限制地表现自己的意愿，但需要得到医生的理解和实施医生提出的处理措施。模式的原型是"父母—儿童"。其好处是可以较好地调动医患各方的积极性，增加效果，降低误差，促进医疗双方的诚信和协作。通常使用于因急性病或垂危病而神志清醒的患者。

3. 共同参与型

该医疗关系模型中医务人员能够倾听和重视患者的观点，医疗双方一起制订和积极协调制订诊疗方法。模式的原型是"成人—成人"。其优势有利于医患双方的理解交流，和谐相处，特别适合于慢性病患者以及具有一定基础医学知识的患者。

（四）医患关系的影响因素

影响医患关系的因素众多且复杂，来源于社会、医院、医务人员、患者及其家属等各个方面，可分为经济、法律、道德、文化、心理等各个层次。

1. 经济因素

医患关系的实质是"利益共同体"。利益关系是经济关系的直接体现，是所有矛盾的源头。不同社会经济条件的患者在就诊时，对医院收费标准、服务态度、技术等的重视程度也有所不同，且患方预期希望以最少的花费获得最好的医疗服务。因为医学环境的复杂化，疾病处理的多变与不确定性，医药费用往往与患者的期望不相符，这时就产生了利益上的矛盾甚至对抗。"看病贵"已变成更多患者担忧的问题，长期积累就造成了医患双方的信任缺失，对医患关系造成消极影响。

2. 社会因素

民众的社会心态在一定程度上影响着人们的言行和对事物的判断。如个别医务人员收取患者红包，可以泛化为人们对医务人员的普遍印象，让患者对医务人员形成不信任的心态，或者是矛盾心态，造成伤医事故频频发生。同时，社会传媒作为现代重要的信息传播方式，具有快捷、影响面广等特点，对大众的情感和态度有导向性作用，对医疗行业起到舆论监督的作用。如果媒体在事件尚未明了时就发布一些不够如实的报道，就会误导大众的情绪，影响民众对医务工作者的信任。

3. 职业道德因素

加强对医务人员职业道德教育是建立和谐医患关系的重要思想基础。如果医务人员以自身利益为重，缺乏治疗患者、救死扶伤的服务精神，缺乏对患者的同情心，就会直接影响医务人员的形象，并威胁到医患关系。近年来，政府为规范医生的执业活动，以提高医生执业道德，保证医院质量，全国各省市相继出台了《医师不良执业行为记分管理办法》，强化了医师依法依规的执业意识。在全国医生质量定期考评中，医生的不良执业情况档案也成了医疗卫生组织对医生专业成绩、职业道德水平的考核重要依据之一，以使医务人员牢记神圣职责，更好地服务社会和广大民众。

职业道德方面的问题在患者中也存在，如个别患者不符合医学标准，治疗稍不如意就批评乃至辱骂、殴打医疗人员，影响了医疗人员的自尊心和上班积极性；也有些患者故意造成了医疗纠纷，从而致使"医闹"这一"职业"的产生。这种情况不但影响了正规医务管理工作，而且还影响到了医患关系。

4. 心理因素

心理因素对医患关系有重要的影响。从患者方面来说，对自己疾病的预期、对医务人员的看法等都对医患关系起着潜移默化的影响。由于疾病导致的痛苦，患者情绪变得易激惹，情感变得脆弱而易受伤害。此外患者到医院看病，因为就医不便利、医疗费用高、医生服务态度不好等原因而使情绪压抑，情感需要找投注、发泄的对象。这种"移情"可能表现为对医务人员的"无礼"甚至"攻击"，从而造成医患关系紧张。就医方来看，由于临床医护岗位危险性高、压力大，因此医务人员的心理状况也往往处在紧张、恐慌不安之中，一些医务人员也过于注重技能而忽略了情感、思维、意志等心理对患者的影响，而这些都会影响医患关系。

5. 医院管理因素

医院面对患者的健康与生命，为患者提供精确的治疗是最为关键的一环。医院管理的核心就是完善医疗护理制度，打造治病救人的优良医疗团队，为患者提供精准的医疗技术服务。以人为本的管理理念，医患双方的人文关怀，能够使医院稳定有效的运转，有助于医患关系的良性发展。

三、患者的心理需要

美国心理学家马斯洛（Abraham Maslow，1908—1970）把人的基本需求总结为五大阶段，即基本生活需求、安全需要、接受和被接纳的需求、尊重和被尊重（爱和被爱）的需求、自己满足的需求。对于患者而言，患病本身是负性生活事件，它使当事人陷入心理应激，引发一系列心理行为变化，并由此对疾病过程产生不良的影响。因此，客观地认识患者的角色并了解患者的心理需要，对于医患沟通顺利进行、医患关系良好发展具有非常重要的意义。

（一）患者的角色

患者通常指患有病痛的人。当一个人被社会视为患者并获得了患者身份时，就取得了患者的角色。1951 年，美籍社会学家帕森斯（Chandle Parsons,1902—1979）

给出了患者角色的新定义，分为如下四大主要方面：①患者能够从常态的社会角色中摆脱出来，并解除了其自身的社会责任与义务。②患者对处于疾病中是没有责任的。③患者必须尽力使自己好转，有接受医治并争取痊愈的义务。④患者必须寻求可靠医疗技术人员的支持，必须与医务人员协作，共同对抗病情。

1964年，美国学者卡恩（Robert Elliot Kahn,1901—1974）等人首先使用角色情境模式，引入了角色压力这一概念。角色压力，是指个体因对所处情境或在环境中所饰演的人物没有合理的认知，在对人物理解方面出现矛盾，从而造成的人物心理失衡产生不安感觉。主要体现在人物模糊、人物矛盾和人物负荷三种层次。

我国学者汪勇认为，患者的角色包括以下三点内容：①有生理和心理上的异常或出现有医疗意义的阳性症状。②必须获得社会的确认，主要是医生的相关医疗规范证明其患病状况。③处于患者角色的个体有其特殊权利、义务和行为模式。

人们期望患者在接受诊断、治疗和康复的过程中，其角色能随着治疗康复的进程，及时地实现从健康人到患者，再从患者到健康人的转换。

（二）患者的心理特征

疾病状态以及由此引发的患者内外环境的改变，必然带来患者心理上的变化，称之为患者的心理反应。

1. 患者最常见的精神心理反应

①心理活动衰退、心理依赖增加；②情感不稳定、易激惹；③感官过敏特殊感受增加；④记忆衰退；⑤性格敏感多疑；⑥紧张、恐惧；⑦焦虑；⑧抑郁；⑨孤独寂寞；⑩失助感，愤怒，自我概念的变化和混乱。

2. 患者各期的心理特征

患者的心理活动具有特定的规律性，因年龄、性别以及病情发展的差异，心理活动规律也有所不同，在病情进展的各个阶段所呈现的躯体表现和心理特征也会有所不同。

（1）病情早期：患者发病后对病情没有准确的了解而忧心忡忡，治疗后表现为紧张不安、恐惧感，期待有经验的医师治疗，准确做出判断并给出治疗措施，力争尽早治疗；期待早日引起医疗工作人员和同病室病友的注意，并及早了解周围环境，及早进行精心医治。

（2）病情最高峰及危重阶段：当病情达到最高峰，且疾病特别严重时，进展速度很快，会给患者带来巨大的心理压力，故患者多有紧张、不安、烦躁等心态，同时患者也往往更加敏感多疑，并试图利用医师、护士的表情、姿态、语言、行为来揣测所患疾病的严重程度以及结果。

（3）康复期：康复期是患者经过治疗逐步回到正常生活中的过程。这时期患者的心理变化是多样的。手术后有肢体残缺的患者思想顾虑较多，心理活动复杂，尤其对青年致残者，会影响婚恋、学业、前途等心理问题，有的患者会因残缺而不得不舍弃原先感兴趣的事业，从而引起烦恼、愤怒、忧愁，乃至绝望情感和轻生念头。医务人员应主动与患者接触，了解其思想动态与困难，鼓励他们树立信心，克服消极情绪。

（4）临终期：根据美国库伯勒·罗斯（Elisabeth Kubler. ROSS，1926—2004）的观点，临终期患者的心理可以大致包括为五大发展阶段。

①否认期：指患者不愿意接受自身病情严重，并妄想着在医疗上发现奇迹，把疾病根治。

②愤怒期：认为自己的疾病不可医治，是指自己很倒霉，怨天尤人，烦躁不安，易冲动，常常会感到愤怒。

③协议期：处于痛苦中的晚期患者为了减轻疼痛、延长自己的生命，有时会有条件地同意配合治疗或承受任何检查。

④绝望期：它出现于患者将自己与世界分开的准备过程中，是晚期濒死患者的心理反应，表现为悲伤，不愿多谈话，又不愿孤独，希望亲朋好友在床旁陪伴。

⑤接受期：在患者经历过前几阶段之后，开始为自己的死做好预备，进入了濒死过程的最后阶段。此时，患者一般已对去世有了充分准备，生活比较平和、安全，不期待别人再来探望，但同时也十分期盼家属能在身旁陪自己度过人生的最后一刻，有的患者因病情折磨欲尽快去世，但也有的仍留恋生命，希望及时接受医疗，以争取延续生命。

3. 影响患者心理反应的因素

（1）对疾病的认知评价：患者对疾病的认知评价结果直接影响其情绪反应的性质和强度。患者根据自己已有的关于疾病的知识和经验，对所患疾病进行认知评价，当被评价为危及生命的重病时，必然唤起严重的情绪反应；反之，则可能引起轻度的情绪反应。

（2）心身障碍：心身障碍是指由心理社会因素导致的躯体疾病或障碍。这类躯体疾病在症状出现之前心理问题就已经存在，当躯体症状发展时心理反应会变得更加严重。

（3）性格特征：不同个性的人面对疾病的心态和所产生的心理反应也不一样。例如，性格开朗、乐观、抱有积极生活态度、意志坚强的人，患病后能正视现实，心理反应较轻，容易从消极状态中摆脱出来；反之，性格懦弱、意志薄弱、神经质性格的人，患病后心理反应较重，并且持续时间很长。

（4）人际关系：医患关系、病友关系、亲友关系良好时，可能会减轻患者的心理反应；反之，将加重心理反应。

（5）强化因素：人患病后会得到一系列平时难以得到的"好处"，如充分的休息、配偶的体贴、饮食上的改善、经济上的赔偿，这些强化因素的存在，使患者长期陷入患者角色，难以自拔。

(三)患者的心理需要

作为特定的社会成员,和健康的社区成员一样,患者的正常生活遭到严重影响、安全遭到威胁、归属和爱的需求遭到部分或全面地削弱,尊严的需求也可能遭到破坏、自我实现的需求难以满足,所以,了解患者的心理需求是医务人员提高医疗服务质量的重要前提。患者的基本心理需求包括:

1. 生命安全需要

人患病后,病变或创伤直接危及患者的人身安全,患者和家人最希望摆脱死亡的困扰,早日康复。在医疗活动中,医务人员积极的行为可使患者及家人友好地配合和帮助,促进伤势的痊愈;消极的行为则使患者和家人形成抵抗和反对心态,不利伤势的痊愈。

2. 特殊生理需要

患者因为伤病,躯体与心灵都陷入了一个非正常性的应激状态,基本生理需求格外强烈,并具有高度个体化的特征。通常,由于患者对食物、睡眠、休息、排泄、体温调节等都需求很高,所以个人可以依据疾病不同而有特殊要求,如少食多餐、卧床休息、保暖等,而解决了患者的上述要求,就不仅仅是解决了患者的心理需求问题,最关键的意义就是能让患者更快更好地痊愈。

3. 疾病相关信息需要

对患者和家庭而言,不了解疾病相关的确切信息是非常恐惧和不安的。在治疗过程中,患者和家人十分急切地要了解病情的检查结果、处理措施、预后结论、健康指南、就医收费等资料,从而进行全面的心理和相关准备。及时、正确地告诉患者和家人上述资料,既是对患者知情权的重视,又有利于开展医疗保健工作,减少医患纠纷的发生。

4. 爱与归属需要

躯体的伤病,常常伴随着心灵的软弱或异常。患者由原来可以自由独立的强势状态陷入身不由己的弱势中,尤其需要得到朋友和别人的体谅、同情和关怀,且在住院时还需要归属感,因此希望取得医护人员与病友之间的理解、友谊,以构建和谐的关系,才能更好地治疗伤病。

5. 尊重需要

一个现实社会的人,人们对尊严的要求永远是最强烈的,这也是个人价值的最重要的表现。人生病后,从躯体上、心灵上,尤其是从社会印象上,人的价值意识都会有强烈挫折的感觉,由于疾病因素而担心被人歧视,这种尊重的需求会更为强烈,情绪也更为敏感。

6. 高质量生活需要

随着生活品位的提升,人们对生存质量和健康提出了更高要求。患者和家庭已不满足于医师仅仅控制或一般治疗疾病,他们要求愈后能高质量地生存和活动或能明显缓解病情带来的困难等。它既需要医务人员将诊断、预防、康复和护理有机地结合起来，又同时需要患者和家庭协同医疗、早防早治、以预防为主，还必须有相应的社会经济基础来保证。

7. 合理支出需要

患者希望花最少的钱给自己解决病痛，也就是合理支出。这就需要医务人员能够换位思考，通过合理检查、合理治疗达到合理支出的需要。

四、医务人员的心理需要

了解医务人员的角色、心理特征，掌握医务人员的心理需要，适时给予正确引导，对维护医务人员的身心健康、保障患者的安全具有重要意义。

（一）医务人员的角色

医务工作者的角色通常是指一个社会人物，在不同的社会历史背景下或在不同的历史时代内涵各异。而社会上对医务工作者角色的认识也大同小异，其职能主要有以下三个方面：一是诊治与处理问题的责任；二是防治与保健方面的责任；三是给社会创造安全感。

（二）医务人员的心理特征

医务人员的优越感在患者及其家属面前是显而易见的。这种优越感来自两个方面，一方面是健康人对于患者的优越感，这种优越感可以明显地影响到患者一方的心态；另一方面是作为专业人员的优越感，为患者提供了所需的医疗服务，而这种服务对于患者来说是一种强制或被迫的需要，让医方有一种高于患者的感觉。

（三）医患沟通的伦理诉求

良好的医患沟通不仅要求医务人员具备正确的沟通方法和熟练的沟通技能，还要求作为医患沟通主体的医务人员能转变观念，从生物—心理—社会医学模式出发，真正认识到心理和情感因素对患者疾病与健康的影响，真正从仁慈博爱的医学人文精神出发，体验和感受患者的疾苦，给患者以战胜疾病的勇气和信心。此外，还要从制度设计和管理模式上，注重创造良好的沟通氛围，为医患沟通提供制度保障。

1. 完善医疗卫生体制改革，加强制度设计

要改善医患沟通现状，必须要有制度上的顶层设计。应对整个医学产业的信任危机，就需要从完善地方医疗卫生体制改革着手，以促使地方政府部门认真担当起对公共卫生事业投入、确保卫生资源的公平分配、对医疗机构和服务有效监管等基本责任。同时要转变现有医疗行业商业化、自我利益最大化的不合理目标，通过完善医疗保险制度，扩大医疗服务的可及性，降低医疗费用，减轻患者的就医负担。

2. 增强医务人员的人文素养和职业伦理精神

医疗机构要深化内部改革，建立有效的监督和管理机制，切实提高医务人员的服务意识和品德修养。通过建立科学、高效、优质、可承受的医疗运行机制，完善

管理制度，进一步规范医务人员的诊疗行为，改善其工作态度，提高医患沟通能力，保障医疗服务质量。倡导医生的职业精神，增强医务人员的人文关怀能力，从而实现"患者利益优先"的职业伦理诉求。

3. 培训医务人员的沟通意识与交流技巧

良好的医患交流有助于医务人员重视并保障病人的权益，加强医患双方的情感沟通；促进了医患合作与诚信关系的形成，有效减少医疗纠纷，促进医患关系和谐。良好的医患沟通还有利于实现现代医学模式，弘扬医学人文精神。因此，要注重对医务人员沟通意识和沟通技能的培养，完善医患沟通的制度支持，加强日常培训。

4. 健全卫生法规，创建良好的沟通氛围

加强和完善医事立法，使医患之间有明确的权利和义务，使医患就疾病诊疗展开的互动行为有法可依。同时还要建立健全医疗纠纷适用的法律法规，增强医疗鉴定和医疗纠纷处理的公正性，使医患双方的合法权益得到有效保障。

第十一章 肿瘤治疗中的职业安全防护

第一节 化学治疗药物的职业危害

一、化疗药物接触的危险因素

化疗是肿瘤治疗的重要手段，对控制肿瘤生长、延长肿瘤患者的生存期、提高生存质量非常重要。但是，大多数抗肿瘤药物是细胞毒剂，具有致突变、致癌和致畸性，化疗药物在抑制、杀伤肿瘤细胞的同时，对正常的组织细胞也存在不同程度的杀伤作用。接触抗肿瘤药物的时间越长，产生的毒性作用也越高。而且大部分抗癌药物的治疗剂量和中毒剂量非常接近。1990年美国医院药师学会（ASHP）将肿瘤化疗药、抗病毒药、激素、免疫抑制剂、某些生物工程制剂等定义为危险药物；2004年美国国立职业安全与卫生研究所（NIOSH）在此基础上进行修订，将符合以下6条标准之一的任何药物均定为危险药物，即对人或动物具有致癌性、致畸性或发育毒性、生殖毒性、低剂量应用时的器官毒性、遗传毒性的药物，以及与现有危险药物在结构和毒性上相仿的新药。美国职业安全和健康管理局（OSHA）在2004年还制订了职业安全和卫生管理准则，规定进行涉及危险药物的医疗工作应采取安全防护措施。我国在抗肿瘤药物职业防护方面起步较晚，防护现状不容乐观，医护人员对抗肿瘤药物危害性认识不足，医疗卫生管理部门对职业危害的重视程度也尚待加强。因此，强化医护人员对抗肿瘤药物的危害性认识，规范其防护行为并加强抗肿瘤药物的管理，对防控职业暴露风险重大。

（一）药物准备和使用过程中可能发生的药物接触情况

1. 使用针头、针筒转移药物时导致药物溢出。
2. 从药瓶中拔出针头时导致药物飞溅。
3. 打开安瓿时，药物粉末、药液、玻璃碎片向外飞溅。
4. 连接管、输液器、输液袋、输液瓶、药瓶的渗漏和破裂导致的药物泄露。
5. 溶解瓶中的药物时未减压，拔针时造成部分药物喷出。
6. 从针筒或排气管中排气。
7. 更换输液管道时发生的药物泄露。

8. 针筒中的药物过多（正常情况下不得超出容积的 3/4）。

（二）操作注射过程中可能发生药物接触的情况

1. 针头脱落，药液溢出。
2. 玻璃瓶、安瓿等在运输过程或使用过程中容器破裂后药物溢出。
3. 护士在处置过程中意外刺伤自己。

（三）废弃物处理过程中可能发生药物接触的情况

1. 抗肿瘤药物空瓶或剩余药物处理不当，可污染工作环境或仪器设备。
2. 处置吸收或沾染了接受细胞毒性药物治疗患者体液的被服或其他织物，如毛衣、床单、被褥、桌布、抹布等。
3. 直接接触患者的排泄物、分泌物或其污染物，也可能使护士接触到抗肿瘤药物。
4. 清除溅出或溢出的药物时。

二、化疗药物进入身体的主要途径

研究表明，皮肤接触和呼吸道吸入为抗肿瘤药物进入人体最主要的途径，此外，消化道摄入也不容小觑。暴露可发生在配药、给药、处理溢出、废弃物及患者排泄物处理等任意过程中，主要有：药物在配制过程中，可出现肉眼看不见的溢出物，形成含有毒性微粒的气溶胶和气雾滴，可通过以下途径传入人体。

（一）经呼吸道吸入

护士在配备和使用抗肿瘤药物时，空气中弥散着药物微粒，如果没有良好的通风设备，配药时室内甚至可闻到药物气味。有研究表明，配药室内未使用垂直气流生物安全柜时，空气中抗肿瘤药物的浓度达 $510\,\mu g/m^3$。

（二）经皮肤吸入

皮肤吸收的速度和量取决于接触抗肿瘤药物的皮肤位置、接触时间、局部皮肤的血液循环和皮下脂肪的厚度，以及是否戴手套和穿隔离衣等。

（三）经消化道吸入

在化疗药物可能造成空气污染的地方进食，或者接触化疗药物后未能彻底洗手就进食；配制化疗药物和执行化疗时吃东西，如嚼口香糖等；直接进食受污染的食物和饮料；使用被污染的食物容器，均会使化疗药物通过消化道进入人体。

三、化疗导致职业危害的主要表现

化疗药物对于职业接触者的危害程度与其接触剂量及个体敏感性有关。长期大量接触化疗药物会给人体带来损害，一些急性表现可包括黏膜的刺激性症状如咳嗽、眼睛不适、恶心、腹泻、舌炎、口腔炎等；远期可能发生的潜在危害包括骨髓抑制、生殖系统危害和致癌作用等。

(一)骨髓抑制

骨髓细胞是人体生长最活跃的细胞种类之一,常对化疗药物敏感。一般情况下抗肿瘤药物最严重毒性反应是骨髓抑制,一些抗肿瘤药物,比如氮芥、阿霉素、丝裂霉素、环磷酰胺、铂类等均有中、重度抑制骨髓的副作用,有些研究表明,抗肿瘤药物暴露医护人员发生的血液毒性风险明显高于对照组,其主要通过干扰体内 B 淋巴细胞瘤 -2 及 Fas 基因的表达,促进周围血单核细胞和粒细胞的凋亡来发挥其血液毒性作用。有人在化疗患者较集中的科室进行统计,有近 42% 护士出现外周白细胞下降,33% 有外周血小板的降低。同时血中性粒细胞和单核细胞的凋亡率明显高于无化疗药物接触史者。

(二)致癌作用

抗癌药物在治病同时也具有致癌作用,同时抑制人体免疫功能。经常接触抗癌药物若干年后就有可能发生白血病、恶性淋巴瘤等与化疗药物相关的恶性肿瘤。

(三)脱发

脱发是抗癌药物对皮肤的毒性反应,常见于蒽环类(阿霉素等)、紫杉类(紫杉醇、多西紫杉醇等)、鬼臼类(Vp-16、Vm-26 等)及烷化剂(环磷酰胺等)。毛囊上皮生长迅速,对化疗药物敏感,当药物侵入人体后,直接影响 DNA 分子,干扰 DNA 或 RNA 的合成,阻碍毛发根部细胞的有丝分裂,细胞不能更新从而发生毛发萎缩脱落。随着接触药物种类和剂量的增加,脱发更加明显。

(四)外周血淋巴细胞染色体和 DNA 损伤

有研究发现,接触抗癌药物护士的外周血淋巴细胞微核细胞率及染色体畸变率增加,提示护士淋巴细胞染色体受到损伤。

(五)生殖系统危害

环磷酰胺、长春碱等药物均可引起原发性卵巢功能衰竭和闭经。接触抗癌药物的护士中,月经周期和经期异常者达 80%。孕期接触抗癌药物对生殖机能有不良影响。抗癌药物在孕前通过影响卵子和精子的成长,孕期通过胎盘运转,造成胚胎和胎儿宫内接触,胎儿足月产率低,早产率、自然流产率及子代出生缺陷率明显增高。

(六)其他影响

有研究发现,长期接触抗肿瘤药物的护理人员可发生肝细胞损伤,损伤与工作时暴露于细胞毒性药物的强度和时间有关。在没有通风的区域,护理人员在配置和给予抗肿瘤药物后发生了头晕、恶心、头痛和过敏反应。另外,有些抗肿瘤药物有很强的致疱作用,直接接触会导致不同程度的局部组织坏死。有些抗肿瘤药物还会引起蜂窝组织炎以及刺激皮肤及黏膜,尤其是眼睛。

第二节 职业接触抗肿瘤药物的规范化操作程序

一、配制药物前的准备

应在生物安全柜内配制化疗药物，配制前启动紫外线灯进行柜内空气消毒40min左右，以保持洁净的配制环境。配制前用流动水洗手，佩戴一次性口罩、帽子、面罩、穿工作服及一次性防渗透隔离衣。操作过程中从呼吸道吸入化疗药物的危险性比较大，因此必须戴有效的防护口罩。有些化疗药物对皮肤有刺激作用，并通过接触皮肤直接被皮肤吸收，因此操作者必须选合适的手套。研究结果表明，乳胶手套具有弹性，使用时手套被牵拉变薄，出现一些小孔，因此防渗漏性差，只有聚氯乙烯手套具有防护作用，但由于其使用时不能很好地贴紧皮肤，导致护士操作不便。因此要求戴双层手套，在聚氯乙烯手套外加戴一层乳胶手套。操作过程中遇到手套有破损、刺破和被药物污染则需要更换手套。空气中的药物微粒会附着在头发上进入毛囊，被组织细胞吸收后引起脱发，因此操作前佩戴防护帽。

操作台面应覆盖一次性防渗透性防护垫，当操作不慎发生药液溢出时，方便护士清洁，减少化疗药液对操作台面的污染。操作过程中一旦药液溢出应立即更换防护垫；如果药液未溢出则在一天的配制结束后更换。

二、配药中的操作规程

1. 严格执行无菌技术操作，以防药液污染而给操作人员造成不良后果。
2. 在割锯安瓿前轻弹其颈部，使附着的药粉降至瓶底。掰开安瓿时应包裹无菌纱布，可避免药粉、药液、玻璃碎片四处飞溅，并防止划破手套。
3. 溶解粉剂药物时，溶媒应沿瓶壁缓慢注入瓶底，待溶媒完全浸透药物后再搅动，防止粉末溢出，注意特殊药物避免摇晃，以免瓶内产生大量气泡。
4. 瓶装药液稀释后及时抽出瓶内气体，以防止瓶内压力过高药液从针眼处溢出。从药瓶中吸取药液后，先用无菌纱布或棉球裹住瓶塞再撤针头，防止拔出针头的瞬间药液溢出。
5. 最好使用带过滤网的注射器。
6. 稀释瓶装药液及抽取药液时还可以采用双针头抽取药液的方法，以排出瓶内压力防止针栓脱落或药液溢出引起污染。溶药时排气针头必须保持在液面水平上。摇动药瓶促使药物充分溶解前，用无菌纱布覆盖排气针头。抽取药液时，插入带有注射器的针头，然后上下倒转药瓶，必须使排气针头保持在液面水平以上，再抽取药液。抽取药液后，将注射器内气体排到瓶内再拔针。
7. 抽取药液应使用一次性大小型号合适的注射器，并注意抽出药液以不超出注射器容积的 3/4，防止针栓从针筒中意外脱出。

8. 避免挤压、敲打针头和针筒，以防止药液滴的产生。

9. 丢弃注射器时无需回套针帽套，应该立即丢入专用锐器盒内，以防被针头刺伤。

10. 配制好的药液应放置于双层黄色防渗透的垃圾袋中密封处理，以防药液蒸发污染空气。

11. 在完成全部药液配制后须用 75% 酒精擦拭生物安全柜内部和操作台台面，将擦拭用布放入化疗专用收集器内处理。

12. 配制过程中使用过的废弃物应统一放于生物安全柜内的一次性专用锐器盒及双层黄色防渗透垃圾袋中封闭。以便集中处理。

13. 操作完毕，及时脱去防护用具及手套后用流动水和洗手液彻底洗手并进行沐浴，减轻药物的毒性作用。

14. 个人的防护用具脱卸后应放置于准备区域内的防渗漏容器内，操作人员不得穿戴个人防护用具走出准备区。

第三节　放射治疗的职业危害

放射工作当中由于偶然发生的事故性照射，或从事放射性工作忽视防护，均可受到小剂量照射。随着原子能事业迅速发展，从事放射性工作的人员日益增多，人员的健康监护工作及就长期小剂量照射对人体的危害的研究愈来愈重要。

一、小剂量外照射的生物效应

目前国际上对小剂量的定义及其剂量范围尚无统一明确的规定。小剂量外照射包括两个方面的含义：①一次受到较小剂量（一次或在数天内多次）的照射，例如事故性照射或应急照射。②长期受到低剂量率的慢性照射，例如放射工作者的职业性照射、医疗诊断照射及环境污染照射等。根据辐射事故统计资料分析，能引起轻度放射病的剂量通常为 1Gy 左右，大部分人员受照射的剂量都低于 1Gy，其中又以 0.5Gy 以下者占多数。

（一）小剂量一次照射效应

小剂量一次照射效应主要是近期效应。近期效应是指机体在照射后 60d 以内所发生的变化。其表现：

1. 早期临床症状。早期临床症状多在受照当天出现，持续时间较短，不经治疗一般数天后可自行消失。早期临床症状的发生除受剂量大小的影响外，与机体的精神状态、受照前健康状况以及劳累程度等因素有关。因而，在受到相同剂量照射的情况下，有的反应较重，有的却无异常感觉。其表现以自主神经功能为主，如头昏、乏力、睡眠障碍、食欲减退、口渴、易出汗等。

2. 血液学变化。主要变化是外周血白细胞总数和淋巴细胞绝对值减少。

3. 淋巴细胞染色体畸变。人类淋巴细胞染色体对辐射较敏感,仅为0.05Gy的剂量照射后,早期就可见到畸变增多,其畸变率随剂量增加而增高,而畸变可以长期存在。例如一次钴源事故中受到0.05~0.1Gy小剂量照射者,照后10年做血细胞检查,仍见畸变率增高。

4. 其他指标的变化。生殖系统对辐射亦较敏感,表现为精子数量减少。受照射剂量愈大,减少愈明显。开始恢复的时间也愈慢,生化指标方面有报道受照后早期,尿中氨基酸排出增多和血中白蛋白减少而球蛋白增加等。

(二)小剂量慢性照射效应

人员受到当量剂量限值范围内的长期照射,称之为小剂量慢性照射或低水平照射。职业性照射常是小剂量慢性照射,由于受照次数多,叠加时间长,因而机体既有损伤的表现,又有修复和适应的表现。当修复能力占优势时,在相当长的时期内可不出现明显的损伤反应,如果机体修复适应能力差或累积剂量达到一定程度时,就可能出现慢性损伤性效应。

1. 临床症状

可在接触射线后几个月、数年或更长时间后才出现。主要有自觉乏力、头晕头疼、睡眠障碍、记忆力减退和性功能减退等。

2. 实验室检查

(1)外周血象的变化。出现不同程度的白细胞减少,包括外周白细胞总数、中性粒细胞和淋巴细胞绝对值以及血小板数量等项均有降低。其变化程度与累积剂量、年剂量及接触射线时间长短呈正相关关系。

(2)淋巴细胞染色体畸变及微核检查:外周血淋巴细胞染色体畸变率和微核率均显示增高。

二、电离辐射的远期效应

机体受电离辐射后6个月所发生的效应称为远期效应,它也可以在照射后数年甚至更长时间才出现。电离辐射远期效应可以发生在:急性辐射损伤后已恢复的人员,如原子弹爆炸或核事故时受到中等或较大剂量照射的人员,其特点是受照者本身在照射后早期曾经历急性放射性损伤的临床过程;长期接受小剂量慢性照射者,如职业受照或医疗受照者,其特点是受照者可能不显示任何早期辐射损伤的病征,而是在若干年后显示出某些有害疾病的发生率较正常人群明显增高。

(一)远期躯体效应

辐射诱发显现在受照者本人身上的效应称为躯体效应。主要有:

1. 致癌效应:辐射致癌效应为随机性效应,是人类最严重的辐射远期效应。根据对日本原子弹爆炸受照幸存者的长期观察,已证实某些癌症的发病率高于对照人群,且随时间的推移,这种对比更为明显。主要的癌症是:①白血病:骨髓对放射线的敏感性较强,辐射诱发白血病已被许多临床及动物实验资料所证实。受照时年龄小则发病较早且危险性较大。其特点是:发病率高于其他实体肿瘤,与受照剂量呈明显线性关系。日本原子弹受害者中,在爆炸后2~3年已发现急性粒细胞白血病,爆炸后5年发生率最高,一直到受照后26年仍高于对照人群。以急性白血病多见,且死亡率高。②甲状腺癌:其特点是潜伏期长,且随受照年龄的增加而延长,一般为13~26年,发病率女性高于男性,受照年龄小者高于年龄大者。发病率与照射剂量基本呈线性关系。③其他癌症:多次胸部透视可能诱发乳腺癌,此外如胃癌、结肠癌、多发性骨髓瘤、卵巢癌等也可能发生。

2. 白内障:电离辐射对眼损伤主要表现为晶状体浑浊、形成白内障。出现白内障的时间可以从受照后数月至数年不等。照射剂量越大,年龄越小者潜伏期也越短。X射线和γ射线引起白内障的最低剂量是:一次照射为1.75Gy,3周至3个月内多次照射为3.5Gy,3个月以上累积剂量为4.8Gy。中子剂量则比X射线、γ射线为低,为0.75~1Gy。

3. 生长发育障碍:母体从妊娠期受照射,对胎儿、新生儿的影响非常显著。妊娠10~17周时对辐射最为敏感,妊娠长于18周者其危险度仅为前者的1/4,妊娠时间短于10周者未见明显影响。

4. 对生殖功能的影响:性腺对电离辐射很敏感,0.15Gy的X射线照射即可引起精子轻度减少,2Gy以上使精子消失。卵巢受照射1.7Gy可出现暂时不孕1年,4.5Gy可引起永久性不孕。长期小剂量的累积效应,在全身器官中以卵巢最为严重,且损害常是进行性的,卵巢中的卵泡逐渐萎缩以至消失。

(二)遗传效应

亲代生殖细胞遗传物质因电离辐射所致突变而对胚胎或子代产生的影响,称遗传效应。如果辐射引起的是显性突变,则在下一代就会表现出来,如果是隐性突变,则必须与一个带有相同突变基因的配偶相结合,才能在后代表现出来,所以遗传效应是一种随机效应。我国于1984年对26983名医用X线诊断者大调查结果表明,受照人群中的自然流产率、新生儿率以及子女中先天性畸形和遗传性疾病的总发病率均高于对照人群。

(三)皮肤效应

1. 急性放射性皮肤损伤:身体局部受到一次或短时间内多次受到大剂量外照射所引起的急性放射性皮炎及放射性皮肤溃疡,称为急性放射性皮肤损伤。在医用辐射过程中,放射工作人员进行正常操作,操作者和患者均不会发生急性放射性皮肤损伤,但若违章操作或设备发生故障,或长时间进行局部照射,就可能使患者身体局部受到大剂量照射而导致急性放射性皮肤损伤。

处理原则为立即脱离辐射源或防止被照区皮肤再次受到照射或刺激。疑有放射性核素沾染皮肤时应及时予以清洗、去污处理。

2. 慢性放射性皮肤损伤：由急性放射性皮肤损伤迁延而来或由小剂量射线长期照射后引起的慢性放射性皮炎及慢性放射性皮肤溃疡为慢性放射性皮肤损伤。慢性放射性皮肤损伤是由于局部皮肤长期受到超过剂量限值的照射，年累积剂量一般大于15Gy。受照数年后皮肤及其附件出现慢性病变，可由急性放射性皮肤损伤迁延而来。在医用放射工作中，慢性放射性皮肤损伤多发生于早年从事X线透视的放射诊断人员的手部，而且其发生率是比较高的，随着防护条件的改善已很少见。

三、外照射慢性放射病

外照射慢性放射病是指放射工作人员在较长时间内连续或间断受到超当量剂量限值的外照射，达到一定累积剂量后引起的以造血组织损伤为主，并伴有其他系统改变的全身性疾病。一般累积剂量在1.5Sv以上。主要原因是荧光屏透视，防护设施不利，透视下进行骨科整骨及特殊X线检查等造成。

第四节 肿瘤治疗的安全环境及职业防护

一、建立安全操作制度和程序

强化对接触危险药物医务人员的科学规范化监管，建立医务人员接触该类药物操作规程和安全防护措施，是降低药物暴露危害的有力保障。

世界职业安全和健康学会近日发布了一条关于预防抗肿瘤药物和其他危险药物的职业暴露警戒，这是最新的安全条例，提示医务人员操作中持续出现的职业暴露风险，同时概述医院和医务人员在危险药品安全使用中的职责。

医院的责任包括：落实危险药物的安全贮存、转移、使用方法和危险药物的处理等措施；为接触危险药物的人员设计个人专用防护服；开展强制性培训；加强有关危险药品溢出的处理；做好医学监督，制订工作人员怀孕时期危险药品的使用措施等。

医务人员的责任包括：参加危险药品安全使用培训，遵照有关危险药物安全使用指导文件，严格遵守规范标准的操作程序，采取有效防护措施，以避免或减少药物暴露。

二、强化职业安全教育，提高防护意识

护理人员首先要严格遵照标准化操作程序实施，执行化疗的护士必须经过化疗专业培训，以化疗的基础知识、化疗的副作用及预防方法、化疗潜在的职业危害和防护措施为培训内容，以此增强护士对化疗药物潜在危险的了解；制订科学合理的

防护方法，使护士充分了解并规范化疗防护操作程序，提高防护意识；定期对专科护理人员进行常规性防护知识考核。

三、采取有效防护措施

护理人员在接触化疗药物时应遵循两大原则：一是工作人员尽量减少不必要的化疗药物的接触，防止药物由任何途径进入人体；二是尽量减少化疗药物对环境的污染。为减少医务人员职业接触危险药物的危害，必须在操作过程中采取行之有效的防护措施。这些措施包括采用合适的保护设备和保护材料，以及适宜的制剂和包装。

Ziegler 等研究发现采取静脉药物配置中心配药、对护理人员进行培训和使用个人防护措施后，在接触抗肿瘤药品的病房护士尿液中并未检出有抗肿瘤药物。Jakab 等研究结果表明，护士未在生物安全柜中操作，细胞染色体断裂率明显提高；使用非恰当的仪器设备，如水平气流超洁台，染色体断裂、交换频率、DNA 损伤同样会明显增加；而采用垂直气流生物安全柜，损伤结果明显低于前两组，显示出安装垂直气流生物安全柜在抗肿瘤药品防护中有重要意义。Pilger 等发现在抗肿瘤药品接触组中，仅采用乳胶手套防护下可发现有高水平的 DNA 损伤；采用两种以上防护措施和在通风良好的安全柜中操作，DNA 损伤率明显降低；接触组使用垂直气流生物安全柜及佩戴合理的防护设备包括手套、隔离衣、帽子和眼罩，进行过培训，采用标准的防护技术准备和使用药品时，职业接触抗肿瘤药物护士外周血中染色体交换、断裂和微核率均没有明显增加。

（一）化疗安全环境要求

有条件的肿瘤专科医院，应采用集中式管理，设有专门的化疗药品配药室及相应的配套设施，并实行专人配药、供应。配制室内设有符合标准的 II 级或 III 级垂直层流生物安全柜。配置室空气的洁净达万级标准（环境检测微生物 $<100cfu/m^3$），维持 5~10Pa 的正压；垂直层流生物安全柜内空气洁净达百级标准（环境检测微生物 $<5cfu/m^3$），维持 70~160Pa 的柜内正压。同时要备专用的化疗药品储存柜及冰箱，并配备化疗专用治疗用物、隔离衣、防护眼镜、聚氯乙烯和乳胶手套等。中小型的综合医院和基层医院，可根据自己的经济条件在化疗科配药室安装小型生物安全柜，配药室内安装通风设施。如果医院内未设置化疗药物配制室，仍在病房内自行配备化疗药，则应选择偏僻处操作，而且房间需要有良好的通风设备，以减少对病房环境的污染。如果没有生物安全柜，建议使用有机玻璃作隔离屏障，操作者除了采用一般防护设备，尚应戴护目镜和有效的防护口罩，避免操作者被药物污染，以达到安全防护的效果。

办公室和化疗配制间应有明确的分区，配备淋浴房。配制间为限制区，须有单独的洗手设施。在配制间入口应有醒目的标记，说明只有授权人员才能进入。在配制区域内应张贴皮肤及眼睛不慎接触化疗药物后的处理过程。在药物配制区域内应有水池，最好有冲洗眼睛的喷头，也可准备0.9%生理盐水以备紧急冲洗眼睛。操作中切勿在工作区域内外行走，尽量避免频繁的物流及人员进出，避免将生物安全柜中的药品带入周围环境；在储存药品的区域设置相应的警示标识，提醒操作者应注意的防护措施，如在药品配制区域不允许进餐、喝水、抽烟、咀嚼口香糖、处理隐形眼镜、化妆和储存食物，不能佩戴各种首饰如戒指、耳环、项链、手表等物。操作人员不得将个人防护用具穿戴出配制间。

（二）生物安全柜的选择及维护和保养

1. 作用原理。生物安全操作柜是一种特制的垂直层流装置，使用此操作柜配置化疗药物，可使空气在操作台内循环过滤，通过台面以下的过滤吸附器充分过滤和吸附药物的微粒及空气的尘粒，以保持洁净的、无污染的配药环境；由于操作台内形成负压循环气体，从而在操作者与操作台之间形成空气屏障，防止柜内污染气体外溢；同时在操作台侧面有一排气孔，内装有吸附剂，可吸附溢出药物微粒，防止污染气体排入大气。

根据我国卫生行业标准（WS 233—2002），生物安全柜分三级：Ⅰ级生物安全柜气流从前方进，从后方流经顶部高效空气过滤器（HEPA）滤片流出，仅保证工作人员不受侵害，但不能保证实验对象不受污染。Ⅱ级生物安全柜为垂直层流，进出气体均经HEPA滤片滤过，工作状态下对人员、环境、产品均提供保护。按照美国NSF49号标准依结构、气流速度及气流循环方向废气排放又分为A型B型（B1、B2、B3）。A型：70%气体循环，30%气体排出室内或通过管道排到室外，风扇在下方，形成正压舱，适用于不具挥发性有毒化学物质或放射性物质；B型（B1型，气体30%循环；B2型，为全排型；B3型，70%循环）都需由管道排放至废气通道，且含有负压舱，再加上向内的气流速度达到0.5m/s，适用于具挥发性或毒性、放射性物质。Ⅲ级生物安全柜四面封闭，有手套箱式操作口，其供应空气流经一层HEPA滤片，排气流经二层HEPA滤片，对人员、环境、产品提供最高防范效能。化疗配制室宜使用Class Ⅱ或Class Ⅲ垂直气流生物安全柜，不可使用水平气流安全柜。

2. 正确使用：生物安全柜的设计应依据药品特点，安全柜内垂直风的压力要大于配置间内空气压力，以防止混有药物气雾的空气流入室内。安全柜吸风口应保持通畅，经过滤处理后空气方能排出室外。所以护士要严格遵守操作规程，操作时必须控制最小化，各类物品必须规范整齐、严格统一地放置于生物安全柜内。生物安全柜操作时必须离台外沿20cm，内沿8~10cm，并离台面至10~15cm区域内进行。任何物体都不能阻挡吸风口并保持空气流通一致性，维持相对负压。防护玻璃开启不超过18cm，防止药液喷洒。操作完毕应顺气流方向由内向外、由上而下认真仔细用75%酒精擦洗各台面，防止药液残留。

3. 维护与保养：1~2年全面检测生物安全柜1次。以下情况必须全面检测：安装之后、使用之前；凡移动安全柜后；更换高效过滤器后。高效过滤器有如下情况应更换：经检查，确定高效过滤器泄漏；连续使用时间超过1年。

生物安全柜风机应24h持续工作。因危险药物往往在生物安全柜中大量堆积，而工作区通常为负压，一旦关掉风机，这些危险药物便会污染工作环境。如必须关风机，应先彻底消毒、清洗生物安全柜，然后将其入口及高效滤器的排气口以塑料覆盖后再用胶带封住。

4. 定期消毒、清洗生物安全柜：至少每周1次，当有喷溅物洒出或移动、检修生物安全柜后应立即消毒、清洗。消毒可采用75%的乙醇。如果污物不溶于水，可用70%异丙醇而不宜用乙醇，因乙醇会在气流循环型生物安全柜中产生大量蒸汽。清洗可选择对不锈钢表面无腐蚀性、pH值与肥皂相近的洗涤剂，不宜选用喷雾式洗涤剂，因喷雾时容易弄湿高效滤器，干扰安全柜内的气流方向。而其含有的悬浮粒子也易破坏滤器，而且所含的抛射剂经再循环后会在生物安全柜中聚集起火或爆炸。在消毒、清洗生物安全柜时，操作者应着保护性衣帽等。先用洗涤剂从上至下、从污染小到污染大的区域擦洗，再用清水漂洗，漂洗时应经常更换擦布，擦拭用布应是不脱颗粒的软麻布类。

（三）保护用具

有效的防护用具及设备是降低抗体缺乏综合征暴露个体吸收水平的最主要的方法，也是避免与皮肤直接接触的重要保护屏障，对降低职业危害尤为重要。包括一次性口罩、帽子、保护眼罩和面部的用具、一次性防渗漏隔离衣、聚氯乙烯手套、乳胶手套、一次性注射器、防护垫污物专用袋及封闭式污物桶等。

1. 手套：应使用无粉乳胶手套，厚度大于0.007mm。手套的厚度和接触药物的时间决定手套的通透性，手套的通透性会随着时间的增加而增大，通常每操作60min或遇到手套有破损、刺破和被药物污染则需要更换手套；如果操作者对乳胶过敏，可以戴双层手套，即在乳胶手套内戴一副PVC手套；同时，在戴手套前和脱手套后都必须洗手。

2. 工作服：配置药物过程中及给药时必须穿工作服。工作服应该由非通透性、无絮状物的材料制成，前面完全封闭，袖口必须加长，并且应该可以卷入手套之中，最好是一次性可丢弃的。

3. 眼睛和面部的保护：在配置药物及给药时应佩带面罩，以预防药物喷溅到眼睛和面部，在使用气雾剂或喷雾剂时也应有保护，普通眼镜不能提供足够的保护。

4. 制剂的要求：提倡使用无排气管的软包输液器，防止有毒气体排到空气中。应根据临床化疗药物应用剂量不同，使用多种剂量的制剂，简化专业人员的配置过程。化疗药物的制剂尽量用瓶装，药品标签要详细注明药物的性质及注意事项、警示等。包装应安全可靠，运送时应采用无渗透密封装置并注明特殊的要求。

5. 药物集中处理。如果要保证临床在使用药物过程中达到安全防护，必须将化疗药物进行集中处理，即由经过培训的专业人员在防护设备齐全的化疗配液室负责所有化疗药物的配置及供应，这样才能实行比较有效而经济的防护措施，并利于废弃物的集中管理，以达到将污染缩小到最小范围的目的，有利于职业安全和环境保护。

6. 加强化疗废弃物的处理。化疗废弃物管理是化疗防护的重要环节，妥善地处理废弃物有利于医院环境和医务人员的保护。临床明确规定化疗药物废弃物必须与其他物品分开放置，并密闭存放在有特殊标记的特质防渗漏的污物袋中，统一处理，以达到细胞毒性药物灭活及废弃物处理中心化。

7. 定期对环境中药物微粒或气溶胶进行监测。

8. 落实护士保健措施。对经常接触化疗药物的护士应建立健康档案，定期进行健康检查，每隔6个月抽血检查肝功能、血常规及免疫功能等，并可通过生物学方法定期检查尿样，如出现抗肿瘤药物的毒副作用症状及体征，应及时调离；怀孕的护士应避免接触化疗药物，以防胎儿畸形；护士长应合理排班，避免护士长期接触化疗药品。护理人员要注重饮食调养，如摄入高蛋白或完全蛋白食品及B族维生素和大量维生素C等以提高机体的防御与耐受能力；积极参加体育锻炼，增强体质。禁止在操作区进行餐饮、吸烟和进行化妆。

总之，加强对接触化疗药物工作人员的科学规范管理，加强工作人员的自我防护知识教育，进行专业培训，实行常规性防护知识考核，制订接触化疗药物操作规程、安全防护措施；加强公共卫生监督、完善监测系统及防护措施，将化疗药物职业伤害降到最低。

第十二章　肿瘤治疗中的常用药物及化疗方案

第一节　肿瘤治疗中的常用药物

一、环磷酰胺（Cyclophosphamide）

1. 制剂与规格

0.2g/支。

2. 主要作用

为细胞周期非特异性药物，用于淋巴瘤、急慢性白血病、乳腺癌、晚期肺癌、神经母细胞瘤及睾丸肿瘤等。

3. 用法

0.8~1.2g 溶于 0.9% 生理盐水 40ml 中静脉注射，静注时间大于 5min，3 周 1 次。

4. 注意事项

（1）对本品过敏者、孕妇及哺乳期忌用；白细胞减低、肝肾功能不全、感染者慎用。

（2）在室温中稳定，溶于水，但溶解度不大。水溶液不稳定，故应现配现用。

（3）可由脱氢酶转变为羧磷酸酰胺而失活，或以丙醛形式排出，导致泌尿系统毒性，故应用时应鼓励患者多饮水。大剂量用时得配合美司钠解毒。

（4）每周定期检查血象，必要时监测肝肾功能。

（5）有致畸及至突变作用。

（6）配制时戴双层手套。

二、盐酸多柔比星（Doxorubicin）

1. 制剂与规格

本品为橘红色的冻干粉剂，10mg/支。

2. 主要作用

为细胞周期非特异性药物，用于急性白血病、淋巴瘤、乳腺癌、软组织肉瘤、横纹肌肉瘤、肾母细胞瘤及膀胱癌等。

3. 用法

静注或静滴，以 40~100ml 0.9% 生理盐水稀释，3 周 1 次。

4. 注意事项

（1）对本品及蒽环类药物过敏者、心脏病患者、孕妇、哺乳期妇女、用过足量的表柔比星、明显感染者及严重白细胞或血小板减少的白血病患者忌用；肝肾功能不全者慎用。

（2）尿液可红染。

（3）与环磷酰胺合用可加重膀胱损害。

（4）指导患者多饮水以减少高尿酸血症的可能。

（5）与放线菌素 D 合用可加重心脏毒性。

（6）配制时戴双层手套，应现配现用。

三、盐酸表柔比星（Epirubicin）

1. 制剂与规格

10mg/支。

2. 主要作用

为细胞周期非特异性药物，用于霍奇金淋巴瘤、急性白血病、乳腺癌、恶性黑色素瘤及软组织肉瘤等。

3. 用法

静脉注射，以 100~250ml 0.9% 生理盐水稀释快速滴注，3 周 1 次。

4. 注意事项

（1）用药前后应密切检测肝肾功能、心电图。

（2）既往用过蒽环类抗癌药如阿霉素、柔红霉素等应视所用剂量减量或不用本药。

（3）既往和近期有心脏受损病史应禁用或慎用本药。

（4）本药用后 1~2d 可出现尿液红染。

（5）配制时戴双层手套，应现配现用。

四、尼莫司汀（Nimustine）

1. 制剂与规格

本药为白色至黄白色的干燥注射剂，25mg/支。

2. 主要作用

为亚硝脲类抗癌药，用于脑肿瘤、小细胞肺癌、消化道癌、淋巴瘤及慢性白血病等。

3. 用法

（1）静脉滴注，本药 25mg 加注射用蒸馏水 5ml 溶解，4 周 1 次。

(2)本品还可用于胸腹腔注射、动脉注射和膀胱腔内给药。

4. 注意事项

(1)有骨髓抑制者及对本药有严重过敏史者禁用。

(2)肝肾功能不全者及老人、儿童慎用本品。

(3)定期查肝、肾、肺功能,停药4周后仍应注意血象变化。

(4)4℃保存以防降低药效。

(5)与皮肤接触可致色素沉着或皮炎。

(6)配制时戴双层手套,应现配现用。

五、顺铂(Cisplatin)

1. 制剂与规格

本品为亮黄色或橙黄色的结晶性粉末,30mg/支。

2. 主要作用

为铂的金属络合物,用于卵巢癌、睾丸癌、膀胱癌、乳腺癌、宫颈癌、食管癌及鼻咽癌等。

3. 用法

(1)静脉滴注,溶于0.9%生理盐水500ml中,3周1次,滴注时间大于4~6h。

(2)动脉或腹腔给药。

4. 注意事项

(1)对本品过敏、近期有感染、脱水及高尿酸血症患者,孕妇及哺乳期妇女禁用。

(2)有肾病史。

(3)用药期间特别是大剂量给药时,应给予水化、利尿措施,补充电解质。

(4)防肾毒性,可大量输液,每日尿量保持在2500ml以上,并注意适当补充氯化钾。

(5)密切检查血象、电解质及肾功能,注意听力及神经功能的检查。

(6)与放疗合用起增效作用。

(7)与放疗合用时,应减少用量。

(8)粉剂DDP在生理盐水中溶解较慢,可加温至30℃左右振荡助溶。

(9)本品应避光、室温下保存。

(10)配制时戴双层手套,应现配现用。

六、卡铂(Carboplatin)

1. 制剂与规格

本品为白色或类白色冻干疏松块状物或粉末注射剂,0.1g/支。

2. 主要作用

为铂的金属络合物,用于小细胞及非小细胞肺癌、卵巢癌、膀胱癌、子宫颈癌及神经母细胞瘤等。

3. 用法

(1) 静脉滴注,用 0.9% 生理盐水或 5% 葡萄糖溶液稀释。

(2) 胸腹腔内注射:其剂量高于静脉内给药。

4. 注意事项

(1) 对顺铂或其他含铂化合物有过敏史者。

(2) 应用本品前应检查血象及肝肾功能,治疗期间至少每周检查 1 次血象。

(3) 静脉注射时应避免漏于血管外。

(4) 滴注及存放时应避光。

(5) 配制时戴双层手套,应现配现用。

七、奥沙利铂(Oxaliplatin)

1. 制剂与规格

本品为白色或类白色冻干疏松块物或粉末注射剂,50mg/支。

2. 主要作用

为第三代铂类抗癌药,用于大肠癌、卵巢癌、胃癌及非小细胞肺癌等。

3. 用法

静脉滴注,将奥沙利铂溶于 5% 葡萄糖溶液 500ml 中,持续输注 2~6h。在静脉滴注前后均滴注 5% 葡萄糖溶液 250ml。

4. 注意事项

(1) 本品不能用生理盐水溶解或稀释,因生理盐水可使本品降解为顺铂。

(2) 禁止和碱性液体或碱性药物配伍滴注。

(3) 在配制液体和输注时应当避免接触铝制品,否则会产生黑色沉淀和气体。

(4) 不能静脉推注。

(5) 由于本品的神经毒性和寒冷有关,在滴注本品期间应注意保暖。

(6) 对本品或铂剂过敏、严重肾功能不全、外周感觉神经病变者,孕妇及哺乳期妇女忌用,骨髓抑制者慎用。

(7) 配制时戴双层手套,应现配现用。

八、氟尿嘧啶(Fluorouracil)

1. 制剂与规格

0.25g/支,10ml。

2. 主要作用

为主要作用于 S 期的细胞周期特异性药物，用于乳腺癌、消化道癌、卵巢癌、恶性葡萄胎、绒毛膜上皮细胞癌、头颈部癌及皮肤癌等。

3. 用法

（1）口服，0.15~0.3g/d，3~4次/d。

（2）局部外敷，0.25g/次，1 次/d。

（3）静脉滴注，0.25g 加入 0.9% 生理盐水 250ml 快速滴注完后，再有 0.75g 加入 0.9% 生理盐水 500ml 静脉滴注 4~6h。

（4）微量泵泵入，0.75~1g 加入 0.9% 生理盐水 30ml 中泵入 8~10h。

4. 注意事项

（1）对本品过敏者禁用。

（2）除有意识地单用本品较小剂量作放射增敏剂外，一般不宜和放射治疗同用。

（3）肝功能明显异常、感染、出血（包括皮下和胃肠道）或发热超过 38℃者及明显胃肠梗阻者慎用。

（4）开始治疗前及疗程中应定期检查血象。

（5）眼科用药注射时药液不能外漏，一旦外漏应立即冲洗结膜囊。

（6）使用本品时不宜饮酒或同用阿司匹林类药物，以减少消化道出血的发生。

（7）配制时戴双层手套，应现配现用。

九、吉西他滨（Gemcitabin）

1. 制剂与规格

0.2g/支。

2. 主要作用

为细胞周期特异性新型细胞毒药物，用于非小细胞肺癌及晚期胰腺癌等。

3. 用法

0.8~1.2g/次，0.9% 生理盐水 250ml 快速静脉滴注，时间小于 30min，第 1d 及第 8d 使用，3 周 1 次。

4. 注意事项

（1）对本品过敏者禁用。

（2）肝肾功能不全者、孕妇和哺乳期妇女慎用。

（3）每周检查血象。

（4）本品用 0.9% 生理盐水溶解。

（5）配制时戴双层手套，应现配现用。

十、培美曲塞二钠（Pemetrexed Disodium）

1. 制剂与规格

0.25g/支。

2. 主要作用

为多靶点抗叶酸药，用于非小细胞肺癌与顺铂联合用于无法手术的恶性胸膜间皮瘤。

3. 用法

1g加入100ml 0.9%生理盐水中，静脉滴注，时间大于10min，3周1次。

4. 注意事项

（1）对本品过敏者、孕妇和哺乳期妇女禁用。

（2）主要经尿排出，应用本品前必须检查肾功能。

（3）本品0.5g以0.9%生理盐水20ml慢慢旋转至完全溶解，再将总剂量稀释至100ml 0.9%生理盐水中静脉滴注。

（4）每周检查血象。

（5）在给药前1d、给药当日及给药后1d联服地塞米松片，防止过敏反应。

（6）配制时戴双层手套，应现配现用。

十一、盐酸平阳霉素（Pingyangmycin）

1. 制剂与规格

8mg/支。

2. 主要作用

为复合糖肽族抗生素，用于各种鳞癌、淋巴瘤及睾丸癌等。

3. 用法

（1）深部肌肉注射，以0.9%生理盐水2ml稀释，8~16mg/次。

（2）静脉注射，以0.9%生理盐水100ml稀释，8~16mg/次，静注时间大于10min。

4. 注意事项

（1）有以下情况者慎用：对本品或同类药物过敏者、孕妇和哺乳期妇女、胸部接受放疗者、老年患者、慢性呼吸道疾患及肺功能不佳者。

（2）为防止高热反应，可用消炎痛预防，减轻发热反应。出现高热、寒战，需考虑停药。

（3）用药前应给予糖皮质激素，防止过敏。

（4）与长春新碱合用，应观察交叉耐药性。

（5）慎与顺铂合用。

（6）配制时戴双层手套，应现配现用。

十二、盐酸伊立替康（Irinotecan）

1. 制剂与规格

40mg/支。

2. 主要作用

为半合成喜树碱衍生物。用于转移性大肠癌、胃癌及宫颈癌等。

3. 用法

以 0.9% 生理盐水或 5% 葡萄糖溶液 250ml 稀释后静脉滴注 90min，第 1d 及第 8d 使用，3 周 1 次。

4. 注意事项

（1）对本品或其他喜树碱过敏、严重骨髓移植者、孕妇及哺乳期妇女忌用，肾功能不全者慎用。

（2）与其他抗癌药物合用时应减少本品剂量。

（3）做好健康宣教，用药后出现腹泻，应立即给予对症处理。

（4）配制时戴双层手套，应现配现用。

十三、依托泊苷（Etoposide）

1. 制剂与规格

100mg/支。

2. 主要作用

为细胞周期特异性药物，用于小细胞肺癌、淋巴瘤及急性非淋巴细胞白血病等。

3. 用法

100mg/次，连用 5d，3 周 1 次，0.9% 生理盐水稀释后静脉滴注时间大于 30min。

4. 注意事项

（1）白细胞和血小板明显低下者，心、肝、肾功能严重不全者，孕妇及哺乳期妇女禁用。

（2）依据病情复查血象及肝肾功能。

（3）配制时戴双层手套，应现配现用。

十四、硫酸长春新碱（Vincristine）

1. 制剂与规格

1mg/支。

2. 主要作用

为细胞周期 M 期特异性药物，用于急性淋巴细胞性白血病、淋巴瘤、肾母细胞瘤、神经母细胞瘤及乳腺癌等。

3. 用法

2mg/次，以 0.9% 生理盐水 40ml 稀释，静脉注射时间大于 5min。

4. 注意事项

（1）对本品或其他长春花生物碱过敏者，孕妇及哺乳期妇女，鞘内注射禁忌。

（2）注意长春新碱的神经毒性，出现神经毒性，应及时停药。

（3）避免药物漏入组织，可致组织坏死。

（4）老人剂量小于 1mg。

（5）配制时戴双层手套，应现配现用。

十五、重酒石酸长春瑞滨（Navelbine Bitartrate）

1. 制剂与规格

10mg/支。

2. 主要作用

为半合成长春碱，用于小细胞肺癌及乳腺癌等。

3. 用法

以 0.9% 生理盐水 100ml 稀释快速静脉滴注，第 1d 及第 8d 使用，3 周 1 次。

4. 注意事项

（1）哺乳期妇女及严重肝肾功能不全者，在进行肝脏的放疗时禁用本品。

（2）本品局部刺激性强，注射时应特别注意，注射本品前后滴注 0.9% 生理盐水 250ml+地塞米松 5mg，以减轻毒性反应。必要时先给予深静脉置管。

（3）使用时避免药物溅到皮肤和眼球内，一旦发生应立即进行冲洗。

（4）只能静脉给药。常可引起严重静脉炎，应特别注意避免或减轻静脉炎的发生。

（5）留置 PICC，完毕冲管后拔针。

（6）专人守护。

（7）配制时戴双层手套，应现配现用。

十六、紫杉醇（Paclitaxel）

1. 制剂与规格

100mg/支。

2. 主要作用

是一种新型的抗微管药物，用于化疗失败后转移的肺癌、卵巢癌及乳腺癌等。

3. 用法

以 0.9% 生理盐水或 5% 葡萄糖溶液 500ml 稀释后静脉滴注 3h，3 周 1 次。

4. 注意事项

（1）对本品过敏者、妊娠及哺乳期妇女禁用。

（2）为防止过敏反应，给药前应预防用药：地塞米松片 16mg，于给药前 12h 口服 1 次，在用本品当天和第 2d 分别口服地塞米松片 8mg，2 次/d。

（3）输注本品前行心电监护仪。

（4）本品不能接触含聚氯乙烯的塑料制品，只能用玻璃瓶或聚乙烯输液器。

（5）配制时戴双层手套，配后立即使用。

十七、多西他赛（Docetaxel）

1. 制剂与规格

1ml，20mg/支。

2. 主要作用

是一种新型的抗微管药物，用于治疗失败的局部晚期及转移性的乳腺癌及局部晚期或转移性非小细胞肺癌。

3. 用法

先用本品 20mg 加入 100ml 0.9% 生理盐水中静脉滴注，无不良反应后，再将 100mg 加入 250ml 0.9% 生理盐水中静脉滴注 1h，3 周 1 次。

4. 注意事项

（1）对本品有严重过敏史者、白细胞低下者、严重肝功能不全者、孕妇及哺乳期妇女禁用。

（2）用药过程中，如血压下降、心慌、憋气等，应立即停药。

（3）为防止过敏反应，给药前应预防用药：于给药前 1d 晚上 9 点口服地塞米松片 16mg、奥美拉唑 20mg 及胃达喜 1g。用本品当天和第 2d 分别口服地塞米松片 8mg，2 次/d。

（4）输注本品前行心电监护仪。

（5）预注射药配置：先抽取溶剂，注入含本品的小瓶中，拔出针头，用手振摇 30s，静置 5min，注入 5% 葡萄糖溶液或 0.9% 生理盐水 250ml 静脉滴注。

（6）防止药物外渗，避免对局部组织刺激。

（7）配制时戴双层手套，现配现用。

十八、达卡巴嗪（Dacarbazine）

1. 制剂与规格

粉针剂，200mg/支。

2. 主要作用

用于黑色素瘤，也可与其他药物合用治疗霍奇金淋巴瘤、软组织瘤及脑瘤等。

3. 用法

取 200~400mg/m², 用 10~15ml 0.9% 生理盐水溶解后, 用 5% 葡萄糖溶液 250~500ml 稀释, 静脉滴注时间 30min 以上, 1 次 /d, 连用 5d 为 1 疗程, 3 周 1 次。

4. 注意事项

（1）对本品过敏史者、孕妇及哺乳期妇女禁用。

（2）每周复查血象 1 次, 定期检查肝肾功能。

（3）防止药物外渗, 避免对局部组织刺激。

（4）配制时戴双层手套, 现配现用。

十九、西妥昔单抗（Cetuximab）

1. 制剂与规格

0.1g/支。

2. 主要作用

为重组的人鼠嵌合单克隆抗体, 用于复发的大肠癌。

3. 用法

本品每周给药 1 次, 第 1 周 400mg/m², 其后每周 250mg/m², 静脉滴注 2h。

4. 注意事项

（1）对本品过敏史者、儿童、孕妇及哺乳期妇女禁用。

（2）输注前给予抗过敏处理。

（3）输液必须使用专用管路。

（4）输注本品必须心电监护。

（5）在本品输注过程中应准备必要的药物治疗, 防止可能发生的严重输液反应。

（6）配制时戴双层手套, 现配现用, 禁止震动。

二十、贝伐单抗（Bevacizumab）

1. 制剂与规格

4ml, 0.1g/支。

2. 主要作用

为重组的人源化 IgGI 单克隆抗体, 用于大肠癌、非小细胞肺癌等。

3. 用法

每次 10mg/kg 溶于 100ml 0.9% 生理盐水, 静脉滴注。

4. 注意事项

（1）单抗过敏史、孕妇及哺乳期妇女、伤口裂开、严重出血、肾病综合征、高血压危象禁用。

（2）本品需用 100ml 0.9% 生理盐水稀释, 不能用葡萄糖溶液溶解。

（3）由于能影响手术切口的愈合，故术后至少 28d 才能用本品治疗。
（4）输注本品必须心电监护。
（5）输注前给予抗过敏处理。
（6）首次静滴前 30min 应 15 滴/min，如无反应可以加快。
（7）配制时戴双层手套，现配现用，禁止静脉推注，禁与其他药物混用，不能冷冻及不能振摇，2~8℃避光保存。

二十一、重组人血管内皮抑制素（Recccombinant Human Endostatin）

1. 制剂与规格
3ml，15mg/支。
2. 主要作用
为血管上皮细胞生长因子受体阻滞剂，用于不能手术的非小细胞肺癌。
3. 用法
15mg/次，1 次/d，加入 0.9% 生理盐水 500ml，静脉滴注 3~4h，连用 14d。
4. 注意事项
（1）有严重心脏病慎用，或在医生指导下使用。
（2）肝功能不全者慎用。
（3）本品如有沉淀、浑浊，则不宜使用。2~8℃避光保存。
（4）本品对肿瘤细胞无直接杀死作用，无法清除所有的肿瘤细胞，单用本品效果欠佳，常与 NP 方案合用，既能起到协同作用，又不增加 NP 的不良反应。

二十二、羟基喜树碱（Hydroxycamptothecin）

1. 制剂与规格
15mg/支。
2. 主要作用
为细胞周期特异性药物，用于胃癌、肝癌、食管癌及头颈部癌等。
3. 用法
（1）10mg/次，加入 0.9% 生理盐水中静脉注射，3 周 1 次。
（2）10mg/次，加入 0.9% 生理盐水中行肝动脉注射，3 周 1 次。
4. 注意事项
（1）孕妇及哺乳期妇女禁用。
（2）肝功能不全及严重心律失常者慎用。
（3）配制时戴双层手套，现配现用。

二十三、利妥昔单抗（Rituximab）

1. 制剂与规格
10ml，0.1g/支。

2. 主要作用
为鼠CD20的人鼠嵌合型单抗，用于治疗CD20阳性的淋巴细胞疾病，如慢性淋巴细胞白血病及各种CD20阳性的淋巴瘤。

3. 用法
每次$0.375g/m^2$，静脉滴注，每周1次，共4次，以5%葡萄糖溶液或0.9%生理盐水稀释。

4. 注意事项
（1）孕妇、哺乳期妇女及儿童禁用。
（2）每次静脉滴注前应使用抗组胺药及皮质激素。
（3）滴速：初次滴注，先50mg/h，60min后，每30min增加50mg/h，直到最大滴速400mg/h；以后再滴注，可先100mg/h，每30min增加100mg/h，直到最大滴速400mg/h。
（4）不与其他药物混用。
（5）配制时戴双层手套，现配现用。
（6）用药前行心电监护。

二十四、美司钠（Mesna）

1. 制剂与规格
10ml，0.4g/支。

2. 主要作用
用于含IFO及高剂量CTX方案的患者。

3. 用法
注射IFO的0、4、8h静脉注射。

4. 注意事项
（1）注射后很快从尿中排除，用药时避免频繁排尿。
（2）应记录24h尿量，尿常规检查至少1次/d。

二十五、唑来膦酸（Zoledronic）

1. 制剂与规格
4mg/支。

2. 主要作用

抑制破骨细胞所致的骨吸收，用于恶性肿瘤引起的高钙血症及各种肿瘤骨转移治疗。

3. 用法

静脉滴注，4mg/次。

4. 注意事项

（1）对本品过敏、肾功能不全、孕妇、哺乳期妇女及儿童禁用。

（2）用 100ml 0.9% 生理盐水稀释，静滴时间大于 15min。

（3）每月执行 1 次。

（4）治疗前后应监测肌酐、血清钙和镁的含量。

二十六、枸橼酸他莫昔芬（Tamoxifen Citrate）

1. 制剂与规格

片剂，10mg/片。

2. 主要作用

为抗雌激素药物，用于乳腺癌术后辅助治疗及绝经后晚期乳腺癌。

3. 用法

口服，1 片/次，2 次/d。

4. 注意事项

（1）妊娠及哺乳期妇女禁用。

（2）治疗期间应定期检查血象，要定期对肝功能进行检测。

（3）当出现异常的阴道出血时，应立即就诊，并进行全面检查。阴道大量出血时应停药。

（4）用本品治疗的患者有增加子宫内膜癌发生的危险，应定期妇科检查。

（5）使用本品可出现突发性卵巢功能性囊肿和月经过多及不规则子宫出血。因此，若绝经前必须使用本药，应同时服用抗促性腺激素药物。

二十七、来曲唑（Letrozole）

1. 制剂与规格

片剂，2.5mg/片。

2. 主要作用

用于他莫昔芬及其他抗雌激素疗法无法控制的绝经后妇女的晚期乳腺癌及早期乳腺癌的辅助治疗。

3. 用法

口服，1 片/次，1 次/d。

4. 注意事项

（1）严重的肾功能受损、驾车及操作机械者慎用本品。

（2）对本药及其辅料过敏者、绝经前妇女、严重肝功能损害者、哺乳期妇女及儿童禁用。

（3）严重的肾功能受损者慎用本品。

二十八、依西美坦（Exemestane）

1. 制剂与规格

片剂，25mg/片。

2. 主要作用

用于乳腺癌。

3. 用法

饭后口服，1 片 / 次，1 次 /d。

4. 注意事项

（1）对本品过敏者、孕妇及哺乳期妇女、儿童禁用。

（2）心血管疾病或高脂血症、胃肠道疾病、肝肾功能不全、绝经前妇女慎用。

（3）定期复查血象。

二十九、醋酸甲地孕酮（Megestrol）

1. 制剂与规格

片剂，40mg/片。

2. 主要作用

为一种高效黄体酮，用于晚期乳腺癌及子宫内膜癌，对控制患者的厌食及恶病质，使之顺利完成化疗、放疗或手术有助益。

3. 用法

口服，1 片 / 次，1 次 /d。

4. 注意事项

（1）妊娠及哺乳期妇女禁用。

（2）对本品治疗的患者应进行常规的密切监测，对未控制的糖尿病及高血压患者需小心使用。

三十、氟他胺（Flutamide）

1. 制剂与规格

片剂，0.25g/片。

2. 主要作用

为非类固醇类雄性激素拮抗剂，用于晚期前列腺癌及良性前列腺增生。

3. 用法

口服，1片/次，3次/d。

4. 注意事项

（1）对氟硝丁酰胺过敏者禁用。

（2）严重肝脏损害者禁用。

（3）合并心血管病的患者慎用。

（4）长期用药者应定期复查肝功、精子数量、精神状态、皮肤改变等。

三十一、吉非替尼（Gefitinib）

1. 制剂与规格

片剂，0.25g/片。

2. 主要作用

为强有力的表皮生长因子受体，属络氨酸激酶抑制剂，用于局部晚期或转移性非小细胞肺癌。

3. 用法

空腹或与食物同服，1片/次，1次/d。

4. 注意事项

（1）已知对该活性物质或该产品任一剂型有严重超敏反应者、妊娠及哺乳期妇女禁用。

（2）不易与化疗药物同用。

（3）用药过程中如出现胸闷、敝气或发热，应立即停药，并做相应治疗。

（4）应告诫患者如有以下情况加重时需即刻就医：任何眼部症状，严重或持续的腹泻、恶心、呕吐或厌食，这些症状应按临床需要进行处理。

（5）在治疗期间，可出现乏力的症状，患者在驾驶或操作机器时应给予提醒。

三十二、醋酸泼尼松（Prednisone）

1. 制剂与规格

片剂，5mg/片。

2. 主要作用

为一种糖皮质激素，用于急性淋巴细胞白血病及淋巴瘤。

3. 用法

100mg/次，1次/d，连服5d。

4. 注意事项

（1）剂量可视病情而定。

（2）因本品需经肝脏代谢活化才有效，故肝功能不全者疗效差。

（3）定期复查电解质。

（4）视病情逐渐减量。

第二节 肿瘤科常用化疗方案

一、小细胞肺癌常用化疗方案

1.EP方案（依托泊苷 + 顺铂）

剂量：依托泊苷 100mg/m^2；顺铂 75~80mg/m^2。

给药时间：依托泊苷，第 1~3d；顺铂，第 1d。

治疗周期：21d 为 1 个周期，连续 4~6 个周期。

2.EC方案（依托泊苷 + 卡铂）

剂量：依托泊苷 100mg/m^2；卡铂 AUC5~6。

给药时间：依托泊苷，第 1~3d；卡铂，第 1d。

治疗周期：21d 为 1 个周期，连续 4~6 个周期。

3.IP方案（伊立替康 + 顺铂）

剂量：伊立替康 60mg/m^2；顺铂 60mg/m^2。

给药时间：伊立替康，第 1d、第 8d、第 15d；顺铂，第 1d。

治疗周期：每 4 周重复，连续 4~6 个周期。

4.IP方案（伊立替康 + 顺铂）

剂量：伊立替康 65mg/m^2；顺铂 30mg/m^2。

给药时间：伊立替康，第 1d、第 8d；顺铂，第 1d、第 8d。

治疗周期：21d 为 1 个周期，连续 4~6 个周期。

5.IC方案（伊立替康 + 卡铂）

剂量：伊立替康 50mg/m^2；卡铂 AUC5。

给药时间：伊立替康，第 1d、第 8d、第 15d；卡铂，第 1d。

治疗周期：伊立替康每 4 周重复，连续 4~6 个周期；卡铂每 3 周重复，连续 4~6 个周期。

二、非小细胞肺癌一线化疗方案

1.NP方案（长春瑞滨 + 顺铂）

剂量：长春瑞滨 25mg/m^2；顺铂 75mg/m^2。

给药时间：长春瑞滨，第 1d、第 8d；顺铂，第 1d。

治疗周期：21d 为 1 个周期，连续 4~6 个周期。

2.TP 方案（紫杉醇 + 顺铂或卡铂）

剂量：紫杉醇 135~175mg/m²；顺铂 75mg/m² 或卡铂 AUC5~6。

给药时间：紫杉醇，第 1d；顺铂或卡铂，第 1d。

治疗周期：21d 为 1 个周期，连续 4~6 个周期。

3.GP 方案（吉西他滨 + 顺铂或卡铂）

剂量：吉西他滨 1000~1250mg/m²；顺铂 75mg/m² 或卡铂 AUC5~6。

给药时间：吉西他滨，第 1d、第 8d；顺铂或卡铂，第 1d。

治疗周期：21d 为 1 个周期，连续 4~6 个周期。

4.DP 方案（多西他赛 + 顺铂或卡铂）

剂量：多西他赛 60mg/m² 或 75mg/m²；顺铂 75mg/m² 或卡铂 AUC5~6。

给药时间：多西他赛，第 1d；顺铂或卡铂，第 1d。

治疗周期：21d 为 1 个周期，连续 4~6 个周期。

5.AP 方案（培美曲塞 + 顺铂或卡铂）

剂量：培美曲塞 500mg/m²；顺铂 75mg/m² 或卡铂 AUC5~6。

给药时间：培美曲塞，第 1d；顺铂或卡铂，第 1d。

治疗周期：21d 为 1 个周期，连续 4~6 个周期。

6.LP 方案（紫杉醇酯质体 + 顺铂或卡铂）

剂量：紫杉醇酯质体 135~175mg/m²；顺铂 75mg/m² 或卡铂 AUC5~6。

给药时间：紫杉醇酯质体，第 1d；顺铂或卡铂，第 1d。

治疗周期：21d 为 1 个周期，连续 4~6 个周期。

三、乳腺癌新辅助化疗方案

1.AC（蒽环类联合环磷酰胺）序贯 T（紫杉醇类）

（1）阿霉素 + 环磷酰胺序贯多西他赛

剂量：阿霉素 60mg/m²；环磷酰胺 600mg/m²。

给药时间：阿霉素，第 1d；环磷酰胺，第 1d。

治疗周期：21d 为 1 个周期，连续 4 个周期。

序贯多西他赛：

剂量：多西他赛 80~100mg/m²。

给药时间：第 1d。

治疗周期：21d 为 1 个周期，连续 4 个周期。

（2）表柔比星 + 环磷酰胺序贯多西他赛

剂量：表柔比星 90mg/m²；环磷酰胺 600mg/m²。

给药时间：表柔比星，第 1d；环磷酰胺，第 1d。

治疗周期：21d 为 1 个周期，连续 4 个周期。

序贯多西他赛：

剂量：多西他赛 80~100mg/m²。

给药时间：第 1d。

治疗周期：21d 为 1 个周期，连续 4 个周期。

（3）阿霉素 + 环磷酰胺序贯周疗紫杉醇类

剂量：阿霉素 60mg/m²；环磷酰胺 600mg/m²。

给药时间：阿霉素，第 1d；环磷酰胺，第 1d。

治疗周期：21d 为 1 个周期，连续 4 个周期。

序贯紫杉醇：

剂量：紫杉醇 80mg/m²。

给药时间：第 1d。

治疗周期：每周重复，连续 4 个周期。

（4）表柔比星 + 环磷酰胺序贯周疗紫杉醇类

剂量：表柔比星 90mg/m²；环磷酰胺 600mg/m²。

给药时间：表柔比星，第 1d；环磷酰胺，第 1d。

治疗周期：21d 为 1 个周期，连续 4 个周期。

序贯紫杉醇：

剂量：紫杉醇 80mg/m²。

给药时间：第 1d。

治疗周期：每周重复，连续 4 个周期。

2.AT（蒽环类联合紫杉类）

（1）阿霉素 + 多西他赛

剂量：阿霉素 60mg/m²；多西他赛 75mg/m²。

给药时间：阿霉素，第 1d；多西他赛，第 1d。

治疗周期：21d 为 1 个周期，连续 4 个周期。

（2）表柔比星 + 多西他赛

剂量：表柔比星 75mg/m²；多西他赛 75mg/m²。

给药时间：表柔比星，第 1d；多西他赛，第 1d。

治疗周期：21d 为 1 个周期，连续 4 个周期。

3.TAC（多西他赛 + 阿霉素 + 环磷酰胺）

剂量：多西他赛 75mg/m²；阿霉素 50mg/m²；环磷酰胺 500mg/m²。

给药时间：多西他赛，第 1d；阿霉素，第 1d；环磷酰胺，第 1d。

治疗周期：21d 为 1 个周期，连续 6 个周期。

4.AT-NP(蒽环类联合紫杉类序贯铂类)

(1) 阿霉素+多西他赛序贯长春瑞滨+顺铂

剂量:阿霉素 60mg/m²;多西他赛 75mg/m²。

给药时间:阿霉素,第 1d;多西他赛,第 1d。

治疗周期:21d 为 1 个周期,连续 4 个周期。

序贯长春瑞滨联合顺铂:

剂量:长春瑞滨 25mg/m²;顺铂 75mg/m²。

给药时间:长春瑞滨,第 1d、第 8d;顺铂,第 1~3d。

治疗周期:21d 为 1 个周期,连续 4 个周期。

(2) 表柔比星+多西他赛序贯长春瑞滨+顺铂

剂量:表柔比星 75mg/m²;多西他赛 75mg/m²。

给药时间:表柔比星,第 1d;多西他赛,第 1d。

治疗周期:21d 为 1 个周期,连续 4 个周期。

序贯长春瑞滨联合顺铂:

剂量:长春瑞滨 25mg/m²;顺铂 75mg/m²。

给药时间:长春瑞滨,第 1d、第 8d;顺铂,第 1~3d。

治疗周期:21d 为 1 个周期,连续 4 个周期。

四、乳腺癌辅助化疗方案

1.AC(蒽环类联合环磷酰胺)序贯 T(紫杉醇类)

(1) 阿霉素+环磷酰胺序贯多西他赛

剂量:阿霉素 60mg/m²;环磷酰胺 600mg/m²。

给药时间:阿霉素,第 1d;环磷酰胺,第 1d。

治疗周期:21d 为 1 个周期,连续 4 个周期。

序贯多西他赛:

剂量:多西他赛 80~100mg/m²。

给药时间:第 1d。

治疗周期:21d 为 1 个周期,连续 4 个周期。

(2) 表柔比星+环磷酰胺序贯多西他赛

剂量:表柔比星 90mg/m²;环磷酰胺 600mg/m²。

给药时间:表柔比星,第 1d;环磷酰胺,第 1d。

治疗周期:21d 为 1 个周期,连续 4 个周期。

序贯多西他赛:

剂量:多西他赛 80~100mg/m²。

给药时间:第 1d。

治疗周期：21d 为 1 个周期，连续 4 个周期。

（3）阿霉素 + 环磷酰胺序贯紫杉醇类

剂量：阿霉素 60mg/m²；环磷酰胺 600mg/m²。

给药时间：阿霉素，第 1d；环磷酰胺，第 1d。

治疗周期：21d 为 1 个周期，连续 4 个周期。

序贯紫杉醇：

剂量：紫杉醇 80mg/m²。

给药时间：第 1d。

治疗周期：每周重复，连续 12 个周期。

（4）表柔比星 + 环磷酰胺序贯紫杉类

剂量：表柔比星 90mg/m²；环磷酰胺 600mg/m²。

给药时间：表柔比星，第 1d；环磷酰胺，第 1d。

治疗周期：21d 为 1 个周期，连续 4 个周期。

序贯紫杉醇：

剂量：紫杉醇 80mg/m²。

给药时间：第 1d。

治疗周期：每周重复，连续 12 个周期。

（5）密集型表柔比星 + 环磷酰胺序贯密集型紫杉醇类

剂量：表柔比星 90mg/m²；环磷酰胺 600mg/m²。

给药时间：表柔比星，第 1d；环磷酰胺，第 1d。

治疗周期：每 2 周重复，连续 4 个周期。

序贯紫杉醇：

剂量：紫杉醇 175mg/m²。

给药时间：第 1d。

治疗周期：每 2 周重复，连续 4 个周期。

（6）密集型阿霉素 + 环磷酰胺序贯密集型紫杉醇类

剂量：阿霉素 60mg/m²；环磷酰胺 600mg/m²。

给药时间：阿霉素，第 1d；环磷酰胺，第 1d。

治疗周期：每 2 周重复，连续 4 个周期。

序贯紫杉醇：

剂量：紫杉醇 175mg/m²。

给药时间：第 1d。

治疗周期：每 2 周重复，连续 4 个周期。

2.AC

（1）阿霉素 + 环磷酰胺

剂量：阿霉素 60mg/m^2；环磷酰胺 600mg/m^2。

给药时间：阿霉素，第 1d；环磷酰胺，第 1d。

治疗周期：21d 为 1 个周期，连续 4 个周期。

（2）表柔比星 + 环磷酰胺

剂量：表柔比星 90mg/m^2；环磷酰胺 600mg/m^2。

给药时间：表柔比星，第 1d；环磷酰胺，第 1d。

治疗周期：21d 为 1 个周期，连续 4 个周期。

3.TC（多西他赛 + 环磷酰胺）

剂量：多西他赛 75mg/m^2；环磷酰胺 600mg/m^2。

给药时间：多西他赛，第 1d；环磷酰胺，第 1d。

治疗周期：21d 为 1 个周期，连续 4 个周期。

4.TAC（多西他赛 + 阿霉素 + 环磷酰胺）

剂量：多西他赛 75mg/m^2；阿霉素 50mg/m^2；环磷酰胺 500mg/m^2。

给药时间：多西他赛，第 1d；阿霉素，第 1d；环磷酰胺，第 1d。

治疗周期：21d 为 1 个周期，连续 6 个周期。

5.FEC-T（氟尿嘧啶 + 表柔比星 + 环磷酰胺）

剂量：氟尿嘧啶 500mg/m^2；表柔比星 100mg/m^2；环磷酰胺 500mg/m^2。

给药时间：氟尿嘧啶，第 1d；表柔比星，第 1d；环磷酰胺，第 1d。

治疗周期：21d 为 1 个周期，连续 3 个周期。

序贯多西他赛：

剂量：多西他赛 80~100mg/m^2。

给药时间：第 1d。

治疗周期：21d 为 1 个周期，连续 3 个周期。

五、结直肠癌常用化疗方案

1.mFOLFOX6

剂量：奥沙利铂 85mg/m^2；亚叶酸钙 400mg/m^2；5-氟尿嘧啶 400mg/m^2，第 1d，然后 1200mg/（m^2·d）持续静脉输注（总量 2400mg/m^2，输注 46~48h）。

给药时间：奥沙利铂，第 1d；亚叶酸钙，第 1d；5-氟尿嘧啶，第 1~3d。

治疗周期：每 2 周重复。

2.mFOLFOX6+ 贝伐珠单抗

剂量：奥沙利铂 85mg/m^2；亚叶酸钙 400mg/m^2；5-氟尿嘧啶 400mg/m^2，第 1d，然后 1200mg/（m^2·d）持续静脉输注（总量 2400mg/m^2，输注 46~48h）；贝伐珠单抗

5mg/kg。

给药时间：奥沙利铂，第 1d；亚叶酸钙，第 1d；5-氟尿嘧啶，第 1~3d；贝伐珠单抗，第 1d。

治疗周期：每 2 周重复。

3.mFOLFOX6+ 西妥昔单抗

剂量：奥沙利铂 85mg/m²；亚叶酸钙 400mg/m²；5-氟尿嘧啶 400mg/m²，第 1d，然后 1200mg/（m²·d）持续静脉输注（总量 2400mg/m²，输注 46~48h）；西妥昔单抗 400mg/m²，第一次静脉输注大于 2h，然后 250mg/m²，静脉输注超过 60min。

给药时间：奥沙利铂，第 1d；亚叶酸钙，第 1d；5-氟尿嘧啶，第 1~3d；西妥昔单抗，第 1d。

治疗周期：奥沙利铂、亚叶酸钙、5-氟尿嘧啶：每周或每 2 周重复；西妥昔单抗：每周重复。

4.CapeOx

剂量：奥沙利铂 130mg/m²；卡培他滨每次 1000mg/m²，口服，2 次 /d。

给药时间：奥沙利铂，第 1d；卡培他滨，第 1~14d，休 7d。

治疗周期：奥沙利铂每 3 周重复；卡培他滨每 3 周重复。

5.CapeOx+ 贝伐珠单抗

剂量：奥沙利铂 130mg/m²；卡培他滨每次 1000mg/m²，口服，2 次 /d；贝伐珠单抗 7.5mg/kg。

给药时间：奥沙利铂，第 1d；卡培他滨，第 1~14d，休 7d；贝伐珠单抗，第 1d。

治疗周期：每 3 周重复。

6.FOLFIRI

剂量：伊立替康 180mg/m²；亚叶酸钙 400mg/m²，配合伊立替康注射时间；5-氟尿嘧啶 400mg/m²，第 1d，然后 1200mg/（m²·d）持续静脉输注（总量 2400mg/m²，输注 46~48h）。

给药时间：伊立替康，第 1d；亚叶酸钙，第 1d；氟尿嘧啶，第 1~3d。

治疗周期：每 2 周重复。

7.FOLFIRI+ 贝伐珠单抗

剂量：伊立替康 180mg/m²；亚叶酸钙 400mg/m²，配合伊立替康注射时间；5-氟尿嘧啶 400mg/m²，第 1d，然后 1200mg/（m²·d）持续静脉输注（总量 2400mg/m²，输注 46~48h）；贝伐珠单抗 5mg/kg。

给药时间：伊立替康，第 1d；亚叶酸钙，第 1d；氟尿嘧啶，第 1~3d；贝伐珠单抗，第 1d。

治疗周期：每 2 周重复。

8.FOLFIRI+西妥昔单抗

剂量：伊立替康 180mg/m^2；亚叶酸钙 400mg/m^2，配合伊立替康注射时间；5-氟尿嘧啶 400mg/m^2，第 1d，然后 1200mg/（m^2·d）持续静脉输注（总量 2400mg/m^2，输注 46~48h）；西妥昔单抗 400mg/m^2，第 1 次静脉输注大于 2h，然后 250mg/m^2，静脉输注超过 60min。

给药时间：伊立替康，第 1d；亚叶酸钙，第 1d；氟尿嘧啶，第 1~3d；西妥昔单抗，第 1d。

治疗周期：伊立替康、亚叶酸钙、5-氟尿嘧啶，每 2 周重复；西妥昔单抗，每周重复。

9.CapIRI

剂量：伊立替康 180mg/m^2；卡培他滨每次 1000mg/m^2，口服，2 次/d。

给药时间：伊立替康，第 1d；卡培他滨，第 1~7d。

治疗周期：每 2 周重复。

10.CapIRI+贝伐珠单抗

剂量：伊立替康 180mg/m^2；卡培他滨每次 1000mg/m^2，口服，2 次/d；贝伐珠单抗 5mg/kg。

给药时间：伊立替康，第 1d；卡培他滨，第 1~7d；贝伐珠单抗，第 1d。

治疗周期：每 2 周重复。

11.mXELIRI

剂量：伊立替康 200mg/m^2；卡培他滨每次 800mg/m^2，口服，2 次/d。

给药时间：伊立替康，第 1d；卡培他滨，第 1~14d。

治疗周期：每 3 周重复。

12.mXELIRI+贝伐珠单抗

剂量：伊立替康 200mg/m^2；卡培他滨每次 800mg/m^2，口服，2 次/d；贝伐珠单抗 7.5mg/kg。

给药时间：伊立替康，第 1d；卡培他滨，第 1~14d；贝伐珠单抗，第 1d。

治疗周期：每 3 周重复。

13.卡培他滨+贝伐珠单抗

剂量：卡培他滨每次 1250mg/m^2，口服，2 次/d；贝伐珠单抗 7.5mg/kg。

给药时间：卡培他滨，第 1~14d；贝伐珠单抗，第 1d。

治疗周期：每 3 周重复。

14. 简化的双周氟尿嘧啶/亚叶酸钙方案

剂量：亚叶酸钙 400mg/m^2；5-氟尿嘧啶 400mg/m^2，第 1d，然后 1200mg/（m^2·d）持续静脉输注（总量 2400mg/m^2，输注 46~48h）。

给药时间：亚叶酸钙，第 1d；5-氟尿嘧啶，第 1~3d。

治疗周期：每 2 周重复。

15.FOLFOXIRI+ 贝伐珠单抗

剂量：伊立替康 165mg/m²；奥沙利铂 85mg/m²；亚叶酸钙 400mg/m²；5-氟尿嘧啶 1600mg/（m²·d）持续静脉输注（总量 3200mg/m²，输注 48h）；贝伐珠单抗 5mg/kg。

给药时间：伊立替康，第 1d；奥沙利铂，第 1d；亚叶酸钙，第 1d；5-氟尿嘧啶，第 1~2d；贝伐珠单抗，第 1d。

治疗周期：每 2 周重复。

16. 伊立替康

伊立替康 125mg/m²，第 1d、第 8d，每 3 周重复。

伊立替康 300~350mg/m²，第 1d，每 3 周重复。

17. 西妥昔单抗 + 伊立替康

西妥昔单抗：首次剂量 400mg/m²，然后 250mg/m²，每周 1 次；或 500mg/m²，每 2 周 1 次。

伊立替康 300~350mg/m²，每 3 周重复；或 180mg/m²，每 2 周重复；或 125mg/m²，第 1d、第 8d，每 3 周重复。

六、胰腺癌一线化疗方案

1.GEM+ 白蛋白结合型紫杉醇

剂量：白蛋白结合型紫杉醇 125mg/m²；GEM 1000mg/m²。

给药时间：白蛋白结合型紫杉醇，第 1d、第 8d、第 15d；GEM，第 1d、第 8d、第 15d。

治疗周期：每 4 周重复。

2. 可调整 GEM+ 白蛋白结合型紫杉醇

剂量：白蛋白结合型紫杉醇 125mg/m²；GEM 1000mg/m²。

给药时间：白蛋白结合型紫杉醇，第 1d、第 8d；GEM，第 1d、第 8d。

治疗周期：每 3 周重复。

3.FOLFIRINOX

剂量：奥沙利铂 85mg/m²；伊立替康 180mg/m²；亚叶酸钙 400mg/m²；5-氟尿嘧啶 400mg/m²，第 1d，然后 2400mg/m²，持续静脉输注 46h。

给药时间：奥沙利铂，第 1d；伊立替康，第 1d；亚叶酸钙，第 1d；5-氟尿嘧啶，第 1~3d。

治疗周期：每 2 周重复。

4.GEM 联合替吉奥

剂量：GEM 1000mg/m²；替吉奥 60~100mg/d，口服，2 次 /d。

给药时间：GEM，第 1d、第 8d；替吉奥，第 1~14d。

治疗周期：每3周重复。

5. 可调整 GEM 联合替吉奥

剂量：GEM 1000mg/m^2；替吉奥 40~60mg/d，口服，2 次 /d。

给药时间：GEM，第 1d、第 8d；替吉奥，第 1~14d。

治疗周期：每 3 周重复。

6. GEM 联合厄洛替尼

剂量：GEM 1000mg/m^2；厄洛替尼 100mg 或 150mg，口服。

给药时间：GEM，第 1d；厄洛替尼，每日。

治疗周期：每周重复，连续 7 个周期，休 1 周，此后每周重复，连续 3 个周期，休 1 周。

7. 可调整 GEM 联合厄洛替尼

剂量：GEM 1000mg/m^2；厄洛替尼 100mg，口服。

给药时间：GEM，第 1d、第 8d；厄洛替尼，每日。

治疗周期：每 3 周重复。

8. GEM 联合尼妥珠单抗

剂量：GEM 1000mg/m^2；尼妥珠单抗 400mg。

给药时间：GEM，第 1d、第 8d、第 15d；尼妥珠单抗，每周 1 次。

治疗周期：每 4 周重复。

9. 可调整 GEM 联合尼妥珠单抗

剂量：GEM 1000mg/m^2；尼妥珠单抗 400mg。

给药时间：GEM，第 1d、第 8d；尼妥珠单抗，每周 1 次。

治疗周期：每 3 周重复。

七、霍奇金淋巴瘤化疗方案

1. ABVD

剂量：阿霉素 25mg/m^2；博来霉素 10mg/m^2；长春花碱 6mg/m^2；达卡巴嗪 375mg/m^2。

给药时间：阿霉素，第 1d、第 15d；博来霉素，第 1d、第 15d；长春花碱，第 1d、第 15d；达卡巴嗪，第 1d、第 15d。

治疗周期：每 4 周重复。

2. 增强剂量 BEACOPP

剂量：博来霉素 10mg/m^2；依托泊苷 200mg/m^2；阿霉素 35mg/m^2；环磷酰胺 1250mg/m^2；长春新碱 1.4mg/m^2，最大剂量 2mg；甲基苄肼 100mg/m^2，口服；泼尼松 60mg/m^2，口服。

给药时间：博来霉素，第 8d；依托泊苷，第 1~3d；阿霉素，第 1d；环磷酰胺，第 1d；长春新碱，第 8d；甲基苄肼，第 1~7d；泼尼松，第 1~14d。

治疗周期：每 3 周重复。

八、局部晚期喉癌的化疗方案

1. 放疗联合顺铂
剂量：顺铂 100mg/m^2，每 3 周 1 次，连续 3 次。
2.TPF 诱导化疗方案
剂量：多西他赛 75 mg/m^2；顺铂 75mg/m^2；5- 氟尿嘧啶 750mg/m^2。
给药时间：多西他赛，第 1d；顺铂，第 1d；5- 氟尿嘧啶，第 1~5d。
治疗周期：每 3 周重复，连续 3 个周期。

九、常用复发转移性鼻咽癌的一线化疗方案

1. 顺铂 + 吉西他滨
剂量：顺铂 80mg/m^2；吉西他滨 1000mg/m^2。
给药时间：顺铂，第 1d；吉西他滨，第 1d、第 8d。
治疗周期：每 3 周重复，连续 4~6 个周期。
2. 顺铂 +5- 氟尿嘧啶
剂量：顺铂 100mg/m^2；5- 氟尿嘧啶 1000mg/m^2。
给药时间：顺铂，第 1d；5- 氟尿嘧啶，第 1~4d。
治疗周期：每 3 周重复，连续 4~6 个周期。
3. 卡铂 +5- 氟尿嘧啶
剂量：卡铂 AUC5；5- 氟尿嘧啶 1000mg/m^2。
给药时间：卡铂，第 1d；5- 氟尿嘧啶，第 1~4d。
治疗周期：每 3 周重复，连续 4~6 个周期。
4. 卡铂 + 紫杉醇
剂量：卡铂 AUC5；紫杉醇 175mg/m^2。
给药时间：卡铂，第 1d；紫杉醇，第 1d。
治疗周期：每 3 周重复，连续 4~6 个周期。
5. 顺铂 + 卡培他滨
剂量：顺铂 80~100mg/m^2；卡培他滨 1000mg/m^2。
给药时间：顺铂，第 1d；卡培他滨，第 1~14d。
治疗周期：每 3 周重复，连续 4~6 个周期。

第十三章 肿瘤科护理常规

第一节 肿瘤科护理常规

一、肿瘤科一般护理常规

（一）评估观察要点

1. 了解肿瘤治疗的方式、方法。
2. 观察病情变化和治疗反应。

（二）护理要点

1. 主动关心患者，做好心理护理，鼓励患者树立战胜疾病的信心，配合医生的治疗。对悲观无望患者要注意安全防护。
2. 指导患者进食高蛋白、高维生素、高热量、易消化饮食，注意水分摄入，维持水电解质平衡。
3. 密切观察病情变化和药物不良反应，根据病情监测生命体征，特别是对危重、手术及特殊用药的患者要详细记录，发现异常及时报告医生，并配合处理。
4. 注意保暖，避免因体质虚弱引起呼吸道感染。
5. 长期卧床患者，加强皮肤护理，预防压疮。
6. 疼痛患者注意观察疼痛的部位、性质、时间，按癌痛三阶梯原则给药，及时评估止痛效果及药物副反应。
7. 做好健康宣教及出院指导。

（三）指导要点

1. 进行肿瘤相关知识宣教，安定情绪，树立信心。
2. 戒烟酒，忌热、硬、酸、辣、麻的食物。
3. 定期查血象，预防感冒。

二、化学治疗护理常规

（一）评估观察要点

1. 了解化学治疗的方案，正确评估血管。

2. 观察病情变化和化疗反应。

（二）护理要点

1. 执行肿瘤科疾病一般护理常规。

2. 做好心理护理，讲解化疗相关知识，耐心倾听患者主诉，使患者消除顾虑，配合化疗，顺利完成治疗疗程。

3. 加强营养，指导患者进食高蛋白、高热量、高维生素、易消化食物，禁食刺激性及坚硬食物，根据病情给予镇静止吐剂，减轻胃肠道反应，必要时少食多餐，鼓励多饮水，保证营养及液体的摄入。

4. 了解化疗方案，根据医嘱及患者情况选择合适的给药途径。使用化疗药物时，严格遵守各项操作规程及查对制度，正确溶解、稀释药液，现配现用，剂量准确。

5. 静脉给药者正确评估血管，输液的合适部位为前臂近端（未手术侧）及重要结构覆盖有大量皮下组织的部位。使用化疗药物时避免漏于皮下，尽可能采用中心静脉导管，无此条件者，要使用静脉留置针。

6. 联合用药时，注意配伍禁忌，根据药物性质合理排序，注意用药先后及两药间隔时间，用药过程中遵医嘱调节滴速，化疗用药结束后用 0.9% 氯化钠注射液或 5% 葡萄糖冲洗管道后再拔针。

7. 若化疗药物不慎溢出血管外，立即停止注药，保留针头，接注射器回抽后拔针，皮下注入解毒剂，局部冷敷（禁冷药物除外），外涂喜疗妥，肿胀严重者可给予硫酸镁湿敷。

8. 严密观察患者用药后反应及病情变化，根据医嘱及时处理。

9. 使用化疗药物时，工作人员做好自身防护。

10. 定期复查血常规，有严重骨髓抑制者给予保护性隔离，抗感染及输血治疗。

（三）指导要点

1. 进行化疗知识宣教，安定情绪，树立信心。

2. 戒烟酒，忌热、硬、酸、辣、麻的食物。

3. 定期查血象，预防感冒。

三、放疗科一般护理常规

（一）评估观察要点

1. 了解放射治疗的部位、面积、照射剂量。

2. 观察病情变化和放疗反应。

（二）护理要点

1. 执行肿瘤科疾病一般护理常规。

2. 做好放疗前准备：洗澡、处理个人卫生。

3. 向患者讲解放射治疗的基本知识，说明放疗的注意事项，以及可能出现的全身和局部反应。

4. 每周查血常规 1 次，白细胞低于 3×10^9/L 时，遵医嘱暂停放疗，给予升白细胞治疗，并采取预防感染的护理措施，预防感冒。

5. 做好疾病护理及放疗并发症的护理。

6. 放射治疗前解释放射治疗的重要性及其他放疗的反应，介绍流程，消除患者的紧张恐惧心理。

7. 放疗期间，安排好患者生活，放疗后休息 30min，减轻疲劳感，适当运动。

8. 饮食指导：放疗期间鼓励患者多饮绿茶，以减轻辐射对正常组织的辐射损伤，多饮水（每日 3000ml），可使放疗所致肿瘤细胞大量破裂、死亡而释放的毒素随尿液排出，对食欲差的患者予高热量、高蛋白、高维生素、低脂肪、易消化、营养丰富的食物，并少量多餐，饭前有效地控制疼痛，营造清洁舒适的进餐环境。

9. 根据放疗计划评估照射野的部位及范围，指导患者保持照射野标线的清晰，切勿搓洗标记，发现照射野标线模糊不清，立即与主管医生联系补描标线，切勿自行涂描。

10. 保护照射野皮肤，选择柔软、宽大、吸湿性强的棉质内衣，忌用刺激性的药物及洗剂，可外涂皮肤保护剂，避免抓挠，并防止日光照射，照射野区的皮肤位于腋下、腹股沟、颈部等多汗、皱褶处时，要保持清洁干燥。

11. 密切观察放射反应，每周监测外周血象变化，白细胞下降者遵医嘱给予升白细胞治疗，当白细胞低于 3×10^9/L 时。应给予相应的处理，必要时暂停放疗，并预防感染，注意体温变化，如超过 38.5℃ 者视情况暂停放疗。

12. 每周监测体重 1 次，作为观察放疗反应的参考。

13. 根据病种及放疗部位进行护理。

14. 做好患者的出院随访，放疗后 1~2 月保持照射野皮肤的清洁干燥，避免损害，忌用肥皂及沐浴露擦洗局部的皮肤，可用清水轻轻沾洗，均衡膳食，保持良好的生活习惯，注意预防感染，加强相关功能锻炼，介绍定期随访的重要性。

（三）指导要点

1. 进行放疗知识宣教，安定情绪，树立信心。
2. 戒烟酒，忌热、硬、酸、辣、麻的食物。
3. 穿柔软宽松吸水性强的棉质内衣。
4. 照射野皮肤禁贴胶布，禁用冰袋和暖具，禁用碱性肥皂搓洗，不可涂酒精等刺激性药物，避免日光暴晒，保持清洁干燥。
5. 保持标记清晰，及时请主管医生描绘。
6. 定期查血象，预防感冒。
7. 如出现皮肤放射性反应，给予相应的处理。

四、骨髓抑制护理常规

(一) 评估观察要点
1. 了解放射治疗的部位、面积、照射剂量。
2. 观察病情变化和放疗反应。

(二) 护理要点
1. 加强基础护理,保持床单元清洁干燥。
2. 严密观察患者病情和血常规变化。
3. 加强营养,鼓励进食,多吃新鲜蔬菜、水果,每天摄入水分3000ml,晚期不能进食者遵医嘱给予静脉补充营养。
4. 每周查血常规1次,白细胞低于3×10^9/L时,遵医嘱给予升血象药物,并采取预防感染的护理措施,预防感冒。
5. 贫血患者减少活动,必要时绝对卧床休息。
6. 保持大便通畅,遵医嘱给予缓泻剂。随时观察患者有无出血倾向,如皮肤瘀点、瘀斑、牙龈、鼻腔出血、血尿、便血,以及腹腔出血、颅内出血等。
7. 白细胞减少者给予保护性隔离,保持病室温、湿度,定时通风。限制患者家属探视,护士严格执行无菌技术操作。

(三) 指导要点
1. 进行相关知识宣教,安定情绪,树立信心。
2. 戒烟酒,忌热、硬、酸、辣、麻的食物。
3. 定期查血象,预防感冒。

五、癌痛护理常规

(一) 评估观察要点
1. 了解疼痛部位、程度、性质及持续时间。
2. 观察病情变化和止痛药物副反应。

(二) 护理要点
1. 建立良好信任的护患关系,加强心理疏导,改善情绪状态,使患者积极配合疼痛治疗和护理。
2. 充分相信患者的疼痛主诉,正确评估疼痛的部位、程度及持续时间。
3. 遵医嘱按癌痛三阶梯原则进行止痛治疗。
4. 实施非药物止痛技巧来辅助药物止痛,如冷敷、热敷、按摩、针灸、分散注意力等。
5. 注意观察止痛药物引起的不良反应,如便秘、恶心、呕吐、呼吸抑制、尿潴留等,及时做好对症处理。

6. 保持环境安静、舒适,加强基础护理,保持口腔、皮肤清洁卫生,肿瘤并发感染、溃疡时给予抗感染、局部换药处理,减轻疼痛。

六、肿瘤科危重疾病护理常规

(一) 评估观察要点

1. 了解危重患者病情。
2. 检查患者神志、皮肤、黏膜、口腔、四肢活动等情况。

(二) 护理要点

1. 根据患者病情执行分级护理制度,安置患者适宜卧位。
2. 严密观察患者病情变化,做好抢救准备:护士须密切观察患者的生命体征、意识瞳孔及其他情况,随时了解心、肺、脑、肝、肾等重要脏器的功能及治疗反应与效果,及时、正确地采取有效的救治措施。
3. 保持呼吸道通畅:清醒患者应鼓励定时做深呼吸或轻拍背部,以助咳出分泌物;昏迷患者应使患者头偏向一侧,及时吸出呼吸道分泌物,保持呼吸道通畅。并通过咳嗽训练、肺部物理治疗、吸痰等,预防分泌物淤积、坠积性肺炎及肺不张等。
4. 加强临床护理,落实生活护理,做到"三短九洁"。三短:头发短、指(趾)甲短、胡须短。九洁:颜面、口腔、皮肤、眼、鼻、耳、手足、会阴、肛门。

眼睛护理:对眼睑不能自行闭合者应注意眼睛护理,可涂眼药膏或覆盖油性纱布,以防角膜干燥而致溃疡、结膜炎。

口腔护理:保持口腔卫生,增进食欲。对不能经口进食者,应做好口腔护理,防止发生口腔溃疡、口臭、腮腺炎、中耳炎等。

皮肤护理:做到"六勤一注意",即:勤观察、勤翻身、勤擦洗、勤按摩、勤更换、勤整理,注意交接班。

5. 肢体被动锻炼:病情平稳时,应尽早协助患者进行肢体被动运动,每天2~3次,轮流将患者的肢体进行伸屈、内收、外展、内旋、外旋等活动,并同时做按摩,以促进血液循环,增加肌肉张力,帮助恢复功能,预防肌腱、韧带退化、肌肉萎缩、关节僵直、静脉血栓形成和足下垂的发生。
6. 补充营养和水分:协助生活不能自理的患者进食,对不能进食者,可采用鼻饲或完全胃肠外营养。对大量引流或额外体液丧失等水分丢失较多的患者,应注意补充足够的水分。
7. 维持排泄功能:协助患者大小便,必要时给予人工通便及在无菌操作下行导尿术。留置尿管者执行尿管护理常规。
8. 保持各类导管通畅:应注意妥善固定、安全放置各种引流管,防止导管扭曲、受压、堵塞、脱落,保持其通畅。同时应注意严格无菌技术操作,防止逆行感染。
9. 确保患者安全:对谵妄、躁动和意识障碍的患者,要注意安全,合理使用防护用具，防止意外发生。牙关紧闭、抽搐的患者，可用牙垫、开口器，防止舌咬伤，同时暗化病室，避免因外界刺激引起抽搐。准确执行医嘱，确保患者的医疗安全。

10. 心理护理：危重患者常常会表现出各种各样的心理问题，如突发的意外事件或急性起病的患者常常表现为恐惧、焦虑、悲伤、过分敏感等；慢性病加重的患者常常表现为消极、多疑、绝望等。因此，在抢救患者生命的同时，护理人员还须做好心理护理。

（三）指导要点

1. 进行相关知识宣教，安定情绪，树立信心。
2. 戒烟酒，忌热、硬、酸、辣、麻的食物。
3. 定期查血象，预防感冒。

七、临终患者护理常规

（一）评估观察要点

1. 了解疼痛部位、程度、性质及持续时间。
2. 观察病情变化和止痛药物副反应。

（二）护理要点

1. 加强心理护理，鼓励并耐心倾听患者及家属的情感表达，给予正确指导。
2. 认真落实基础护理及肿瘤专科护理，如口腔护理、压疮护理、气道护理、管道护理、疼痛护理等，实施安全措施。
3. 密切观察病情变化，及时准确地完成各项治疗和护理任务，不随意终止各种维持生命的措施。
4. 加强饮食护理，既能达到患者的热量需要，又能满足患者的饮食习惯和爱好，不能进食者静脉补充营养。
5. 对家属给予支持和关怀，鼓励家属参与患者护理。

（三）指导要点

1. 进行相关知识宣教，安定情绪，树立信心。
2. 戒烟酒，忌热、硬、酸、辣、麻的食物。
3. 定期查血象，预防感冒。

八、肿瘤介入治疗护理常规

（一）评估观察要点

1. 了解手术部位、过程及注意事项。
2. 观察术后病情变化和穿刺点有无渗血、出血和局部有无血肿。

(二)护理要点

1. 术前护理

(1)做好心理护理,向患者解释手术的目的、过程、需配合的环节及注意事项。

(2)术前一天做好碘过敏试验及皮肤准备(经股动脉穿刺的备皮范围是脐下至大腿上1/3处)。

(3)术前两天训练患者床上大小便。

(4)术前晚充分休息,必要时应用镇静剂。

(5)术日晨禁食水。

(6)按医嘱备齐术中所需药品、用物及敷料。

2. 术后护理

(1)术后绝对卧床24h,穿刺侧肢体制动8~12h,禁止弯曲。

(2)伤口加压包扎后用1kg的沙袋压迫止血6~8h,注意观察穿刺点有无渗血、出血,局部有无血肿。

(3)心电监护,严密监测生命体征变化,注意观察下肢皮肤颜色、温度及足背动脉搏动情况。

(4)保持穿刺点周围皮肤及敷料清洁、干燥,术后24h解除包扎。

(5)密切观察患者术后疼痛、呕吐等症状,若穿刺侧肢体出现小腿疼痛、感觉障碍、趾端苍白、皮温下降时要警惕是否包扎过紧压迫血管或下肢血栓形成,立即通知医生配合处理。

(6)介入术后2h无不良反应,即可进流质饮食。

(三)指导要点

1. 进行相关知识宣教,安定情绪,树立信心。

2. 注意下肢皮肤颜色、温度及足背动脉搏动情况。

3. 密切观察术后疼痛和呕吐等症状。

九、全身热疗护理常规

(一)评估观察要点

1. 了解热疗部位、过程及注意事项。

2. 观察病情变化和体表有无烫伤。

(二)护理要点

1. 术前护理

(1)热疗前做好心理护理,使患者消除顾虑,配合治疗。

(2)治疗前三天,保证患者充分的休息和营养,适当补充能量合剂、氨基酸、脂肪乳和维生素。

(3)治疗前一天做好肠道准备,给予无渣流质饮食、缓泻剂、补液、沐浴、术晨更换清洁衣裤、保留静脉留置针。

（4）治疗前一天晚和当日晨，给予温盐水清洁灌肠。

（5）治疗前一天晚酌情给予小剂量镇静药物。

（6）治疗前一天晚8时开始禁食水。

（7）术前30min留置导尿管，并给予术前用药。

（8）手术当天铺麻醉床，备心电监护仪、吸引器、吸氧装置。

2. 术后护理

（1）给予去枕平卧位，头偏向一侧，防止呕吐物引起窒息。

（2）抬高足部10~20cm，预防足后跟压疮形成。

（3）持续心电监护，吸氧3L/min，保持呼吸道通畅，必要时吸痰。

（4）密切观察患者体温、脉搏、呼吸、血压、神志变化以及有无呕吐直至患者完全清醒。

（5）保持各静脉导管通畅，必要时给予止吐剂。

（6）保持导尿管通畅，观察并记录尿液的颜色、性质、量、术后第2d拔出尿管。

（7）烫伤的护理：定时观察体表是否有烫伤，一般冷疗之后不再剧痛，时间0.5~1h，体温降至38℃以下时，应取下冰袋，并涂以烧伤湿润膏1次/4h。枕后、耳郭、阴囊处忌冷疗，对冷敏感、心脏病及体质虚弱者慎用。术后3d内注意观察皮肤有无迟发烫伤表现，对出现烫伤的部位加强局部护理。

（8）患者清醒后，给予高蛋白、高热量、高维生素、营养丰富的软食。第2d开始给予普食。

（三）指导要点

1. 进行相关知识宣教，安定情绪，树立信心。
2. 注意观察体表是否有烫伤。

十、后装治疗护理常规

（一）评估观察要点

1. 了解后装部位、过程及注意事项。
2. 观察病情变化和治疗后反应。

（二）护理要点

1. 治疗前护理

（1）做好心理护理，向患者说明治疗的目的、方法和注意事项，消除患者的恐惧心理，取得配合。

（2）查看血常规结果，测量生命体征，发现异常及时报告医师。

（3）根据病种及治疗部位做好相应的准备工作。

①鼻咽癌、肺癌患者治疗前戒烟，避免上呼吸道感染。

②食管癌患者治疗当日晨禁食,注意口腔卫生,预防插管时引起刺激性咳嗽、呕吐、吸入性肺炎。

③阴道及宫颈癌患者治疗前清洁肠道,做会阴擦洗、阴道冲洗,保持局部清洁。

④直肠癌患者治疗前做好肠道准备。

(4)治疗前嘱患者排空大小便,更换清洁衣裤,根据医嘱用药。

(5)保持环境安静、舒适,根据季节调节室温。

2.治疗中护理

(1)认真核对患者,根据治疗需要,协助患者摆放体位。

(2)关心体贴患者,指导患者治疗过程中不可移动体位,防止施源器脱出或移位等意外情况的发生。

(3)做好自身防护。

(4)注意观察患者反应,发现异常及时通知医师并协助处理。

(5)保持环境安静、舒适,根据季节调节室温。

3.治疗后护理

(1)协助医师取出施源器及敷料,做好施源器的清洗消毒工作。

(2)嘱患者卧床休息,给予生活护理。

(3)及时听取患者主诉,注意观察治疗后反应。

①鼻咽癌腔内放射治疗后可出现软腭的急性反应,如黏膜充血、水肿、局部溃疡等,嘱患者保持口腔、鼻部清洁,勿用力擤鼻涕,注意观察鼻咽有无出血,根据医嘱行鼻腔冲洗,加强口腔护理。

②食管癌腔内放射治疗结束2h后进食,当天进稀软食,注意口腔卫生,观察有无吞咽疼痛、呕血、黑便,警惕食管溃疡穿孔发生。

③肠道及妇科肿瘤腔内放射治疗时可出现放射性直肠炎,注意观察患者排便情况,如排便次数增加、肛门下坠感加重、局部疼痛,及时通知医师并给予对症处理;妇科肿瘤腔内放射治疗后注意观察有无阴道流血、腹痛及小便情况,阴道填塞时第2d取出纱布,数量正确,嘱患者保持外阴部清洁,并给予阴道擦洗。

(三)指导要点

1.进行相关知识宣教,安定情绪,树立信心。

2.做好自身防护。

3.嘱患者卧床休息,给予生活护理。

4.密切观察治疗后反应。

十一、胸腹腔灌注化学治疗护理常规

(一)评估观察要点

1.了解胸腹腔灌注化学治疗部位、过程及注意事项。

2. 观察术后病情变化和治疗后反应。

（二）护理要点

1. 执行化学治疗一般护理常规。
2. 协助患者摆放合适的体位：胸腔灌注时取半坐卧位，腹腔灌注时取平卧位。
3. 备好所需用物及药物，配合医生实施治疗。
4. 胸腔灌注过程中，注意观察患者有无心慌、胸闷、呼吸困难，腹腔灌注过程中，注意观察患者有无腹痛情况。
5. 灌注化疗后指导患者间断变换体位，以达到胸腹腔各部位对化疗药物的均匀吸收。
6. 密切观察化疗反应，发现异常，及时报告医生并协助处理。

（三）指导要点

1. 进行相关知识宣教，安定情绪，树立信心。
2. 嘱患者卧床休息，给予生活护理。
3. 密切观察治疗后反应。

十二、PICC置管护理常规

（一）评估观察要点

1. 了解PICC置管部位、过程及注意事项。
2. 观察术后病情变化和治疗后反应。

（二）护理要点

1. 严密观察穿刺部位情况，如有无渗血、渗液，有无红肿、疼痛等，并注意观察导管刻度及外露刻度。
2. 透明贴膜在导管首次置入后24h内更换，以后每周更换透明贴膜及肝素帽1次，如有渗血、渗液或污染等及时更换。纱布敷料每天更换1次。每周测量上臂臂围（肘窝以上10cm）1次并记录。
3. 每次输液前后用0.9%氯化钠注射液20ml脉冲式冲管，输液完毕用0.9%氯化钠注射液或稀释肝素液正压封管（严禁使用10ml以下的注射器）。
4. 护士进行导管维护后及时填写PICC维护记录，正确标明日期、时间、导管刻度、外露刻度及维护护士签名。
5. 如发生特殊情况，如导管脱落、断裂等，第一时间报告护士长，予以及时处理。

（三）指导要点

1. 向患者讲解管道的注意事项，保持穿刺局部清洁干燥，每周维护导管1次。
2. 可从事一般性家务劳动、日常工作和体育锻炼，避免提重物（≤5kg为宜）、举高、用力甩膀活动，避免游泳、打篮球、引体向上、托举哑铃、泡澡等。
3. 每日行PICC功能操锻炼。

十三、放射性肠炎护理常规

(一) 评估观察要点
1. 评估放射性肠炎部位、程度。
2. 观察病情变化和治疗后反应。

(二) 护理要点
1. 注意休息，腹部保暖。
2. 指导患者避免进食含纤维素过多或对肠壁有刺激的食物，忌油腻、生、冷、硬及刺激性食物。宜食少渣、低脂、产气少的食物，比如胡萝卜、菠菜。
3. 遵医嘱给予肠黏膜保护剂，行药物保留灌肠，促进炎症消退。
4. 腹泻严重者，密切观察患者有无脱水情况，遵医嘱静脉补液。
5. 做好肛周皮肤护理。

(三) 指导要点
1. 注意保持肛门及会阴部清洁，穿宽松内裤。
2. 嘱患者适当休息，避免剧烈活动。

十四、放射性皮肤反应护理常规

(一) 评估观察要点
1. 评估放射性皮炎分度。

Ⅰ度反应：局部皮肤红斑，轻度色素沉着及暂时性脱发。

Ⅱ度反应：干性皮炎，表现为皮肤充血、水肿，局部红、肿、热、痛、瘙痒、脱屑、色素沉着。

Ⅲ度反应：湿性皮炎，局部皮肤有水疱形成，小水疱融合成大水疱，形成糜烂、结痂。

Ⅳ度反应：溃疡坏死性皮炎，溃疡深达肌肉和骨骼，有剧痛。

2. 观察病情变化和治疗后反应。

(二) 护理要点
Ⅰ度反应：保持局部清洁、干燥，避免刺激，禁用肥皂擦洗。

Ⅱ度反应：保持局部清洁、干燥，用炉甘石洗剂、冰片滑石粉润泽、收敛或止痒，用氢化可的松软膏涂擦减轻炎症。

Ⅲ度反应：保持局部清洁、干燥、暴露，防止继发感染，局部用抗生素油膏。

Ⅳ度反应：切除坏死组织，植皮。

(三) 指导要点
1. 患者皮肤保持清洁干燥，皮损部位不要接触刺激性的洗护用品。
2. 嘱患者穿纯棉、宽松、低领的衣服。

3. 避免阳光直射皮肤，外出做好防晒。
4. 患者皮损部位避免抓挠。

十五、放射性口腔黏膜反应护理常规

（一）评估观察要点

1. 评估口腔黏膜炎部位、程度。
2. 密切观察口腔黏膜及口腔分泌物情况。

（二）护理要点

1. 预防为主，保持口腔清洁、卫生，每天（饭后、晨起、睡前）用淡盐水或复方硼酸液漱口 3~4 次。
2. 遵医嘱使用止痛药物，注意观察药物疗效及不良反应。
3. 保证充分的休息，利于口腔炎的预防和治疗。

（三）指导要点

1. 进行相关知识宣教，安定情绪，树立信心。
2. 指导患者进食温流质或半流质饮食，忌刺激性食物，疼痛严重者可用利多卡因漱口液含漱后再进食。
3. 忌烟酒。

十六、放射性肺炎护理常规

（一）评估观察要点

1. 评估放射性肺炎部位、程度。
2. 密切观察放射性肺炎变化。

（二）护理要点

1. 注意保暖，保持病室空气新鲜，防止呼吸道感染。
2. 遵医嘱行雾化吸入，呼吸道分泌物多时及时吸痰。
3. 遵医嘱使用止痛药物，注意观察药物疗效及不良反应。
4. 气促时给予氧气吸入，咯血时立即通知医生，将患者头偏向一侧，防止窒息，遵医嘱使用止血药物，严密监测患者病情及生命体征变化，积极配合医生进行抢救。

（三）指导要点

1. 进行相关知识宣教，安定情绪，树立信心。
2. 指导患者有效咳嗽，进行深呼吸练习以锻炼肺功能。
3. 指导患者进食温流质或半流质饮食，忌刺激性食物。
4. 保持室内清洁，空气新鲜，室内温度一般在 18~20℃ 为宜，湿度以 60%~65% 为宜。

十七、放射性食管炎护理常规

（一）评估观察要点
1. 评估放射性食管炎部位、程度。
2. 密切观察放射性食管炎变化。

（二）护理要点
1. 加强心理护理。
2. 进食疼痛者，给予利多卡因溶液含服后再进食。
3. 若发生食物梗阻时，立即通知医生，配合处理。

（三）指导要点
1. 进行相关知识宣教，安定情绪，树立信心。
2. 指导患者进食清淡、微温的流质、半流质饮食，少食多餐，避免进食过冷、过热、过硬、粗糙等辛辣刺激性食物，餐后饮温开水冲洗食管。
3. 保持口腔清洁，坚持早晚刷牙。

十八、顺铂化疗护理常规

（一）评估观察要点
1. 评估化疗部位。
2. 评估患者肾功能。
3. 观察病情变化和治疗后反应。

（二）护理要点
1. 顺铂属重金属铂类化疗药，由肾脏排出，在肾小管聚积，药品潴留会对肾脏造成不可逆的损害，肾功能不好者应避免使用。
2. 建立静脉通道时应选择有弹性、较粗直的血管。开始补液时速度可稍快。
3. 粉剂顺铂需溶于生理盐水中。药物现配现用，因顺铂溶化后不稳定。
4. 用顺铂前尿量应大于100ml/h，根据医嘱使用止吐药物20~30min后方可输顺铂，输注速度稍快。
5. 用药期间应准确记录出入量，若呕吐量超过300ml，应监测电解质情况，及时补充液体。水化液应维持15~16h，匀速滴入，保持肾脏的持续灌注。
6. 用药期间嘱患者少量多次饮水，多排尿，保证24h尿量大于3000ml，以免毒素蓄积。若尿量少于1000ml立即报告医生，给予处理。
7. 指导患者用药后多饮水，选择清淡易消化饮食，少食多餐。

（三）指导要点
1. 指导患者进食清淡易消化饮食，少食多餐，即使恶心呕吐也要坚持进食。
2. 嘱患者1周内均要多饮水。

3. 密切观察化疗后不良反应。

十九、紫素化疗护理常规

(一) 评估观察要点

1. 评估化疗部位。
2. 评估患者是否过敏体质。
3. 观察病情变化和治疗后反应。

(二) 护理要点

1. 紫素是紫杉醇类的化疗药，内含酒精，主要副作用是过敏反应及心脏传导功能损害。
2. 根据医嘱在紫素使用前 12h 和 6h 口服地塞米松，使用前 30min 肌注苯海拉明，静脉输注西咪替丁，预防过敏反应。
3. 当紫素与其他化疗药物联合应用时，先输入紫素。
4. 配置好的药液应使用专用输液器输注，不可接触聚氯乙烯塑料袋及输液器。配置时，先将紫素 1 支 30mg 加入 0.9% NaCl 100ml 中，静滴 30min，若无不良反应，再将余量加入 0.9% NaCl 500ml 中，切不可将药物一次溶解，以免发生过敏反应造成药物的浪费。大剂量紫素应输注 3~5h。
5. 应用紫素时给予心电监护，无仪器时应有专人看护，第 1h 内每 15min 测心率、血压 1 次，以后每 30min 测量 1 次至用药结束。
6. 用药过程若出现心慌、憋气等症状，应立即停药，通知医生并给予吸氧。
7. 输完紫素后应用生理盐水将输液管中的紫素冲洗干净以确保剂量准确。
8. 化疗药物如有渗漏时，立即行局部封闭处理。

(三) 指导要点

1. 进行相关知识宣教，安定情绪，树立信心。
2. 嘱患者注意休息，预防感冒。
3. 密切观察化疗后不良反应。

二十、表阿霉素化疗护理常规

(一) 评估观察要点

1. 评估患者血管情况。
2. 评估患者心脏情况。
3. 观察病情变化和治疗后反应。

(二) 护理要点

1. 表阿霉素是抗生素类化疗药，对血管刺激性非常强，主要副作用是对心肌细胞的损害，症状有心律改变、心电图异常，严重时发生心衰、心梗。因此，化疗前要检查心功能，有异常慎用。

2. 因表阿霉素易溶于生理盐水，用药前需用生理盐水建立静脉通道，如溶于5%葡萄糖溶液则发生絮状沉淀。

3. 建立静脉通道时应选择较粗直、易固定、组织保护丰厚、远离关节处的血管，药物输注时一定要避免药物外渗，防止外渗引起皮肤组织坏死、溃烂，给患者造成不必要的痛苦。

4. 用药前应由2名护士同时观察血管情况，见回血后方可用药，1人用药，1人随时观察血管。表阿霉素应静脉快速给药，避免在血管中停留时间过长而过度刺激血管。

5. 用药后用生理盐水冲洗输液管道，药物全部输注完毕后，护士方可离开。

6. 化疗药物如有渗漏，立即行局部封闭处理。

7. 给药后护士应加强巡视，观察用药后的反应。用药后患者尿液出现红色，嘱其不要紧张，这是药物的正常反应。

（三）指导要点

1. 进行相关知识宣教，安定情绪，树立信心。

2. 嘱患者注意休息，预防感冒。

3. 密切观察化疗后不良反应。

二十一、分子靶向治疗护理常规

（一）评估观察要点

1. 评估患者血管情况。

2. 评估患者心脏情况。

3. 观察病情变化和治疗后反应。

（二）护理要点

1. 执行肿瘤科疾病一般护理常规。

2. 用药前30min根据医嘱给予解热镇痛药、抗组胺药、糖皮质激素等。

3. 严格执行无菌操作及查对制度，药物现配现用，药量准确，不可剧烈震荡。使用专用输液管，严格控制药物输注速度，滴注前后用生理盐水冲洗输液管。

4. 用药15min内密切观察并及时听取患者主诉，如无异常，每30min观察1次，直至药物使用结束后2h。

5. 用药过程中严密监测患者生命体征及病情变化，如心律、血压有无异常，有无发热、寒战、皮肤瘙痒、皮疹、喉部痉挛、呼吸困难等。备好急救药品、设备，如有异常情况，立刻减慢滴速或暂停用药，及时报告医生并协助处理。

（三）指导要点

1. 进行相关知识宣教，安定情绪，树立信心。

2. 嘱患者注意休息，预防感冒。
3. 密切观察用药后不良反应。

第二节　肿瘤科常见疾病护理常规

一、鼻咽癌的放化疗护理

（一）病情观察要点

1. 治疗前观察：观察患者放射野皮肤有无破损、暴露性伤口等；评估患者口腔情况，有无口腔黏膜水肿、充血、疼痛、唾液分泌减少以及口干等症状，如有坏牙、齿槽脓肿、牙周炎等，应治疗后再行放疗；评估患者鼻咽部情况，保持局部清洁，提高放射敏感性；评估患者有无血涕和鼻出血、鼻塞、单侧性耳鸣或听力减退、头痛、视力障碍、声音嘶哑和吞咽困难、颈部肿块等。

2. 治疗后观察。

（1）营养评估：评估患者放疗后进食情况、体重有无增减、精神面貌如何。

（2）心理评估：评估患者放疗后是否出现对治疗效果不满意、情绪低落、对疾病预后缺乏信心等。

（3）不良反应的评估：皮肤反应是最常见的不良反应，表现为照射部位皮肤出现干性皮肤反应（红斑、色素沉着、脱发）或湿性皮肤反应（表皮浮起、水疱、破溃）。放射性口腔黏膜反应：口腔黏膜出现红肿、疼痛、破溃，随着照射累积剂量不断增加，口腔黏膜可发生大小不同的片状薄层白膜，黏膜糜烂，疼痛加重。由于腮腺、唾液腺均在照射范围内，故放疗后腮腺及唾液腺功能受抑制，口腔内的唾液分泌减少，口腔的自洁作用消失，常伴有口干等症状。同时，部分患者放化疗过程中会出现焦虑、回避等不适症状，影响患者生活质量和自我认同感等。

（4）外耳道反应：表现为外耳道湿性反应或中耳炎。

（5）消化道反应：由于脑干受到照射，射线面积较大，放射线对口腔黏膜唾液腺损伤后可出现不同程度的恶心、呕吐、食欲缺乏。

（二）护理问题

焦虑；有皮肤完整性受损的危险；感染；有出血倾向；营养失调。

（三）护理措施

1. 心理护理：患者确诊为鼻咽癌后，有不同程度的思想顾虑，首先鼓励患者树立战胜疾病的信心，注意休息，避免情绪波动。同时，向患者解释可能出现的放射反应，适当安排作息时间，减少咽喉反射，保持大便通畅，保证身体处于良好状态。

2. 照射野皮肤护理：保持照射区皮肤清洁、干燥，不要热敷、剃毛或粘贴胶布，不要暴晒，勿用手指搔痒，在放疗期间保持床铺平整、清洁，枕头绵软，穿着宽松、柔软的纯棉内衣，不穿硬领衣服，多汗区皮肤（如颈部、皱折处等）注意经常保持干燥。

3. 防止感染：由于放射线容易造成唾液腺损伤，导致口干、口腔黏膜充血水肿，放疗期间要保持口腔清洁，防止真菌感染，每日多漱口，饭前饭后、睡觉前后宜用软毛牙刷刷牙，遇有口腔黏膜溃疡时，可于漱口液中加入0.5%普鲁卡因或利多卡因含漱，可减少疼痛，增进食欲；劝告患者戒烟酒及忌食煎炒、辛辣、过热的食物和腌熏食品。口腔护理干预的方法，在鼻咽癌患者放化疗口腔反应的护理方面具有良好的临床护理效果，可以广泛地应用于鼻咽癌患者的临床护理之中。学会正确鼻咽腔冲洗的方法：病人取半坐位，头稍向前倾，前面放一弯盘，在鼻咽冲洗器内装入100ml冲洗液，右手持鼻咽冲洗器，由两侧鼻腔交替缓缓注入冲洗液，然后由口腔吐出。冲洗后切不可用力擤鼻涕，以防鼻咽腔内压增大，继发其他部位感染。放疗一开始，即行鼻腔冲洗，每日3次，晨起、放疗前、睡前各1次，先用温开水冲洗，再用淡盐水冲洗，以清除鼻咽腔黏膜表面的分泌物，减轻放疗反应，增加癌细胞对放射线的敏感度。如合并感染时改用0.3%双氧水冲洗或盐水加庆大冲洗。

4. 预防出血：①告诫患者勿用手挖鼻腔，擤鼻涕、打喷嚏时不要过于用力，以免引起鼻黏膜充血。口鼻干者可用石蜡油或清鱼肝油滴鼻。如有鼻炎、鼻窦炎或鼻咽肿瘤坏死感染时应积极抗感染治疗。②鼻咽出血时可在鼻部放置冰袋，用3%麻黄素溶液滴鼻或3%麻黄素浸湿纱条行前鼻咽腔填塞，加用止血药。无论出血量多少或用何种方法止血，都要密切观察病情，指导患者勿把血往下咽，要吐在专用的痰盂，以便观察出血情况。

5. 提供营养物质：鼓励患者进食，给予高蛋白、高维生素、低脂肪、易消化的食物。

6. 采用引导式护理干预：引导式护理干预是指在传统常规护理方案的基础上，根据患者的具体差异，将护理措施不断优化更新。即采用运动、绘画、娱乐等多种方式，进一步调动患者的行为和认知功能，提高患者战胜疾病的信心，是一种积极有效的护理干预模式。

（四）健康指导

1. 加强体育锻炼，增强体质，每日练习张口、转颈、叩齿、吞咽、耸肩等活动3次，每次10min，防止张口困难、颈部活动受限等放疗后不良反应的发生；注意休息，保持心情愉快。

2. 保持照射区皮肤清洁，不宜晒太阳、热敷、理疗、按摩、针灸及酒精、碘酒、膏药等外用，不能用手撕照射区皮肤。

3. 定期复查，放疗后1年内3个月复查1次，2~5年每半年1次，5年后1年复查1次。如出现异常如头痛、呕吐、听力或视力下降等及时就诊。复查时请带好挂号证及就诊资料。

4. 避免接触污染较重的外界空气环境,饮食可以参照以上饮食指导,遵医嘱服药。

5. 保持口腔卫生,放疗后 2 年内请勿拔牙,拔牙前应说明放疗史并遵医嘱采取措施。

二、喉癌的放化疗护理

(一)病情观察

1. 观察是否出现声音嘶哑。
2. 询问患者是否咽喉部出现异物感、紧迫感或吞咽不适感等。
3. 咳嗽咯血:多为刺激性干咳,有痰时则痰中带血。
4. 反射性疼痛:肿瘤破溃,合并发炎或溃破或发生喉软骨膜炎时,可引起患者神经反射性疼痛。
5. 颈部肿块。

(二)护理问题

感染;有皮肤完整性受损的危险;营养失调;气体交换受损。

(三)护理措施

1. 预防感染:喉切除患者放疗时除必须注意头颈部放疗时应注意的问题外,因其带有气管套管,多有发音受限、讲话不便、表达困难,所以应学会与患者交流的方法,如用手语或用笔书写代替。气管切开部位需保持清洁,每日换药 1 次,放疗期间要改为塑料套管,避免放疗对皮肤黏膜的损害,气管套管清洁煮沸消毒后,每日更换 1 次。套管内如有黏液应随时清洗干净,保持套管通畅。在放疗过程中,如出现呼吸困难并呈进行性加重时,可能是急性放射性喉头黏膜水肿,应立即停止放疗,给予抗生素、激素、脱水治疗,必要时可采取有效的抢救措施。同时,切口感染作为咽瘘发生的一项重要因素,相关研究发现咽瘘的感染菌多是由下咽随着分泌物进入到患者的皮瓣内,此外患者在术后的免疫能力比较差,其口腔的自洁能力也相对比较差,这也就导致了咽部感染的概率得到了一定程度的提升。为了有效解决这一问题,还需要加强对患者的口腔护理力度,对于口腔溃疡以及慢性的感染灶也需要进行及时地处理,以此来避免口腔感染等情况的发生。

2. 气道护理:患者在行全喉切除术之后,其上呼吸道对于空气的湿化以及加温作用基本都会丧失,这也就导致了呼吸道中的分泌物容易出现干燥或者结痂的情况,从而引发患者出现咳嗽等情况,而剧烈的咳嗽还容易导致患者缝合伤口的张力得到进一步提升,对于瘘口的愈合也会造成比较大的影响。这也要求护理人员不断加强对患者的气道护理,在术后还需要帮助患者进行翻身与拍背,促使肺部的痰液松动以及脱落。在具体的气道护理过程中需要严格按照无菌操作的相关要求来进行,在床前配置负压吸引器,必要情况下还需要通过吸痰操作保障患者气道的通畅性。在吸痰操作过程中要求动作足够轻柔,每次的吸痰时间还需要控制在 15s 以内。对于气道套管需要进行及时地更换处理，一般情况需要保持1次/d的更换频率，这样也能够有效避免气道套管中的细菌对于患者咽喉所造成的感染。对于部分分泌物比较多以及痰液黏稠的患者，还可以通过沐舒坦以及庆大霉素等药物来进行滴注处理，使得痰液得以稀释并有益于排出。在必要情况下还需要给予患者氧气雾化吸入处理，但是具体的雾化量需控制在一定程度，避免患者出现窒息的情况。

3.照射野皮肤的护理：照射前应向患者说明保护照射野皮肤对预防放射性皮炎的重要性，如选用全棉柔软内衣，避免粗糙衣物摩擦；照射野可用温水和柔软毛巾轻轻沾洗，局部禁用肥皂擦洗或热水浸浴；局部皮肤禁用碘油、酒精等刺激性消毒剂；避免冷热刺激如热敷、冰袋等；忌用化妆品；不可贴胶布；因氧化锌为重金属，可产生二次射线，加重皮肤放射性损伤，照射区皮肤禁涂氧化锌；同时禁止剃毛发，宜用电子剃须刀，防止损伤皮肤造成感染。

4.营养和饮食护理：放疗期间注意饮食，进食清淡易消化的软食，多喝水，进食含蛋白质、维生素丰富的食物；出现放射性咽炎（咽喉疼痛）、食管炎（吞咽疼痛、胸骨后疼痛）时宜进食温凉容易吞咽的流质或半流质，如水蛋、牛奶、豆浆、新鲜果汁、粥、肉汤等，少量多餐，进食量少时注意有无电解质紊乱，根据病情可进行静脉营养治疗；保持口腔清洁，用漱口液多漱口；加强对患者及家属营养知识宣教或者提倡"超食疗法"，即在放疗间歇期给予浓缩优质蛋白质及其他必需的营养素，以迅速补足患者的营养消耗。放疗期间鼓励患者多饮水（每日3000ml）以增加尿量，使因放疗所致肿瘤细胞大量破裂、死亡而释放出的毒素排出体外，减轻全身放疗反应。

5.放疗结束后一部分患者拔除气管套后气管造口会慢慢缩小直至愈合，愈合后患者呼吸通畅并且逐渐能够发音、说话，这时要观察造口的愈合情况及患者的呼吸频率，是否呼吸畅顺，以及患者的主诉。也有一部分患者由于疾病的原因不能拔气管套管或拔气管套管后造口不会愈合，长期留有气管造口，以便呼吸；此类患者出院时要做好宣教工作，教会患者或家属更换气管内套管及处理消毒等，指导患者保持呼吸道通畅，禁止游泳，注意保暖，避免到公共场所，预防感染。

（四）健康指导

1.嘱患者保持乐观情绪，正视现实，多参加有益的娱乐活动。

2.注意休息，保证充足的睡眠，预防感冒及呼吸道感染。

3.饮食指导：饮食宜高营养、高维生素、高蛋白，避免摄入刺激性食物。

4.日常活动指导：带套管者不可游泳，外出及睡觉时套管口覆盖纱布，防止异物落入。外出时随身携带安全身份卡，在卡上注明姓名、地址、联系电话，呼吸口在颈部造口，以防发生意外。

5.造口出院指导：部分喉切除带管者不可摘洗外套管，全喉切除患者清洗套管后要及时插回，以防止造口挛缩狭窄。如无造口狭窄，全喉切除术后2~6月白天可不用戴套管，晚上入睡前佩戴。

6.语言训练指导：喉全切术者，待痊愈后训练食管发音或戴人工喉。喉部分切除患者，创口愈合后可堵管说话。

三、食管癌的放化疗护理

（一）病情观察

询问患者是否有咽下哽噎感、胸骨后和剑突下疼痛、食物滞留感和异物感、咽喉部干燥和紧缩感等症状。

（二）护理问题

感染；疼痛；有出血的倾向；营养失调；

（三）护理措施

1.预防感染：注意口腔卫生，每日早晚及饭后均需刷牙，必要时常用温盐水或漱口液漱口，防止口腔感染，以避免加重进食困难及机体抵抗力下降；饮食应选用营养丰富、易于消化、无刺激性的软食，并要细嚼慢咽，少量多餐，以保证机体营养的需要。

2.进食疼痛、吞咽困难：患者多较痛苦，应做好解释，消除思想负担。可在每次进食后，让患者自饮少量温开水冲洗食管，起到减轻食管炎症和水肿的作用，也可按照医嘱给予生理盐水＋维生素 B_{12}＋庆大霉素＋利多卡因口服，缓慢下咽，减轻食管炎症和水肿，并可止痛，杜美芬等药物可粘于食管壁上，以保护、修复食管黏膜，减轻疼痛和进食困难；鸡蛋清与庆大霉素混合治疗放射性食管炎，此方法对食管黏膜有保护和消炎作用。

3.预防出血：食管反应是食管癌患者进行放疗时最常发生的一种副反应。大部分患者在照射治疗1~2周时常出现轻重不一的放射性食管炎，食管黏膜的充血、水肿，临床表现为吞咽困难逐渐加重或进食疼痛，严重影响饮食的摄入。要注意观察有无食管穿孔、出血等并发症的出现；对患者疼痛的性质、体温、脉搏、血压等的变化情况要认真记录，密切观察有无异常，是否有进食、进水呛咳现象，这些都是提供给医生判断患者有无食管穿孔、出血的有利依据，出现问题及时报告医生尽快做好抢救治疗工作。

4.饮食护理：①食管癌患者饮食以软饭、半流质和流质为主，应根据患者病情及消化和吸收能力分别供给。严格掌握患者放疗前所能顺利进食的饮食，如普食、流质等，不可强求患者进食其不能或勉强进食的食物。因为患病部位食管弹性差，扩张度受限，局部黏膜破坏中断，放疗易致局部黏膜水肿，如果勉强进食，只会使患者进食更加困难。尤其对食管钡餐透视有毛刺的食管癌患者更应注意。因这类患者病变处食管壁部分已被侵蚀导致壁薄，如不注意其饮食形式，会增加穿孔或出血的概率。一定要根据每个患者的具体情况，提供给患者恰当的饮食形式。②每天的食谱应包括以下四个方面：蔬菜水果、鸡鸭鱼肉和禽类、杂粮类、奶类，这四类食物可以供给机体足够的热量、蛋白质、多种维生素和矿物质。每个食管癌患者都应嘱咐其食用少渣食物、细而烂的食物，以免引起食物梗阻。③有些食管癌患者放疗中出现恶心、呕吐，为了减轻反应可少食多餐；进餐时不要喝太多水，饭前饭后1h也尽量少喝水；勿吃甜食、油腻或油炸食物；进食时充分咀嚼，使食物易于消化。如恶心呕吐不止，则需给予补液等对症支持治疗。

5. 饮食中注意事项：食管癌放疗患者应养成良好的进食习惯，少吃多餐，不暴饮暴食，戒烟酒，忌食辛、辣、硬、烫、煎炸及酸性刺激性食物，以防病变部位出血和梗阻。应进食高热量、高蛋白、高维生素易消化食物，少吃甜食，每次进食后应适量饮水，以冲洗附着于病变部位的食物，增加放疗敏感性。

6. 随着放射剂量的逐渐增加，患者会出现放射性食管炎、放射性肺炎、放射性皮肤反应等并发症，既影响了放疗的疗效，也给患者增加了痛苦，因此加强放疗过程中的观察和护理就显得尤为重要。

（四）健康指导

1. 所有患者均应给予系统的随访：随访内容应包括完整的病史和体格检查，第1年每3个月1次，随后2年每6个月1次，此后每年1次。根据临床表现的需要，应进行全血细胞计数、血清生化检验、胸部X线检查等，其他检查如临床需要，也应考虑进行。

2. 饮食指导：食管癌患者出院后进食要细嚼慢咽，避免摄入过冷、过热饮食，进较硬饮食要多饮水以防堵塞。每次饭后漱口，同时要饮少量温开水冲洗食管，使积存的食物和黏液进入胃内，以减轻食管黏膜的感染和水肿。不宜过饱过饥，饮食要有节制，做到定时定量，多进蛋类、肉类、水果、蔬菜、豆类食物，以增加机体抵抗力。禁饮酒和吸烟等刺激性物质。

3. 心理指导：保持稳定的思想情绪。乐观、开朗的性格有利于提高机体对肿瘤的抵抗力，同时应告诫患者避免情绪过度兴奋，要指导他们学会控制自己的情感。

食管癌行护理时，需注重对患者的生理与心理双重干预，减轻患者的疾病症状时，有效减轻患者的内心压力，帮患者维持良好的心境情绪。所以，心理干预的实施可发现患者的心理问题，科学给予患者支持与关心，增强患者与疾病作战的信念，有效配合护理工作。若将其和营养护理相结合，则有互补作用，不仅能够对患者的负面情绪进行疏导，且可改善患者的营养指标，对患者的预后大大有利。

4. 其他：出院后要保持良好的生活习惯，每天坚持进行一些体育锻炼，注意保暖，防止受凉，不要滥服药物，要定期复查，同时要告诫患者学会观察病情，如颈部淋巴结肿大、头痛、头晕、经常咳嗽、发热、体重明显下降等，要做到及时发现及时治疗。

四、肺癌的放化疗护理

（一）病情观察

1. 咳嗽：常为肺癌的首发症状。
2. 咯血和血痰：间断性反复少量血痰，偶见大咯血。
3. 发热：见于支气管阻塞引起炎性发热。
4. 胸痛：常表现为间歇性隐痛或闷痛。
5. 气急：肿瘤阻塞或压迫较大支气管，气急甚至窒息。
6. 晚期症状：会出现胸腔积液、声带麻痹、心包积液、肝肿大、情绪改变、呕吐以至昏迷等。

（二）护理问题

营养失调；有皮肤完整性受损的危险；潜在并发症：肺部感染、呼吸衰竭放射性食管炎、放射性肺炎等。

（三）护理措施

对肺癌放化疗患者采用护理干预，可有效改善患者焦虑抑郁情绪，增强患者治疗依从性，最终提高患者的生活质量。肺癌患者在放化疗治疗过程中，并发症护理的干预能够有效缓解医患之间矛盾，提升患者术后生活品质，且在某种程度上可有效抑制各种并发症的形成和发展，故具有广泛推广和应用价值。在肺癌患者放化疗期间的开展个性化护理，有助于改善患者的生活质量，减少其治疗恢复期间的风险因素。

1. 饮食和生活护理：肺癌放疗后在饮食上易致食欲减退、恶心、呕吐等症状，应指导患者少量多餐，进食速度宜慢，选择高蛋白、高热量、高维生素、易消化饮食，如新鲜蔬菜、水果、果汁。忌烟、酒、酸、过咸、辛辣刺激性食物。

2. 照射野皮肤护理：标志线勿用水用力清洗以保持照射野皮肤标志线清晰完整、皮肤清洁干燥，照射野忌用肥皂擦洗，禁用胶布和涂刺激性药物，穿宽大柔软、吸湿性强的纯棉内衣，减少局部刺激，出现皮肤红斑、色素沉着或脱屑等放射性皮炎症状时，勿用手抓痒或手撕脱屑，以保护皮肤，防止破损，有湿性皮炎时应停止放疗，对症处理。

3. 并发症的护理：放疗期间应保持室内空气流通、新鲜，床单整洁，养成良好的生活习惯，保持口腔清洁，定期检查血常规。患者出现头晕、乏力抵抗力下降时，应嘱其卧床休息，加强营养，勿去公共场所，避免感染。病室内定期空气消毒，遵医嘱给予升白治疗。

4. 对放疗期间出现的放射性食管炎和放射性肺炎，如进食疼痛、吞咽困难伴梗阻感、刺激性咳嗽、气促等症状，应做好解释工作，注意休息，遵医嘱给予抗生素、激素等药物对症治疗。严重进食困难者，可采用静脉补充营养，维持体内水电解质的平衡及营养供应，使治疗顺利进行。

5. 急性放射性肺炎的护理：①停止放射治疗。②卧床休息，给予高热量、高蛋白、易消化饮食。③对高热者给予物理或药物降温。④剧烈咳嗽者可用止咳药，必要时选用可待因 0.03g 口服，每日 2~3 次。⑤给予抗生素、激素、维生素治疗，可选用青霉素 400 万单位、地塞米松 10~15mg、维生素 C 4~6g 加入 10% 葡萄糖注射液 500ml 中静滴。

6. 肺癌患者接受放化疗期间，需要对患者的疼痛症状、营养状态、心理状态以及潜在并发症进行全面的评估，了解患者的个体情况，进而有针对性地实施护理干预，突出护理工作的个性化与人性化。根据患者的疼痛的部位、性质、程度实施疼痛护理，并在药物镇痛、自控镇痛方面进行指导，减少疼痛症状对于肺癌患者的困扰。关注患者的情绪变化，实施心理护理干预。对于存在焦虑、抑郁情绪的患者，进行心理疏导和情绪安抚，让患者保持平和、稳定的心态，消除患者治疗的消极、悲观态度。结合患者的营养状态，科学膳食，确保放化疗期间营养的充足供给，纠正营养失调，有助于增强机体免疫力。另外，加强对潜在并发症的预防，减少并发症对于放化疗的干扰和妨碍，确保治疗工作安全、顺利地完成，对于患者的治疗恢复有着积极的影响。

（四）健康指导

1. 告诉患者出院后数周内，仍应进行呼吸运动及有效咳嗽。
2. 保持良好的口腔卫生，避免出入公共场所或与有上呼吸道感染者密切接触，避免居住或工作于布满灰尘、烟雾及化学刺激物品的环境。
3. 保持良好的营养状况，注意每天保持充分休息与活动。
4. 若有伤口疼痛、剧烈咳嗽及咯血等症状，或有进行性倦怠情形，应返院复诊。
5. 接受化疗药物治疗者，在治疗过程中应注意血象的变化，定期返医院复查血细胞和肝功能。

五、乳腺癌的放化疗护理

（一）病情观察

1. 肿块：是乳腺癌的首发症状。
2. 疼痛：常表现为乳腺刺痛、胀痛或隐痛。
3. 乳房皮肤改变：局部皮肤凹陷，如同酒窝，称之为"酒窝征"。
4. 乳腺轮廓改变：当肿块较大时，乳腺可有局部隆起，乳腺增大。当肿瘤累及皮肤或胸肌时，可使乳房变硬、缩小。
5. 乳头乳晕改变：表现为乳头回缩及朝向改变，乳头湿疹样改变。
6. 乳头溢液。

（二）护理问题

潜在并发症（放射性皮炎、放射性食管炎、放射性肺炎乳房纤维化、全身副反应）；感染；皮肤完整性受损。

（三）护理措施

1. 急性放射性皮炎：自高能射线应用以来，广泛和严重皮肤并发症已很少见，大剂量照射或照射易损部位（如腋窝、乳房下皱褶、照射野交接区等）仍可发生一定程度的皮肤反应。包括早期的局部红斑、干性脱屑、瘙痒、局部渗出、湿性脱屑、暂时或永久性脱毛等放疗反应；后期反应可为早期反应的延续，如色素沉着、色斑、皮肤变薄、花斑、毛细血管扩张症、皮肤纤维化、淋巴回流障碍等。早期的皮肤反应，即放射性皮炎可进行治疗，晚期反应多为不可逆改变。一旦出现放射性皮炎，皮肤修复功能会明显下降，因此照射区皮肤护理格外重要。①放疗前应洗澡，照射区切口痊愈后方可放疗，提前可涂抹预防皮肤反应的药膏，如三乙醇软膏等。②照射区皮肤保持清洁干燥，防止感染，禁贴胶布，禁涂红汞、化妆品等刺激性物品，清洗时勿用肥皂，标志线如有褪色及时补描。禁用刺激性软膏、乳膏、洗剂或粉剂等。③避免照射区皮肤的机械性刺激。④避免照射区的皮肤在阳光下暴晒和冷热刺激。⑤局部皮肤瘙痒时可轻拍，或用薄荷止痒水；如有结痂，可待其自然脱落，不宜剥脱，防止破溃形成。

2. 急性放射性食管炎：行内乳区或锁骨上区放疗可出现不同程度的食管炎，表现为吞咽疼痛或不适，多数为一过性放射反应。应做好生活、饮食护理，给予稀软温冷、清淡食物，多食新鲜蔬菜水果，忌食辛辣刺激性食物。症状较重者，饭前15min 含服 2% 利多卡因液 + 地塞米松 + 庆大霉素，每天 3 次，一般 5~7d 会消失，期间保持充足睡眠，适当锻炼。进食困难者，给予半流质或流质饮食，必要时可暂停放疗。

3. 放射性肺炎或纵隔纤维化：保乳患者行切线放疗或全胸壁放疗时可有不同程度的肺部损伤，根治性乳房切除术后行内乳区及锁骨上区照射时可造成肺尖及纵隔的损伤，早期表现为放射性肺炎，晚期为肺或纵隔纤维化。放射性肺纤维化多为不可逆损伤，在现代放射技术和设备的条件下应预防。

4. 乳房纤维化：保乳患者行全乳照射剂量较大，不同程度的乳房纤维化几乎不可避免，且无有效的补救措施，重在预防，现采用三维适形调强放疗技术多可避免其发生。

5. 全身反应护理：在放疗中易引起乏力、头晕、失眠或嗜睡，以及食欲不振、恶心、呕吐等消化道反应，称为"放射综合征"，多与患者的身体状况、放疗前的治疗情况、个体差异、心理因素等有关，可进行饮食调解，合理的休息多能耐受放疗。白细胞降低而接近正常值，一般不必中止治疗，应定期观察血象变化，可预防性应用升高白细胞药物。定期检查血常规，如发现白细胞降低，机体的免疫力下降，有发生感染的危险，应暂停放疗。除给予药物治疗外，应对患者进行保护性隔离，病房进行通风、消毒，保持空气清新，患者应注意休息，减少外出和亲属探视，保持患者清洁卫生。

6. 大面积皮损感染：出现湿性脱屑应停止放疗，对症处理；合并感染时需抗炎，保持创面清洁干燥，以利于愈合。

7. 上肢水肿：腋窝清扫术后可不同程度地出现上肢水肿、上臂内侧的疼痛麻木等，称之为"腋窝清扫术后综合征"，放疗可加重上述表现，照射期间适当的上肢功能锻炼可有效预防水肿的发生或加重。

（四）健康指导

1. 活动：近期避免患侧上肢搬动或提拉过重物品，根据术后上肢功能锻炼方法进行功能锻炼。

2. 避孕：术后 5 年内避免妊娠，防止乳腺癌复发。

3. 放疗、化疗护理：放疗期间应注意保护放疗局部皮肤，出现放射性皮炎时及时就诊；化疗期间定期检查肝、肾功能，每次化疗前一天或当日查血白细胞计数，化疗后 5~7d 复查，若白细胞计数 $<3 \times 10^9/L$ 需及时就诊；放疗、化疗期间因抵抗力低，应少到公共场所，以减少感染机会；加强营养，多食高蛋白、高维生素、高热量、低脂肪的食物，以增强机体抵抗力。

4. 定期的乳房自我检查有助于及早发现乳房的病变，因此 20 岁以上的妇女，特别是高危人群应每月进行 1 次乳房自我检查。术后患者也应每月自查 1 次，以便早期发现复发征象。检查时间最好选在月经周期的第 7~10d，或月经结束后 2~3d，已经绝经的女性应选择每个月固定的一天检查。40 岁以上女性或乳腺癌术后患者每年还应行钼钯 X 线检查。

5. 乳腺癌手术后 4~6 周，乳腺伤口完全愈合，无不适之后，才可装配义乳。佩戴义乳可以维持体形均匀对称，减少因不相称姿势而引起的颈肩痛，提高自我形象及自信心。佩戴义乳需注意以下几点：①选择合适的形状、大小和重量的义乳，另外合适的文胸亦非常重要。②放置义乳时应选择在儿童无法触摸的地方，以免造成误食误吞。③勿将义乳放置靠近高温、高压、火源等地方，以免发生火灾的危险。

6. 乳腺自查的方法：护理干预可以提高妇女乳腺癌认知度，加强妇女对乳腺的自检行为，应用效果显著，降低了乳癌的发生率。

（1）对镜自照法。

步骤一：面对镜子，两臂放松垂于身体两侧，大体观察乳腺的外形。

步骤二：双臂高举过头，仔细观察两侧乳腺的形状：轮廓有无变化；乳腺皮肤有无异常（注意有无红肿、皮疹、浅静脉怒张、皮肤皱褶、橘皮样改变等）；观察乳头是否在同一水平线上，是否有抬高、回缩、凹陷，有无异常分泌物自乳头溢出，乳晕颜色是否有改变。

步骤三：放下两臂，双手叉腰，两肘努力向后，使胸部肌肉绷紧，观察两侧乳房是否等高、对称，乳头、乳晕和皮肤有无异常。

（2）单卧触摸法：①取平卧位，左臂高举过头，并在左肩下垫一小枕头，使左侧乳腺变平。②将右手四指并拢用指端掌面检查乳腺各部位是否有肿块或其他变化。顺时针环形检查法：即用四指从乳头部位开始环行地从外向内检查；垂直带状检查法：即用四手指指端自上而下检查整个乳腺；楔形检查法：即用四手指指端从乳头向外呈放射状检查。③用同样的方法检查右侧乳腺，并比较左右乳腺有何不同。④用拇指和食指轻轻挤捏乳头，如有分泌物且为透明或血性应及时报告医生。

（3）沐浴检查法：淋浴时，因皮肤湿润更容易发现乳腺问题。方法为：用一手指指端掌面慢慢滑动，仔细检查各个乳腺及腋窝是否有肿块。检查乳腺的最佳时机：乳房健康检查最好每月1次，有规律地进行，通常是在月经之后约1周，即乳腺出现压痛和肿胀时检查效果较好。

7. 功能锻炼护理：乳腺癌术后上肢功能障碍是多因素的结果。由于切除胸肌、腋窝淋巴清除和患者精神紧张等原因，使患肢的上述功能出现障碍；另外由于术后患肢长时间被三角巾固定在胸前不能活动，造成肩、肘、腕、指关节轻度僵直；因全乳切除而致局部皮肤范围小，皮肤紧张，腋窝淋巴结清除后疤痕形成，影响患肢的活动；腋窝淋巴结清除对血管、淋巴管的损伤，使上肢淋巴液和血液回流不畅，致上肢淋巴水肿；因部分患者进行放疗，出现不同程度的皮肤、软组织纤维化，加重了患肢的功能障碍。

8. 患者还应注意休息和锻炼身体，做病侧上肢功能锻炼，保持血液回流通畅，穿衣先穿病侧，脱衣先脱健侧。

六、胃癌的放化疗护理

（一）病情观察

1. 腹部有无胀痛。
2. 食欲减退和消瘦。
3. 进食梗阻和呕吐。
4. 呕血、黑便、贫血。
5. 淋巴结肿大。
6. 腹水、盆底种植结节。
7. 梗阻、黄疸。
8. 贫血貌、消瘦、恶病质。

（二）护理问题

活动无耐力；营养失调；焦虑、悲伤。

(三) 护理措施

1. 放疗期间，身体耗费大量能量来进行自我康复，加上疾病带来的压力，每天往返治疗以及射线对正常细胞的影响都会导致患者有疲劳感，加之食欲减退，免疫力下降，故在放疗期间，应交代患者多休息、少活动，晚上早睡觉。

2. 胃癌患者放疗期间主要有饮食减退和消化困难，要帮助患者解决饮食问题。①如果咀嚼和吞咽食物时感到疼痛，应进软食或流食，可以与其他食物搭配使用。②当食欲不振时为提高食欲可少食多餐，不喝酒，否则会加重放疗副作用，可服用一些有健脾开胃作用的中药。③如果只能吃很少量的食物，可通过以下方法来提高摄入的能量：食物中加入黄油或人造黄油，喝牛奶代替喝水，饭间喝一些牛奶等，蔬菜上加一些调料或奶油。

3. 情绪：许多病人会感到沮丧、害怕、生气、失败、孤独或无助。也可能由于放疗感到很累，从而破坏情绪，应做好患者的心理疏导。

(四) 健康指导

1. 嘱咐患者保持乐观情绪，适当的活动，避免劳累和受凉。

在晚期胃癌患者出院后 1~2 周使用社交软件如电话、微信、短信等与患者进行健康教育沟通，向患者普及治疗后可能会出现的不良反应以及患者自主处理应对的方法，指导患者进行适度的运动、锻炼，做到劳逸结合，使患者恢复年轻、健康的心态，去除不良情绪干扰。

2. 饮食定量、适量，宜清淡饮食，避免生、冷、硬、辛辣刺激性食物，多食蔬菜及水果，不食胀气及含油高食物，食后卧床 0.5h 可预防倾倒综合征。

3. 少量多餐：出院后每日 5~6 餐，每餐 50g 左右，逐渐增加，至 6~8 个月恢复每日 3 餐，每餐 100g 左右，1 年后接近正常饮食。

4. 必要时遵医嘱服助消化剂及抗贫血药物。

5. 保持大便通畅，并观察有无黑粪、血便，发现异常及时门诊或急诊就医。

6. 如有腹痛、反酸、嗳气甚至恶心、呕吐者及时检查，及早治疗。

7. 复查：出院后 1 年内每 3 个月 1 次，2~3 年内每 6 个月 1 次，4 年以后每年复查。

七、大肠癌的放化疗护理

(一) 病情观察

1. 观察有无便血、黏液便。
2. 询问排便习惯是否发生改变。
3. 腹痛和腹胀。
4. 腹部包块。

(二) 护理要点

营养失调；排便性状和次数的改变；皮肤完整性受损；感染；潜在的并发症（放

射性膀胱炎）；排便性状的改变。

（三）护理措施

1. 饮食指导：大肠癌放疗期间，多数患者会出现食欲减退、恶心，出现放射性直肠炎时致排便次数增多、黏液便等，饮食宜选用高热量、高蛋白、易消化、适量维生素饮食，保证能量供给，增强体质，防止因白细胞下降而中断治疗。部分患者因排便次数增多不敢进食，导致营养不良，引起抵抗力下降、白细胞降低而延长了住院时间。因此，做好饮食指导使患者顺利完成放疗是很重要的。易产气的食物如豆类、牛奶、奶酪、洋葱、啤酒、碳酸饮料等和易致腹泻的食物如酒、咖啡、绿豆、菠菜、香蕉、辛辣食物等易禁忌，戒烟酒。

2. 排便性状和次数的改变：大肠癌放疗早期反应为腹痛，大便异常、次数增多，肛门下坠感，肛周疼痛，是由于放疗引起肠道黏膜反应，轻者可口服思密达等黏膜保护剂，待放疗结束后会好转；重者可配合西药（生理盐水＋庆大霉素＋地塞米松＋云南白药）或中药汤剂保留灌肠，保留灌肠时药量可控制在50~100ml，肛管插入深度10~12cm为宜，嘱患者让药物保留时间尽可能延长，灌肠后不要马上起床，应卧床休息20~30min，灌肠后观察腹部和大便的情况。

3. 肛周皮肤护理：放疗期间用温盐水或1/5000高锰酸钾溶液坐浴，每天1~3次，水温38~41℃，每次10~20min，以改善局部循环，促进组织水肿消退或炎症吸收，解除痉挛，并对局部起清洁作用。保持肛周皮肤清洁干爽，可涂抹少许皮炎平，勿用硬纸擦拭。

4. 预防感染：放疗期间放疗野皮肤充血、色素沉着、皮肤瘙痒，应指导患者保持局部皮肤清洁干燥，保持标志线清晰，勿用碱性肥皂和粗毛巾擦洗，避免用手搔抓照射野干燥的皮肤，内裤及用物宜选用柔软、吸水性好的材料。出现外阴炎症患者进行温水坐浴时水温不宜过高，一般为37~38℃。皮炎干痂要自然脱落，避免用手抓或自行剪切，以防感染。

5. 放射性膀胱炎的护理：放疗期间注意患者小便的量及颜色，每次放疗前排空小便，减少治疗时膀胱的辐射受量，应鼓励患者多饮水，每天饮水量达3000ml，口服维生素C及维生素K，必要时使用尿路抑菌药。

6. 有人工肛门的患者，放疗后会产生大便性状的改变，每次排便后，用柔软、温湿纱布或小毛巾洗净造瘘口周围皮肤，并涂上一层薄薄的氧化锌软膏以保护皮肤，并保持此处的清洁；放疗结束后，还需进行排便训练，每天定时在早晨、晚上临睡前各进行1次排便，耐心、持久、不厌其烦地进行训练，以达到控制大便的目的，养成有规律性的排便习惯，可给生活带来很大的方便。

7. 特殊治疗后护理：放射性粒子防护措施及宣教是护理难点，放射性^{125}I粒子植入在国内应用时间不长，但发展迅速。通过^{125}I持续发出的γ射线杀灭肿瘤细胞，^{125}I半衰期为59.6d。国际原子能机构根据放射源对人体可能造成的损害程度将低能

核素 ^{125}I 分划至第Ⅳ（低危险源）、Ⅴ（极低危险源）类。然而文献回顾发现，^{125}I 粒子易对手部、眼部及全身多个系统造成潜在剂量累积损害，长时间低剂量辐射会影响医务人员健康。医护人员、患者、家属的防护不容忽视。具体方法：①患者防护：将 ^{125}I 植入治疗的患者集中在同一病室统一管理，门口设醒目标识，缩小活动范围。出手术室时手术部位佩戴 0.25mm 铅防护用品，可屏蔽 99% 以上的射线。遵循放射防护"时间防护、距离防护、屏蔽防护"三原则。②家属防护：术后 2 周内限制探视，最初 2 个月孕妇及儿童避免探视，6 个月后无须特殊防护。③医护防护：佩戴个人计量仪，近距离护理（≤50cm）穿着铅制防护衣、戴防护围脖和防护眼镜，尽可能距离患者种植粒子处 1m 以上进行操作，集中进行。输液架放在患者手术部位远端如床头或者床尾。完成护理工作的前提下，减少与放射源接触。④环境温度：室温 22~25℃内，避免由于空气过热从而使散发在空气中的射线对患者造成感染，保证患者的病房处于清凉舒适状态。

（四）健康教育

1. 建立规律的生活方式，按时作息，合理膳食，保持平静的心情，避免一切不良刺激。心理指导：患者及家属对粒子植入不了解，会产生不必要的恐慌情绪，护理人员需介绍此种新技术的基本知识及其操作过程疗效，做好定期观察和检查。建立粒子防护宣教二维码，指导患者及家属扫码观看。

2. 嘱咐使用人工肛门的患者应注意保持肛周皮肤的清洁、干燥，每日用软毛巾、温水擦拭，必要时使用护肤粉，以减轻对皮肤的刺激。

3. 指导患者及家属正确使用、更换、清洁肛门袋，指导其造口处每周扩张 1 次，持续 3 个月。如发现造口狭窄、排便困难等，应及时给予开塞露通便。若因大便秘结不易排出时，可用戴手套的手指轻轻抠出粪块，必要时给予灌肠通便。

4. 术后 3 个月左右避免提重物，咳嗽时保护腹部，以防增加腹内压，造成造口周围疝、结肠外翻和脱垂等。

5. 饮食方面：进食高热量、高蛋白、高维生素饮食。脂肪的摄入应与正常人相似，达到平衡即可，避免摄入过多造成肥胖，加重机体负担。食物中的纤维能促进肠道的排泄功能，同时可使肠内的废物及时排出机体，减少毒性代谢物与肠壁的接触时间。食物应粗细混吃，多吃蔬菜、水果等。

6. 预防感染：接受化疗后患者抵抗力低，应注意个人卫生、饮食卫生，建立清洁、舒适、安全的生活环境，尽量少去人员聚集的公共场所。

7. 定期复查血象：出院后每 3~4d 去当地医院复测 1 次血常规和肝肾功能，如有异常指标，应积极配合医生治疗。严密观察白细胞减少及出血现象，避免着凉感冒，如有发热、疲乏无力及时来院复查；经常观察全身的皮肤黏膜，如发现有瘀点、瘀斑等及时来院复查；遵医嘱应用升白细胞药物。

8. 复查无须再次化疗者，每 3 个月来院复查 1 次，复查确定病情无变化者，一年后每 6 个月来院复查 1 次，3 年后每年来院复查 1 次，期间如有不适随时就诊。

八、宫颈癌的放化疗护理

（一）病情观察

1. 阴道流血：常为接触性出血，年轻患者表现为经期延长、周期缩短、经量增多等。老年患者表现为绝经后不规则阴道流血。

2. 阴道排液：阴道排液增多，白色或血性，晚期有大量脓性或米汤样恶臭白带排出。

3. 大小便改变：常出现尿频、尿急、尿血、尿痛或大便不畅，里急后重，黏液和血便，甚至出现直肠阴道瘘。

4. 疼痛：为腰痛、下腹或下肢疼痛。

5. 恶病质、贫血：晚期出现。

（二）护理要点

营养失调；皮肤完整性受损；感染；并发症（放射性直肠炎、放射性膀胱炎）。

（三）护理措施

宫颈癌是临床中一种常见的妇科恶性肿瘤，流行病学调查报告显示我国每年新增宫颈癌病例逾 13 万人，每年致死人数超过 2 万人。目前同步放化疗是治疗宫颈癌的主要方式，对于改善患者生活质量具有积极意义，值得关注的是同步放化疗可引起各种不良反应及并发症，加之患者长期遭受病痛困扰，身心俱疲，容易出现不良情绪，严重影响治疗的依从性、同步放化疗治疗期间实施科学合理的护理干预对于提高患者依从性、保证治疗效果至关重要。

1. 营养和饮食护理：宫颈癌体外、腔内放射治疗，直肠是最易受损伤的脏器，可能出现不同程度的腹痛、腹泻、腹胀，故宜进高蛋白、高维生素、少渣、低纤维饮食，避免吃易产气的食物，如糖、豆类、碳酸类饮料，忌辛辣刺激性食物。严重腹泻者，需暂停放疗，检测患者脱水和电解质失衡的体征，通过吃水果、喝饮料、肉汤或静脉补液补钾等及时补充水、电解质和营养。在进行饮食护理中，通过调节放化疗时间和为患者定制专属食谱，可有效降低患者放化疗后不良反应发生率，增强患者食欲，使患者心情愉悦，提升患者生活质量。

2. 照射野皮肤的护理：照射野皮肤可出现红肿、干燥、瘙痒、脱皮或溃烂，放疗前应向患者说明保护照射野皮肤对预防皮肤反应的重要性。嘱咐其保持照射野画线的清晰，穿全棉、柔软、宽大透气的内衣，避免粗糙衣物摩擦。保持外阴、腹股沟清洁干燥。

3. 由于放化疗对女性阴道也会产生一定影响，护理人员通过指导患者定时清洗阴道，可有效防止细菌滋生，降低阴道放射性皮炎的发生率，提高患者生活质量。阴道冲洗的护理：①阴道冲洗是宫颈癌患者在每次体外放疗和腔内放疗前必不可少的护理措施。阴道冲洗的目的：清除坏死、脱落的组织，减少感染，促进局部血液循环，改善组织营养状态，避免阴道粘连，以利于炎症的吸收与消退；同时能清除放疗后坏死的组织，提高放疗敏感度，预防盆腔腹膜炎。②冲洗的方法：放疗前首先进行健康宣教，告诉每位患者阴道冲洗的作用及对放疗的影响，让患者主动接受并积极配合冲洗。一般患者每日用 1:500 千玉洁溶液冲洗 1 次；对分泌物多、异味浓的患者，每日阴道冲洗 2 次；对大出血者禁冲洗。冲洗时动作要轻柔，冲洗压力不宜过高，温度要适宜，严格执行消毒隔离制度及无菌技术，防止交叉感染。

4. 腔内放射治疗的护理：①放疗前用 1:500 千玉洁溶液进行外阴、阴道冲洗，冲洗要充分、彻底，减少盆腔感染的机会，预防阴道粘连。②放疗后注意事项：注意患者排尿情况，排尿困难超过 4h 者需导尿；观察阴道有无出血、渗血，若发现患者面色苍白、大量出血，甚至晕倒，应立即给予卧床，阴道填塞明胶海绵或碘伏纱条；必要时使用止血剂、输液、输血，并做好抢救准备；观察体温及腹痛情况，注意预防盆腔炎发生；坚持每日阴道冲洗 1 次，以清除坏死脱落的肿瘤组织，提高放疗的敏感性。

5. 放射性直肠炎的护理：①放射性直肠炎是宫颈癌放射治疗的早期及常见并发症之一，其原因有：阴道狭小，腔内放射源位置不当；子宫过于前倾或后倾，放射剂量过高等。此外，患者年龄、既往盆腔炎史以及某些疾病如高血压、糖尿病等，也易加重放射损伤。因此，在治疗时应根据患者可能出现的各种情况充分分析，制订针对性的治疗方案，尽量去除放疗并发症的诱发因素，特别是保持放射源于正确位置。既要治愈疾病，又要尽量减少副反应。②预防与护理措施：患者出现腹痛、腹泻、里急后重等肠道刺激症状，甚至直肠充血、溃疡而导致血便。应配合医生拟定个体放疗计划，通过适当调整，使子宫位置前移。进行腔内治疗时要保持直肠空虚，有利于阴道填塞，减少直肠的辐射受量。对急性直肠炎应立即停止放疗，用消化道黏膜保护剂思密达口服，3 次/d，或每晚保留灌肠；腹泻次数多者，口服易蒙停，抑制肠蠕动，延长肠内容物的滞留时间。严密观察大便的性状、腹痛的性质，防止水电解质紊乱；了解贫血程度，贫血严重者应少量多次输血，并加强全身支持治疗。

6. 放射性膀胱炎的预防及护理：①放疗可引起膀胱黏膜充血、水肿、溃疡、出血，患者出现尿频、尿急、尿痛、血尿、排尿困难。晚期放射性泌尿系统并发症以放射性膀胱炎最常见，表现为反复发生的血尿，可造成严重的贫血，除消炎、止血、解痉、矫正贫血治疗外，可行局部止血处理，必要时行膀胱造瘘术。预防及护理措施：在实施盆腔放疗前，嘱患者排空小便；腔内放疗时，在阴道内填塞纱布，以增加放射源与膀胱间的距离，减少膀胱受累。②轻、中度急性放射性膀胱炎，主要采用保守疗法：嘱患者每天饮水 1000~2000ml；及时应用抗感染、止血及对症治疗，以缓解膀胱刺激征；每次排尿后注意外阴及尿道口清洁，防止逆行感染。重度出血者输新鲜血，纠正贫血，改善全身情况。③重度放射性膀胱炎反复出现肉眼血尿者遵医嘱用庆大霉素 24 万单位 + 地塞米松 5mg+ 肾上腺素 1mg+ 生理盐水 50ml 膀胱灌注，嘱患者排尽尿液后灌注，勤翻身、改变体位使药液充分接触膀胱内壁，消炎、止血，促进上皮组织修复和黏膜愈合。

（四）健康指导

1. 情绪调理：嘱患者保持乐观情绪，正视现实，多参加有益的娱乐活动。
2. 饮食指导：饮食宜富含高蛋白、高维生素，避免刺激性食物。
3. 日常活动指导：避免重体力活动，禁止性生活 3 个月，适当运动，多散步。
4. 清洁卫生指导：禁止盆浴 3 个月，每日用温开水清洗会阴部 2 次。
5. 功能锻炼指导：教会患者盆底肌锻炼，方法为先缩紧肛门，接着缩紧阴道及尿道，每次收紧不少于 3s，然后放松。连续做 15~30min，每日进行 2~3 次。
6. 导管护理：如有带导管出院的患者，应给予个体化指导，发放带管出院书面指导，告知联系方式，指导并教会患者或家属导管护理操作。
7. 复查及巩固治疗：交代患者及家属复查及巩固治疗的时间和注意事项，并发放健康教育资料。
8. 指导并教会患者及家属导尿管和引流管的放置、更换及异常情况处理措施。
9. 帮助患者联系社会支持系统和性知识咨询。
10. 宫颈癌放疗期间禁止性生活：宫颈癌在接受放射治疗时，宫颈局部可有不同程度的出血、坏死、水肿等反应，阴道亦可有水肿、充血、狭窄、粘连等。放射治疗期间及结束后短时间内，放疗反应仍会存在。如果在此期进行夫妻性生活，不仅给患者造成一定痛苦，还可加重放疗反应而影响治疗效果。故宫颈癌放疗后 2~3 个月开始恢复性生活为宜。
11. 出院指导：出院前制订指导计划，包括：①保持阴道清洁，教会患者阴道冲洗的方法、适宜的冲洗液温度、冲洗头放入阴道的深度，转动冲洗头冲洗；②合理饮食，注意营养；③避免重体力劳动，适当休息；④性生活指导，保持生存质量；⑤定期随访。

九、膀胱癌的放化疗护理

（一）病情观察

1. 血尿：间歇性无痛性肉眼血尿或显微镜下血尿。
2. 尿路刺激症状：尿频、尿急、尿痛等膀刺激症状，肿瘤较大或发生在膀胱颈部，可造成尿道阻塞，排尿困难，甚至出现尿潴留。
3. 其他症状：引起肾积水，出现腰酸、腰疼、发烧等。

（二）护理要点

感染；营养失调；潜在并发症（放射性膀胱炎）。

（三）护理措施

1. 放疗中应经常注意尿路是否通畅，加强抗感染治疗，避免泌尿系感染。

2. 饮食护理：膀胱癌是泌尿系统最常见的恶性肿瘤之一，在我国十大恶性肿瘤中排行第八，发病率极高。膀胱癌是一种对男性和女性伤害都非常大的疾病，对于男性来说，它是在男性疾病之外比较严重的影响性功能的疾病；女性会引起消瘦、贫血等情况，这些危害虽然可以在患者接受治疗以后发生好转。但是，人们若想有效地阻止膀胱癌的发生，不仅要接受治疗，还要做好预防工作，特别是在日常的饮食和护理方面要多加注意。多吃一些容易消化的食物，同时饮食尽量清淡，避免刺激性食物和生冷饮食，营养一定要充足，对于油腻、烟熏的食品少吃。如果有嗜酒和吸烟的习惯，一定要戒烟戒酒，养成良好的生活习惯。家属可以给予患者经常性的鼓励、关心、安慰，这在一定程度上可以延缓患者的生存期。

3. 为了减轻膀胱放射反应，凡做过膀胱手术者均应在术后4~6周才开始放疗。有尿路梗阻者应先缓解梗阻。治疗期间应嘱患者多饮水、多排尿，可起到膀胱冲洗的作用。

4. 出汗护理：热疗后患者常常大汗，应及时擦汗，并换干净衣裤，以防受凉感冒后感染，必要时静脉补液，防止发生虚脱。

5. 出血的护理：少数患者可能发生膀胱肿瘤小血管破裂出血，因此，应注意观察小便颜色，定期复查小便常规。

（四）健康指导

1. 情绪护理：嘱患者保持乐观情绪，正视现实，多参加有益的娱乐活动。

2. 饮食指导：多食营养丰富、易消化吸收的食物，多吃新鲜的蔬菜瓜果、豆类、蘑菇等食物，保持营养均衡及酸碱平衡。少食多餐，饮食规律。忌烟、酒、咖啡；忌烟熏、辛辣刺激、油炸、霉变的食品。

3. 饮水指导：多饮水能做到尿路内冲洗，防止尿路感染，防止血块凝集。多喝水不但对预防膀胱癌有一定的作用，对膀胱癌术后复发的预防也有较好的作用。正常人每天的排尿量在1500ml左右，对于膀胱癌术后的患者每天的排尿量在2500ml为好。喝水的种类不限，白开水、纯净水、茶水、汤类等都可以。

4. 日常活动指导：保持良好的生活习惯，早睡早起，适当运动；避免提重物等增加腹压动作，保持良好的心态，修身养性。尿造口者注意患者心理变化，解决自我形象紊乱等护理问题。

5. 自我监测：随时注意排尿状况，若有血尿、排便困难、背痛、下腹痛等异常情况应立即求诊。

6. 随访：术后第1~2年每3个月随访1次，主要是行膀胱镜检查，第3~5年每半年随访1次，以后每年随访1次。

7. 有尿造口者做好造口护理，防止或减少造口并发症发生。

8. 原位新膀胱患者指导患者正确使用腹压排尿及肛提肌训练。3个月后可恢复正常性生活。有出现代谢性酸中毒的风险，表现为嗜睡、疲劳、恶心、呕吐、厌食和腹部烧灼感等症状，应及时来医院就诊。

9. 膀胱保留术后患者应遵医嘱进行术后辅助性膀胱灌注治疗，以预防或降低肿瘤复发。

十、前列腺癌的放化疗护理

（一）病情观察

1. 询问有无排尿困难、尿频、尿急、血尿。
2. 梗阻症状：表现为尿流缓、尿急、尿流中断、排尿不尽、尿频，严重时可以引起排尿滴沥及尿潴留。

（二）护理要点

感染；恶心、呕吐；睡眠障碍。

（三）护理措施

1. 血液系统：由于骨髓和淋巴组织对放射线属于高度敏感，一般在放疗后第2周开始全身出现反应，主要表现为白细胞、血小板的降低；应每周查血象1次，如白细胞、血小板低时，应及时给予升血药物如维生素 B_4、鲨肝醇；血小板降低易导致出血，此时应及时发现皮肤、黏膜有无出血；还要密切观察大、小便情况，及时发现消化道、泌尿道出血。

2. 消化系统：在前列腺癌放疗中胃肠道反应较常见，可引起胃肠黏膜充血、水肿、损伤，患者表现为食欲不振、厌食、恶心、呕吐，甚至腹泻或腹痛等，可用镇吐剂及消化道黏膜保护剂治疗，如灭吐灵、思密达等，口服或保留灌肠，以减轻或避免出现明显的消化道反应症状。

3. 神经系统：患者主要表现全身疲乏无力、头痛、头昏、嗜睡或失眠，可让患者卧位休息给予镇静剂、安定剂，由于这一类药物种类很多，作用又不尽相同，因此应按医嘱给药。一般患者的上述反应均较轻微，不必紧张，放疗结束症状就会消失。

（四）健康指导

1. 情绪调理：嘱患者保持乐观情绪，正视现实，多参加有益的娱乐活动。
2. 切口管理：确保切口处干燥，以免影响切口愈合；建议选择柔软、宽松、全棉的内衣，以减少对手术切口皮肤的刺激。
3. 导管护理：带导尿管出院的患者，指导其注意保持导尿管通畅，每日用温水擦拭尿道口，并口服抗生素。妥善固定导尿管，切勿自拔，如有脱出，立即到医院重新留置。术后3周来医院复诊，拔除导尿管。拔管后，可能有膀胱刺激症状，甚至急迫性尿失禁，这是拔管后的正常现象。遵医嘱口服抗生素。每日饮水量要达2000~3000ml，以起到内冲洗的作用。

4. 饮食指导：限制脂肪含量高，特别是动物性脂肪含量高的食物。选择植物性食物为主的膳食，如各种蔬菜和水果、豆类等，并多食用粗加工的谷类。建议不饮酒，尤其禁饮烈性酒类，防止出血。控制肉类摄入量，特别是红肉。

5. 功能锻炼指导：坚持盆底肌肉训练，预防或减轻术后尿失禁。密切观察尿线、有无排尿困难等，如有异常，及时就诊。

6. 日常活动指导：术后 2 个月内禁止性生活，术后 3~6 周避免久坐。注意术后 2 周内避免经肛门清洁灌肠。

7. 药物指导：注意药物去势治疗的不良反应。

8. 随访：①对于主动监测的患者，每 3~6 个月复查 PSA 和 DRE，必要时缩短复诊间隔时间和进行影像学检查以及重复前列腺活检；②前列腺根治术后的患者，第 1 次复查 PSA 和 DRE 建议术后 1 个月进行，参考第 1 次复查的结果，低危患者建议 PSA 和 DRE 3~6 个月 1 次，高危患者建议 PSA 和 DRE 3 个月 1 次，骨扫描 1 年 1 次，盆腔 CT、MRI 3~6 个月 1 次。

十一、恶性淋巴瘤的放化疗护理

（一）病情观察

1. 浅表淋巴结无痛性肿大。
2. 发热、盗汗或体重减轻。
3. 皮肤瘙痒。
4. 肝、脾肿大，晚期可出现上腔静脉受阻。

（二）护理问题

皮肤完整性受损；感染；骨髓抑制；胃肠道紊乱。

（三）护理措施

1. 皮肤反应的护理：放射部位易出现皮肤红斑、干性脱屑、色素沉着、瘙痒，应在放疗开始时放射野区皮肤外涂三乙醇软膏；如出现Ⅱ度皮肤反应时外用促愈灵擦剂，同时局部使用促进表皮生长的药物；Ⅲ度皮肤反应表现为局部溃烂，应密切观察其变化，必要时应停止放疗。护理上指导患者注意保持皮肤清洁、干燥、无污染，不许抓挠、剥皮、不热敷、不洗澡、不贴胶布、不受冷热刺激，不使用刺激性强的肥皂液，避免粗糙衣物摩擦，穿棉质内衣。

2. 保持良好的口腔卫生是减少口腔疾患发生的最基本的条件和要求。患者行放射治疗后，涎腺（包括腮腺、舌下腺、口腔口咽的小涎腺）受到不同程度的损伤，使唾液的分泌量减少，且变得黏稠；口腔内的 pH 值也发生改变，其原有的冲洗杀菌作用随之减弱，会发生不同程度的口腔破溃，进食困难。因此要定时用漱口液漱口，餐后应及时漱口或刷牙，每日睡觉前后用软牙刷刷牙，保持良好的口腔卫生；向患者推荐使用含氟牙膏,有条件者可每年洁齿 1 次。放疗后在急性放疗反应消退前，应避免进食煎炸、辛辣和过热食物，多食蔬菜、水果，保持大便通畅。

3. 口腔护理：可出现鼻塞、鼻腔干燥、通气不畅。护士应指导患者多饮水，注意保持病室的湿度，注意鼻腔的清洁，患者勿挖鼻、擤鼻涕，鼻腔干燥者可滴无菌石蜡油，鼻腔堵塞可滴麻黄素滴鼻液，鼻腔如有出血，应立即与医护人员联系，给予处置。当鼻腔坏死组织脓性分泌物多时，行鼻腔冲洗，可根据医嘱用0.9%生理盐水500ml、庆大霉素160mg行鼻腔冲洗。通过冲洗可使鼻腔黏稠表面纤维素渗出，形成的假膜基本消退，分泌物明显减少或消失。

4. 骨髓抑制：患者开始放疗后，应查血常规1次/周，以便密切观察病情变化。患者白细胞下降后，机体抵抗力低下，容易被某些疾病侵袭，应指导患者注意休息，不去公共场所，尽量减少亲友探望，以预防交叉感染，必要时要进行隔离，2次/d给予病室紫外线空气消毒。

5. 肠道反应：放疗过程中可能出现乏力、头晕、食欲减退、恶心呕吐等症状，护理上主要指导患者进食清淡、易消化食物，少量多餐，注意饮食的营养，合理膳食，合理调配食物的色、香、味，以促进食欲。患者恶心、呕吐严重时，要及时与医护人员取得联系，给予对症处置。

（四）健康指导

1. 出院后仍要保证充分休息、睡眠，加强营养，保持心情舒畅，适当参与室外锻炼，如散步、打太极拳、下棋、体操等，以提高机体免疫力，禁食含乙醇类食品，禁饮酒。

2. 注意个人卫生和饮食卫生，勤洗澡更衣，预防感染发生，冬天注意保暖，防止受凉感冒。

3. 定期来院复查。有身体不适，如疲乏无力、发热、咳嗽、咽痛、腹泻等，或发现肿块应及早就诊。

4. 注意气候变化，预防和积极治疗病毒感染。

5. 密切注意浅表肿大的淋巴结的变化，对于家族成员中有类似疾病患者更应高度警惕。

6. 加强身体锻炼，提高机体的免疫力与抗病能力。

7. 积极治疗与本病发生可能相关的其他慢性疾病，如慢性淋巴结炎、自体免疫性疾病等。

8. 对于浅表的病变应注意皮肤清洁，避免不必要的损伤或刺激。

9. 健康教育：放疗结束后，并不等于治疗也结束了，患者仍要坚持保护射野性皮肤，1个月内不可以洗热水澡或使用刺激性皂液或抓挠、剥皮等，也不可以受冷热刺激。护士应认真做好患者出院的健康教育。

10. 放疗后应避免拔牙，当出现牙齿或牙龈疾患时，应采取积极保守治疗，在保守治疗均告失败的情况下，迫不得已时才考虑拔牙，并且在拔牙前一定要先告知牙科医生患者既往放射治疗的病史，拔牙前要清洁口腔及牙齿，拔牙后应使用抗生素以减少口腔、颌面部间隙的感染机会，减少张口困难、发生颌骨放射性骨髓炎和骨坏死的机会。

参 考 文 献

1. 徐波，陆宇晗，陆箴琦，等．肿瘤专科护士 [M]．北京：人民卫生出版社，2019．
2. 齐海燕，邱玉梅，周江红，等．肿瘤专科护士 [M]．兰州：甘肃科学技术出版社，2014．
3. 于金明，石汉平，姜文奇．整合肿瘤学：治疗分册 [M]．西安：世界图书出版西安有限公司，2021．
4. 李强，刘巍，刘红．整合肿瘤学：头胸部肿瘤分册 [M]．北京：科学出版社，2021．
5. 季加孚，聂勇战，陈小兵．整合肿瘤学：腹部盆腔肿瘤分册 [M]．北京：科学出版社，2021．
6. 徐瑞华，石远凯，崔久嵬．整合肿瘤学：血液骨科及其他肿瘤 [M]．北京：科学出版社，2021．
7. 缪景霞，蔡姣芝，张甫婷．肿瘤内科健康教育［M］．北京：人民卫生出版社，2018．
8. 赵蓓蓓．我国护士核心能力研究进展 [J]．护士进修杂志，2019，34（6）：516-518．
9. 吴万垠．中医药在现代肿瘤治疗中的补充作用 [J]．中国中西医结合杂志，2020，4011：1291-1293．
10. 李子禹．围手术期外科之家理念在进展期肿瘤外科治疗中的应用 [J]．中国实用外科杂志，2021，41（02）：141-145．
11. 郭芷君，徐峰．化学治疗所致恶心呕吐分类与药物治疗的研究进展 [J]．中国药业，2020，29（22）：1-6．
12. 毛璠．浅析恶性肿瘤患者放、化疗后Ⅲ度及以上骨髓抑制的护理措施 [J]．实用临床护理学电子杂志，2020，5（14）：17．
13. 张静，任玲，谢小英，等．循证护理减轻头颈部肿瘤患者放疗致口腔黏膜炎的效果观察 [J]．基层医学论坛，2019，23（18）：2636-2637．
14. 唐玲．情志护理在肿瘤介入治疗患者中的应用价值探讨 [J]．中外医疗，2020，

39（11）：117-119.

16. 李花，滕清光.肝癌介入治疗的综合护理干预效果评价[J].中国社区医师，2020，36（11）：147+149.

16. 田劭丹，陈信义.中医药治疗恶性肿瘤特色与优势[J].现代中医临床，2019，26（02）：8-17.

17. 陈燕妮，王兰兰，查青，等.中医药在肿瘤免疫治疗方面的研究进展[J].辽宁中医杂志，2020，47（04）：201-203.

18. 邱宇航，孙珏.中医药治疗对提高肿瘤患者生存质量的意义[J].内蒙古中医药，2017，36（16）：99-100+124.

19. 白燕妮，吕文艳.淋巴瘤造血干细胞移植术后并发副肿瘤天疱疮1例临床护理[J].齐鲁护理杂志，2017，23（04）：92-93.

20. 梁学芬.心理护理干预对减轻肿瘤化疗患者恶心呕吐的影响［J］.中国社区医师，2019，35（8）：160-161.

21. 杨雪洁，孙迪.肿瘤患者化疗所致恶心呕吐的护理干预［J］.智慧健康，2019，5（3）：155-156.

22. 秦晓萌，贾灵芝，王蒙蒙，等.中国人群癌症放化疗并发口腔黏膜炎危险因素Meta分析［J］.中华肿瘤防治杂志，2018，25（14）：63-69.

23. 徐莹，顾平平，从爱华.绿茶冰块含化预防鼻咽癌放疗患者口腔黏膜炎的效果观察［J］.中华现代护理杂志，2019，25（33）：4387-4391.

24. 孙月，庞永慧，茅乃权，等.经皮穴位电刺激对肺癌术后静脉血栓形成的影响：随机对照研究[J].中国针灸，2020，40（12）：1304-1308.

25. 郭昊然，赵天易，赵美丹，等.妇科恶性肿瘤术后下肢淋巴水肿治疗的中西医临床研究进展[J].环球中医药，2020，13（3）：511-517.

26. 朱认真，张开宇，李倩.宫颈癌术后放疗致下肢淋巴水肿及神经电生理功能的影响及机制分析[J].实用癌症杂志，2020，35（11）：121-124.

27. 李涛，吕家华，郎锦义，等.恶性肿瘤放射治疗患者肠内营养专家共识［J］.肿瘤代谢与营养电子杂志，2017，4（03）：272-279.

28. 韦燕萍，陈柳云，吴庆珍，等.集束化管理策略在鼻咽癌调强适形放射治疗患者营养干预中的研究［J］.华西医学，2016，31（07）：1258-1261.

29. 马娜，秦苑，张译涛，等.三级综合医院建立安宁疗护病房的实践［J］.中国护理管理，2018，18（3）：325-329.

30. 梅思娟，余娟，杨丽华，等.临床护士《安宁疗护实践指南》践行行为调查［J］.护理学杂志，2019，34（10）：84-86+94.

31. 张晓霞，马文兵，姜媛媛，等.静脉用药调配中心建立前后抗肿瘤药物引起护士血液毒性评估［J］.药物流行病学杂志，2017，26（12）：823-826.

32. 梁继梅. 肿瘤科护士工作压力和满意度与评判性思维能力的相关分析[J]. 国际医药卫生导报, 2017, 23（9）: 1457-1457.

33. 孙华悦. 心理健康素养在护士职业压力与职业倦怠关系中的调节作用[J]. 职业与健康, 2020, 36（9）: 2593-2595.

34. 庄晶晶. 顺铂联合依托泊苷治疗初治小细胞肺癌的临床疗效观察及不良反应处理[J]. 中国医药指南, 2019, 11（117）: 154-155.

35. 魏剑辉. 培美曲塞联合顺铂治疗非小细胞肺癌患者的疗效[J]. 医疗装备, 2021, 34（10）: 66-68.

36. 周凤英, 张萍, 陆肖玮. 环磷酰胺、阿霉素联合多西他赛用于乳腺癌化疗的疗效观察[J]. 实用临床医药杂志, 2017, 21（21）: 184-186.

37. 张园园. mFOLFOX6方案治疗中晚期结直肠癌的疗效及安全性分析[J]. 中国医药科学, 2020, 10（22）: 17-20.

38. 王敏, 赵建华. 吉西他滨联合厄洛替尼治疗晚期胰腺癌的效果[J]. 中国当代医药, 2020, 27（02）: 81-83.

39. 练英妮, 毛进星, 陈玉兰, 等. 吉西他滨联合顺铂治疗复发或转移性晚期鼻咽癌的临床研究[J]. 中国医学创新, 2019, 16（12）: 1-6.

40. 王务萍, 林海燕, 钱媛媛, 等. 淋巴瘤化疗患者癌因性疲乏现状及影响因素分析[J]. 中华全科医学, 2019, 17（6）: 1042-1045.

41. 吴丽萍, 王虹, 刘玉静. 延续性护理在晚期胃癌患者中的应用及对患者心理的影响[J]. 长春中医药大学学报. 2021, 37（01）: 207-209.

42. Baratelli, Chiara, Zichi, et al. A systematic review of the safety profile of the different combinations of fluoropyrimidines and oxaliplatin in the treatment of colorectal cancer patients[J]. Crit Rev Oncol Hematol, 2018（122）: 21-29.

43. Sun D, Yu Z, Chen J, et al. The Value of Using a Skin Fibro Meter for Diagnosis and Assessment of Secondary Lymphedema and Associated Fibrosis of Lower Limb Skin[J]. Lymphat Res Biol, 2017, 15（1）: 70-76.

44. KIBBY T.A review of surface wipe sampling compared to biologic monitoring for occupational exposure to antineoplastic drugs[J]. J Occupational and Enviromental Hy.giene, 2017, 14（3）: 159-174.

45. 陈诗. 自体造血干细胞移植患者的心理特点分析与护理对策探讨[D]. 兆子: 中国科学技术大学附属第一医院, 2020.

46. 阚全香. 肝硬化患者营养评估及代谢轮廓分析[D]. 大连: 大连医科大学, 2018.

47. 中国抗癌协会癌症康复与姑息治疗专业委员会（CRPC）难治性癌痛学组. 难治性癌痛专家共识（2017年版）[C]. 中国肿瘤临床, 2017, 44（16）: 787-793.